Phil Boissiere

TDAH
en adultos
en un mundo lleno
de distracciones

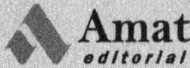
Amat *editorial*

Amat Editorial, sello editorial especializado en la publicación de temas que ayudan a que tu vida sea cada día mejor. Con más de 400 títulos en catálogo, ofrece respuestas y soluciones en las temáticas:

- Educación y familia.
- Alimentación y nutrición.
- Salud y bienestar.
- Desarrollo y superación personal.
- Amor y pareja.
- Deporte, fitness y tiempo libre.
- Mente, cuerpo y espíritu.

E-books:

Todos los títulos disponibles en formato digital están en todas las plataformas del mundo de distribución de e-books.

Manténgase informado:

Únase al grupo de personas interesadas en recibir, de forma totalmente gratuita, información periódica, newsletters de nuestras publicaciones y novedades a través del QR:

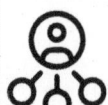

Dónde seguirnos:

 | @amateditorial

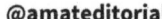 | **Amat Editorial**

Nuestro servicio de atención al cliente:

Teléfono: **+34 934 109 793**

E-mail: **info@profiteditorial.com**

Phil Boissiere

TDAH
en adultos
en un mundo lleno
de distracciones

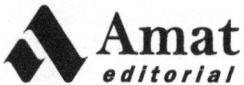

Amat
editorial

La edición original de esta obra ha sido publicada en lengua
inglesa por Althea Press con el título *Thriving with Adult ADHD*, de Phil Boissiere

© Phil Boissiere, 2026
© Profit Editorial I., S.L., 2026
   Amat Editorial es un sello de Profit Editorial I., S.L.
   Travessera de Gràcia, 18-20, 6.° 2.ª. 08021 Barcelona
© 2024 by Originally published in the United States by
   Callisto Publishing, an imprint of Sourcebooks LLC
   www.sourcebooks.com

Diseño de cubierta: Jordi Xicart
Maquetación: Marc Ancochea

ISBN: 978-84-10451-54-4
Depósito legal: B 1533-2026
Primera edición: Febrero de 2026
Traducción, adaptación y revisión a cargo del Equipo editorial de Amat

Impresión: Gráficas Rey
Impreso en España – *Printed in Spain*

ÍNDICE

A mi ma'shaz amio:

Muchas estrellas habrían quedado fuera de mi alcance
si no fuera por tu confianza en mí

INTRODUCCIÓN.
EL TDAH Y TÚ

TU CEREBRO CON TDAH

Si estás leyendo este libro, es probable que tú, o alguien cercano a ti, esté lidiando con el trastorno por déficit de atención e hiperactividad (TDAH) y algunos de los muchos síntomas y complicaciones que puede causar. El TDAH en adultos puede provocar desde la toma de decisiones impulsivas hasta irritabilidad e impuntualidad crónica, y afecta negativamente a las personas que lo padecen. Este libro está concebido no solo para ayudarte a mitigar el impacto que los síntomas del TDAH tienen en tu vida, sino también para desarrollar las habilidades mentales que necesitas con el objeto de acabar superándolos a largo plazo.

La vida es complicada y, como seres humanos, hemos desarrollado muchas habilidades cognitivas complejas que nos ayudan a superar el día a día. Desde que somos bebés, aprendemos a observar a las personas y lo que sucede en diversas situaciones y a responder de la manera más adecuada y eficaz. Esto incluye respuestas verbales o conductuales sencillas a peticiones o declaraciones de los demás, así como comportamientos más complejos, ya sea planificar, completar tareas, establecer objetivos o gestionar nuestras emociones. Para poder navegar eficazmente por las innumerables complejidades con las que nos encontramos, el cerebro desarrolla lo que se denomina las «funciones ejecutivas» o «habilidades básicas». Se trata de algunas de las últimas funciones cognitivas en evolucionar —no alcanzan su pleno desarrollo hasta los veinte años— y son fundamentales para el buen funcionamiento en la vida adulta. Estas importantes habilidades son el núcleo de las dificultades con las que se enfrentan los adultos con TDAH en su vida cotidiana.

Soy psicoterapeuta y llevo una década trabajando con adultos con TDAH. Quienes formamos parte de la comunidad clínica y científica no tenemos del todo claras las causas subyacentes exactas del TDAH, pero sabemos con certeza que la corteza prefrontal del cerebro desempeña un papel fundamental. Esta parte del cerebro es donde se encuentran las importantísimas funciones ejecutivas (habilidades mentales básicas). Piensa en ella como si se tratase de la gran oficina de la esquina donde el director general toma todas las decisiones importantes.

Este libro te ayudará a desarrollar las habilidades que necesitas para fortalecer a ese director ejecutivo mental con una serie de poderosos ejercicios, herramientas y estrategias probadas para reforzar la memoria, las habilidades organizativas e incluso la gestión del estrés. Ya sea que utilices estas habilidades para llegar a tiempo a las reuniones, planificar y completar proyectos, manejar emociones intensas o desarrollar nuevas formas de pensar sobre ti mismo, otras personas y lo que te rodea, dominarlas te permitirá mantenerte en el camino correcto y avanzar hacia el tipo de vida que deseas.

EJERCICIOS PARA
TUS HABILIDADES MENTALES

Imagina por un momento a ese director ejecutivo en su gran despacho. ¿Cómo llegó hasta allí? ¿Fue procrastinando una y otra vez, distrayéndose y sucumbiendo ante abrumadoras emociones? Probablemente no. Seguramente llegó hasta allí porque su corteza prefrontal, el centro de mando del cerebro, está bien conectada y hace que las cosas sucedan. El conjunto de habilidades relacionadas con la función ejecutiva, como memorizar, organizar y planificar, es sin duda fundamental para el éxito. Para que tus habilidades alcancen el nivel del de un director ejecutivo, necesitarás hacer algunos ejercicios. Piensa en estas estrategias como tu nueva rutina de ejercicios cognitivos.

Las habilidades ejecutivas avanzadas son mucho más que aprender a hacer una lista de tareas pendientes u organizar el calendario. Las habilidades que todos necesitamos para destacar en el trabajo y en la vida deben permitirnos navegar con éxito por todos los aspectos de cualquier situación, sin importar cuán compleja sea. Veamos un ejemplo de la vida real para ilustrar dónde y cómo entran en juego estas habilidades. Imagina lo siguiente. Te suena el teléfono. Es un cliente importante que requiere tu atención. Se queja de algo importante y necesita respuestas claras y concisas por tu parte. Después de la llamada, debes elaborar un plan para satisfacer las necesidades del cliente, plan al que deberás ceñirte y llevar a cabo. Como tu cliente está molesto, no podrás perder el tiempo navegando por internet, entretenerte con compras *online* o desaparecer en el abismo de las redes sociales: tienes que hacer el trabajo lo antes posible. Esta es una situación bastante habitual en la vida de la mayoría de los profesionales, pero, si tienes TDAH, es posible que te pongas nervioso solo con leer estas líneas porque ya ves las dificultades que te supone planificar, mantener la concentración y pensar con claridad bajo presión. Los síntomas del TDAH suponen un verdadero obstáculo para desarrollar y utilizar precisamente ese tipo de habilidades.

Veamos más de cerca cuáles son exactamente las habilidades relevantes en el escenario del «cliente insatisfecho». En una situación como esta, probablemente sentirás toda una serie de emociones, como ira, vergüenza o miedo; incluso puede que adoptes una actitud defensiva. Para manejar la situación de manera eficaz, debes controlar esas emociones. Solo así podrás responder de manera tranquila, educada y sin ponerte a la defensiva. También debes mantener las emociones bajo control para poder pensar con claridad; al fin y al cabo, una mente estresada es una mente dispersa. Lo recomendable es responder al cliente de forma clara, sin impulsividad. Gritar, aceptar una petición inabarcable sin pensar o romper a llorar no es la mejor respuesta. Por último, debes ejecutar tu plan de manera oportuna y dejar al cliente con la sensación de que se han atendido sus necesidades.

Son muchas habilidades complejas que hay que aplicar en una sola situación. La buena noticia es que este libro te enseña cómo desarrollarlas todas. Entre otras habilidades fundamentales, aprenderás técnicas para elaborar planes manejables y cumplir plazos sin el estrés y la presión de la procrastinación. Se proporcionan ejercicios de regulación emocional para que aprendas a mantener la calma incluso en situaciones difíciles. Y te guiaré a través de todo tipo de ejercicios cognitivos que harán que tus habilidades y estrategias de afrontamiento sean mucho más sólidas. En otras palabras, al final de este libro dispondrás de una gran caja de herramientas de habilidades que te permitirán organizarte, afinar la concentración, controlar las emociones, cumplir con los plazos y alcanzar incluso tus objetivos de superación personal más ambiciosos. Además, estas mismas técnicas son tan útiles en casa como en la oficina. Es posible que las necesites para abordar proyectos en el hogar o en reuniones de padres y profesores, y no en reuniones de la junta directiva o a la hora de atender llamadas de ventas, pero, en cualquier caso, unas habilidades mentales sólidas te llevarán a donde quieras llegar de forma más rápida y eficiente.

¿TIENES TDAH?

Esta herramienta de evaluación te ayudará a determinar cuáles de los síntomas más comunes del TDAH te causan mayores problemas en tu vida cotidiana. Ten en cuenta que una breve lista de verificación como esta no es suficiente para diagnosticarlo. Solo una evaluación realizada por un profesional sanitario cualificado puede hacerlo, pese a todo lo que puedas encontrar en internet. Sin embargo, esta lista de verificación te mostrará en qué áreas específicas necesitas más atención.

La siguiente lista de síntomas está adaptada de una herramienta de detección del TDAH de la Organización Mundial de la Salud:

- A menudo te cuesta terminar los proyectos.

- Tienes dificultades para organizarte.

- Tienes problemas para recordar citas.

- Evitas o retrasas el inicio de las tareas.

- Tiendes a sentirte demasiado activo y obligado a hacer cosas.

- Cometes errores por descuido.

- Te cuesta mantener la concentración en tareas aburridas o repetitivas.

- Pierdes o extravías cosas con frecuencia.

- Te distraen las cosas que suceden a tu alrededor.

- Te sientes inquieto o nervioso.

- A menudo hablas demasiado o compartes cosas sin pensar.

- Te cuesta esperar tu turno.

- Tiendes a interrumpir a los demás cuando están ocupados.

Si estabas pensando «Sí, ese soy yo», «¿Cómo has podido leerme la mente?» o simplemente te has echado a llorar al leer la lista porque te ha resultado muy familiar, deberías hablar con tu médico para que evalúe más a fondo la posibilidad de que tengas TDAH.

CÓMO UTILIZAR ESTE LIBRO

Hay varias formas de utilizar este libro. Es posible que ya estés trabajando para controlar el TDAH o problemas relacionados y solo quieras centrarte en habilidades específicas para la memoria o la organización, por ejemplo. Si ese es tu caso, pasa directamente a las páginas que más te interesen. Sin embargo, la mayoría de las personas que lean este libro querrán hacerlo en orden, completar todos los ejercicios y pertrecharse de un sólido arsenal de habilidades que les ayuden a poder salir de cualquier situación difícil. No te preocupes, no habrá ningún entrenador molesto gritándote cómo lo tienes que hacer ni padres haciendo comentarios que te dejen en evidencia: este libro es solo algo entre tú y yo; trabajaremos juntos para liberar tu potencial y hacerte la vida mucho más manejable. Quiero que lo tengas muy claro: estoy de tu parte. Deja a un lado cualquier vergüenza y duda que te haya provocado haber vivido hasta ahora con TDAH.

Si quieres aprovechar al máximo los resultados que obtendrás de la información práctica de este libro, empieza a pensar en este proceso como una forma de desarrollar un cambio real y sostenible en todas las áreas importantes de tu vida. Por ejemplo, las mismas habilidades que aprenderás para manejar el comportamiento impulsivo y las emociones más intensas te ayudarán a responder con calma a tu jefe, tu cónyuge, tus hijos, un vecino molesto e incluso a la mascota que tengas. Las habilidades para mejorar la concentración, que te permitirá acabar las tareas, te ayudarán a triunfar en un gran proyecto en el trabajo, a comprar comida de manera eficiente, a terminar la carrera universitaria que estés estudiando o incluso a completar un perfil de citas en una aplicación. Lo que te quiero decir es que tus funciones ejecutivas y las habilidades asociadas a ellas son fundamentales para tener éxito en todos los aspectos de tu vida. Y ahora tienes en tus manos una poderosa herramienta que te ayudará a aprender a desarrollarlas.

Te recomiendo que comiences tu recorrido por este material adquiriendo un pequeño cuaderno de bolsillo. Lo podrás utilizar para completar los ejercicios a medida que avancemos. Así que ve a buscarlo. Te espero en el capítulo 1.

1.

¿CUÁL ES TU ESTILO COGNITIVO?

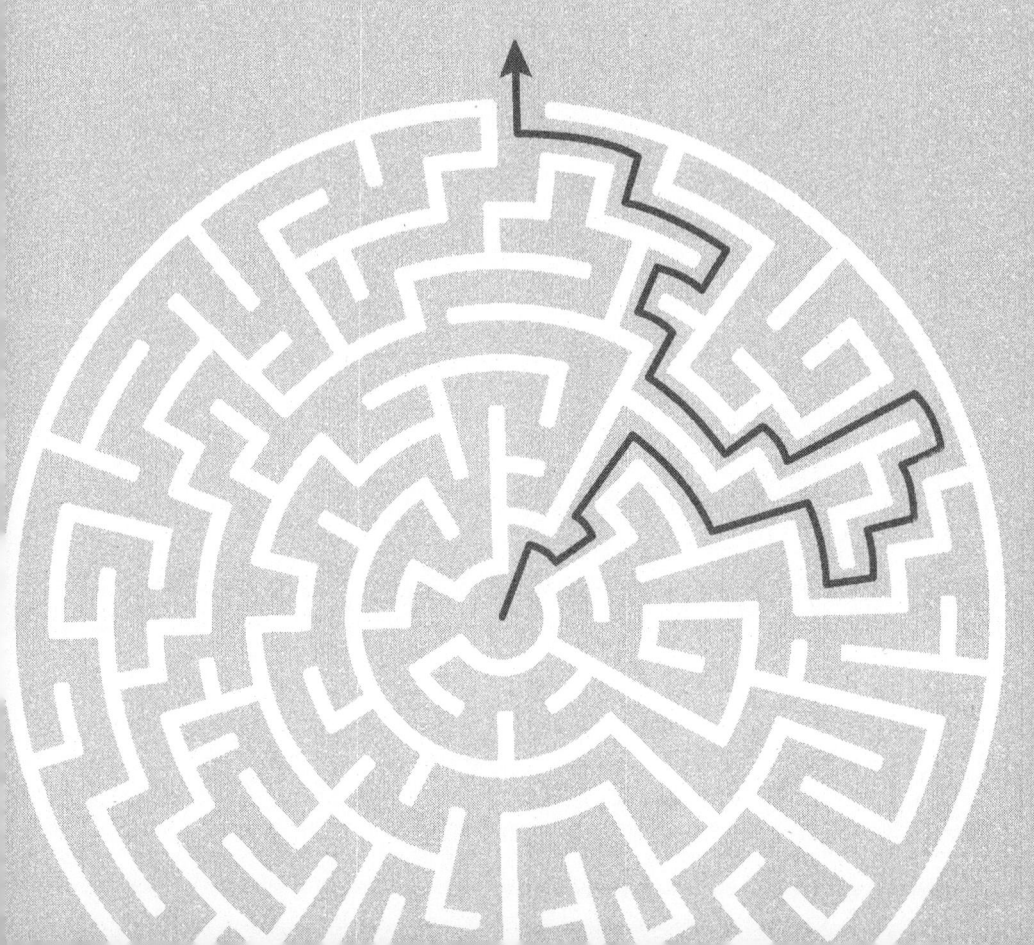

LAS HABILIDADES BÁSICAS

Con el fin de organizar y dar sentido a los diferentes tipos de funciones ejecutivas y sus habilidades asociadas, las he agrupado en lo que llamaremos «habilidades básicas». Pero, antes de entrar en detalles, echemos un vistazo general al papel que estas habilidades, como grupo, desempeñan en nuestra vida. Son las responsables de la mayor parte del trabajo pesado que realiza el cerebro cada día. Sin duda, son fundamentales para navegar con éxito por la vida. Tu capacidad para prestar atención, decidir un plan, pensar de forma crítica, gestionar emociones intensas y controlar los comportamientos impulsivos depende casi exclusivamente de estas habilidades mentales. ¿Recuerdas que en la introducción expliqué que las funciones ejecutivas y las habilidades básicas residen en la corteza prefrontal (CPF)? Se trata de la parte de mayor tamaño del cerebro, situada justo detrás de la frente y los ojos. También es la parte del cerebro que nos diferencia neurológicamente de otros mamíferos.

Cuando somos bebés, la CPF apenas está formada. Los bebés no planifican, no regulan sus emociones ni se preocupan por la impulsividad: hacen lo que quieren, cuando quieren y como quieren. Tirar del pendiente de la abuela parece divertido. ¿Es hora de ir al baño sin pañal? ¡Genial! El sofá parece el lugar perfecto para hacer pipí. ¿Tienes hambre? Empuja el portátil de papá al suelo y toma el biberón. ¿Estás de mal humor? Grita hasta que te canses. Luego, échate una siesta y vuelve a empezar todo el proceso cuando te despiertes. La falta de una CPF bien desarrollada es la razón por la que hay que vigilar tan de cerca a los bebés: no se puede confiar en que se controlen a sí mismos, porque aún no tienen las habilidades cognitivas para hacerlo.

Afortunadamente, la CPF acaba desarrollándose, aunque, por desgracia, no se forma del todo (de media) hasta que tenemos unos veinticinco años. Por eso los adolescentes toman decisiones tan locas e impulsivas. El centro emocional de su cerebro está en pleno apogeo, pero los centros de control y lógica apenas están empezando a tomar la forma definitiva. Mediada la veintena, la mayoría de nosotros tenemos una corteza prefrontal (CPF) plenamente funcional, aunque no todos somos igual de hábiles a la hora de utilizar las funciones avanzadas. Estoy seguro de que mi mujer y mis hijos se preguntan a veces si tengo siquiera CPF, pero esta historia la dejaré para cuando escriba mis memorias.

Incluso los adultos con funciones ejecutivas desarrolladas pueden tener dificultades para aprovecharlas al máximo, pero, cuando se padece TDAH, el reto es aún mayor. Esto se debe a que el TDAH afecta a estas funciones en mayor o menor medida. Para funcionar bien, requieren de una gran cantidad de neurotransmisores específicos en el cerebro, principalmente dopamina y norepinefrina. Estas son las principales sustancias químicas a las que se dirigen los medicamentos para el TDAH, ya que a menudo no se producen o el organismo no las utiliza de manera eficiente en caso de padecer esta afección. La dopamina es fundamental para alcanzar objetivos y disfrutar de la sensación de recompensa o logro. La norepinefrina ayuda a calmar todo el ruido del entorno y de la mente. Recuerda que, a menudo, lo que más distrae son los propios pensamientos y sentimientos. Cuando la dopamina y la norepinefrina trabajan juntas, es más fácil saber en qué centrarse y qué tareas hay que realizar. Si tienes TDAH, la incapacidad de tu cerebro para acceder a estos neurotransmisores en cantidades adecuadas es parte de lo que te lleva a la distracción y a la incapacidad para concentrarte, que son características distintivas de quienes lo padecen.

Con todo, por muy importantes que sean la dopamina y la norepinefrina, no explican todos los aspectos de tus habilidades básicas. Como ocurre con tantas otras cosas, la variabilidad individual influye mucho. Sin duda, no hay dos personas iguales. Algunas son buenas planificando, otras, concentrándose y otras parecen hacerlo todo bien. Lo mismo ocurre con las personas con TDAH. El TDAH puede ser muy restrictivo para algunas personas y muy leve para otras. El primer paso para comprender cómo manejar los propios síntomas es determinar cuáles son tus fortalezas y desafíos. Incluso cuando las personas tienen síntomas similares, pueden seguir teniendo diferentes fortalezas y debilidades en su conjunto de habilidades básicas. Independientemente de tu perfil individual, hay algo que es común para todos: el TDAH puede ser muy frustrante. Daña la carrera profesional, perturba las relaciones, dificulta la crianza de los hijos y puede hacer que quienes lo padecen se sientan avergonzados. Los numerosos desafíos que presenta esta afección pueden llevar a muchos a un sufrimiento indecible.

La buena noticia es que el TDAH se puede controlar, y además se puede controlar muy bien. Este capítulo te ayudará a determinar en qué áreas tienes más dificultades y cuáles no son tan problemáticas. Básicamente, desarrollarás un marco general para comprender tu propio estilo cognitivo. La forma en que las personas piensan y actúan varía tanto que puede resultarte difícil determinar con precisión qué te causa más problemas. Quizás seas muy bueno en el pensamiento analítico. Tal vez seas capaz de utilizarlo para encontrar soluciones perspicaces y valiosas. Sin embargo, tu incapacidad para concentrarte y planificar puede hacer que esas increíbles ideas se te queden atrapadas en la cabeza. Otra persona puede prosperar en situaciones de crisis intensas y que liberan mucha adrenalina, pero no ser capaz de mantener la concentración suficiente para prepararse un café por la mañana.

Estas diferencias entre las habilidades mentales y las habilidades demostradas pueden hacer que algunas personas se sientan muy mal. «Si puedo hacer x, ¿por qué no puedo hacer y? ¿Qué me pasa?». Es importante señalar que no existe ninguna relación entre la inteligencia y el TDAH. Tener TDAH no te hace tonto ni menos capaz; significa que la forma en que funciona tu cerebro hace que ciertas tareas te resulten más difíciles que a otras personas que no tienen esos síntomas. Conocer, aunque sea un poco, tu estilo personal de pensar te da poder. Puedes evaluar tus áreas más fuertes y repasar aquello que te resulta más difícil. Incluso puedes dejar atrás algunas áreas más débiles y fortalecer otras para compensar la diferencia.

ENCUENTRA TU ESTILO

Veamos más de cerca las áreas centrales de las funciones ejecutivas y en qué es posible que quieras centrarte más. A continuación, encontrarás una breve descripción general de cada área. Después de cada descripción general, responde a diez preguntas. Anota las respuestas en tu cuaderno para consultarlas más adelante. Recuerda que estas breves evaluaciones no son una herramienta de diagnóstico clínico. Más bien se trata de una forma rápida de obtener información sobre tu rendimiento en cada uno de los grupos básicos de habilidades cognitivas.

Instrucciones para el cuestionario. Ten a mano el cuaderno y un bolígrafo. Para cada pregunta, responde 0, 1 o 2, dependiendo de tu experiencia personal. Las respuestas deben ajustarse a lo que crees sobre ti mismo, no a lo que otras personas piensan de ti.

> 0 – No o nunca
> 1 – A veces
> 2 – Sí o a menudo

Si obtienes una puntuación total inferior a 10 en un área concreta, significa que dominas esas habilidades y que no es un área en la que debas centrar tus esfuerzos. Sin embargo, si has respondido con un 2 a alguna de las preguntas de esa área, puede que sea importante abordar esa subárea específica.

Si obtienes una puntuación total de 10 o más en cualquiera de las áreas principales, esa es un área en la que deberás esforzarse por mejorar tus habilidades.

Nota: Si obtienes una puntuación superior a 15 en un área, deberás esforzarse un poco más para mejorarla.

ATENCIÓN Y CONCENTRACIÓN

Esta sección evalúa tu capacidad para centrar la atención en las cosas adecuadas cuando es necesario. A menudo te encontrarás en situaciones en las que hay distracciones que compiten entre sí, por lo que la capacidad de filtrar «el ruido» es fundamental para mantener la concentración. Además, es posible que tengas que realizar tareas que son francamente aburridas, pero aun así necesitas disponer de la concentración y la atención adecuadas para completarlas. Los problemas relacionados con la atención y la concentración son los más comunes entre los adultos con TDAH.

CUESTIONARIO DE EVALUACIÓN

1. Tiendo a distraerme fácilmente cuando hay actividad a mi alrededor.

2. Me cuesta terminar las tareas del trabajo o los estudios.

3. Mi atención se dispersa con facilidad cuando estoy trabajando o estudiando.

4. Me distraigo y pierdo la concentración cuando oigo ruidos o veo cosas en mi entorno.

5. Me resulta casi imposible ignorar todo nuevo input o novedad.

6. Me cuesta prestar atención a lo que me dicen los demás.

7. Normalmente solo puedo concentrarme cuando algo es muy interesante.

8. Me pierdo en mis pensamientos o en mis ensoñaciones mientras leo o realizo tareas similares.

9. Tiendo a centrarme en las cosas equivocadas.

10. La gente suele preguntarme si los estoy escuchando o prestándoles atención.

ORGANIZACIÓN Y PLANIFICACIÓN

Esta sección evalúa tu capacidad para organizarte en la vida diaria, así como para planificar con antelación. También analiza tu capacidad para iniciar tareas y memorizar cosas. Ser organizado es muy importante para mantener la vida bajo control y reducir el estrés. Un entorno físico desorganizado puede provocar un aumento de las distracciones. Además, cuando no has planificado los proyectos o actividades que tienes ante ti, es fácil procrastinar y distraerse, lo que te puede llevar a sentirte abrumado.

CUESTIONARIO DE EVALUACIÓN

1. La estimación que hago del tiempo que me lleva realizar una tarea o ir a algún sitio suele ser errónea.

2. Me resulta muy difícil organizar tareas y actividades.

3. A menudo pierdo objetos importantes que necesito para el trabajo u otras obligaciones (listas, cuadernos, bolígrafos, herramientas, etc.).

4. Nunca planifico con antelación.

5. Rara vez soy organizado.

6. El olvido es algo cotidiano en mí.

7. Sin una fecha límite clara, nunca termino las tareas que afronto.

8. Me cuesta mucho empezar lo que tengo que hacer en el trabajo, los estudios o las tareas domésticas.

9. Evito anticipar los pasos necesarios para completar un proyecto.

10. Mi espacio de trabajo o mi hogar están desordenados y pueden resultar abrumadores.

FLEXIBILIDAD MENTAL

Esta sección evalúa tu capacidad para ejercer flexibilidad de pensamiento, lo que en última instancia impulsa los patrones de comportamiento. La flexibilidad mental, también conocida como flexibilidad cognitiva, es fundamental para disponer de múltiples opciones ante cualquier situación dada. Esta habilidad también es muy importante a la hora de poder cambiar de perspectiva y desarrollar nuevas creencias.

CUESTIONARIO DE EVALUACIÓN

1. Me cuesta mucho olvidar los errores que cometí en el pasado.

2. Me cuesta mucho seguir varias cosas a la vez mentalmente.

3. Me cuesta reconocer opciones alternativas en la mayoría de las situaciones.

4. Me falta confianza en mí mismo, incluso en tareas en las que soy bueno.

5. No soy capaz de reflexionar fácilmente sobre mis pensamientos.

6. No me gustan las tareas del trabajo o los estudios en las que tengo que pensar mucho.

7. Me cuesta mucho cambiar de opinión o creencia.

8. Me cuesta mucho ver la perspectiva de otra persona.

9. Decido sin ninguna prueba y luego me mantengo firme en mis conclusiones.

10. Me cuesta mucho pensar en nuevas ideas o soluciones.

REGULACIÓN DE LAS EMOCIONES

Esta sección evalúa tu capacidad para regular o controlar las emociones y las respuestas que das ante ellas. Las emociones tienen un efecto directo en todo lo que hacemos. Una emoción demasiado intensa dificulta el rendimiento, influye en las percepciones y puede provocar procrastinación, distracción y relaciones tensas.

CUESTIONARIO DE EVALUACIÓN

1. Me irrito con mucha facilidad.
2. Los errores me hacen enfadarme mucho conmigo mismo.
3. Soy impaciente.
4. Me frustro fácilmente con otras personas.
5. Me enfado con facilidad y tengo muy mal genio.
6. Cuando no consigo lo que quiero, me enfado visiblemente.
7. Mi estado de ánimo no es constante y cambia con facilidad.
8. Muchas cosas me sacan de quicio.
9. Me cuesta mucho dejar atrás las emociones difíciles (ira, tristeza, frustración, etc.).
10. Tiendo a gritar o a salir furioso de los sitios.

CONTROL DE LOS IMPULSOS

Esta sección evalúa si tienes problemas con comportamientos, decisiones y elecciones impulsivas. La capacidad de comportarte de manera adecuada es fundamental para tener éxito en cualquier entorno en el que interactúes con otras personas. También es fundamental para tomar decisiones que sean buenas para ti y que ayuden, en lugar de perjudicar, tu progreso en la vida.

CUESTIONARIO DE EVALUACIÓN

1. Interrumpo a la gente con frecuencia cuando están ocupados con una tarea.
2. Cuando me hacen una pregunta, tiendo a responder antes de que la persona termine de formularla.
3. Digo las cosas sin pensar y con muy poco control.
4. Soy un «adicto a la adrenalina».
5. A menudo hablo mucho más que los que me rodean.
6. Las afirmaciones me salen antes de haberlas pensado con detenimiento.
7. No puedo permanecer sentado durante mucho tiempo.
8. Cambio de tarea o actividad de forma abrupta a mitad de camino.
9. Ojalá pudiera retractarme de muchas cosas que he dicho.
10. Molesto a otras personas sin querer.

FORTALECER LAS HABILIDADES COGNITIVAS

¿Cuáles han sido los resultados de esta breve evaluación? ¿Te han sorprendido las áreas en las que tiendes a tener dificultades? ¿Ha habido áreas en las que te ha ido mejor de lo que pensabas? Quiero que no te centres solo en tus áreas difíciles. Es importante que tomes nota de aquellas en las que tu funcionamiento es más sólido, ya que tus fortalezas cognitivas serán tu mejor aliado para controlar los síntomas del TDAH. Una recomendación es clasificar las áreas de mayor a menor puntuación. Esto te permitirá ver rápidamente en cuáles necesitas esforzarte más. También hará que puedas desarrollar un perfil amplio de tu estilo cognitivo. No hay dos personas iguales. Por ejemplo, es posible que te resulte muy difícil regular las emociones, organizarte y planificar, así como controlar tus impulsos. Pero también puede ser que las mayores dificultades de otra persona sean la atención y la concentración, la flexibilidad mental y la regulación de las emociones. Necesitas conocer tus áreas específicas para poder priorizar las técnicas de desarrollo de habilidades que se presentan en los siguientes capítulos.

Ten en cuenta que el TDAH no es una afección temporal: las estrategias que aprenderás están pensadas para toda la vida. Cuando las personas viven bien con el TDAH, significa que han aprendido a controlarlo y a aprovechar sus estilos cognitivos particulares para prosperar. Hablaré más sobre esto en las siguientes secciones.

TU CEREBRO PLÁSTICO

No, tu cerebro no está hecho de plástico porque tengas TDAH. Está compuesto por la misma increíble variedad de células, nervios y tejidos que se encuentran en todos los cerebros y sistemas nerviosos de los mamíferos. Cuando nos referimos a algo como «plástico», queremos decir que es flexible y puede cambiar. Durante décadas, los científicos creyeron que el cerebro se desarrollaba durante la infancia y que luego se detenía, que quedaba bloqueado y no podía cambiar. Afortunadamente, los estudios de imágenes cerebrales y otros avances en la investigación nos han demostrado que el cerebro es capaz de cambios increíbles a lo largo de toda la vida (véase, por ejemplo, Fuchs y Flügge, 2014). Es cierto que es más difícil cambiar el cerebro a los 75 años que a los 35, pero no es imposible. La neuroplasticidad tampoco significa que el cerebro cambie de manera drástica. El cambio se produce a nivel de las conexiones nerviosas, lo que significa que puede cambiar la forma en que está conectado el cerebro. Los ejercicios probados de este libro te ayudarán a hacerlo.

PONTE EN FORMA PARA EL TDAH

Cuando alguien levanta pesas, las fibras musculares se desgarran y se reconstruyen más grandes y fuertes. Aprender una nueva rutina de entrenamiento en el gimnasio puede resultar incómodo y requerir mucho esfuerzo al principio, pero rápidamente se convierte en algo automático y mucho menos difícil. Lo mismo ocurre con los ejercicios de este libro. Los esfuerzos iniciales deberían dar resultados y hacer que te sientas mejor bastante rápido. A medida que continúes utilizándolos, con el tiempo te harás cada vez más fuerte. Apuesto a que dentro de un año mirarás atrás y verás que muchas de tus mayores dificultades actuales te parecerán insignificantes. También apuesto a que utilizar estos ejercicios y habilidades se convertirá en algo natural, como ducharte o lavarte los dientes.

Piensa en el TDAH como una maratón que vas a correr. Lo que distingue a las maratones es que son largas. Controlar los síntomas del TDAH también es una tarea a largo plazo. Al igual que en el entrenamiento para correr, tendrás días buenos y días malos, días más eficientes y menos eficientes, o días en los que te lesionarás y necesitarás recuperarte. El control del TDAH durante toda la vida es un viaje con muchos requiebros y vueltas. Trabajarás en ello a diario y mejorarás. Tendrás días productivos y centrados, tendrás días en los que nada parece funcionar y tendrás días en los que lograrás más de lo que jamás hayas creído posible. Si estás en esto enfocado en el largo plazo, para vivir una vida mejor esforzándote y cosechando los frutos, te encuentras en el lugar adecuado.

Veamos cómo pueden cambiar realmente el comportamiento y los hábitos las personas con TDAH. Una de las quejas más comunes que escucho en mi consulta es esta: «Empiezo a hacer algo nuevo para controlar mi TDAH, pero siempre lo dejo. ¡No consigo mantener nada!». Creo que cualquiera que lea este libro puede identificarse con esa situación. Piensa en los propósitos de Año Nuevo. El 1 de enero, todos los clubes deportivos y gimnasios se llenan de gente: muchos nuevos socios con sus zapatillas de moda se lanzan a la cinta de correr o a la clase de *spinning*. El 1 de febrero, casi no queda nadie en el gimnasio. ¿Qué ha pasado? ¿Todas esas personas han cumplido sus objetivos y han seguido adelante? Por supuesto que no. Han abandonado el deporte y se han tirado a comer bolsas de patatas fritas mientras ven su serie favorita. ¿Te pasará esto a ti cuando te propongas controlar el TDAH? Claro que sí. Pero lo que te diferenciará es la gran cantidad de habilidades que habrás desarrollado, no solo habilidades para mejorar, sino también para volver rápidamente al buen camino.

¿LISTO PARA EMPEZAR?

Los mensajes que te dices a ti mismo marcan una gran diferencia. La mayoría de las veces, cuando la gente me dice cosas como «He probado con una lista de tareas» o «Me lo he apuntado en el calendario del móvil, y no ha funcionado», también suelen decirme algo más cuando indago un poco. Me cuentan que se castigan a sí mismos con comentarios negativos después de solo un día sin haber recurrido a una habilidad en concreto. «¿Ves, Luis? No sabes hacer nada bien. Nunca cambiarás». Pero eso es contraproducente. He visto a cientos de personas prosperar a pesar de padecer un TDAH muy incapacitante. Es hora de dejar atrás esa forma de pensar. Es hora de montar a caballo y cabalgar.

Estás leyendo este libro y embarcándote en este viaje de mejora porque sabes que eres capaz de más, porque quieres más. Quieres ser más para las personas que te rodean. Quieres ser más para ti mismo. Me gustaría, no obstante, señalar rápidamente algo que hay que evitar. Muchas personas se sentirán tentadas de sumergirse en este libro y devorarlo en una semana. Es un error. Sin duda, te sentirás bien al terminarlo y haber estado expuesto a todas estas increíbles herramientas, pero, si lo haces tan rápido, no las asimilarás. Las habilidades y los ejercicios de este libro requieren práctica y tiempo para convertirse en habilidades básicas. Probablemente obtendrás el máximo beneficio si le dedicas entre veinte y treinta minutos al día. Te recomiendo que decidas, con intención, cuándo vas a trabajar con este libro. Una vez que lo decidas, anótalo en tu calendario. Recuerda que lo estás haciendo porque quieres. Quieres un cambio real. Quieres romper las cadenas del TDAH y volar alto.

CONCLUSIONES

- Hay habilidades mentales básicas que te ayudan en la vida.

- Tu perfil cognitivo personal determinará, en parte, tus fortalezas y desafíos particulares con el TDAH.

- Tu cerebro es «plástico» y puede cambiar.

- Controlar el TDAH es una práctica para toda la vida con resultados positivos, también para toda la vida.

- Ejercitar tus funciones ejecutivas para desarrollar habilidades es como desarrollar la musculatura.

- Estás en este camino porque sabes que te mereces algo mejor y que eres capaz de mucho más.

2.

AGUDIZA LA MEMORIA Y LA ATENCIÓN

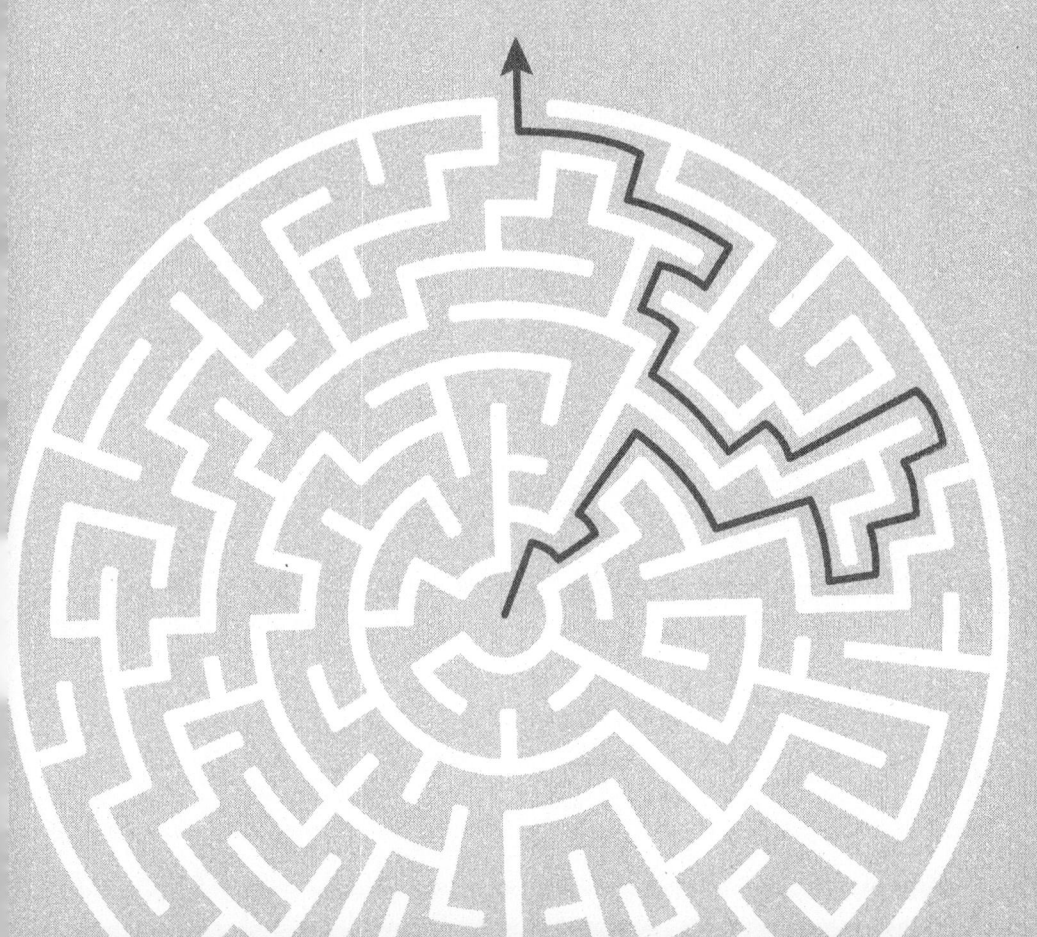

VISIÓN GENERAL

La atención y la memoria están íntimamente relacionadas. La capacidad de prestar la atención adecuada en cada momento es fundamental para crear recuerdos. De hecho, la mayor parte de lo que llamamos «olvidar» es el resultado de que el recuerdo no se haya formado por completo en la memoria. Nunca hemos tenido un control firme sobre el recuerdo, por lo que siempre se nos escapa algo. Cuando se crea un recuerdo, este sigue un camino que comienza con la atención o la conciencia, momento en el que la información entra en la memoria de trabajo, luego en la memoria a corto plazo y, finalmente, en la memoria a largo plazo para su almacenamiento.

Dada la importancia de la atención y la concentración para crear recuerdos, tiene mucho sentido que los adultos con TDAH tiendan a tener problemas considerables con la memoria. Olvidar lo que estás haciendo, lo que comiste ayer o si terminaste o no una tarea es una dolorosa realidad cotidiana para muchos. El hecho de olvidar cosas tiende a causar frustración tanto en ti como en las personas que cuentan contigo. Olvidar tareas, información importante o nombres de personas a menudo provoca vergüenza, así como un aumento de la ansiedad y la inseguridad. Esto puede conducir a un círculo vicioso de más problemas con la memoria, más ansiedad y más vergüenza. Te mereces algo mejor y eres capaz de conseguirlo.

En este capítulo, aprenderás cómo mejorar la capacidad para mantenerte centrado, potenciar la memoria y aprovechar la capacidad de concentración en momentos críticos. Los tipos de dificultades relacionadas con la memoria que experimentan las personas con TDAH son muy comunes. Si no fueran tan frustrantes y dolorosas, podrían ser un buen motivo para camisetas o pegatinas. Por desgracia, el TDAH no se reduce a un eslogan ingenioso en una camiseta, sino que tiene un impacto negativo muy real. Las habilidades que se describen en las siguientes páginas te ayudarán a retener y seguir instrucciones, gestionar las distracciones, reducir esos momentos dolorosos de «¿A qué he venido aquí? ¿Qué estoy haciendo? ¿Qué iba a decir?» y mucho más.

Dependiendo de tu trabajo o estilo de vida, es posible que necesites algunas de estas habilidades más que otras. Las personas que trabajan en proyectos largos y con múltiples partes se beneficiarán enormemente de mantener la concentración y dividir lo que afrontan en partes manejables que se puedan llevar a cabo en lapsos de concentración. Las personas que trabajan en entornos caóticos, como el hogar o la escuela, con varios niños, se beneficiarán de la mejora de la memoria de trabajo. Independientemente del área de la vida en la que la concentración y la memoria te estén afectando negativamente, adquirirás habilidades para afrontarla. Empecemos.

FORTALECIMIENTO DE LA MEMORIA DE TRABAJO

Cuando piensas en la memoria en general, probablemente te imaginas a las personas, los lugares, las cosas, los hechos, las experiencias y otros conocimientos que has acumulado a lo largo de tu vida. Un recuerdo para ti podría ser el primer número de teléfono que memorizaste o una imagen visual de la escuela a la que fuiste de pequeño. Es cierto que esos son recuerdos, pero no forman parte de tu memoria de trabajo (MT), que es en lo que nos centramos aquí. Tu primer día de colegio, tu primer beso, la vez que tu gato se quedó atrapado en un árbol y aprender a conducir son acontecimientos importantes de la vida, pero no el tipo de recuerdos que, si los olvidas, te causan dificultades en la vida cotidiana. Si olvidaras alguna de esas cosas, podría ser triste, pero no te impediría realizar una tarea de forma eficaz. Para eso, necesitas la MT. Tu MT se encarga de recordar lo que estás haciendo en ese momento y de retener toda la información que necesitas para ejecutar la tarea que tienes entre manos. De hecho, es exactamente la que estás utilizando mientras lees esta página. El párrafo o la frase en la que te encuentras y el tema de este capítulo están almacenados en tu MT.

Entrar en otra habitación sin saber por qué lo has hecho, olvidar dónde has dejado el bolígrafo e incluso meter los cereales en la nevera y la leche abierta en la despensa son ejemplos de fallos en la MT. Este tipo de dificultades son cada vez más comunes, tanto en personas con TDAH como sin él. El uso excesivo de teléfonos inteligentes y tabletas ha llevado a un cambio casi constante de tareas, lo que sobrecarga la memoria de trabajo. Cada vez que pasas de una tarea a otra, se crea tensión en tu MT. Nunca he trabajado con un paciente que no haya tenido dificultades para cambiar de tarea; yo también las tengo. Para concentrarme en escribir este libro, me aseguro de apagar el teléfono, cerrar el correo electrónico y silenciar todo tipo de notificaciones.

La MT es solo una de las muchas funciones importantes que el cerebro lleva a cabo cada minuto de cada día. Por lo tanto, su fortalecimiento debe incluir la salud y el funcionamiento de todo el cerebro. Por ejemplo, a menudo imparto talleres sobre el estrés y el rendimiento. La mayoría de las personas que asisten al curso se sorprenden al descubrir que el signo más común de estar demasiado estresado es el olvido. El estrés provoca la liberación de hormonas que tienen un impacto negativo directo en la capacidad para crear y recuperar recuerdos. Las dos formas más consistentes de mejorar el funcionamiento mental y, por lo tanto, la memoria son dormir y hacer ejercicio. Sabemos que el ejercicio es muy importante para mejorar los síntomas del TDAH y resulta que también es bueno para la memoria. Las razones exactas no están del todo claras, pero sí sabemos que el ejercicio reduce el estrés. Y el TDAH causa un estrés considerable a la mayoría de las personas, por lo que el ejercicio puede matar dos pájaros de un tiro. Dormir también ayuda a regular el estrés y permite que el cerebro y el cuerpo se recuperen. Si alguien no duerme lo suficiente, tendrá problemas de concentración y memoria. Es fácil sentirse hastiado con el sueño y el ejercicio, porque probablemente ya sabes que necesitas más de ambos. Así que veamos algunos consejos concretos para fortalecer la memoria de trabajo.

TIP **Mantén el cerebro ágil con movimiento y ejercicio.** Asegúrate de hacer un poco de ejercicio todos los días. Lo ideal es realizar unos treinta minutos de actividad con intervalos de alta intensidad. Sin embargo, diez minutos de estiramientos o un breve paseo cerca de casa también tienen efectos positivos.

TIP **Cuida el sueño.** Decide a qué hora te acuestas y te levantas. Dormir ocho horas nunca es posible sin un plan. A muchas personas les resulta fácil acostarse a las diez de la noche y levantarse a las seis de la mañana. Decide un horario y coméntaselo a las personas que puedan resultar afectadas por esta decisión.

TIP **Nombra lo que estás haciendo antes de pasar a otra cosa.** Si necesitas cambiar a otra tarea o interrumpir temporalmente lo que estás haciendo, simplemente debes decirte a ti mismo en qué estás trabajando y a qué necesitas volver. Por ejemplo: «Estoy reuniendo los gastos para el contable. Necesito retomar los gastos de junio de 2025».

TIP **Mantén un diálogo interno positivo.** Cuando hayas olvidado lo que estás haciendo, sé amable contigo mismo. Castigarte con un diálogo interno negativo por haber metido la pata solo empeorará las cosas. En su lugar, deberías decirte algo así: «Ya me acordaré. No pasa nada».

Vamos ahora a empezar con el primer ejercicio del libro. A lo largo de la obra vas a encontrar muchos y variados, siempre dentro de un recuadro gris y con un símbolo de una papel y lápiz en el margen superior izquierdo. ¡Manos a la obra!

CREA UNA NARRATIVA

Puede ser muy útil crear una narrativa o historia sobre la tarea o actividad que estás a punto de realizar. Reducirá la probabilidad de que olvides lo que estabas haciendo o te distraigas.

1. Identifica la tarea que tienes que hacer. Asegúrate de elegir algo que no sea demasiado complicado. Algunos ejemplos de tareas que funcionan bien para este ejercicio son colgar un cuadro, limpiar un armario, recopilar documentos para un cliente, etc.

2. Cuéntate una historia con un principio, un desarrollo y un final que incluya todos los pasos de la tarea. Si te ayuda, saca el cuaderno y escríbela.

3. ¡Haz la tarea!

EJEMPLO Araceli necesitaba colgar dos cuadros en su salón, así que creó esta narrativa: «Primero, voy a buscar el martillo, clavos y ganchos. Luego voy a salir al garaje, tomar el cuadro del caballo y el del gato, y llevarlos al salón. A continuación, decidiré dónde colgar cada uno. Después clavaré los ganchos en la pared. Por último, los colgaré, me sentaré en el sofá y observaré lo que he hecho».

PON A PRUEBA TU MEMORIA DE TRABAJO

Los atletas profesionales practican jugadas, los soldados, misiones militares, los astronautas, vuelos espaciales simulados… ¡y tú también puedes beneficiarte de la práctica simulada!

1. Vuelve a los pasos 1 y 2 del ejercicio anterior, pero esta vez con una nueva tarea.

2. Pide a un amigo o familiar que te interrumpa con una pregunta mientras realizas la tarea (paso 3 del ejercicio anterior). Cuando te interrumpan, diles que estarás encantado de responderles o ayudarles una vez que hayas terminado lo que estás haciendo. Después de decirles eso, repite la parte de la tarea que estás realizando o la parte de la tarea que vas a realizar.

EJEMPLO Araceli se dirige al garaje para tomar los dos cuadros que quiere colgar. Su marido la llama desde la oficina: «Araceli, ¿de qué color queremos pintar el pasillo?». Araceli se detiene y responde: «Buena pregunta, Jacob. Tengo algunas ideas y te las contaré cuando termine lo que estoy haciendo». A continuación, se dice a sí misma (en voz alta o en su mente): «Voy a buscar el cuadro del caballo y el cuadro del gato al garaje».

MEJORAR LA MEMORIA GENERAL

La memoria general es lo que la mayoría de la gente piensa cuando se habla de la memoria. Se trata de nuestro conocimiento almacenado de detalles, acontecimientos de la vida, nombres de personas, etc. Para preparar el cerebro y mejorar la memoria general, haz el siguiente ejercicio de concienciación.

 PON A PRUEBA TU MEMORIA

1. Saca el cuaderno y el bolígrafo, y colócalos sobre la mesa. A continuación, ve a otra habitación (cualquiera).

2. Dedica entre tres y cinco minutos a fijarte en todo lo que puedas sobre la habitación y lo que sientes. Simplemente deja que tu mirada se pose en diferentes zonas de la sala. Deja que tu mente se fije en cualquier recuerdo o sentimiento que te venga a la mente.

3. Vuelve al cuaderno y escribe sobre lo que más te haya llamado la atención. ¿Fueron los objetos que viste en la habitación? ¿Fue la iluminación de la habitación? ¿Fueron los olores u otras sensaciones? ¿Fueron sentimientos o recuerdos?

Este ejercicio te sumerge en las múltiples capas de información que conforman los recuerdos generales. También habrás practicado el uso de la conciencia para observar y recopilar información; la conciencia enfocada te ayuda a retener información. Como se ha comentado al principio de este capítulo, los recuerdos no pueden formarse por completo sin la conciencia o la atención adecuadas.

Por muy importantes que sean la atención y la conciencia para crear recuerdos, no son los únicos factores que contribuyen a ello. Veamos algunos factores adicionales que ayudan a crear recuerdos más definidos y duraderos.

La evolución nos ha dotado de una valiosa herramienta para asegurarnos de que ciertos recuerdos permanezcan: las emociones. Los acontecimientos y la información cargados de una emoción son algunos de los más fáciles de recordar y, por consiguiente, los más difíciles de olvidar. Las emociones negativas tienden a crear los recuerdos más fuertes. Todos tenemos ejemplos de acontecimientos negativos que desearíamos poder olvidar, momentos en los que nos sentimos avergonzados, asustados o fuera de lugar. Por mucho que queramos borrarlo de la memoria, eso no va a suceder. Ese tipo de recuerdos son extremadamente resistentes. Antes de la comodidad de la electricidad, el aire acondicionado y los supermercados, era fundamental para nuestra supervivencia recordar qué plantas nos enfermaban o cuál era el lugar más probable en que podíamos sufrir un ataque de osos. ¿Significa esto que las emociones positivas no crean recuerdos fuertes? No. Sin embargo, es necesario hacer un esfuerzo adicional para aumentar la conciencia de las emociones positivas con el fin de potenciar los recuerdos del mismo tipo. Si solo recuerdas los momentos en los que metiste la pata, tu autoimagen comenzará a ser la de alguien que solo mete la pata. Haz un esfuerzo adicional para etiquetar las experiencias positivas. Piensa en ello como un marcador destacado de tu vida. Felicítate por llegar a tiempo o por terminar las cosas antes de lo previsto, por ejemplo, y reflexiona sobre por qué salió bien.

La evolución también tiene implicaciones en la escritura y su papel en la consolidación de los recuerdos. Hay una razón por la que te he pedido que utilices un cuaderno para los ejercicios de este libro, en lugar de un ordenador. Hemos evolucionado con la escritura a mano; por lo tanto, escribir es la manifestación física del aprendizaje. Volveremos a tratar este tema más adelante en este capítulo. Por ahora, solo ten en cuenta el hecho de que, antes del lenguaje escrito, los seres humanos utilizaban pictogramas para registrar información y compartir conocimientos. Se trata de los dibujos que vemos en las paredes de las cuevas y en las formaciones rocosas de todo el mundo, algunos de los cuales se remontan a más de 10 000 años atrás. El uso de instrumentos de escritura para conservar los recuerdos forma parte de nuestra historia evolutiva. Tú también puedes utilizar pictogramas para mejorar la memoria. El simple hecho de hacer dibujos esquemáticos de acontecimientos o información aumenta la probabilidad de que crees recuerdos sólidos y podrás utilizar estos dibujos para ayudarte a recordar más adelante.

Otra forma de mejorar la memoria en general es utilizar metáforas. Recuerdo la primera evaluación que recibí como profesor universitario. Me elogiaron por utilizar muchas analogías y metáforas en mis clases para ilustrar los conceptos que enseñaba. Era algo en lo que nunca había pensado antes. Resultó ser una forma estupenda de enseñar, ya que ayuda a los alumnos a retener la información. Ese descubrimiento despertó mi interés lo suficiente como para rastrear los orígenes de mi propio uso de las metáforas con objeto de ayudar a la memoria. Descubrí gracias a mi madre que ella siempre utilizaba metáforas para ayudarme a recordar la información en la escuela (¡gracias, mamá!). Pero este truco no es solo para estudiar. Puedes utilizar metáforas para mejorar la memoria en la vida cotidiana. Por ejemplo, tal vez te cueste recordar escribir los pasos de un proyecto antes de empezar. Podrías utilizar la metáfora de las migas de pan del cuento infantil «Hansel y Gretel» para no olvidarte. «Tengo que hacer un proyecto enorme. Ni siquiera sé por dónde empezar. Ah, claro, tengo que dejar migas de pan para encontrar el camino». O podrías usar la alusión al camino de baldosas amarillas de *El mago de Oz*. «Ni siquiera sé cómo voy a hacer esto. Ah, sí, tengo que seguir el camino de baldosas amarillas escribiendo los pasos del proyecto».

Veamos algunos consejos prácticos adicionales que te ayudarán a mejorar tu memoria en general.

TIP **Respira cuando olvides algo**. Si no recuerdas lo que tienes que hacer o alguna información importante, haz una pausa y respira tres veces lentamente. Esto reducirá la ansiedad y mejorará tu concentración y capacidad para recordar.

TIP **Repite la información**. Repetir ayuda a grabar la información en la memoria. Por ejemplo: «Dile a María que el Dr. Ruiz quiere programar una cita para el 6 de agosto. Programa una cita con el Dr. Ruiz para el 6 de agosto. Dr. Ruiz, 6 de agosto. Dile a María que programe una cita con el Dr. Ruiz para el 6 de agosto». Probablemente ya estés haciendo esto, por ejemplo, con los números de teléfono.

TIP **Utiliza reglas mnemotécnicas**. Se trata de patrones de letras que ayudan a recordar palabras o conceptos. Por ejemplo, una forma de recordar los cinco Grandes Lagos es HOMES («hogares, en inglés»), por los nombres de los lagos Hurón, Ontario, Míchigan, Erie y Superior.

TIP **Presta atención a la actitud**. Si te embarcas en el proceso de intentar memorizar información o recordar algo y te sientes mentalmente agotado, tendrás problemas. En su lugar, repítete: «Muy bien, lo tengo. Puedo memorizarlo» o «Puedo recordarlo. Voy a tomarme un momento para usar mis increíbles técnicas de memorización».

VINCULA LA EMOCIÓN Y LA METÁFORA

1. Haz memoria y piensa en un error que no quieres cometer, pero que sigues cometiendo debido a tus lapsos de memoria. Puede ser algo insignificante, como dejar los zapatos donde no debes, o algo de mayores consecuencias, como saltarte sin querer una reunión aburrida del trabajo. Una vez que lo tengas, anótalo en el cuaderno.

2. Anota cómo te sentiste cuando ocurrió. Por ejemplo: «Cuando dejé mis zapatos en lo alto de las escaleras, mi pareja se enfadó mucho y me dijo que estaba poniendo a los niños en peligro, pues se podían tropezar y caerse escaleras abajo. Me sentí como un mal padre, como si no pudiera hacer cosas tan sencillas como esa. Me sentí triste y frustrado».

3. Crea una metáfora para el comportamiento repetido. Por ejemplo: «Olvidarme de la aburrida reunión del trabajo me está metiendo en problemas y podría costarme mi empleo y mi sueldo. Es como una niña que se niega a comerse tres trozos de brócoli y por eso se pierde el helado que le habían prometido. ¡No vale la pena!».

**REGLAS MNEMOTÉCNICAS
Y PICTOGRAMAS PODEROSOS**

1. Pídele a un amigo o familiar que te cuente una historia sobre un sueño que haya tenido recientemente o que recuerde.

2. Después de que te cuente el sueño, dibuja un sencillo dibujo (pictograma) o crea una regla mnemotécnica de su sueño en el cuaderno. Ten en cuenta que no es necesario tener habilidades artísticas.

3. Dos o tres días después, utiliza el pictograma o la regla para recordar el sueño y escribe su contenido. Léelo o envíalo por correo electrónico a tu amigo y pregúntale si es o no fidedigno.

RECORDAR Y SEGUIR
INSTRUCCIONES

Las personas con TDAH suelen tener muchas dificultades para seguir instrucciones. Se olvidan, no las escuchan con la atención debida, se pierden, las siguen mal... Esto conduce a problemas laborales y académicos, así como a conflictos con otras personas. Seguro que has vivido muchas situaciones en las que te has sentado a hacer un proyecto y te has dado cuenta de que no sabías qué hacer y no había nadie a quien preguntarle, o bien momentos en los que has trabajado muy duro en un proyecto, solo para descubrir que lo habías hecho mal. Estas situaciones minan la autoestima y hacen que las personas de tu entorno sientan dudas y tengan resentimiento hacia ti.

En mi práctica como psicoterapeuta de personas con TDAH, escribo instrucciones para las estrategias que cubrimos, reparto instrucciones impresas o me aseguro de que los pacientes anoten mis instrucciones verbales. La cuestión es que, sin instrucciones que seguir, la probabilidad de éxito disminuye de manera significativa. Es importante que aprendas métodos a los que recurrir cada vez que alguien te da instrucciones o cuando necesites darte instrucciones a ti mismo para llevar a cabo una tarea. La idea de darte instrucciones a ti mismo puede parecer un poco extraña, pero es algo que hacemos todo el tiempo sin ni siquiera darnos cuenta.

En esta sección, te mostraré formas de registrar las instrucciones que te dan, consejos para seguirlas y cómo crear o reconstruir instrucciones si se han perdido o se han omitido.

Así que aquí va la pregunta del millón: ¿cuál es el primer paso más importante para captar las instrucciones que te dan? ¿Alguna idea? Vamos, que lo tienes… Eso es, ¡concentrarse! Si existiera algo así como un superpegamento mental, te pediría que tomaras la palabra *instrucciones* y la palabra *concentrarse* y las pegaras para siempre. Cada vez que oigas a alguien decir «Bien, esto es lo que quiero que hagas», «Por favor, sigue estos pasos», «Para preparar la reunión de mañana…» o cualquier otra cosa que indique instrucciones, indicaciones o requisitos, quiero que pienses: «¡Es hora de concentrarse!». Es cierto que la concentración tiene sus propios retos y los abordaremos en las siguientes secciones de este capítulo. Por ahora, solo recuerda estar alerta ante cualquier señal de que estás a punto de recibir instrucciones e intenta prestarle mucha atención.

Además, cuando estés a punto de recibir instrucciones y te encuentres pensando «Sí, sí, lo tengo» o «Ya sé lo que hay que hacer», date cuenta de que probablemente estás creando un gran soporte en tu memoria de trabajo. Nunca des por sentado que sabes cuáles serán las instrucciones y no sobreestimes tu capacidad para recordar incluso las cosas más simples. Seguro que alguna vez has estado en un restaurante muy concurrido en el que el camarero no ha anotado tu pedido. ¿Qué suele pasar? A menudo, lo que sale no es lo que pediste o no se ha tenido en cuenta que querías salsa extra o sin ajo. No caigas en esta trampa en tu vida laboral o personal. La actitud de «Sí, lo tengo» puede dar lugar a graves errores y a una gran pérdida de tiempo.

Ahora que estás concentrado y listo para escuchar mis instrucciones, puedes hacer uso de los siguientes consejos para garantizar el éxito.

TIP **Anota las instrucciones.** Parece obvio, pero es un paso que la gente suele omitir. Esta es la regla general para las instrucciones y cualquier cosa importante: «Si no está escrito, no existe».

TIP **No te pierdas en los detalles al principio.** Sería maravilloso que todo el mundo diera una visión general de las instrucciones y luego completara los detalles, pero eso no es lo habitual. Probablemente te encontrarás con instrucciones que te llegarán rápidamente y con un montón de detalles a cada momento. Cuando la persona que da las instrucciones pase al siguiente paso y tú no hayas anotado todos los detalles del anterior, simplemente continúa con el siguiente paso y sigue anotando. Más tarde podrás volver atrás y completar la información que falte.

TIP **Repite y recapitula.** Después de recibir las instrucciones una primera vez, pídele a la persona que las repita: «Bien, voy a asegurarme de que lo he entendido. Primero, voy a… A continuación, voy a…». Este es el momento de completar cualquier información que se te haya escapado. A veces no será posible escribir las instrucciones, por lo que es más fundamental que nunca repetirlas a modo de recapitulación.

TIP **Dale contexto y significado a cada aspecto de las instrucciones.** A menudo, las personas saben que un proyecto o una tarea en su conjunto es importante, pero rara vez otorgan significado e importancia a cada paso. Piensa en cuando estabas en clase de Matemáticas en el instituto y el profesor te pedía que le mostrases tu trabajo paso a paso. Si eras como yo, probablemente pensabas que era ridículo. Pero resulta ser una parte importante del proceso, ya que es la forma en que el profesor puede saber si has comprendido bien lo abordado.

TIP **Instrúyete a ti mismo.** No importa si no te han dado instrucciones, si las has perdido o si no las has anotado. Aun así, tiene que realizar el proyecto. Una forma útil de elaborar tus propias instrucciones es esbozar primero los pasos lo mejor que puedas y luego completar las instrucciones. Una buena manera de completarlas es pensar en tareas similares que hayas realizado anteriormente y basarte en ellas. Otra forma de completar los espacios en blanco es preguntar a un amigo o colega. Si no tienes a quién, puede encontrar la información en internet. Pero presta atención: la web es un agujero negro de distracciones.

TIP **Da instrucciones a otra persona.** Si no tienes instrucciones y sientes ansiedad, puede ser útil pensar en otra persona. Imagina que alguien está sentado a tu lado y tiene que hacer el mismo proyecto. Intenta darle instrucciones a esta persona imaginada. Es posible que tengas más conocimientos de los que crees.

ENCONTRAR LA CONCENTRACIÓN
Y RETENER LAS INSTRUCCIONES

Al realizar este ejercicio, llevarás tu capacidad de concentración al límite. Tendrás que utilizar uno o varios de los consejos de esta sección para completarlo con éxito. Es posible que no seas capaz de llegar hasta el final, pero no pasa nada. El objetivo es practicar la escritura de instrucciones en un entorno con muchas distracciones.

1. Busca en internet un vídeo instructivo de cocina que dure entre cinco y quince minutos.

2. Prepara el cuaderno y el bolígrafo para escribir las instrucciones que se dan en el vídeo.

3. Conecta unos auriculares a un dispositivo distinto (por ejemplo, a un *smartphone*). Colócate un auricular en un oído. Ponte algún tipo de música molesta, que no te guste.

4. Reproduce el vídeo de cocina con el volumen activado para que puedas oírlo.

5. Sin pausar el vídeo en ningún momento, anota las instrucciones. Será difícil, pero es así como debes hacer el ejercicio.

CREAR INSTRUCCIONES DESDE CERO

1. Pídele a un amigo o familiar que te asigne una tarea compleja. En realidad no vas a realizarla, por lo que la tarea en sí no es importante. Podría indicarte que cortes leña, hornees un pastel o crees una hoja de cálculo.

2. Comprueba tu nivel de ansiedad y respira lentamente tres veces si lo necesitas. Te ayudará a concentrarte y a aclarar las ideas.

3. Divide la tarea en pasos; para ello, crea esencialmente un esquema con las instrucciones. Es posible que tengas que recordar tareas similares que ya hayas realizado anteriormente para crear el esquema. Intenta esforzarte antes de buscar instrucciones en internet.

4. Amplía cada sección del esquema con instrucciones más detalladas. No tengas miedo de confiar en tu intuición.

5. Muéstrale las instrucciones a la persona que te las ha pedido y pregúntale si son correctas. ¿Son precisas? ¿Funcionarían como tales?

MANEJAR DISTRACCIONES COMUNES

El síntoma más común para cualquier persona con TDAH es la dificultad para regular la atención. Curiosamente, el nombre «trastorno por déficit de atención con hiperactividad» es bastante engañoso, especialmente para los adultos. Las personas con TDAH no tienen realmente un *déficit* de atención; en cierto modo, ponen *demasiada* atención. La dificultad radica en su capacidad para regular dónde se centra y durante cuánto tiempo. La mayoría de los adultos con TDAH están muy familiarizados con la sensación de estar totalmente dispersos o concentrados en una sola tarea. Por desgracia, esa hiperconcentración profunda no es muy predecible y no siempre se dirige a la tarea adecuada. Además, la mayoría de los adultos con TDAH no experimentan hiperactividad. La hiperactividad tiende a desaparecer en la edad adulta.

La forma en que el TDAH afecta a la atención dirigida puede ser, en realidad, una ventaja en muchas circunstancias. Las personas con TDAH suelen tener muchas ideas novedosas, por ejemplo. Como alguien que ha pasado toda su carrera en Silicon Valley, puedo asegurar que la capacidad de generar ideas ha hecho que muchos adultos con TDAH hayan llegado a ser muy ricos, por lo que esta circunstancia tiene su lado positivo. Los problemas que encuentran suelen tener que ver con iniciar y mantener la concentración a largo plazo para ver cómo se materializan sus ideas. Me gusta mucho el eslogan del Dr. Dale Archer, especialista en TDAH en adultos y autor de varios libros: «Lo que creías que era un diagnóstico puede ser tu mayor fortaleza». Para personas de éxito como Richard Branson, fundador de Virgin Records y Virgin Airlines, esto es una realidad. Sin embargo, la mayoría de la gente considera que su TDAH es parte de una batalla diaria. En primera línea de esa batalla se encuentran las distracciones.

Las distracciones están en todas partes, pero no siempre nos afectan de la misma manera. Lo que puede ser una gran distracción un día puede no serlo otro, y viceversa. Hay varios factores que influyen en nuestra capacidad de distracción en un momento dado, desde el nivel de estrés hasta el tipo de actividad que requiere atención. Un tipo que no se menciona lo suficiente son las «distracciones internas». Se trata de los pensamientos y sentimientos de la persona. Recuerda que, desde un punto de vista evolutivo, los pensamientos y emociones negativos están destinados a captar la atención y son difíciles de dejar de lado. Los pensamientos sobre otras tareas que hay que realizar, malas experiencias anteriores, ensoñaciones, ideas, etc., son distracciones internas creadas por uno mismo que pueden suponer un obstáculo.

Afortunadamente, existen métodos probados para gestionarlas. Estos son algunos de mis mejores consejos.

TIP **Mantén los dispositivos digitales bajo control.** Las fuentes de distracción más comunes hoy en día son los teléfonos, las tabletas y los ordenadores. Cuando necesites concentrarte en una tarea, es imprescindible que desactives todas las notificaciones, cierres los programas de chat, el correo electrónico y el navegador. Si te cuesta mantenerte alejado de ciertos sitios web o aplicaciones cuando necesitas concentrarte, puedes descargar una de las muchas aplicaciones de bloqueo, como Self-Control para Mac OS, la extensión StayFocusd para Chrome o Blacklist, esta última para el teléfono.

TIP **Utiliza un registro de las distracciones.** Esta sencilla herramienta me parece muy valiosa. La he utilizado mientras escribía este libro. El registro de distracciones es una hoja de papel en blanco o un cuaderno que se tiene cerca mientras se trabaja. Cada vez que surja una idea, un pensamiento persistente o algo importante que hacer o recordar, escríbelo en el registro de distracciones y continúa. Funciona como un diario para liberar la mente de pensamientos y como una red de seguridad para capturar pensamientos e ideas importantes a los que querrás volver en otro momento.

TIP **Mantente concentrado en la tarea que tienes entre manos.** Antes de ponerte manos a la obra, asegúrate de que estás actuando con lo que yo denomino «intención consciente». Esto significa que has dedicado tiempo a reflexionar de manera consciente sobre la tarea que hay que realizar y que ahora estás actuando de forma intencionada. Si sueles distraerte y te cuesta recordar en qué tarea estabas trabajando, puedes escribir el nombre de la tarea en una nota adhesiva y colocarla en tu ordenador o zona de trabajo.

TIP **Elimina las distracciones, literalmente.** Cuando te encuentras en un estado de concentración, tu patrón respiratorio es muy rítmico y constante: inhalas y exhalas abundante aire. Cuando te sientes ansioso, tenso o distraído, las respiración se vuelve superficial y errática. Cuando sientas que las distracciones se apoderan de ti, especialmente aquellas basadas en pensamientos, esa es tu señal para comenzar a respirar lenta y profundamente. En cuestión de segundos, tu capacidad de concentración mejorará.

TIP **Auriculares con cancelación de ruido.** No hay mucho que explicar aquí. Si tu entorno lo permite, puedes utilizar auriculares con cancelación de ruido, con o sin música.

TIP **Bloquea las distracciones con otra distracción.** No se trata de un acertijo ni de un truco. Utilizar música para bloquear el ruido externo puede tener la ventaja adicional de darte energía mientras trabajas. La mayoría de las personas consideran que la música de ritmo constante y con poca o ninguna letra es la mejor para concentrarse. Probablemente, una de las mejores fuentes de este tipo de música sea Alex Cruz, un popular DJ que produce música con patrones rítmicos muy constantes que parecen encajar a la perfección con los gustos de mucha gente. Además, es una ventaja que su música esté disponible *online* de forma gratuita.

 LA PRÁCTICA HACE AL MAESTRO

El objetivo de este ejercicio es practicar el uso de los consejos anteriores durante una tarea en la que ya te resulte fácil concentrarte. Yo lo hago, por ejemplo, editando fotografías. Soy un ávido fotógrafo y, al estar en la era digital, edito mis fotos en un ordenador y no me cuesta nada concentrarme en ello. ¿En qué te resulta fácil concentrarte?

1. Elige una tarea en la que ya te resulte fácil concentrarte.

2. Busca un lugar que te distraiga bastante. Puede ser una cafetería, tu oficina o incluso tu propia casa, en la que quizás haya niños o compañeros de piso.

3. Busca un registro de distracciones específico (véase el consejo n.º 2) y colócalo en tu lugar de trabajo.

4. Empieza a trabajar en la tarea que hayas elegido. Después de unos diez minutos de trabajo, continúa con el paso 5.

5. Deja que te vengan a la mente un par de pensamientos que te distraigan. Tienes dos formas de afrontarlos. Puedes simplemente tomar conciencia del ruido que te rodea y pensar algo como esto: «Uf, este lugar me distrae. Nunca voy a poder hacer nada». O puedes pensar en un proyecto del trabajo o de casa que tengas que hacer. Haz un esfuerzo adicional para pensar en algunas de las tareas pendientes del proyecto. Recomiendo que te fijes en las distracciones que te rodean y provocar pensamientos sobre un proyecto para sacar el máximo partido a este ejercicio.

6. Utiliza la respiración rítmica (véase el consejo n.º 4) para calmar la mente y ayudarte a concentrarte más.

7. Anota en el registro de distracciones el nombre del proyecto y las tareas en las que has pensado.

8. Vuelve a trabajar en la tarea original (en la que te resulta fácil concentrarte).

9. En el cuaderno, escribe una breve reflexión sobre tu experiencia. ¿Has podido utilizar las técnicas del registro de respiración y distracción? ¿Te han ayudado las técnicas a volver al trabajo?

Después de completar este ejercicio, puedes optar por repetirlo para practicar o simplemente empezar a utilizar las técnicas en tu vida diaria. Lo mejor es lo que te resulte más cómodo. Quiero que empieces a confiar en tu intuición y a dejar que tu confianza crezca.

CÓMO MANTENER
LA ATENCIÓN

Para mantener la atención, puede ser muy útil utilizar los rasgos y patrones de comportamiento que acompañan al TDAH, en lugar de luchar contra ellos. Un rasgo común a casi todas las personas con TDAH es el deseo de buscar novedades. Una forma de crear novedad en el trabajo es mezclar cosas, evitando trabajar en el mismo proyecto durante todo el día. Es cierto que hay ocasiones en las que debes centrarte sin descanso en el mismo proyecto durante todo el día, pero esperemos que no sea lo habitual. La falta de novedad suele provocar aburrimiento y el aburrimiento conduce a la distracción, por lo que es útil ir mezclando cosas.

DIVIDE LAS TAREAS

Mi esposa es una futbolista que se preparó para los Juegos Olímpicos y una persona increíblemente motivada. Después de que naciera nuestro primer hijo, decidió correr su primera maratón. Recuerdo que la esperaba en la línea de meta. Había visto a gente cruzar la línea de meta en pésimas condiciones: llorando, temblando, vomitando... ¡Era una locura! Entonces vi a mi esposa sonriendo, sin apenas sudar. Le pregunté cómo había conseguido terminar tan rápido y con un ánimo tan positivo. Al fin y al cabo, correr cuarenta y dos kilómetros en un día cálido en menos de unas pocas horas no es moco de pavo. Me dijo que se había concentrado en correr en tandas de un kilómetro, que había tratado cada kilómetro como si fuera una pequeña carrera. Sigo pensando que es una idea genial.

Para este ejercicio, quiero que practiques dividir un par de tareas grandes en partes más pequeñas. Esto te permitirá mezclarlas en un día cualquiera. Cambiar de tarea intencionadamente para fomentar la sensación de novedad puede ser difícil si no tienes claro cuándo pausar una tarea y pasar a otra, por lo que practicar este ejercicio te ayudará.

1. Decide dos tareas o proyectos que te lleven muchas horas cada uno.

2. Analiza cada tarea e identifica dónde puedes hacer pausas que te permitan detenerte y pasar de una a otra. Por ejemplo, yo suelo leer un par de libros de no ficción al mismo tiempo. Me gusta alternar entre ellos para no aburrirme. Es fácil porque los libros se dividen en capítulos, que crean puntos naturales para detenerse. ¿Puedes dividir tu proyecto como en capítulos de libros? Debes hacerlo de manera que sea fácil volver a él en cualquier momento.

3. Anota estos «capítulos» o pausas de cada proyecto en el cuaderno o en un documento de ordenador para utilizarlos cuando te sientes a trabajar durante un periodo de tiempo prolongado.

TIP **Dividir el tiempo, tomar descansos.** Contrariamente a lo que muchos estudiantes universitarios parecen creer, no es «normal» ni eficaz trabajar durante muchas horas en una tarea sin descansar. Cuando las personas no se toman descansos, se produce fatiga mental. La fatiga mental perjudica el rendimiento de cualquier persona y aumenta la distracción en los adultos con TDAH. Según mi amigo Steven Kotler, experto en rendimiento de élite y director de investigación del Flow Genome Project, todas las personas necesitan tomarse un descanso cada noventa minutos más o menos. Kotler afirma que este descanso permite al cerebro reponer algo tan importante como son los neurotransmisores que se necesitan para la concentración y la productividad. El descanso debe ser real. No vale con dejar de trabajar en la declaración de la renta para navegar por las redes sociales y consultar el correo electrónico. Durante el descanso, hay que levantarse, caminar, estirarse, meditar brevemente, hidratarse o hacer algo diferente de lo que se estaba haciendo.

CREA UN HORARIO DIARIO

1. Piensa en cómo puedes estructurar tu rutina diaria para dividir las tareas y fragmentar el tiempo.

2. En el cuaderno, escribe un horario que puedas seguir mañana. Asegúrate de incluir los bloques de tiempo para trabajar y los descansos.

3. Sigue el plan mañana. Al final del día, reflexiona sobre la experiencia e identifica cualquier cambio o ajuste que quieras hacer para el día siguiente.

4. Repite los pasos 2 y 3 para el día siguiente.

EL LARGO PLAZO

Lograr concentrarse durante minutos u horas es una cosa, pero mantener una concentración durante días o semanas es otra muy distinta. No me refiero a permanecer concentrado literalmente durante un periodo tan largo de tiempo. Me refiero a mantener el interés y avanzar en proyectos y tareas que tardan días, semanas o incluso meses en completarse.

Para poder concentrarte de forma constante y completar grandes proyectos, debes adquirir destreza en la planificación y utilizar las habilidades que has aprendido en las secciones anteriores en el momento oportuno para aumentar tu concentración. Habilidades como reducir las distracciones de los dispositivos digitales, respirar de manera consciente, vigilar los pensamientos negativos, utilizar un registro de distracciones y actuar con intención deben estar siempre bien a mano. Como acabamos de ver, dividir los proyectos largos en partes más pequeñas también aumenta la concentración. Sin embargo, para completar proyectos largos, tendrás que llevar la habilidad de dividir los proyectos un paso más allá.

Esta es mi técnica favorita para gestionar proyectos a lo largo del tiempo. Supongamos que tienes que pintar toda tu casa. Es fácil procrastinar cuando te enfrentas a un proyecto tan grande, por lo que se puede perder la motivación. Si piensas en el proyecto como una gran tarea, «pintar toda la casa», resulta abrumador. El truco consiste en dividirlo en subtareas más pequeñas, y cuando digo más pequeñas, me refiero a realmente pequeñas. Empieza por dividir la tarea en tres niveles.

- El nivel 1 es el proyecto completo, reflejado en una fecha de finalización prevista.

- El nivel 2 son las partes grandes y sus fechas de finalización previstas.

- El nivel 3 son las subtareas más pequeñas que, juntas, conforman las partes principales.

Sigamos con el ejemplo de la pintura. Supongamos que tienes cuatro habitaciones que pintar en cuatro semanas y que la fecha límite es el 30 de junio.

Nivel 1: pintar las cuatro habitaciones antes del 30 de junio.

Nivel 2:
- Parte 1: comprar la pintura y los materiales antes del 7 de junio.
- Parte 2: preparar las habitaciones para pintar antes del 14 de junio.
- Parte 3: pintar las habitaciones antes del 30 de junio.

Nivel 3:
- Parte 1 (comprar pintura y materiales antes del 7 de junio)

  → Revisar las opciones de colores de pintura el 1 de junio.
  → Medir los metros cuadrados de las habitaciones el 3 de junio.
  → Crear una lista de todos los materiales necesarios el 5 de junio.
  → Comprar toda la pintura y los materiales en la ferretería el 7 de junio.

- Parte 2 (preparar las habitaciones para pintar antes del 14 de junio)

  → Retirar o cubrir todos los muebles y cuadros antes del 10 de junio.
  → Continuar de esta manera, añadiendo todos los pasos para preparar las habitaciones antes del 14 de junio.

A estas alturas, ya deberías ver que el proyecto se vuelve mucho más manejable. Las subtareas también son mucho más fáciles de seguir. En el ejemplo, crearía subtareas para las otras dos partes del proyecto. Por último, es muy útil introducir los tres niveles en el calendario y establecer recordatorios para las tareas asociadas. Con los teléfonos inteligentes y las tabletas, es muy fácil poner recordatorios con la antelación necesaria. Pero tampoco te excedas con los recordatorios, ya que pueden perder su eficacia si son demasiados. A nadie le gusta que sus dispositivos estén sonando todo el día.

HAZ UN SEGUIMIENTO DE TU PROGRESO

Después de poner en práctica la técnica que acabamos de ver para dividir uno de tus proyectos o tareas en partes manejables con fechas objetivo para cada una de ellas, deberás hacer un seguimiento de tu progreso.

1. En tu cuaderno, crea una lista con los niveles y partes del proyecto. Procura escribir cada uno en una sola línea.

2. Para este paso, elige entre dos métodos. Puedes incluir un pequeño recuadro a la izquierda de cada nivel y parte del proyecto, y utilizar el recuadro para marcar cada tarea completada. La otra opción es más habitual y satisfactoria. En lugar de utilizar una casilla de verificación, tacha cada tarea. A la mayoría de mis pacientes les resulta más satisfactorio hacerlo de este modo. Sin embargo, no garabatees ni ensucies el papel, ya que es posible que quieras leerlo más tarde si necesitas comprobar algo.

3. En una página aparte del cuaderno, escribe todos los pensamientos positivos, sentimientos y recompensas que te ha proporcionado ir completando distintos pasos del proyecto. Te recomiendo hacerlo sobre la marcha, en forma de lista. No importa cómo quede, lo importante es capturarlos en el momento.

TIP **¡Anótalo siempre todo!** Si sigues la regla general de que nada existe a menos que lo anotes, te ahorrarás valiosos recursos mentales al no tener que decidir qué anotar. Esto no solo se aplica a las tareas. Cualquier idea que se te ocurra, información que debas recordar, etc., debes anotarla en tu cuaderno. Utiliza el cuaderno como una red de seguridad para capturarlo todo.

TIP **Establece un sistema de recompensas.** Piensa en una recompensa que te motive. Puede ser algo que hayas querido hacer o comprar. Sea lo que sea, debe tener un valor ajustado a la tarea. Si completas la tarea en la fecha acordada, date la recompensa que hayas elegido. Puedes añadir un «premio extra» o un «premio de consolación» (que debe ser algo de menor envergadura) que te darás si completas más de la mitad de la tarea antes de la fecha límite.

En el siguiente capítulo, aprenderás a abordar y completar tareas mejorando tus habilidades de organización, planificación y gestión del tiempo.

CONCLUSIONES

- El ejercicio ayuda a mantener el cerebro en forma y la memoria ágil.

- Dormir es de vital importancia.

- Respira profundamente tres veces cuando hayas olvidado algo, para así reducir la ansiedad, aumentar la concentración y mejorar tu capacidad de recordar.

- Si no está escrito, no existe. Tenlo especialmente en cuenta en el caso de las instrucciones.

- Las instrucciones no tienen que estar perfectamente redactadas.

- Repasar las instrucciones ayuda a que se te queden en la memoria de trabajo.

- Puedes recuperar unas instrucciones perdidas fingiendo que se las estás dando a otra persona.

- Para concentrarte, evita toda distracción digital.

- Usar un registro de distracciones para capturar las ideas y la información que te vienen a la mente te ayuda a mantener la concentración en una tarea.

- Dividir las tareas en partes manejables reduce la sensación de agobio y la procrastinación.

- Un horario diario te ayuda a mantenerte al día.

3.

APRENDE A ORGANIZAR Y PLANIFICAR

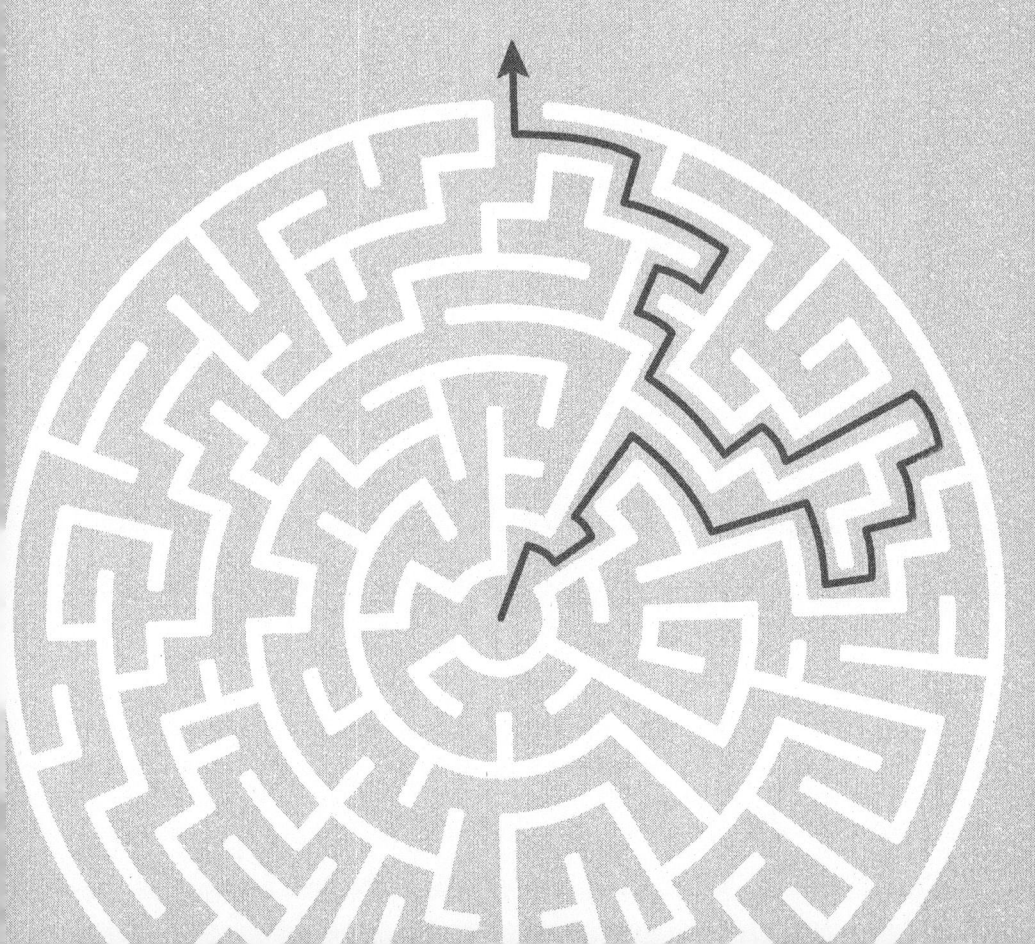

VISIÓN GENERAL

Los síntomas del TDAH tienden a convertirse en un círculo vicioso que causa estragos en la calidad de vida. Sucede especialmente con aquellos relacionados con la organización, la planificación, la gestión del tiempo y la realización de tareas.

Como vimos en el capítulo 2, los proyectos que no están organizados en pasos claros pueden resultar abrumadores, lo que puede llevar a evitarlos. Lo mismo ocurre con la planificación: cuando una tarea no está bien planificada, puede parecer imposible incluso empezarla. Estos son síntomas comunes que suelen provocar un aumento drástico de la procrastinación.

Estoy seguro de que en algún momento de tu vida has postergado una tarea debido a una mala planificación. Lo siguiente que sabes es que empiezan a llegar correos electrónicos y llamadas preguntándote por los avances en la tarea. Esto desencadena emociones negativas: miedo, ansiedad y vergüenza. En lugar de atender las solicitudes, las evitas, lo que te hace sentir más miedo, ansiedad y vergüenza. Cuanto más se acerca la fecha límite, peor se ponen las cosas. De repente, estás en la oficina, dominado por emociones negativas e incapaz de concentrarte en tu trabajo. Antes de que te des cuenta, has perdido aún más tiempo evitando la tarea. Finalmente, tu jefe te da un ultimátum para que la completes lo antes posible o te enfrentes a las consecuencias. Así que, en lugar de planificar conscientemente y actuar de forma intencionada, dejas todo lo demás de lado y te sumerges de lleno en la tarea. Para cuando terminas, se han acumulado innumerables quehaceres pendientes y el ciclo se repite. Y esta vez es mucho peor. Te sientes más ansioso, mal contigo mismo y tu rendimiento cae en picado junto con tu autoestima. Qué pesadilla. Lo cierto es que todo podría haberse evitado.

En este capítulo, aprenderás estrategias para mejorar la forma en que organizas proyectos, planificas tareas, te gestionas el tiempo y llevas un control de todo. Una vez que estén en marcha, serás más productivo, estarás menos estresado y, por lo tanto, te sentirás mejor contigo mismo. Así es como se crea un círculo virtuoso.

¿CÓMO DE ORGANIZADO ERES?

No se trata de una pregunta retórica ni capciosa. Incluso las personas más desorganizadas tienen cierto nivel de organización. Como la mayoría de las cosas en la vida, se trata de un continuo. Alguien podría decir que no hace ejercicio porque no entrena como tal ni reserva tiempo para ponerse en forma. Pero, cuando se analiza con más detenimiento, resulta que ha pintado el garaje, ha cortado el césped o ha perseguido a su hijo pequeño por toda la casa. Ese tipo de tareas requieren actividad física, que puede considerarse ejercicio. La organización no es diferente.

En mi consulta trato a muchas parejas. La mayoría de las veces, solo una persona de la pareja tiene TDAH, así que les ayudo a salvar las diferencias entre sus distintos enfoques. Un problema que surge una y otra vez son los montones de cosas acumuladas: pilas de papeles, de proyectos, de ropa doblada…, lo que se te ocurra. Lo interesante es que la persona con TDAH, que es la que crea esos montones, a menudo sabe lo que hay en cada uno de ellos y es capaz de encontrar las cosas. Pero las cosas amontonadas causan estragos en la organización general y la limpieza del hogar. Esta es una forma de gestión, pero no muy buena.

Todo el mundo necesita un entorno organizado y ordenado.

Aunque creas que tu escritorio desordenado no es un problema, en realidad sí que lo es. En entornos desordenados, la mente tiende a trabajar más para así poder mantenerse concentrada. El desorden y el caos también tienden a aumentar la ansiedad. Según una investigación realizada en la UCLA, vivir en entornos desordenados aumenta la liberación de cortisol, la hormona del estrés. El desorden, los montones de cosas, la desorganización y otras formas de caos crean estímulos con los que el cerebro debe lidiar.

Antes de empezar a escribir esto, retiré los objetos innecesarios de mi escritorio y lo ordené. Quería centrarme en mi ordenador y mis notas, nada más. Incluso decidí hacer un pequeño experimento como preparación para este capítulo. En dos ocasiones esta semana, dejé intencionadamente papeles desordenados, libros y otros objetos innecesarios en el escritorio. ¡Fue revelador! No conseguí trabajar con la misma eficiencia. Seguí experimentando un bloqueo para escribir mientras mi mente trabajaba horas extra para ignorar el desorden. Cuando lo organicé todo, ¡milagro! Así, sin más, volví al trabajo, listo para escribir.

Ahora que tengo tu atención, ¿cómo de organizado eres?

 ¿DÓNDE TIENES LAS COSAS?

Este ejercicio te ayudará a ser más consciente de tu nivel de organización en el trabajo o en casa.

1. Elige dos zonas distintas que utilices para trabajar o realizar algunas tareas. Por ejemplo, tu oficina (en el trabajo o en casa), la encimera de la cocina, una mesa, etc. Una vez que las hayas elegido, anota cuáles son en tu cuaderno y deja unas líneas en blanco debajo de cada una.

2. Ve a una de las zonas que elegiste en el paso 1. Ponte de pie o siéntate en ese lugar y simplemente observa todos los objetos que hay allí. Resulta bastante fácil si estás en tu escritorio, pero puede que no lo sea tanto si trabajas en casa, en una mesa o en la encimera de la cocina. La clave es observar todo lo que hay en el escritorio, la encimera, la mesa, etc.

3. En tu cuaderno, debajo del nombre de la zona, escribe todos los elementos que no pertenecen a ese lugar o que no son necesarios para las tareas que sueles realizar allí. Si empiezas a racionalizar o poner excusas sobre por qué ciertas cosas están allí, es un buen indicador de que no pertenecen a ese sitio. Esto es un poco como beber alcohol. Si tu médico te pregunta cuánto bebes y tu primera reacción es explicar por qué te tomas cinco copas cada noche, entonces probablemente no deberías tomártelas. Si necesitas explicarte a ti mismo por qué el juguete roto de tu hijo lleva tres años en la encimera de la cocina esperando a que alguien lo arregle, es que no debería estar en ese lugar.

4. Repite los pasos 2 y 3 para la segunda zona que hayas elegido.

5. Pasa a una página nueva del cuaderno y escribe tus reflexiones sobre la experiencia. ¿Encontraste muchas cosas que no encajaban con ese sitio? ¿Te sentiste avergonzado porque algunos de los objetos se encontraban muy fuera de lugar? ¿Te sentiste bien al quitarlos de ahí? ¿Qué has aprendido sobre tu espacio que quieras recordar?

¿CUÁL ES TU PLAN?

El objetivo de este ejercicio es ayudarte a evaluar tu capacidad para organizar un proyecto o una tarea. Hasta ahora, en muchos ejercicios te he dado instrucciones como «Saca el cuaderno y ábrelo por una página en blanco». Cuando lo hago, de alguna forma te estoy organizando, en lugar de hacerlo tú. Los adultos con TDAH a menudo se distraen debido a la falta de planificación. Se entusiasman cuando comienzan un proyecto, solo para darse cuenta de que necesitan buscar información o materiales. Es difícil volver a involucrarse en el proyecto y concentrarse después de las interrupciones. Cada vez que te alejas o desvías la atención del proyecto, aumentas el riesgo de caer en una espiral de distracciones, lo que es un fastidio. Antes de que te des cuenta, has pasado la tarde organizando fotos en el garaje cuando tenías que estar haciendo la declaración de la renta. Empecemos:

1. Busca un lugar en casa o en el trabajo con muy pocas distracciones. Vas a tener que pensar rápido y prestar mucha atención.

2. Decide tres proyectos o tareas que quieras hacer y anótalos en la parte superior de una página en blanco. Pueden estar relacionados con el trabajo, como elaborar un informe de ingresos o diseñar un armario, o con el hogar, como cocinar espaguetis o ayudar a tu hijo con un proyecto escolar.

3. Pasa a una página nueva de tu cuaderno.

4. Para el primer proyecto o tarea, anota los pasos que debes seguir antes de comenzar. Pueden tener que ver con los materiales que necesitas, el entorno que debes preparar, las instrucciones que has de buscar, etc. Haz todo lo posible por anotarlo lo más rápido que puedas.

5. Repite los pasos 3 y 4 para el siguiente proyecto o tarea; así, hasta que hayas hecho lo mismo con los tres proyectos.

6. Evalúa tu trabajo y escribe una reflexión en tu cuaderno. ¿Te ha resultado fácil elaborar un plan de preparación? ¿Te has dejado algo en el tintero? ¿Has tenido alguna idea o momento de inspiración?

TIP ¡**Las alegrías de hacer limpieza!** Cuando completes una tarea o un proyecto, asegúrate de tirar o guardar cualquier material, nota, papel, etc., que esté relacionado con él. Esto te ayudará a evitar el desorden y a distraerte menos cuando empieces otra tarea.

PONTE EN MARCHA:
INICIO DE LA TAREA

Una de las cosas más comunes que escucho de los nuevos pacientes o participantes en mis talleres es que tienen dificultades para iniciar las tareas. Es posible que te hayas convertido en un experto en la planificación de tus proyectos, pero que te siga costando ponerlos en marcha. Aplazar las tareas o distraerse tiene muchas consecuencias: desde un rendimiento deficiente en el trabajo hasta la pérdida de oportunidades, el aumento del estrés y la falta de confianza en uno mismo.

Pero tengo buenas noticias. Dado que la mayoría de las barreras que te impiden empezar son de naturaleza psicológica o emocional, se pueden gestionar. Una vez que identifiques que una dificultad concreta se basa en tus propios pensamientos o emociones, puedes utilizar métodos probados para reducir el estrés de empezar las tareas y permitirte iniciarlas cuando lo necesites.

AFRONTAR LA PROCRASTINACIÓN

La procrastinación, es decir, posponer una tarea para más tarde, suele ser un acto de evasión. Es posible que evites hacer algo porque te resulta aburrido, porque temes fracasar, porque eres perfeccionista o porque te sientes abrumado. Por desgracia, la evasión genera más evasión. Cuanto más te alejas de la tarea, más difícil te resulta empezar. Es un círculo vicioso que puede disparar los niveles de estrés.

¿QUÉ ESTÁS EVITANDO?

Esta breve evaluación te dará una idea del tipo de procrastinador que eres.

1. Traza una línea vertical en el centro de una página en blanco de tu cuaderno para hacer dos columnas.

2. En la columna izquierda, crea una lista de entre cinco y diez proyectos y tareas que estás posponiendo en la actualidad o que has pospuesto en los últimos meses.

3. En la columna derecha, escribe la razón principal por la que evitaste o estás evitando afrontar esa tarea.

EJEMPLO

PROYECTO/TAREA	RAZÓN DE LA PROCRASTINACIÓN
Hacer la declaración de la renta	Es aburrido
Cortar el césped	Odio el desorden que desencadena
Llamar al tío Pedro	Es un pesado, siempre repite lo mismo
Comprar un traje	No encuentro tiempo
Pedir presupuestos a contratistas	Me da miedo que me timen
Buscar un psicoterapeuta	Ni siquiera sé por dónde empezar

4. Revisa las dos columnas. ¿Hay razones para tu evasión que se repitan varias veces? ¿Hay tipos de tareas que tiendes a evitar?

A partir de esto, puedes hacerte una idea bastante rápida del tipo de procrastinador que eres. ¿Eres más perfeccionista que otra cosa? ¿Te sientes abrumado con facilidad? ¿Eres principalmente ansioso o temeroso? ¿Tienes dudas a menudo?

Una vez que sepas qué tipo de procrastinador eres, podrás ser más consciente de tu evasión y estarás listo para cambiar de rumbo.

 Utiliza un temporizador. En lugar de luchar contra el tiempo, haz que juegue a tu favor. Concéntrate en trabajar durante veinte minutos. Pon un temporizador de cocina, un pequeño temporizador digital o una aplicación que haga la función en tu ordenador o teléfono para que te avise a los veinte minutos. Durante ese tiempo, trabaja en el proyecto o la tarea que tengas entre manos. Cuando suene el temporizador, tómate un descanso de cinco minutos para ir al baño, dar un pequeño paseo o algo similar. No navegues por internet ni consultes las redes sociales. Al cabo de cinco minutos, pon de nuevo el temporizador, para que te avise a los veinte minutos, y vuelve al trabajo. Si no te apetece continuar, no pasa nada. Al fin y al cabo, veinte minutos de trabajo concentrado es mejor que no trabajar nada.

ESTABLECE TUS PRIORIDADES

Por muy importante que sea establecer prioridades, sigue siendo una de las habilidades que les cuesta más dominar a los adultos con TDAH. Hay muchas razones, pero las principales suelen ser la falta de técnicas para establecer prioridades y un escaso conocimiento de esas prioridades. Como verás en la siguiente sección, los adultos con TDAH tienden a trabajar en lo que se les presenta en cada momento.

Tómate un momento para pensar en tu experiencia diaria. ¿Con qué frecuencia decides cuál es tu máxima prioridad? ¿Con qué frecuencia decides de antemano en qué vas a trabajar? ¿Tienes un marco de referencia para saber cómo establecer una prioridad? Si eres como la mayoría de los adultos con TDAH, probablemente te encuentres a menudo «en modo bombero». Cuando se está constantemente atrasado y apagando incendios, puede parecer imposible establecer prioridades. Tal vez trabajes en cualquier tarea que se te presente. Pero la tarea que te llama la atención no tiene por qué ser la más adecuada en ese momento.

En la siguiente sección, abordaremos las tareas molestas y las personas que parecen acaparar todo tu tiempo. Por ahora, voy a proporcionarte algunos métodos sencillos para priorizar las tareas que tienes por delante.

APRENDE A CLASIFICAR

Si mencionas la palabra *triaje* en una sala llena de médicos, inmediatamente llamarás la atención de todos, y con razón. El término se utiliza cuando hay varios pacientes que necesitan atención y hay que decidir quién necesita priorizarse. El triaje se utiliza en salas de urgencias y hospitales en zonas de guerra, donde se producen múltiples emergencias al mismo tiempo. ¿El término te suena familiar? Apuesto a que sí. Cuando se padece TDAH, impera la necesidad de clasificar los múltiples proyectos pendientes y lo asociado a ellos.

Ser bueno a la hora de establecer prioridades en función de la urgencia es una habilidad necesaria para todas las personas con TDAH. Esto puede resultar especialmente difícil debido a la naturaleza impredecible de la atención que acompaña al TDAH. Algunos días, todo puede parecer una emergencia. De hecho, la sensación de que todo apremia es tan común que puede convertirse en tu estado habitual, incluso cuando no hay ninguna emergencia.

Obtendrás mejores resultados si decides cuáles son las tareas más urgentes antes de encontrarte en una situación de crisis. Al fin y al cabo, intentar decidir qué tiene más prioridad por la mañana mientras se lee un aluvión de correos electrónicos y se atienden llamadas es muy difícil. Lo mejor es decidir cada tarde o noche qué tarea es la más urgente de cara al día siguiente. Si al final hay dos tareas igual de apremiantes, debes hacer primero la que menos te guste. Si te la quitas de encima primero, te sentirás aliviado y la sensación de logro te dará impulso para la siguiente.

ESTABLECE TUS OBJETIVOS

Por suerte, no es necesario estar apagando incendios de manera continua. Pero cada día hay tareas que hay que hacer, ya sea en el trabajo o en casa. Para poder abarcarlo todo, es importante fijarse objetivos diarios. Es posible que tengas objetivos que vengan del día anterior, lo cual no supone problema alguno.

A la hora de decidir tus objetivos diarios, es útil dividirlos en tres categorías: «debo hacer», «debería hacer» y «sería bueno hacer». Una vez que hayas completado las tres categorías, puedes priorizarlos dentro de cada una (después de hacer esto, es posible que descubras que hay varios incendios que apagar y que necesitas hacer un triaje [véase la página 72]).

TIP **Asigna niveles de prioridad a tus objetivos.** Las tareas que pertenecen a la categoría «debo hacer» son aquellas que son urgentes o aquellas para las que otra persona cuenta contigo y se enfadará si no las cumples. Aquí tienes algunos ejemplos:

→ Entregar la declaración de renta a tiempo.
→ Entregar un informe que tu jefe necesita para una reunión por la tarde.
→ Recoger una receta médica para un ser querido.

Las tareas que pertenecen a la categoría «debería hacer» son aquellas que serán urgentes en un futuro próximo o a las que les das importancia porque te ayudarán a avanzar en tu carrera, tus relaciones o tus planes. Aquí tienes algunos ejemplos:

→ Preparar unos documentos para tu contable.
→ Llamar a clientes potenciales.
→ Agendar una cita con el médico.

Las tareas que pertenecen a la categoría «sería bueno hacer» son aquellas que no son urgentes. Quizás estén relacionadas con una actividad de ocio o no tengan nada que ver con las dos primeras categorías. He aquí algunos ejemplos:

→ Organizar tu espacio de trabajo.
→ Organizar una comida de *networking* para un futuro próximo.
→ Buscar un hotel para tus próximas vacaciones.

AYUDA A UN AMIGO A ESTABLECER PRIORIDADES

A menudo es más fácil ayudar a otra persona porque no tienes el mismo nivel de implicación ni conexión emocional con su situación.

1. Pídele a un amigo o familiar que te permita practicar con él o ella algunas técnicas nuevas para establecer prioridades.

2. Pídele que te diga o te envíe por correo electrónico una lista de entre diez y quince tareas que necesita afrontar. Deben ser de todos los ámbitos de su vida (laboral, personal, familiar, etc.).

3. Una vez que tengas la lista, hazle preguntas sobre cada tarea para determinar en qué categoría debes incluirla. Pregúntale sobre los plazos, quién cuenta con él o ella en función de la tarea y otros factores que puedan afectar a los resultados.

4. Clasifica cada una de las tareas en tres categorías («debe hacer», «debería hacer» y «sería bueno hacer»). A continuación, pídele su opinión sobre cómo has priorizado las tareas. Si está de acuerdo con tu clasificación, pregúntale por qué. También si no lo está. Esto te permitirá descubrir aspectos que se te han escapado y reforzar lo que has hecho bien.

GESTIÓN DEL TIEMPO

Tanto si los síntomas del TDAH te hacen llegar tarde, perder la noción del tiempo, calcular mal cuánto te llevará hacer algo o tener dificultades para encajarlo todo en tu día, todo ello tiene que ver con tus habilidades mentales básicas. Recuerda que todas esas habilidades, como planificar, prestar atención, programar, gestionar las emociones, establecer objetivos y organizar, residen en la parte de tu cerebro más afectada por el TDAH. Puede que experimentes momentos en los que el reloj avanza con lentitud y otros en los que el tiempo vuela. La dificultad para gestionar el tiempo puede provocar algunas de las mayores frustraciones para ti y tus allegados.

RECUPERAR EL TIEMPO

Es fácil culparse por todos estos problemas de gestión del tiempo y eres libre de seguir haciéndolo, pero eso solo empeorará las cosas. ¿Cómo puedes concentrarte en hacer lo que tienes que hacer de otra manera cuando estás ocupado culpándote a ti mismo? Además, en realidad no es culpa tuya. Los dispositivos digitales, como los teléfonos inteligentes y las tabletas, te roban tiempo. Actividades como consumir contenido de medios de comunicación y comprar te roban tiempo. El trabajo te devora el tiempo. Antes de que te des cuenta, se te ha acabado, no has completado nada y estás estresado al máximo.

Para abordar el tema de la gestión del tiempo, lo he dividido en cuatro partes:

- Conciencia del tiempo

- Dispositivos digitales/consumo de medios

- Tareas en el trabajo o en casa

- Personas

Como has visto en capítulos anteriores, la concienciación es el primer paso para lograr un cambio. Creo que la mayoría de las personas con TDAH tienen dificultades con el concepto del tiempo, es decir, les cuesta calcular cuánto les llevará terminar una tarea o llegar a un lugar. Antes de que todo el mundo tuviera un teléfono móvil, era normal llevar reloj. Ahora, la mayoría de la gente mira el móvil para saber la hora. Esto plantea dos grandes problemas: en primer lugar, el teléfono es una caja llena de distracciones. Es posible que lo utilices para mirar la hora y acabes pasando una hora enviando mensajes o respondiendo correos electrónicos. El segundo problema es tu propia conciencia del tiempo. Los relojes digitales no permiten captar la conciencia espacial del tiempo de la misma manera que los relojes analógicos (con esferas y agujas). Para ser justos, esta idea no se me ocurrió a mí. Cuando éramos niños, mi padre siempre se aseguraba de que tuviéramos un reloj analógico porque quería que aprendiéramos a ser conscientes del tiempo (¡gracias, papá!). Cuando llevas un reloj analógico, puedes mirarlo no solo para ver la hora exacta, sino también para empezar a desarrollar una conciencia visual del tiempo. Empiezas a ver la hora en sectores circulares, como trozos de un pastel. De ahí vienen expresiones como «y media» (medio círculo) o «casi las dos menos cuarto» (un cuarto de círculo).

Los dispositivos digitales son un arma de doble filo para las personas con TDAH. Los teléfonos inteligentes pueden ser muy útiles para poner recordatorios o llevar un calendario en el bolsillo en todo momento. Sin embargo, todo lo que hace que tu círculo se vuelva adicto a sus dispositivos digitales también te afecta a ti, pero a un nivel mucho más intenso. Cada vez que sacas el teléfono para consultar el correo electrónico, leer un mensaje, mirar las redes sociales o jugar, se libera una dosis de dopamina, la sustancia química de la recompensa, en el cerebro. La dopamina no solo te da la sensación de recompensa, sino que también te permite decidir qué tarea realizar, en qué centrarte y qué objetivos perseguir. Además, esta sustancia es una de las principales fuerzas impulsoras de todas las adicciones y los adultos con TDAH tienden a padecer un mayor riesgo de adicción. Por lo tanto, cuando la falta de control de los impulsos y la reducción de la capacidad de concentración se combinan con el mayor riesgo de adicción debido a la falta de dopamina, las personas con TDAH pueden acabar más fácilmente sufriendo una adicción a los dispositivos digitales.

Los dispositivos digitales también disminuyen la capacidad de concentración durante largos periodos de tiempo. Es muy raro que alguien utilice su *smartphone* para realizar una tarea de forma continuada, sin parar a cada momento. Probablemente sabes bien a qué me refiero. En tan solo cinco minutos, es posible que consultes tus mensajes y correo electrónico, revises las redes sociales, eches un vistazo al calendario, veas algunas fotos, veas el primer minuto de un vídeo divertido y, finalmente, te olvides de para qué estabas usando el teléfono. Este patrón se refuerza al repetirlo una y otra vez, lo que hace que te resulte más difícil concentrarte cuando lo necesitas. Hacerlo desde primera hora tiene el efecto acumulativo de poner la mente en un estado de distracción que te acabará afectando durante todo el día.

Es muy importante tener todas las tareas anotadas en una lista. La mayoría de la gente odia las listas al principio, pero te mostraré una forma de hacer que se conviertan en tus aliadas. También puedes ejercitar la conciencia haciendo una pausa durante una tarea para preguntarte si estás haciendo lo que se supone que debes hacer o si te acerca a tu objetivo.

Por su parte, las personas pueden consumir tu tiempo. ¡La razón más común es porque tú se lo permites! Me parece que la mayoría de las personas con TDAH tienden a decir que sí a lo que se les pide con demasiada frecuencia. Tal vez la inseguridad te lleva a decir, sumido en un estado de ansiedad: «Sí, puedo hacerlo». O tal vez la tarea que alguien te pide que hagas te resulta más interesante que lo que estás haciendo ahora. En cualquier caso, acabas asumiendo demasiado y, en última instancia, decepcionas a la gente al no completar nada.

Otra forma en que las personas te quitan tiempo es a través de las interrupciones. Quienes no tienen TDAH son mejores a la hora de cambiar de tarea o dejar lo que están haciendo para responder a una pregunta. Pero las personas con TDAH necesitan una concentración constante, con pocas interrupciones. Es importante empezar a practicar a decir que no. Puedes hacerlo evaluando tu capacidad para asumir proyectos y llevando un registro de en qué estás trabajando si te interrumpen.

Una forma útil de abordar «el problema de decir que sí» es utilizar el acrónimo PEC: pausar, evaluar, confiar. Cuando alguien te pida que hagas algo, primero haz una pausa. Esto puede ser simplemente ponerte la mano en la barbilla y mirar hacia otro lado pensativo o decir: «Umm, déjame pensar un momento». Durante la pausa, evalúa tu carga de trabajo actual para decidir si de verdad puedes asumirlo. La gente prefiere que digas «Lo siento, pero ahora mismo no puedo encargarme de eso» a decir que sí y luego no cumplir. Por último, debes confiar en ti mismo. Si has hecho una pausa y has evaluado la situación de la manera adecuada, no hay necesidad de dudar de ti mismo. Confía. Te sentará bien. Cuantas más cosas seas capaz de asumir, más cosas harás y más confianza tendrás tú y tendrán los demás en tus capacidades.

GESTIONA EL CONSUMO DE REDES Y LOS DISPOSITIVOS

La mejor manera de gestionar tu tiempo con los teléfonos inteligentes, las tabletas, etc., es mejorar tu autocontrol.

Al realizar este ejercicio, desarrollarás una mayor conciencia acerca de dos cosas: tendrás una idea del autocontrol que tienes con respecto a tu teléfono y serás consciente de los pensamientos y sentimientos que te provoca. En el futuro, cuando te concentres en una tarea, cenes con un amigo o simplemente quieras tomarte un descanso de las redes, presta atención a estos pensamientos y sentimientos y reconócelos como tretas de tu mente. Déjalos pasar. Por ejemplo, si piensas «Siento ansiedad», «Siento que me estoy perdiendo algo» o «¡Tengo muchas ganas de mirar el teléfono!», simplemente di: «Son solo pensamientos y sentimientos tontos. Estoy bien. Seguiré concentrándome en lo que estoy haciendo». Cuanto más lo hagas, más fácil te resultará.

1. No te pongas cómodo.

2. Saca el teléfono o tableta. Envía un mensaje de texto a un grupo de amigos, compañeros de trabajo o familiares haciéndoles una pregunta sencilla. La pregunta no es importante; solo trata que sea algo que la gente pueda responder con bastante rapidez.

3. Sube al máximo el volumen del timbre y las notificaciones. Luego, colócalo boca abajo delante de ti.

4. Empieza a trabajar en una tarea que te resulte aburrida.

5. Cuando el teléfono vibre o suene, no lo tomes. Déjalo boca abajo todo el tiempo que puedas.

6. Anota cuánto tiempo has sido capaz de aguantar antes de mirarlo. Anota también cualquier pensamiento o sentimiento que te haya surgido.

TIP **La tarea caníbal.** La tarea caníbal es aquella que poco a poco va consumiendo gran parte de tu tiempo —que, en realidad, dedicas a otras tareas— durante un periodo de días o semanas. Esto suele ocurrir con tareas que no tienen parámetros claros. No permitas que las tareas poco definidas o sin plazos fijos se prolonguen indefinidamente y te consuman. Si te asignan alguna que no tiene pasos claros, desglósala tú mismo (véase la página 52) y establece uno. Más tiempo no equivale a un mejor trabajo. Sepárala en partes, establece plazos y hazla.

TUS TAREAS DIARIAS

Si tienes antecedentes de haber perdido listas de tareas pendientes o te sientes frustrado por no completar todo lo que tienes en ellas, es posible que las asocies a algo malo. Me parece que muchos adultos con TDAH a menudo sienten que la lista es como un profesor, un padre o un entrenador que los vigila y les hace sentir vergüenza. Pero puedes cambiar esa asociación y aprender a hacer las cosas bien con la ayuda de un sistema básico.

La lista es, en realidad, tu amiga. Las personas que alcanzan grandes logros en todos los ámbitos de la vida utilizan listas. Llevar un registro de las tareas y determinar su prioridad es esencial para alcanzar objetivos. Las habilidades mentales son importantes para todas las personas, no solo para aquellas con TDAH. He dedicado tiempo a investigar los hábitos de las personas de mayor éxito y tienen una cosa en común: las listas diarias son una de sus herramientas más importantes.

¿POR QUÉ HACER UNA LISTA DIARIA?

Recuerda: si no está escrito, no existe. Al tratar cada tarea como algo que hay que anotar, no desperdiciarás valiosos recursos mentales tratando de decidir si plasmarla o no por escrito. Desde comprar leche de camino a casa hasta entregar los informes de gastos, todo va en la lista. Si no está escrito, no existe.

Además de ayudarte a completar las tareas, ser más productivo y alcanzar tus objetivos, las listas actúan como una red de seguridad y una extensión de tu conciencia. Si se incluyen en la lista, las tareas no se dejarán de lado, al igual que una red de seguridad atrapa a los trapecistas si se caen. Revisar la lista cada día te permite tomar conciencia de las tareas, lo que aumenta en gran medida la probabilidad de que se completen.

Para que las listas sean eficaces y menos intimidantes, recomiendo seguir algunos principios:

- **Utiliza un cuaderno como el que estás utilizando para los ejercicios de este libro.** Mi recomendación es que sea del tamaño aproximado de un pasaporte.

- **Mantén la lista ordenada.** Un desorden abrumador es visualmente agobiante y difícil de gestionar. Escribe cada elemento en una o dos líneas y luego deja una en blanco antes de escribir la siguiente tarea. Hacerlo de este modo lo hace visualmente más agradable y deja espacio para añadir información si es necesario.

- **Date la satisfacción de tachar las tareas completadas.** Tachar una tarea completada con una sola línea suele provocar una sensación de recompensa. No la garabatees, ya que da mala imagen y es posible que tengas que volver más tarde para ver si la has completado.

- **Sigue añadiendo elementos a tu lista colocando las nuevas tareas al final.** Si alguien te pide algo, anótalo al final de la lista. Si recuerdas que tienes que pedir cita con el médico, anótalo.

- **Reescribe la lista y priorízala diariamente** (véase la página 73). Si dedicas solo unos minutos al día a trasladar las tareas de la jornada anterior por orden de prioridad, estarás un paso por delante de mucha gente. Tal y como hemos visto en este capítulo, decidir una o dos tareas «imprescindibles» para cada día te ayudará a mantenerte actualizado y a cumplir los plazos. Reescribir la lista cada día también te ayuda a tomar conciencia de las tareas.

- **Ten cuidado con los pensamientos negativos.** Si miras la lista y te castigas por no haberlo hecho todo o por tener demasiadas tareas, empezarás a evitarla. No es necesario que completes todo lo que hay en la lista cada día. Solo debes tratar de completar una o dos tareas «imprescindibles». Sé amable contigo mismo.

HABLAR CON LOS COMPAÑEROS
DE TRABAJO SOBRE EL TDAH

No todos los entornos laborales son iguales. Es cierto que el TDAH suele entrar dentro de una categoría de trastornos que gozan de ciertas protecciones legales en el lugar de trabajo (consulta la legislación del país en el que vivas). Por desgracia, hablar de tu TDAH con algunos compañeros de trabajo y jefes es más un quebradero de cabeza que otra cosa. Por ejemplo, en una conversación informal, le dices a tu jefe que tienes TDAH y, luego, cada vez que llegas tarde por el tráfico o se borra el proyecto en que estabas inmerso debido a un fallo informático, es posible que se te culpe por tu TDAH, en lugar de por la causa real. La mayoría de los compañeros de trabajo y jefes no tienen un conocimiento claro del trastorno. No es necesariamente culpa suya, ya que la mayoría de los médicos que no son especialistas tampoco lo entienden en profundidad. Por lo tanto, debes decidir si es o no adecuado mencionarlo en el lugar de trabajo.

Si decides hablar de ello, lo mejor suele ser tener una conversación directa basada en hechos. Quizás quieras hablar de ello si se te ha ocurrido una forma creativa de gestionarlo y quieres explicar cómo lo haces. Quizás decidas hablar del TDAH porque necesitas algún tipo de adaptación, como unos auriculares con cancelación de ruido o un escritorio para trabajar de pie. Tal vez necesites que tu jefe sepa por qué no revisas el correo electrónico con tanta frecuencia como los demás (porque estás reservando bloques de tiempo para poder concentrarte el resto del tiempo). Sea cual sea la razón, es importante dar una breve explicación del trastorno y de los síntomas específicos que te afectan en el trabajo. No te desvíes del tema hablando de cómo te iba en la escuela cuando eras pequeño o de cómo el TDAH está arruinando tu matrimonio. Cíñete al tema y sé conciso.

A continuación te ofrecemos un ejemplo de cómo podría ser una conversación clara y eficaz:

«Hola, Juan. Solo quiero dedicar un momento a contarte algo que afecta a mi forma de trabajar. Tengo TDAH, como millones de otros adultos. Concretamente, me afecta en el trabajo a la hora de concentrarme. Tiendo a distraerme con los ruidos y las interrupciones. Para solucionarlo, tengo pensado usar auriculares con cancelación de ruido cuando estoy en la oficina y limitar la frecuencia con la que reviso el correo. Estas dos cosas me ayudan a concentrarme y a ser más productivo. ¿Te parece bien que lo haga así? ¿Tienes alguna pregunta o sugerencia?».

Ten en cuenta las particularidades de tu lugar de trabajo, la legislación del país en el que vives y tu situación particular; utiliza tu propio criterio a la hora de decidir si hablar, o no, sobre tu TDAH en el trabajo.

A continuación vamos a ver el panorama desde la perspectiva de los demás, trataremos de abordar los problemas con un enfoque flexible hacia posibles soluciones y practicaremos cómo cambiar de tarea con más éxito.

CONCLUSIONES

- Mantener tu entorno libre de desorden te ayuda a concentrarte.

- Planificar el trabajo hace que puedas evitar distracciones.

- Saber qué tipo de procrastinador eres te permite tomar conciencia de ello.

- Usar un temporizador te ayuda a poder empezar y a tomarte los descansos necesarios.

- Priorizar las tareas antes de empezar a trabajar te garantiza que a buen seguro harás las cosas importantes.

- Controla el uso de dispositivos digitales.

- Utiliza un cuaderno para tu lista de tareas pendientes; así no se te olvidará nada.

- Tu lista diaria de tareas pendientes es tu aliada y debes mantenerla y establecer las prioridades cada día.

4.

FORTALECE LA FLEXIBILIDAD MENTAL

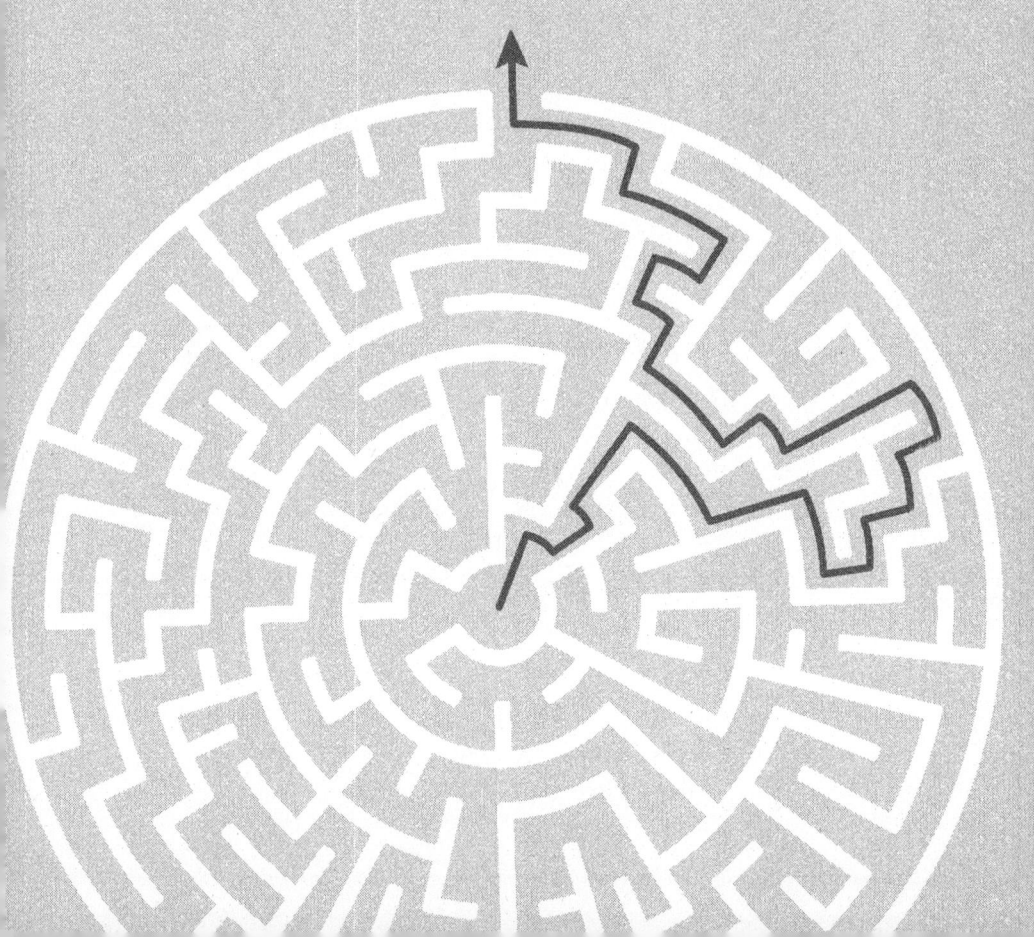

VISIÓN GENERAL

En cualquier libro de esta naturaleza, es inevitable encontrar términos que suenan a jerga técnica. Por ejemplo, si tuviera una sala con cien personas en un taller y les pidiera que levantaran la mano si saben con certeza qué es la flexibilidad cognitiva, sospecho que solo unas veinticinco levantarían la mano con confianza. Ahora bien, si pidiera a ese mismo grupo que dedicara un par de minutos a definir «cognitivo» y luego otro par de minutos a definir «flexibilidad», y volviera a hacer la pregunta, el número ascendería a unos setenta y cinco. ¿Por qué lo creo? Porque, como terapeuta, sé que la falta de flexibilidad cognitiva puede impedir resolver problemas cotidianos. La flexibilidad cognitiva (FC) es simplemente un término elegante para referirse al pensamiento flexible, donde «cognitivo» remite a «pensamientos» o «pensar». La FC es la capacidad de pasar de ideas antiguas a nuevas, de cambiar de una tarea a otra o incluso de pensar en dos ideas o conceptos al mismo tiempo. Cuando yo, como experto, hago una pregunta como «¿Qué es la flexibilidad cognitiva?» a una sala llena de gente, esta se enfrenta a los tres requisitos de la FC. Pasan de escuchar y tomar notas a responder (cambio de tarea); pueden quedarse atascados en una idea antigua de lo que implica la palabra *cognitiva* —forma parte de una jerga elegante que no entienden (cambio de una idea antigua a una nueva)—; y, por último, pueden tener dificultades para pensar y definir los términos *cognitiva* y *flexibilidad* al mismo tiempo (pensar en dos ideas a la vez). Sin embargo, cuando ralentizamos el proceso de pensamiento, lo desglosamos y permitimos la libertad de pensamiento, las personas pueden llegar con bastante facilidad a una comprensión bastante clara de lo que es la flexibilidad cognitiva.

Pero ¿qué tiene esto que ver con los adultos con TDAH? Pues que la flexibilidad cognitiva es un reto para un conjunto significativo de personas con TDAH. Es posible que estés asintiendo con la cabeza mientras lees esto: «Cambiar de tarea, ¡ay! Eso sí que me es difícil. ¿Prestar atención a varios conceptos a la vez? ¡Vamos que si es complicado!

Ninguna de estas capacidades mentales es particularmente inusual, pero todas ellas afectan a nuestro rendimiento en una gran variedad de tareas. Sin embargo, el primer componente de la flexibilidad cognitiva es aquel que se refiere a abandonar información o ideas antiguas para dar paso a cosas nuevas que se presentan; es el que más dificultades plantea. Como habilidad, no es tan familiar como el cambio de tareas, pero es muy importante, especialmente en el lugar de trabajo.

La mayor dificultad para los adultos con TDAH que luchan con la FC es cambiar mentalmente de tema con la rapidez y fluidez que suelen requerir las tareas complejas. Esto se agrava si hay sentimientos y emociones fuertes relacionados con la tarea o la idea. Veámoslo con un ejemplo. Pablo está trabajando desde casa. Ha estado trabajando sin descanso, ha conseguido concentrarse bastante bien y está luchando por cumplir un plazo. Su compañero de piso vuelve a casa y le dice: «Pablo, ¿quieres cenar algo?». Pero Pablo no responde. Al fin y al cabo, está concentrado y le resulta muy difícil retomar la concentración. Su compañero de piso se acerca un poco más al escritorio de Pablo y le pregunta de nuevo: «Tío, ¿quieres cenar o qué?». Pablo le responde con brusquedad: «¡Estoy trabajando!». Este ejemplo muestra cómo la falta de FC provoca un fallo. Para Pablo, pasar de trabajar en su proyecto a hablar con su compañero de piso es difícil; mantener la idea en la que está trabajando y procesar la petición de su compañero es demasiado para sus habilidades básicas. Las exigencias del momento lo abruman y responde irritado. Se puede ver cómo este tipo de interacción podría ser un gran problema en la oficina. Para ser justos, a nadie con TDAH le gusta que le distraigan de su concentración.

Entonces, ¿cómo de flexible eres? Hay numerosas formas de evaluar tu FC. Probablemente la más fácil y entretenida es «la prueba del efecto Stroop». Durante más de una década, realicé esta prueba a auditorios llenos de estudiantes universitarios. Los resultados solían ser muy divertidos. Pruébalo. Mira las palabras de la ilustración y di en voz alta el color del texto de cada palabra tan rápido como puedas. ¿Listo? ¡Adelante!

rojo azul naranja morado naranja azul verde rojo azul rojo morado verde rojo naranja rojo verde azul morado naranja azul verde morado rojo azul

Espero que, cuando llegues a la tercera línea, las cosas se hayan complicado. Es probable que algunos lectores no se enreden después de unas pocas palabras y consigan terminarlo, pero muchos seguirán teniendo dificultades. Esto te puede dar una idea de cómo funciona tu flexibilidad cognitiva. Para profundizar en tu autoevaluación, reflexiona sobre tu experiencia en cuanto al cambio de tareas y las ideas nuevas frente a las antiguas y, así, obtendrás una mejor percepción de tu experiencia con la FC.

PRACTICA LA IMPROVISACIÓN

1. Primero, busca un espejo. Puede ser uno en la pared, de mano o incluso puedes poner en marcha la función de vídeo selfie del teléfono.

2. Adopta una expresión facial que refleje una emoción concreta, como de felicidad, pero nómbrala de manera diferente. Por ejemplo, mírate en el espejo, sonríe y di: «Estoy enfadado» o «Estoy triste».

Es posible que al principio te cueste un poco, pero con el tiempo mejorarás. Cuando más adelante tratemos la resolución de problemas y la adopción de perspectivas, aprenderás aún más sobre cómo fortalecer tu FC.

RESOLUCIÓN FLEXIBLE
DE PROBLEMAS

Esto sí que es importante. Durante más de una década, he trabajado con algunas de las mentes más brillantes y los nombres más importantes de Silicon Valley, ayudando a profesionales de alto nivel a mejorar aún más su rendimiento. Mi trabajo tanto con el TDAH como en el *coaching* ejecutivo me ha llevado a la intersección entre la resolución de problemas y el rendimiento en algunas de las profesiones más exigentes del mundo. Muchas veces he ayudado a líderes del ámbito tecnológico a lanzar productos al mercado asistiéndolos entre bastidores. Ahora bien, ¡no me atribuyo el mérito de sus innovaciones en absoluto! Pero sí me atribuyo con mucho gusto el de haber ayudado a estos innovadores a romper moldes y resolver algunos problemas complejos mejorando su flexibilidad mental. Lo creas o no, muchos de los altos ejecutivos con los que he trabajado luchan contra algunos síntomas del TDAH, lo cual tiene sentido si se piensa en el TDAH en términos de fortalezas y debilidades. Lo que suelo observar es que muchas personas con TDAH destacan en algo llamado «pensamiento lateral», que es la capacidad de conectar ideas divergentes de forma que la mayoría de la gente no relacionaría. Los impulsores de Silicon Valley que han acudido a mí para superar obstáculos en su trabajo lo han conseguido normalmente porque los he empujado a ser muy flexibles y, por lo tanto, muy creativos a la hora de resolver problemas. De hecho, algunos de los mayores avances se han producido cuando lograban adoptar una visión mucho más amplia, yendo mucho más allá de lo esperable.

Este capítulo no está dirigido a esas personas. Es para quienes aún luchan contra la flexibilidad cognitiva (FC), no para los que ya la tienen bajo control. El caso típico que suelo ver es a alguien que se golpea la cabeza (metafóricamente) contra una pared, tratando de resolver un nuevo problema a través de la misma idea fallida del pasado, una y otra vez.

He aquí algunos ejemplos:

1 Intentar que un niño salga del parque diciendo «Es hora de irse», luego «Vamos, es hora de irse», luego «Tenemos que irnos ya», luego «Vamos, por favor. Tenemos que irnos a casa», cuando la solución es decir: «Hoy podemos quedarnos todo el tiempo que quieras. Pero, eso sí, no podremos volver hasta la semana que viene».

2 Intentar que un empleado llegue a tiempo diciendo «Necesitamos que llegues a tiempo», luego «El equipo quiere que llegues a tiempo a las reuniones», más tarde «Eres muy importante para el equipo, así que, por favor, llega a tiempo». La solución es decir: «Veo que no llegas a tiempo a las reuniones. El equipo ha decidido que no eres imprescindible, así que a partir de ahora las comenzaremos sin ti».

Para superar este pensamiento estancado, pido a mis pacientes que empiecen a pensar en ideas sobre soluciones alternativas. El noventa por ciento de las veces, la persona que está estancada rechazará una idea antes incluso de decirla en voz alta o la desacreditará inmediatamente. Este tipo de estrategia es de lo más inflexible que hay. La buena noticia es que, cuando actúo temporalmente como sustituto de sus habilidades mentales, fomentando el flujo de nuevas ideas, son capaces de liberar su pensamiento y llegar a soluciones creativas. Una forma en la que ayudo a las personas a lograrlo es animándolas a aceptar lo absurdo. Sí, has oído bien: lo absurdo. Por ejemplo, les pido que hagan un experimento mental en el que se les ocurran ideas que no se ajusten a las leyes de la física, que no estén limitadas por restricciones financieras o que incluso utilicen una forma mágica de pensamiento. Obviamente, estas no son las soluciones que acaban adoptando, pero el ejercicio libera su capacidad para encontrar otras nuevas.

¿CUÁL ES TU PERSPECTIVA?

Cuando escucho la pregunta «¿Cuál es tu perspectiva?» (o su variante, «¿Cómo lo ves?»), me imagino a un par de vendedores tramando cómo van a cerrar un trato o tal vez a un comercial decidiendo cómo presentar un producto a sus clientes. En realidad, estas imágenes son muy útiles. ¿Por qué? Porque, en ambos casos, las personas están tratando de resolver un problema explorando todas las opciones y decidiendo cuál será la más conveniente. Todas las situaciones tienen múltiples ángulos o enfoques que pueden conducir a resultados diferentes.

Mi amigo John K. Coyle es un líder concibiendo formas de pensar y resolviendo problemas. Logró, mediante su pensamiento flexible y creativo, ganar una medalla olímpica en patinaje de velocidad. John tiene un ejercicio increíble que utiliza para ayudar a las personas a descubrir rápidamente nuevas perspectivas y opciones.

Todo el ejercicio se resume en una pregunta: ¿qué haría [espacio en blanco]? Puedes poner ahí el nombre de muchas personas famosas diferentes, dependiendo de a quién admires. Puedes elegir a Rosalía, Oprah Winfrey, Stephen Hawking o una persona de tu entorno, como tu mejor amigo o un compañero de trabajo. Al ponerte temporalmente en el lugar y la mentalidad de otra persona, descubres nuevas perspectivas. Pruébalo.

1. Responde a esta pregunta: «¿De cuántas maneras puedo subir las escaleras?». Podrías decir: «Escalón a escalón» o «Con los pies».

2. Ahora pregúntate: «¿Qué haría un *skater* competitivo?» o «¿Cómo respondería un gimnasta?».

Creo que te sorprenderá gratamente lo flexible que puede ser tu mente con un poco de ayuda a través de un ejercicio como este.

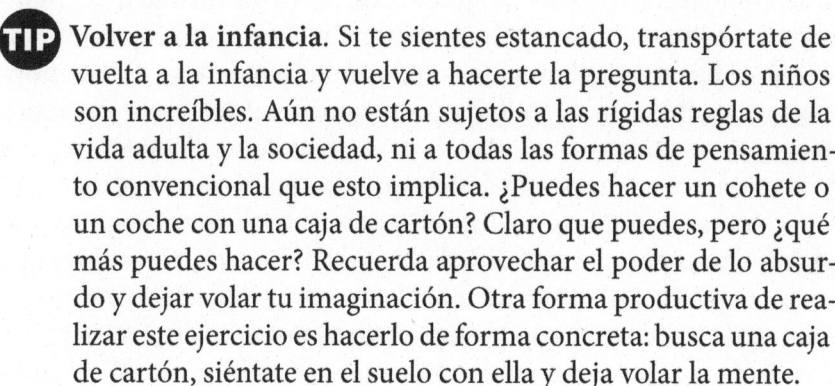

¿QUÉ PUEDES HACER CON UNA CAJA DE CARTÓN?

1. Toma tu cuaderno y numera diez líneas.

2. Hazte con un temporizador y ponlo a dos minutos.

3. Hasta que suene el temporizador, escribe todos los usos que se te ocurran con una caja.

TIP **Volver a la infancia.** Si te sientes estancado, transpórtate de vuelta a la infancia y vuelve a hacerte la pregunta. Los niños son increíbles. Aún no están sujetos a las rígidas reglas de la vida adulta y la sociedad, ni a todas las formas de pensamiento convencional que esto implica. ¿Puedes hacer un cohete o un coche con una caja de cartón? Claro que puedes, pero ¿qué más puedes hacer? Recuerda aprovechar el poder de lo absurdo y dejar volar tu imaginación. Otra forma productiva de realizar este ejercicio es hacerlo de forma concreta: busca una caja de cartón, siéntate en el suelo con ella y deja volar la mente.

ADOPCIÓN DE PERSPECTIVAS

Al principio de este capítulo, expliqué que una de las funciones clave de la flexibilidad cognitiva es la capacidad de tener dos ideas diferentes al mismo tiempo. Esto puede resultar difícil para una persona con TDAH, debido a la tendencia de su mente a fijarse o aferrarse a la idea con más carga emocional. Incluso ideas o perspectivas sin esta carga pueden pasar a tenerla de repente cuando otra persona cuestiona la perspectiva o cuando aparecen pruebas que demuestran que el enfoque puede ser erróneo. Por ejemplo, tal vez crees que la Tierra es plana y alguien te dice: «No, no es plana; la ciencia lo ha demostrado. ¿Por qué crees que es plana?». La dinámica de que te pregunten «por qué» desencadena una reacción instintiva para defender tu posición, lo que puede afianzar aún más tu idea original. Además, el desafío directo a tu creencia puede desencadenar una reacción emocional suficiente como para desconectar la corteza prefrontal (CPF, que, como recordarás del capítulo 1, es el centro de mando del cerebro para las habilidades mentales básicas). En el próximo capítulo trataremos el papel de las emociones en los síntomas del TDAH. Por ahora, basta con saber que, cuando el centro emocional del cerebro se activa y comienza a tomar el control, la capacidad de ser flexible, creativo y mantenerse en un estado de tranquilidad empieza a desvanecerse.

Otra razón por la que adoptar la perspectiva de otra persona puede resultar especialmente difícil para los adultos con TDAH tiene que ver con que el «policía de tráfico» del cerebro se queda dormido. Un policía de tráfico es el agente que se coloca en medio de un cruce para dirigir la circulación cuando un semáforo no funciona. Si el agente no presta atención, los coches que vienen en múltiples direcciones pueden chocar. El «policía de tráfico» del cerebro dirige el tráfico entre la información que llega a la conciencia (imágenes, sonidos) o la información que proviene del interior (pensamientos, emociones) y la que sale (reacciones, comportamientos, nuevos pensamientos). Desgraciadamente, este agente de tráfico somnoliento se vuelve aún más somnoliento cuando se enfrenta a un desafío o se aburre. Por ejemplo, tal vez tu pareja te diga que le molesta que dejes tus documentos y materiales de trabajo por toda la mesa de la cocina. Esto tal vez te lleve a tener dificultades para ver su perspectiva. «¿Eh? ¿Qué?

¡Me gusta trabajar en la cocina, junto a la ventana!». ¿Te suena? Si el somnoliento agente de tráfico estuviera en su puesto, haría una pausa para evaluar el panorama completo. Tras esa pausa, tienes opciones. Podrías ponerte en el lugar de tu pareja, pensar en una solución creativa o incluso simplemente hacer preguntas que te lleven a una resolución en lugar de sumergirte en una discusión.

Ponerse en el lugar de otra persona es lo que implica la empatía. Se trata simplemente de comprender y reconocer, en cierto nivel, la perspectiva o la experiencia de otra persona. Las personas con TDAH pueden ser muy empáticas y muy sensibles a las necesidades de los demás. Sin embargo, la capacidad de adoptar la perspectiva de otros y la empatía pueden verse afectadas por los fundamentos neurológicos del TDAH y otros problemas relacionados con la atención.

 PONTE EN EL LUGAR DE OTRA PERSONA

Veamos cómo se aplica en la práctica la importante habilidad de adoptar la perspectiva ajena. Hace muchos años, yo era administrador en un centro psiquiátrico para niños y adolescentes. En una ocasión, llegó un niño nuevo, de unos 10 años, que estaba muy nervioso por estar allí. Una de las formas en que esto se manifestaba era que mojaba la cama por las noches. A todos nos ha pasado en algún momento cuando éramos niños; no es divertido y resulta bastante vergonzoso. El compañero de habitación de este niño era unos años mayor y le hizo pasar vergüenza para que dejara de orinarse en la cama. Obviamente, no funcionó: avergonzarlo solo sirvió para que aumentara su ansiedad, que era el problema de base del niño. Me enteré al poco tiempo del problema y me reuní con el mayor. Me dijo que estaba tratando de ayudar a su compañero de habitación a dejar de mojar la cama. Intenté razonar con él y no conseguí nada. De hecho, estuve tanto tiempo discutiendo con este niño que empecé a preguntarme si era yo quien tenía problemas de flexibilidad cognitiva. Así que probé a hacer algo muy diferente. Reconocí que probablemente era difícil lidiar con el hecho de que su habitación oliera a orina y que incluso podría sentirse avergonzado de tener no solo un compañero de habitación más joven, sino también uno que luchaba contra ese problema. Una vez que capté su atención y dejamos de estar sumidos en una situación de lucha, le dije: «Oye, grandullón, imagina esto. Llegas a un lugar nuevo después de pasar por momentos muy difíciles y empiezas a mojar la cama. Tu nuevo compañero de habitación, que es mayor, guay y sabe cómo funcionan las cosas, empieza a burlarse de ti. ¿Cómo te sentirías?». Levantó la mirada y sonrió cuando se le encendió la bombilla; había razonado y le había tocado la fibra sensible. Entonces, en solo cinco minutos, pudimos resolver el problema y la situación volvió a su cauce en dos días (y dos noches de pis, ¡pero problema resuelto al fin y al cabo!).

Esta interacción solo funcionó porque primero fui capaz de empatizar con la perspectiva del niño mayor y luego le ayudé a ponerse en el lugar del compañero (perspectiva) y a empatizar. Se trató de una táctica de doble perspectiva y funcionó como por arte de magia.

¿Cómo puedes utilizar esta estrategia para resolver tus problemas en la vida real? Es sencillo. La próxima vez que un compañero de trabajo, un amigo, tu pareja o tu hijo te digan que están frustrados o molestos contigo por algo que has hecho, haz una pausa. Antes de ponerte automáticamente a la defensiva, aprovecha la pausa para preguntarte cómo te sentirías si te ocurriera lo mismo que ellos te están reprochando. Ten en cuenta que reconocer y empatizar con la perspectiva de alguien no significa necesariamente que ellos tengan razón y tú estés equivocado. De hecho, su perspectiva puede ser descabellada. Pero, en cualquier caso, utilizar tu flexibilidad mental para comprender mejor su posición te llevará a una resolución más rápida y con menos conflicto.

TIP **Hacer una pausa para ganar perspectiva.** Cuando te encuentres defendiendo automáticamente tus creencias, acciones o comentarios, úsalo como una señal para hacer una pausa y preguntar sobre la perspectiva de la otra persona. Más información conduce a una comprensión más completa de su punto de vista.

¿CUÁL ES TU PLAN B?

Todo el mundo necesita un plan alternativo la mayor parte del tiempo. Cada vez que imparto un taller o una conferencia, siempre tengo opciones bajo la manga que me permiten cambiar de rumbo si las cosas se tuercen o la conversación da un giro inesperado. Quizás el contenido que comparto no llega muy lejos después del almuerzo, cuando la gente tiene sueño, o de repente tropiezo con un tema candente. Sea cual sea el caso, para desempeñarme bien como conferenciante y formador en esas circunstancias, necesito ser capaz de cambiar de marcha rápidamente, antes de que las cabezas de mis oyentes empiecen a golpear las mesas o los asistentes estén sobrecargados como para absorber lo que estoy diciendo.

Seamos realistas. En la mayoría de las situaciones cotidianas, no tendrás un plan B predeterminado y listo para poner en marcha. Puede ser difícil planificar con antelación, especialmente si se tiene TDAH. Por lo tanto, debemos practicar el cambio de rumbo y pasar rápidamente a un plan B.

ENCUENTRA TU PLAN B

Presentamos a continuación dos ejemplos diferentes de situaciones que salen mal. Para alcanzar el estatus de maestro en crear planes B, debes idear uno para cada situación en menos de veinte segundos. Saca el cuaderno para anotarlos, si lo deseas. ¡Tú puedes, vamos!

1. Laura quiere salir rápido del trabajo para llamar a un taxi. Tiene una entrevista importante. Baja en ascensor desde la planta cuarenta, llega al vestíbulo y se da cuenta de que se le ha olvidado el teléfono arriba, junto con su tarjeta de identificación, la que le permite salir. Al principio, piensa que no hay tiempo para volver a subir. Sin su tarjeta, no puede salir y no tiene forma de llamar a un taxi sin el teléfono. ¿O sí la hay? ¿Cómo podría conseguir un taxi y salir? Tienes veinte segundos. ¡Adelante!

2. Tu hijo de siete años ha invitado a un amigo a cenar después de haber estado jugando juntos. Estás preparando una ensalada de espinacas, manzana, tomate, nueces y queso cuando tu hijo te dice: «Papá, mi amigo no come verduras». ¿Puedes adaptar el plato que estás preparando? Tienes veinte segundos. ¡Vamos!

DESBLOQUEA LA MENTE

Los acertijos son otra forma de agudizar la capacidad de resolución de problemas. Intenta resolver estos dos en veinte segundos o menos. ¡No olvides poner el cronómetro!

1. Todos los osos pardos tienen dos ojos. A los osos pardos les gusta comer pescado. Los peces también tienen dos ojos. Un oso pardo está en un granero después de comer dos peces. ¿Cuántos ojos hay en el granero?

2. Las rosas son rojas, las violetas son azules: tienes una lata de pintura roja y otra azul. Quieres pintar la valla ahora mismo, pero a tu pareja no le gusta ni el rojo ni el azul. ¿Qué haces?

TIP Recuerda calmar la mente para poder ver otras perspectivas. Haz una pausa, respira profundamente y date tiempo para salir de tu zona de confort.

PENSAR SOBRE EL PENSAMIENTO

Hasta que llegamos a la adolescencia, no tenemos realmente la capacidad de pensar en nuestro propio proceso de pensamiento, lo que los psicólogos y neurólogos denominan «metacognición». La metacognición es simplemente la capacidad de observar, comprender y evaluar nuestros pensamientos: pensar sobre el pensamiento o saber sobre el saber, lo que suena un poco abstracto. Pero es simplemente tomar conciencia de nuestros pensamientos, su contenido, el impacto que pueden tener en nuestra experiencia y cómo llegamos a concebirlos. No podemos cambiar nada en la vida sin conciencia. Veamos un ejemplo.

Quizás creas que todos los elefantes tienen colmillos. Puedo preguntarte cómo llegaste a creer eso y tú podrías decírmelo. Tal vez tus padres te lo dijeron cuando eras pequeño o todas las fotos que has visto de elefantes los muestran con colmillos. Ahora, imagina que me pongo firme y te digo que considero que eres un ignorante por esta creencia. Te muestro textos científicos o vídeos en línea, lo que básicamente hace que te resulte casi imposible defender tu punto de vista. Te enfadas y empiezas a gritarme que todos los elefantes tienen colmillos y que soy un idiota por insistir en lo contrario. Entonces doy un paso atrás y te pregunto por qué estás tan enfadado. Si puedes decirme lo que piensas y lo que sientes en relación con tus pensamientos, entonces eres capaz de tomar distancia y ejercer la metacognición. Sin embargo, si me dices que no lo sabes, que «simplemente es así» y no puedes decirme más sobre lo que piensas y por qué, no estás ejerciendo la metacognición y no podrás defender tu argumento.

Veamos otro ejemplo. Mi hija tiene cinco años. A menudo se enfada por alguna situación relacionada con una amiga o compañera de clase: «¡Papá, estoy tan enfadada con Alma! ¡Mira lo que ha hecho! ¡Me ha roto el dibujo!». Como adulto con un cerebro completamente desarrollado, podría decir: «Oh, cariño, lo entiendo. Lo siento mucho. ¿Por qué crees que lo ha hecho?». La animo a reconstruir sus pensamientos sobre el suceso, porque, a fin de que pueda utilizar la metacognición para comprender sus propios pensamientos o los pensamientos y motivos de los demás, mi hija tendría que ser un poco mayor en términos de desarrollo. Como tiene cinco años, probablemente dirá: «No sé por qué lo ha hecho, ¡lo ha hecho y ya está!». Tras indagar un poco más, resulta que Alma vio el dibujo y lo tomó para mirarlo, pero mi hija se asustó y se lo arrebató, lo que provocó que el dibujo se rompiera. En este ejemplo, tuve que utilizar mi cerebro de adulto para analizar metódicamente los acontecimientos y ayudarla a comprender lo que en realidad había sucedido. ¿Estaba mi hija siendo evasiva para evitar asumir la responsabilidad de su propio error? Quizás, pero no es probable. Básicamente, se encontraba bloqueada porque su cerebro no se ha desarrollado lo suficiente como para proporcionarle la capacidad de utilizar sus habilidades mentales básicas. No era capaz de utilizar la metacognición para reflexionar sobre sus pensamientos o intentar imaginar los posibles pensamientos o motivos de Alma.

CALIFICA TU PROPIA TAREA

A continuación te propongo escribir, en el tiempo que necesites, media página sobre un tema. No es un examen de Lengua. No es necesario que lo revises ni que le dediques mucho tiempo; probablemente media hora será suficiente. Cuando termines, te propondré una serie de preguntas que deberás responder al respecto. Trata de no leer las preguntas primero.

En aproximadamente media página (mecanografiada o escrita a mano), explica tres de las mayores dificultades a las que se enfrentan a diario los adultos con TDAH. Escríbelo en formato narrativo, no solo como una lista de síntomas. Explica las dificultades como si la persona que lee tu texto no supiera nada sobre lo que estás tratando. Cuando hayas terminado, vuelve la página y responde a las siguientes preguntas.

1. ¿Por qué elegiste esas tres dificultades?

2. ¿Son dificultades que comparten la mayoría de las personas con TDAH o solo tú?

3. ¿Cómo te sentiste al escribir los ejemplos? ¿Te resultó difícil dar con ellos?

4. ¿Crees que tus ejemplos están explicados con claridad?

Al responder a estas preguntas, habrás ejercitado la metacognición.

TIP **Para utilizar la metacognición, es necesario hacer una breve pausa.** Intenta decidir cuáles son las áreas clave de tu vida en las que necesitas utilizar la metacognición para mejorar tu funcionamiento y calidad de vida. Al hacerlo, serás más consciente del momento presente y te detendrás para reflexionar sobre tus pensamientos.

AUTOCONTROL

Utilizar la metacognición para controlar los pensamientos es clave para gestionar las emociones. Por ejemplo, imagina que llevas diez minutos tratando de aparcar el coche en la calle y, de repente, alguien se te adelanta y te quita un sitio. Es posible que te enfades tanto que quieras gritarle groserías por la ventanilla, pero te controlas y decides buscar otra plaza, en lugar de montar una escena.

Experimentas emociones difíciles o intensas, al igual que todo el mundo. Ser capaz de controlar en cierta medida la intensidad de las emociones y el efecto que tienen en el comportamiento es fundamental. Necesitas ser consciente de tus emociones y de los pensamientos que las motivan para poder gestionarlas. En el siguiente capítulo, analizaremos más detenidamente las emociones y las técnicas para gestionarlas. Como preparación para ello, y para perfeccionar aún más la flexibilidad cognitiva, probemos el siguiente ejercicio de autocontrol.

Mientras sigues los pasos que se indican a continuación, sé consciente de lo que piensas y sientes a medida que avanzas:

1. Saca una hoja de papel.

2. Toma un bolígrafo o lápiz.

3. Dobla la hoja de papel por la mitad.

4. Cuenta del 1 al 10 en tu mente o en voz alta, sin escribir nada.

5. Ahora, escribe los números del 11 al 20 a ambos lados del papel doblado (aparecerán repetidos).

6. Desdobla el papel.

7. Cuenta de nuevo del 1 al 10 en tu mente o en voz alta.

8. Vuelve a doblar el papel, igual que antes.

9. Escribe de nuevo los números del 11 al 20 a ambos lados del papel doblado.

10. Desdobla el papel otra vez.

11. Deja el papel sobre la mesa durante tres minutos.

12. Tira el papel a la papelera de reciclaje y sigue con lo que estabas haciendo.

13. Piensa o di o en voz alta lo que has pensado y sentido mientras realizabas el ejercicio.

Nota: Entiendo que este ejercicio probablemente te haya hecho sentir frustrado o molesto. Ese era el objetivo. Las personas con TDAH tienden a odiar los pasos, especialmente aquellos que parecen inútiles (o que, como en este caso, lo son). Pero ¿te has fijado en tus pensamientos y sentimientos mientras lo hacías? ¿Podrías decir cómo te estaban afectando al rendimiento? ¿Has completado los trece pasos? Si no es así, ¿sabes por qué?

CAMBIO DE TERCIO

Cualquiera que lea este libro tendrá una larga lista de formas en las que el TDAH le complica la vida. Quizás incluso tengas más que una lista: algunos de vosotros probablemente podríais escribir todo un tratado sobre los quebraderos de cabeza que conlleva. Dicho esto, hay una espina que todas las personas con TDAH suelen tener clavada: el cambio. Puede consistir en pasar de una tarea o actividad a otra, desplazarse de un lugar a otro, interrumpir el flujo de trabajo, etc. La mayoría de los adultos con TDAH sienten que están muy atascados en un cambio o en el extremo opuesto del espectro, esto es, pasan de una tarea a otra sin casi ningún control. No importa en qué extremo del continuo te encuentres: ambos pueden causar estragos en la eficiencia y la calidad de vida.

Veamos un ejemplo de puntualidad. Jorge y Beatriz viven en países diferentes y tienen trabajos diferentes, y ambos tienen TDAH. Los dos deben estar en el trabajo a las 9:00, pero suelen llegar cuarenta y cinco minutos tarde al trabajo. Tienen un jefe que ha perdido la paciencia y los llama para hablar sobre el tema. «¿Por qué llegas tarde otra vez? ¿Qué está pasando? ¿Por qué te cuesta tanto llegar a tiempo?». Apuesto a que solo con leer estas palabras de un jefe ficticio se te acelera el corazón, sientes vergüenza y te dan ganas de salir corriendo y esconderte. No te culpo. Yo me sentí así solo con escribirlo. Si pudiera reproducir lo que Jorge y Beatriz responden cuando se les pregunta «¿por qué?», dirían lo mismo, quizás en un orden diferente y con un énfasis distinto, pero sus respuestas girarían en torno al problema central de ser incapaces de cambiar de una tarea a otra o de un objetivo a otro. Seguramente dirán: «Lo siento. Lo siento mucho. Me despisto y el tiempo se me escapa. Ayer intenté hacer quince cosas antes de salir de casa para venir aquí. Hoy me quedé atascado intentando terminar algo y no pude parar, aunque sabía que tenía que hacerlo. Me siento fatal. No volverá a pasar».

«No volverá a pasar». Cuántas veces hemos dicho eso, pero vuelve a pasar horas o días después. Decir a los demás que no volverá a pasar sin un plan para garantizarlo es solo una receta para un nuevo fracaso. Con los siguientes ejercicios, veremos algunas formas de mejorar la intención consciente, una estrategia para apoyar una importante función, la que permite cambiar de tarea, asunto que ya abordamos en el capítulo 2. En esta era digital y de internet, nos interrumpen constantemente y nos obligan a cambiar de enfoque, pasando de lo que tenemos delante a una alerta de noticias, un mensaje de texto de un amigo o un vídeo de gatitos adorables. Esto supone un reto para todo el mundo, pero las personas con TDAH pueden descarrilarse por completo incluso con interrupciones menores. La intención consciente es un poderoso antídoto contra las distracciones digitales (y de otro tipo). Cuando recurrimos a ella, decidimos en el momento lo que queremos o necesitamos hacer y actuamos con un propósito. Caer en la trampa de las redes sociales no suele ser intencionado, a menos que estés tomando un descanso y las consultes. Hacer una pausa y tomarse un tiempo conscientemente para desconectar navegando por internet está bien, siempre y cuando no lo hagas tan a menudo que te impida continuar avanzando.

Es necesario combinar varias habilidades para mejorar gradualmente la capacidad de cambiar de tarea de forma eficaz. Piensa en lo que tiene que hacer una persona que lo logra: tiene que ser capaz de hacer una pausa, tomar conciencia de las exigencias de la tarea, autocontrolarse y, por último, cambiar su atención. El TDAH dificulta todas las partes del cambio de atención, lo que hace que sea mucho más importante practicar. El cambio del foco de atención puede ser una herramienta poderosa cuando se utiliza de la manera correcta. No es una solución rápida ni una fórmula mágica, sino un conjunto de habilidades que se complementan entre sí.

La atención es interesante porque todo el mundo (con TDAH o sin él) tiende a prestarla a las cosas a las que solemos prestar atención. No se trata de un trabalenguas ni de un acertijo. Es la misma idea que se aplica en la ley de la física que establece que «lo que está en movimiento permanece en movimiento». ¿Alguna vez has conocido a alguien que parece centrarse siempre en lo negativo? Quizás tengas un amigo o compañero de trabajo que siempre señala lo que está mal o lo que podría mejorarse. A menudo, estar cerca de esas personas es agotador. Tú dices que hace un día precioso y ellos responden: «Sí, pero hace demasiado viento». O mencionas que te encanta nadar en el mar y ellos te hablan de estadísticas sobre ataques de tiburones. Estas personas han pasado tanto tiempo centrándose en lo negativo que ahora su atención se desvía automáticamente hacia allí. «Las cosas en movimiento siguen en movimiento».

Utilizar el poder del cambio de foco de atención para crear un cambio positivo en la vida es sorprendentemente sencillo. Pero sencillo no es lo mismo que fácil. Cambiar aquello en lo que se centra tu atención de forma casi automática requiere tiempo y esfuerzo, pero sin duda no es complicado. El proceso es inverso al que acabamos de ver en el ejemplo de la persona que siempre se centra en lo negativo. Utilizar este principio para mejorar los síntomas de concentración/atención de tu TDAH consiste en centrarte en las cosas adecuadas en los momentos adecuados. Si necesitas concentrarte a diario en vestir a tus hijos para ir al colegio a las siete de la mañana, no quieres que tu atención se desvíe hacia el trabajo, hacia lo que vas a desayunar o hacia una bonita publicación en Instagram. Prefieres mantener la atención centrada en preparar a los niños, independientemente de las distracciones que surjan. Esto también se aplica a las creencias que tienes sobre ti mismo y sobre el mundo, y puede tener una profunda influencia en la motivación. Si solo te concentras en todas las veces que has tenido dificultades con ciertas actividades, es probable que no te sientas motivado para realizarlas. Es muy parecido a esquiar o conducir, en el sentido de que tendemos a ir en la dirección en la que miramos.

 APROVECHAR EL CAMBIO DE ATENCIÓN

No puedes abordar todos tus problemas de atención a la vez, así que empecemos por intentar trabajar solo en uno. Dicho esto, asegurémonos de que el objetivo que nos marcamos tenga implicaciones amplias y de gran alcance.

¿Qué área de enfoque quieres cambiar? Una forma fácil de identificar tu objetivo es reflexionar sobre las personas, tareas o situaciones sobre las que regularmente tienes un diálogo interno negativo. En otras palabras, ¿con qué te castigas a ti mismo? Eso suele ser una buena pista de que es algo que realmente quieres cambiar. Por ejemplo: «Oh, ahí está Toni. Me va a hacer sentir mal por no haber entregado mi informe a tiempo una vez más. Me voy a esconder en la sala de descanso». O «La persona del cubículo de al lado está carraspeando por enésima vez esta mañana. ¡No puedo pensar con claridad!». O «Ahí está mi consola de videojuegos; estoy deseando jugar más tarde. Quizás si solo juego una partida antes de trabajar no pase nada».

1. Elige una cosa negativa que atraiga constantemente tu atención.

2. Escríbela en una nota adhesiva y pégala en el espejo del baño.

3. En otra nota adhesiva, escribe dónde quieres que se centre tu atención cuando te encuentres con lo que has escrito en el paso 2.

4. Durante siete días, lee en voz alta el nombre o la descripción de la cosa negativa que llama tu atención del paso 2. A continuación, lee en voz alta el nombre o la descripción de la cosa positiva que escribiste en el paso 3.

5. Repite este proceso cada siete días con una cosa negativa diferente que llame tu atención. Con el tiempo, desarrollarás una mayor conciencia de dónde se centra tu atención y ganarás cierto control sobre ella.

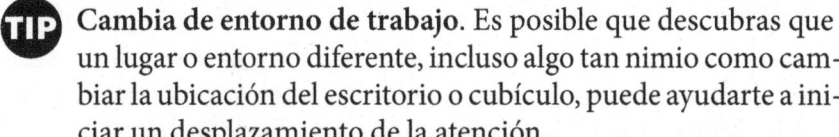 **Cambia de entorno de trabajo.** Es posible que descubras que un lugar o entorno diferente, incluso algo tan nimio como cambiar la ubicación del escritorio o cubículo, puede ayudarte a iniciar un desplazamiento de la atención.

PRACTICA LA AUTOINTERRUPCIÓN

Las interrupciones ocurren; no podemos evitarlas. Y las más numerosas y menos reconocidas son las nuestras propias.

1. Lleva contigo tu cuaderno durante tres días, durante la mayor parte del tiempo posible.

2. Elige una página en blanco para llevar un registro. Cada vez que te distraigas o te interrumpan, haz una marca. Pon una pequeña «x» cada vez que interrumpas tu propia concentración y una pequeña «o» cada vez que alguien o algo externo te interrumpa.

Esto aumentará tu conciencia sobre la frecuencia con la que te interrumpes a ti mismo. Ten en cuenta que las autointerrupciones pueden implicar pensamientos, sitios web, mensajes de texto, garabatos, proyectos, limpieza, aseo personal, acariciar al perro, etc. Cualquier cosa que inicies, ya sea una actividad o un pensamiento que te distraiga de la tarea, cuenta.

TIP **Haz un inventario de tus emociones.** Las distracciones basadas en el miedo, la tristeza o cualquier emoción negativa suelen ser las más difíciles de resistir. Siempre que te sientas distraído, haz una pausa para hacer un inventario interno de las emociones que estás sintiendo en ese momento. ¿Sientes ansiedad? ¿Tristeza? ¿Enfado? El simple hecho de ser consciente del origen de nuestra distracción puede ayudarnos a volver a centrar la atención.

Ahora ya sabes cómo ser más flexible en tu forma de pensar y el valor que esto puede aportar a tu vida. En el siguiente capítulo, veremos el papel que pueden desempeñar las emociones intensas en tu rendimiento y cómo desarrollar habilidades para gestionarlas.

CONCLUSIONES

- La flexibilidad cognitiva es la capacidad de pasar de una tarea a otra, de una idea antigua a una nueva o de tener más de una idea o concepto en la cabeza al mismo tiempo.

- Cambiar mentalmente de tema es más difícil si hay sentimientos fuertes asociados a la tarea o idea.

- Hacer una pausa antes de reaccionar crea oportunidad para las opciones.

- Desarrollar la empatía y aprender a ver una situación o creencia desde la perspectiva de otra persona conduce a una resolución más rápida de los problemas y a menos conflictos.

- Practica el desarrollo de un plan B para cuando las cosas tomen un giro inesperado y mejora así tu capacidad para cambiar de rumbo.

- La metacognición es la capacidad de observar, comprender y evaluar nuestros propios pensamientos, lo cual es importante para la autorregulación.

5.

MEJORA LA REGULACIÓN EMOCIONAL

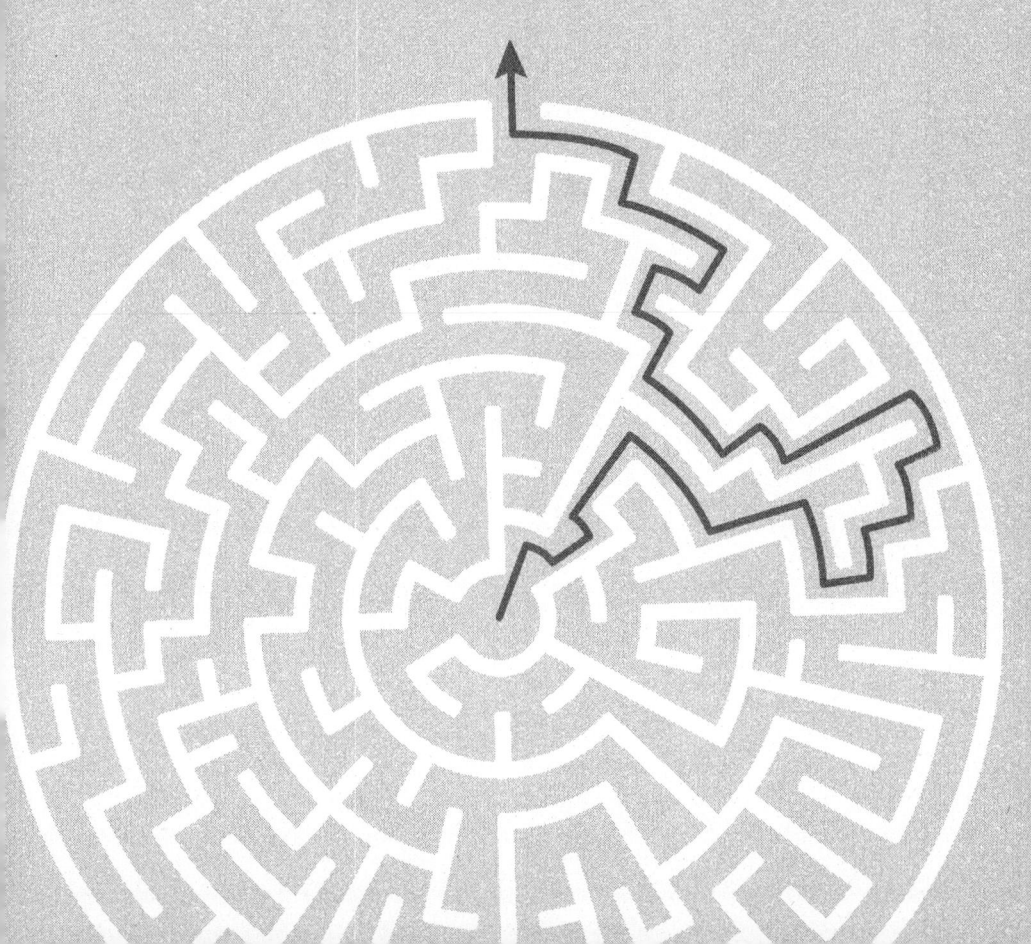

MEJORA LA REGULACIÓN
EMOCIONAL

VISIÓN GENERAL

Todo el mundo experimenta emociones difíciles, como la ira, la tristeza, la frustración o la ansiedad. Sin embargo, las personas con TDAH suelen tener muchas más dificultades para gestionar su intensidad. A menudo puede parecer que las emociones surgen sin consentimiento ni control.

Es posible que hayas oído o leído el término «regulación emocional» en artículos y libros de autoayuda. Se trata del acto de identificar los sentimientos que se experimentan y hacer un esfuerzo consciente para controlar su intensidad.

Cuando hablo con mis pacientes sobre la regulación emocional, el 99 % de las veces nos referimos a las emociones negativas. Todo el mundo experimenta estas emociones, como el miedo, con más intensidad que las positivas, como la satisfacción. Si el miedo no fuera una emoción tan fuerte, los primeros seres humanos no habrían sobrevivido como especie. Hace miles de años, necesitábamos tener miedo de que nos atacara un depredador. Las bayas que recogíamos no tenían etiqueta, por lo que teníamos que recordar cuáles enfermaban a las personas y temerlas. Por desgracia, en el mundo actual, las emociones negativas pueden estar fuera de lugar y, en el caso de los adultos con TDAH, estas emociones se suelen descontrolar como el fuego en un incendio forestal.

Las emociones intensas y descontroladas pueden dificultar una forma de pensar clara o llevarte a tomar decisiones impulsivas o a ser innecesariamente duro contigo mismo y con los demás. La vida está llena de altibajos emocionales y debes ser capaz de limitarlos; de lo contrario, la vida se convierte en una desagradable montaña rusa. Hace años, acuñé el término «cerca eléctrica emocional» como metáfora de la experiencia que tienen los adultos con TDAH cuando se quedan atrapados en una emoción negativa intensa. Todos hemos visto los viejos dibujos animados en los que un personaje se agarra a una cerca eléctrica y es incapaz de soltarse. La intensa corriente eléctrica paraliza los músculos e impide que se liberen. Las emociones negativas funcionan de la misma manera y provocan que el cerebro se paralice o se quede atrapado en ellas, lo que conduce a una serie de problemas relacionales, laborales o personales. Un ejemplo de esto es enfadarse mucho cuando alguien mueve o extravía algo que necesitas en casa, lo que te lleva a gritar o decir cosas hirientes. Otro ejemplo es volcar esa ira hacia dentro cuando tú mismo pierdes algo, lo que te lleva a decirte cosas hirientes a ti mismo que provocan una disminución de la autoestima. Este mismo proceso suele ocurrir cuando estás ansioso por terminar un proyecto a tiempo, lo que te lleva a procrastinar o a sentirte paralizado cuando intentas retomarlo.

Las emociones no residen en la misma parte del cerebro que la capacidad para controlarlas. Piensa en ellas como el acelerador de un coche de carreras que se encuentra en el centro del cerebro. El centro del cerebro (sistema límbico) no es donde residen las partes afectadas por el TDAH. El TDAH está causado principalmente por déficits en la parte frontal del cerebro (corteza prefrontal), donde residen las funciones básicas. Los frenos de este coche de carreras emocional forman parte de tus funciones básicas. Por lo tanto, cuando pisas el acelerador y más se activa el motor de las emociones intensas, es posible que el pedal del freno no sea suficiente como para frenar el coche de carreras emocional.

En este capítulo, mejorarás la conciencia acerca de tus sentimientos, sabrás de dónde provienen y cómo se conectan con tu cuerpo. También aprenderás habilidades para manejarlos cuando surjan y, en última instancia, te volverás más resistente ante las emociones negativas y la sobrecarga.

¿Cómo te sientes?

Si has seguido el libro desde el principio, probablemente puedas adivinar lo que voy a decir a continuación. Sí, así es: ¡concienciación! Sin ella, nada cambia. Es posible que hayas pasado toda tu vida sintiendo que las emociones surgen de la nada y, antes de que te des cuenta, se interponen en tu camino. Es posible que hayas experimentado una cascada de emociones negativas y el diálogo interno negativo que sigue a un error, como llegar tarde, olvidar una cita o distraerte. Para controlar estas emociones, debes ser capaz de nombrarlas en el momento en que se producen. Por desgracia, la sociedad no ayuda mucho a las personas a comprender sus emociones. Aunque la situación está mejorando, el mensaje que reciben la mayoría de los hombres es que pueden estar enfadados o felices, pero poco más. A las mujeres se les transmite el mensaje de que pueden sentir todas las emociones, excepto la ira. Ambas restricciones son ridículas. Las personas experimentan todas las emociones en mayor o menor medida. Estos guiones emocionales basados en el género o las normas sociales impiden que muchos alcancen una plena conciencia de sus sentimientos.

Reflexiona por un momento sobre tu propia experiencia. Piensa en las emociones que más experimentas. Cuando pido a mis pacientes que hagan esto en mi consulta, a menudo me dan una lista de pensamientos como «Soy muy malo haciendo determinadas cosas» o «Todo el mundo piensa que no me importa mi trabajo porque suelo llegar tarde». Esos son pensamientos que conducen a sentimientos, pero no son sentimientos reales. Las emociones o sentimientos suelen expresarse con una sola palabra. Ahora, piénsalo de nuevo, pero utiliza palabras que expresen un solo sentimiento, como «triste», «feliz», «enfadado», «emocionado», «orgulloso», «preocupado», etc. A continuación te ofrecemos una lista de sentimientos comunes para ayudarte.

EMOCIONES Y SENTIMIENTOS COMUNES		
Alegre	Nervioso	Derrotado
Enojado	Desamparado	Inerme
Aburrido	Contento	Atemorizado
Rechazado	Orgulloso	Amargado
Satisfecho	Emocionado	Confuso
Divertido	Conmocionado	Abrumado
Indefenso	Incómodo	Optimista
Culpable	Inquieto	Herido
Arrepentido	Solitario	Tranquilo
Agotado	Relajado	Deprimido
Inseguro	Aliviado	Esperanzado
Triste	Seguro	Ansioso
Feliz	Estresado	Asustado
Molesto	Humillado	Avergonzado

¿Has notado algo interesante? ¿Cuál de estas emociones experimentas con más frecuencia?

Una de las emociones negativas más comunes para todas las personas con TDAH es la vergüenza. Es una emoción generalizada que comienza en la infancia y puede convertirse en un obstáculo para el éxito en la edad adulta. Tiende a provocar evasión, disminución de la confianza, aumento de la distracción y toda una serie de problemas que solo conducen a más vergüenza.

Una de las emociones positivas más comunes para las personas con TDAH es el entusiasmo. ¡Es fantástico emocionarse con una nueva idea, un nuevo pasatiempo, un nuevo trabajo o una nueva relación!

Cuando el entusiasmo conduce al éxito, la sensación es aún mejor. Por desgracia, cuando va seguida de la falta de seguimiento de una idea, un pasatiempo que se queda en el camino, dificultades en el trabajo o una relación que se rompe y se acaba, la emoción resultante suele ser negativa.

Ahí lo tienes: la montaña rusa emocional del TDAH.

Hagamos algunos ejercicios para ayudarte a tomar conciencia de tus emociones.

ESCRIBE SOBRE LA IDENTIFICACIÓN DE EMOCIONES

Ya sea en tu cuaderno o en tu ordenador, escribe tus respuestas a los tres siguientes escenarios. Tendrás que identificar las emociones que probablemente está experimentando la persona de cada escenario. Al principio, puede resultar más fácil identificar las de otras personas que las propias. Puedes consultar la lista de emociones y sentimientos comunes de la página anterior.

ESCENARIO 1 Elisa se queda hasta tarde trabajando en un informe que ha ido posponiendo. Lo presentará al día siguiente en el trabajo ante todo su equipo.

▶ ¿Qué es probable que sienta Elisa al trabajar hasta altas horas de la noche para cumplir con el plazo?

Elisa llega a la reunión a tiempo y prepara su presentación. Mientras su equipo entra en la sala de reuniones, se da cuenta de que ha preparado un informe equivocado: uno para un proyecto que terminó hace semanas.

▶ ¿Qué es probable que sienta Elisa al estar frente a su equipo con las manos vacías?

ESCENARIO 2 Álex se dirige a un restaurante elegante para una primera cita con alguien que le gusta desde hace mucho tiempo.

▶ De camino a la cita, ¿qué es probable que sienta Álex?

Llega justo a tiempo y encuentra a la persona de su cita esperándolo con una gran sonrisa. Disfrutan de una comida maravillosa con mucha conversación divertida y coqueteo. Salen juntos y la persona se vuelve hacia él y le dice: «Lo he pasado muy bien. ¿Cuándo podemos volver a vernos?».

▶ ¿Cómo se sentirá Álex después de una cita estupenda y de que la otra persona le haya propuesto una segunda cita?

ESCENARIO 3 Martín y su mejor amigo, Luis, han ganado unas entradas en primera fila para ver tocar a su banda favorita. Mientras esperan a que comience el espectáculo, alguien derrama una bebida sobre ellos. Martín y Luis están empapados de refresco pegajoso. Martín tiene TDAH y Luis no. Ambos están conmocionados. Luis se vuelve hacia Martín y le dice: «No pasa nada, tío, el espectáculo está a punto de comenzar. ¡Vamos a los asientos!». Martín le dice a Luis que volverá enseguida y se dirige al baño para intentar secarse.

▶ ¿Qué es probable que sienta Martín mientras camina hacia el baño, empapado en refresco?

Martín está casi completamente seco en el baño. Entonces oye que la banda empieza a tocar. Se apresura y se da un fuerte golpe en el codo con la esquina de la puerta del baño.

▶ ¿Cuáles son todas las diferentes emociones que Martín probablemente experimente durante el tiempo que pasa en el baño? Recuerda, entra sintiéndose de una manera, tal vez comience a sentirse de otra manera, a medida que las cosas mejoran, y luego, al golpearse, se siente diferente.

BREVE MEDITACIÓN:
SENTADO CON TUS EMOCIONES

A veces, lo mejor que puedes hacer cuando experimentas emociones difíciles es sentarte y vivir la emoción, en lugar de intentar que desaparezca o enfadarte por padecerla. Cuando añades más emociones negativas, como la frustración, o haces algo impulsivo para intentar sentirte mejor, solo creas más problemas. En lugar de un problema, ahora tienes dos o tres.

Cuando te paras sintiendo una emoción, simplemente la estás etiquetando; te permites sentirla sin intentar controlarla. Recuerdo haber experimentado mucha ansiedad cuando mi esposa y yo estábamos decidiendo si tener un segundo hijo. Quise hablarlo con la persona que considero mi mentor. Me preguntó qué me preocupaba. Le dije que me preocupaba que tener dos hijos fuera más difícil para nuestra carrera, nuestro estilo de vida y nuestra relación. Me miró y me dijo: «Sí. Ocurrirá todo eso». En lugar de que su respuesta me hiciera entrar en pánico, me llevó a sentarme con mis sentimientos y, en cuestión de segundos, me empecé a encontrar mejor. El simple hecho de reconocer y aceptar una emoción permite que siga su curso y que su intensidad se desvanezca.

1. En el cuaderno, escribe algo que esté sin resolver o que te preocupe en este momento. Puede ser un problema en el trabajo, una dificultad en una relación, algo que esté pasando con la familia, etc.

2. Busca un lugar cómodo para sentarte. Saca tu cuaderno y lee en voz alta lo que te preocupa.

3. Cierra los ojos. Visualiza la situación y deja que surja un sentimiento. Cuando esto suceda, no luches contra él. Simplemente etiquétalo. ¿Es tristeza, frustración o miedo?

4. Respira lenta y plenamente, de manera natural. No es necesario forzar la entrada o salida del aire. Tan solo respira con normalidad mientras continúas identificando la sensación. Notarás que la sensación pierde intensidad.

TIP **Observa cómo tus emociones suben y bajan.** ¿Recuerdas la cita de Isaac Newton «Todo lo que sube baja»? Lo mismo ocurre con las emociones. Recuérdatelo cuando experimentes una emoción intensa; luego, tan solo observa cómo la intensidad máxima de la emoción acaba volviendo a un nivel manejable. Ninguna emoción dura para siempre. Si fuera así, ¡todavía estarías disfrutando de tu primera fiesta de cumpleaños!

LA CONEXIÓN ENTRE LA MENTE
Y EL CUERPO

Sorprendentemente, la mayoría de las personas no son conscientes de que la mente y el cuerpo están conectados. De las personas que sí lo creen, muchas consideran que solo lo están en una dirección, es decir, que la mente controla el cuerpo, pero que el cuerpo no tiene ningún efecto sobre la mente. Desde hace miles de años se tiene conocimiento de la conexión entre la mente y el cuerpo y la forma en que nuestras sensaciones físicas afectan a nuestras sensaciones mentales, pero aún sabemos muy poco al respecto.

La forma más fácil de entender la conexión es pensar en la palabra inglesa *hangry*. Se trata de un término que se utiliza para hablar de alguien que está enfadado y de mal humor porque tiene hambre. El cuerpo no recibe suficiente energía a través de los alimentos, lo que provoca emociones negativas. Esto guarda relación con cómo las personas tienden a estar de buen humor y sentirse un poco somnolientas después de una comida copiosa. Cuando las personas están saciadas, se libera serotonina, una sustancia neuroquímica. La serotonina regula el estado de ánimo y el sueño, junto con otras funciones importantes.

Así que aceptemos que la mente y el cuerpo están conectados y aprendamos cómo puedes utilizar este conocimiento para cambiar cómo te sientes.

Hay mucho que aprender escuchando al cuerpo. Tú ya lo haces. Cuando te duele algo físicamente, prestas atención al dolor y actúas en consecuencia. También puedes darte cuenta de cuándo estás estresado, ya sea porque tienes los músculos del cuello y los hombros tensos, o tal vez te duela el estómago. Ya me imagino los correos electrónicos que me aparecerán en la bandeja de entrada de lectores enfadados diciéndome: «¡Solo tienes que dejar de pensar en el dolor y seguir adelante!» o «¡Los dolores de estómago son una cosa de bebés!». No me malinterpretéis; golpearse el dedo del pie o tener indigestión por una comida picante en exceso no suele ser un motivo que altere el transcurso de un día. Sin embargo, si quieres vivir la mejor vida posible, necesitas conocer el dolor y, en este sentido, tu cuerpo puede proporcionarte una gran cantidad de información al respecto. Solo tienes que saber escucharlo.

Lo que ingieres en forma de alimentos, bebidas o incluso drogas y alcohol tiene un profundo efecto en tu bienestar emocional y tu funcionamiento cognitivo. La cantidad de horas que duermes y si lo haces de forma regular tiene un efecto directo en el bienestar emocional, la energía, la memoria y la concentración. El ejercicio físico o su carencia tiene un profundo efecto en los niveles de estrés, el control emocional, el estado de ánimo y la concentración.

Veamos algunos consejos sobre cómo puedes utilizar el sueño, la nutrición y el ejercicio para mejorar tu regulación emocional y otros síntomas del TDAH.

Nota: Consulta con tu médico antes de realizar cualquier cambio en la dieta, ejercicio o estilo de vida.

TIP **Duerme como un bebé.** Si un bebé no duerme lo suficiente o su horario de sueño se desvía de lo habitual, aunque sea ligeramente, habrá rabietas y lágrimas. Tú no eres diferente. Puedes tolerar menos horas de sueño y menos regularidad, pero solo dentro de unos límites razonables.

TIP **Tus horarios para dormir y despertarte deben ser constantes.** Decide una hora para acostarte y conviértela en un objetivo. Una hora o más antes de acostarte, deja de lado las pantallas, ya sea de teléfonos inteligentes, tabletas u ordenadores. También deja de realizar cualquier actividad relacionada con el trabajo y dale tiempo a tu cerebro para relajarse. Ponte una alarma y, si es posible, un temporizador en las luces del dormitorio para ayudarte a despertarte a la misma hora todos los días. Tu mente y tu cuerpo se benefician de la regularidad.

TIP **Aliméntate bien.** ¡Tu cerebro utiliza alrededor del 25 % de las calorías que ingieres! Esa bola de tejido nervioso entre las orejas solo pesa 1,3 kg, pero requiere una cuarta parte de toda tu energía. Más vale que le eches el combustible adecuado al depósito.

TIP Al igual que con el sueño, las horas de las comidas deben ser constantes. Como mínimo, intenta hacer tres comidas al día. ¡No te saltes el desayuno! Para mantener un estado de ánimo y un rendimiento mental óptimos, es recomendable comer en la hora siguiente a despertarse y asegurarse de que el desayuno sea rico en grasas y proteínas saludables y bajo en carbohidratos refinados, como la harina o el azúcar. El almuerzo debe ser aproximadamente a la misma hora todos los días, al igual que la cena. Para evitar un bajón por la tarde, asegúrate de que tu almuerzo no sea demasiado pesado, pero ha de contener buenas cantidades de vitaminas y minerales. Las verduras verdes y los cereales integrales son una excelente forma de obtener vitaminas del grupo B, que son importantes para la energía mental. La cena debe ser similar al almuerzo; sin embargo, una cena que incluya carbohidratos de digestión más lenta, como la batata, puede mejorar el sueño al proporcionar una liberación lenta de serotonina durante el sueño. Los frutos secos y las semillas son excelentes para mantener una energía mental y física constante. Un artículo publicado con el sello de la Harvard Health Publishing puso de manifiesto que la falta de semillas y frutos secos en las dietas de todo el mundo es una de las principales causas de problemas de salud.

TIP Estamos diseñados para movernos. Actualmente, la teoría predominante sobre la evolución física humana es que nuestro cerebro es grande para que podamos realizar movimientos complejos (y muy variados). «Nacido para correr» no es solo un bonito lema para las camisetas de las carreras de maratón. También sabemos que el ejercicio aumenta los niveles básicos de ciertas sustancias neuroquímicas que son importantes para la concentración, la atención y el estado de ánimo. El movimiento también reduce la acumulación de hormonas del estrés que causan estragos en el estado de ánimo y la memoria.

TIP Al igual que el sueño y la correcta nutrición, el ejercicio es más eficaz cuando se practica de forma constante. No es necesario estar inscrito en un gimnasio ni formar parte de ningún equipo de élite. Lo único que se necesita es el propio cuerpo. Se puede salir a caminar, hacer yoga, flexiones, correr, nadar, jugar con los niños e incluso convertir las tareas domésticas, como pasar la aspiradora, en ejercicio si se hace con brío. Lo importante es hacerlo con regularidad, preferiblemente a diario, aunque solo sea durante cinco minutos. Si deseas obtener el máximo rendimiento del tiempo que le dedicas al ejercicio, eleva la frecuencia cardiaca entre treinta y cuarenta y cinco minutos al día mientras haces ejercicio. Según el Dr. John Ratey, de la Universidad de Harvard, hacer ejercicio a una intensidad moderada durante treinta minutos cinco días a la semana tiene profundos beneficios para el bienestar mental, la memoria y la concentración.

DESARROLLA LA RESILIENCIA

¿Alguna vez has echado a perder un día por una emoción negativa intensa? ¿Las molestias y frustraciones diarias de tu TDAH te han hecho querer dejar de intentar mejorar? ¿Las críticas te desaniman y te dificultan a la hora de recuperarte?

Si has respondido afirmativamente a estas preguntas, es probable que necesites mejorar el nivel de resiliencia emocional y cognitiva. Una mayor resiliencia te permitirá seguir funcionando ante acontecimientos negativos importantes, así como ante las pequeñas molestias y críticas cotidianas.

La resiliencia emocional es muy importante. El ejército dedica mucho tiempo a desarrollar la resiliencia física de los soldados para que puedan hacer frente a las exigencias extremas del combate. Pero toda la resiliencia física del mundo es inútil sin la parte emocional, por lo que el ejército también dedica tiempo a entrenar a sus hombres y mujeres para que soporten cosas como la tortura psicológica y el agotamiento mental. Cuanto más alto es el rango, más tiempo se dedica a la resiliencia mental. Por ejemplo, las unidades de los Navy Seals y las Fuerzas de Operaciones Especiales del Ejército estadounidense reciben un entrenamiento extenso en resiliencia emocional y resistencia mental debido al alto nivel de importancia y complejidad de sus misiones.

La vida es compleja y, para las personas con TDAH, es aún más compleja y emocionalmente agotadora que para el resto. Esto se debe en parte al aumento de la sensibilidad emocional que acompaña al TDAH. Sin embargo, es posible reducir los efectos negativos que provocan las emociones intensas y las frustraciones cotidianas; en otras palabras, se puede desarrollar una mayor resiliencia.

Estas son algunas de las características clave de las personas que desarrollan resiliencia emocional:

- Son capaces de escuchar las críticas de los demás y de sí mismos sin derrumbarse en la autocompasión ni caer en un pozo negro emocional.

- Son capaces de utilizar el apoyo de los demás para ganar fuerza.

- Tienen una visión optimista de los resultados, sin dejar de ser realistas.

- Afrontan sus retos y miedos en lugar de evitarlos constantemente.

- Cuidan su bienestar físico.

- Se mantienen flexibles y abiertos a nuevas ideas y perspectivas.

- Escuchan las críticas y las utilizan como información para crecer.

- Son persistentes en sus esfuerzos cuando se enfrentan a retos y contratiempos.

- Son empáticos con los demás y con sus puntos de vista.

- Aceptan que el cambio es parte de la vida, por lo que trabajan para adaptarse, en lugar de luchar en contra.

- Se detienen y reflexionan en lugar de actuar constantemente de forma impulsiva.

Al leer esa lista, ¿qué has pensado? ¿Qué has sentido?

Si la has leído y solo has pensado en que no tienes todas esas cualidades y que, por lo tanto, eres «un caso perdido», tendrás que esforzarte un poco más para desarrollar la resiliencia. Si lo has leído y has pensado en cómo te gustaría desarrollar esas cualidades, es probable que estés en una mejor posición para convertirte en una persona resiliente.

Incluso si has pensado lo primero, tengo buenas noticias para ti. Cuando mis pacientes se muestran reacios al principio y parecen derrotados, se necesita un esfuerzo adicional para iniciar el camino hacia el crecimiento. Sin embargo, una vez que se ponen en marcha, tienden a mantener el rumbo y, en muchos casos, obtienen mejores resultados que aquellos que no tienen que esforzarse tanto para conseguirlo.

 ¿CÓMO ES LA RESILIENCIA?

El objetivo de este ejercicio es ayudarte a empezar a verte a ti mismo como una persona resiliente.

1. Identifica tres áreas de tu vida en las que tiendes a tener muchas dificultades emocionales. Si puedes, trata que sea un área personal (por ejemplo, te desanimas con comentarios negativos sobre ti mismo), otra que sea relacional (como cuando alguien te critica o se opone a tu punto de vista) y otra que sea basada en tareas u ocupacional (en casa o en el trabajo). Una vez que hayas identificado las tres áreas, anótalas en el cuaderno.

2. Consulta la lista de rasgos de las personas emocionalmente resilientes (página anterior) e identifica algunos que te resultarían útiles aplicar a cada una de las tres áreas que has indicado en el paso 1.

3. Anota cómo vas a utilizar cada uno de los rasgos de resiliencia.

4. Escribe una nueva narrativa sobre ti mismo como una persona emocionalmente resiliente que utiliza los rasgos de los pasos 2 y 3.

EJEMPLO

▶ «Soy una persona emocionalmente resiliente que pide a sus compañeros de trabajo sus opiniones y decide de manera reflexiva si estas me son valiosas; en ese caso, las incluyo en mi trabajo».

▶ «Soy una persona emocionalmente resiliente que recurre a mi mejor amigo en busca de apoyo cuando me castigo por mis errores y defectos».

▶ «Soy una persona emocionalmente resiliente que da largos paseos cada mañana para poder controlar mejor mis reacciones emocionales con mi familia».

TIP **Haz algo que te dé miedo cada día.** Según Timothy Ferriss, experto en rendimiento y productividad, a menudo lo que más necesitas hacer es aquello que más te da miedo. Sigue este consejo. Puede ser algo pequeño, como pedir un helado de un sabor extraño, o algo mayor, como llamar al director general de la empresa con la que intentas hacer negocios y proponerle un proyecto. Sabrás qué hacer, ya sea porque te da miedo o es diferente. Nota: No es necesario que hagas nada peligroso o descabellado para beneficiarte de este consejo.

TIP **Sé un guía para los demás.** Ahora que estás trabajando duro para desarrollar tu resiliencia emocional, es hora de compartir tu sabiduría. Busca a personas en tu entorno que estén pasando por dificultades y ayúdalas a que hagan uso de las características de resiliencia emocional que has aprendido en esta sección.

MANEJAR LAS EMOCIONES NEGATIVAS

Cuando experimentas emociones negativas intensas, puede ser muy útil tomarte un descanso, dar un paseo, llamar a un amigo o familiar para que te apoye o escribir tus pensamientos y sentimientos en un diario. Desgraciadamente, no siempre podrás alejarte de una situación. Cuando no puedas, necesitarás algo que te permita abordar esas emociones intensas.

Una forma muy eficaz es utilizar una técnica de *mindfulness* y respiración que desarrollé para usar yo mismo. La técnica se llama «Método 3×3» y ha demostrado ser extremadamente útil para miles de personas. Puedes obtener más información sobre la técnica y sus antecedentes viendo mi charla TED al respecto (consulta la sección Referencias, al final del libro). Con todo, te la voy a proporcionar para que tú también puedas empezar a beneficiarte de ella.

Cuando sientas emociones negativas o estrés, o te preocupe el futuro o el pasado, puedes utilizar este método para volver inmediatamente a la actualidad. La técnica es muy sencilla y solo lleva treinta segundos.

1 Identifica tres objetos físicos en tu entorno. Puede ser cualquier cosa: tu escritorio, una botella de agua, una persona, un bolígrafo, la pared…

2 Nombra uno de los objetos, respira profundamente y exhala. A continuación, repite con el segundo objeto y luego con el tercero. Por ejemplo: «Eso es una botella de agua (respira y exhala). Eso es un bolígrafo (respira y exhala). Eso es una silla (respira y exhala)».

Eso es todo. La técnica frena rápidamente la mente hiperactiva al devolverte al presente y las respiraciones profundas calman el sistema nervioso. Ten en cuenta que la mayoría de las personas a las que les he enseñado esto me miraron como si estuviera loco. Parece demasiado simple, hasta que lo pruebas.

LA REVISIÓN DE LAS 48 HORAS

El objetivo de este ejercicio es desarrollar la conciencia acerca de las emociones negativas en el momento.

1. En tu cuaderno, crea una lista con todas las emociones negativas que se te ocurran. Puedes consultar la lista de emociones y sentimientos de la página 116.

2. Durante las próximas 48 horas, pon una pequeña marca junto a cada emoción negativa que experimentes. Es posible que les pongas varias marcas a algunas emociones y ninguna a otras.

Nota: Si no puedes realizar este ejercicio durante el día, puedes hacerlo a modo de repaso del día una hora antes de acostarte. Aun así, te dará una buena idea de las emociones negativas que experimentas con más frecuencia.

SEGUNDA OPORTUNIDAD

El objetivo de este ejercicio es mejorar los tipos de interacción que tienes con los demás cuando te encuentras en un determinado estado emocional. Una excelente manera de practicar es volver atrás y repetir una interacción que no salió bien.

1. Piensa en los últimos días o semanas e identifica un momento en el que respondiste emocionalmente a alguien y desearías haberlo hecho de otra manera. Puede ser algo pequeño, como haber sido brusco o sarcástico con un amigo o familiar.

2. Vuelve a ver a esa persona o llámala y repite la situación. Quizás tu cónyuge te preguntó si habías comprado leche y tú le respondiste de manera brusca: «¡Sí! ¡Qué plasta!». En ese caso, puedes decirle: «El otro día, cuando me preguntaste si había comprado leche y te respondí bruscamente, lo que quería decir era: "Sí, compré leche. Gracias por preguntarme"». Si también te sientes inclinado a disculparte, aún mejor.

TIP **Haz una pausa.** Las reacciones emocionales pueden llevarte a soltar respuestas airadas, por lo que es importante practicar hacer una pausa antes de responder. Esta pausa puede ser en persona o en un mensaje de texto, chat o correo electrónico. Para practicar, haz una pausa de unos minutos antes de responder a un mensaje.

HABLAR CON LA FAMILIA O LOS AMIGOS SOBRE EL TDAH

Probablemente ya sepas que el TDAH puede tener un efecto negativo en tus relaciones. Es probable que tampoco sea una novedad para tu familia y amigos. Sin embargo, es posible que no comprendan del todo qué lo causa y qué no.

Soy especialista en el tratamiento de adultos con TDAH y en parejas en las que uno de los miembros lo padece. A menudo escucho historias sobre cómo la relación de alguien se rompió en gran parte debido a su pareja y cómo su terapeuta no entendía el TDAH, lo que llevó a este último a malinterpretar los comportamientos como egoístas o intencionadamente maliciosos. No quiero que se me malinterprete: las personas con TDAH pueden ser tan egoístas como cualquier otra persona, pero a menudo se etiqueta de egoísta un comportamiento que no lo es. El asunto de las parejas y el TDAH es muy amplio. Ofrezco un popular taller sobre el tema y regularmente brindo capacitación y asesoramiento a otros terapeutas que no saben cómo abordarlo en su trabajo. Aquí solo quiero ofrecerte un marco básico para hablar con tu familia y amigos sobre tu TDAH. Al igual que cuando hablas con tus compañeros de trabajo, deberás usar tu criterio personal para decidir si hablar o no sobre este asunto con ellos.

Para que la conversación sea productiva, debes ser claro y conciso, y hacer un esfuerzo adicional por empatizar con la experiencia que la otra persona tiene de ti. Quizás esta persona se sienta frustrada por tus comportamientos impulsivos, piense que dejas cosas desordenadas a propósito para molestarla o crea que, como te distraes durante las conversaciones, no te importa lo que te dice. Sea cual sea el caso, los síntomas del TDAH pueden ser difíciles tanto para ti como para tus seres queridos.

Cuando hables con amigos o familiares, intenta comprender exactamente de qué manera el TDAH puede ser un problema en esa relación. Habla con ellos de una manera que se sientan comprendidos con su frustración, al tiempo que eres directo sobre cómo tu TDAH contribuye al problema. Ten cuidado de no culpar de todo al TDAH y dar la impresión de que no puedes hacer nada. A estas alturas del libro, espero que hayas visto que sí que puedes hacer mucho.

A continuación, te ofrecemos un ejemplo de cómo podría ser una conversación con un amigo o familiar:

«Hola, Clara. Siento haber llegado tarde otra vez. Sé que es muy frustrante y probablemente te haga sentir que no me importas lo suficiente como para llegar a tiempo. Nada más lejos de la realidad. Tengo TDAH y eso me afecta de muchas maneras. Una de las más importantes y molestas es mi dificultad para ser puntual. Estoy trabajando en ello y pensé que sería útil compartirlo un poco contigo. La razón por la que acabo llegando tarde cuando quedamos es porque me quedo atascado tratando de asegurarme de que llevo la ropa adecuada y de que lo tengo todo preparado. Lo creas o no, en realidad soy perfeccionista. Sé que probablemente no asocias el TDAH con el perfeccionismo, pero es más común de lo que la mayoría de la gente cree. Me preocupo tanto por el tiempo que pasamos juntos y por causar una buena impresión que me bloqueo en los detalles y acabo llegando tarde. Sé que es una molestia y que te hace sentir como que te dejo de lado, y lo siento. ¿Quizás podamos pensar en algunas formas en las que pueda comunicarme contigo cuando llegue tarde? Incluso sé que podrías tener algunas ideas geniales que me ayudarían a llegar puntual cuando quedemos».

GESTIONAR EL AGOBIO

Todo el mundo se siente abrumado de vez en cuando. El grado de agobio que experimenta cada persona varía mucho en función de su personalidad, su entorno laboral, su vida familiar y su estilo de vida. Para algunas personas con TDAH, el agobio puede ser algo casi cotidiano. Puede tener repercusiones negativas de gran alcance en la vida familiar, laboral y en las relaciones personales. A veces lleva a la procrastinación y a la evasión, y a hacer que las personas se cierren en banda o dejen de avanzar en determinadas situaciones.

El agobio tiende a producirse cuando las tareas se consideran grandes e inmanejables, o cuando las emociones negativas se descontrolan y se hacen demasiado presentes. Otro factor que contribuye en gran medida a él es la incertidumbre. A las personas les gusta saber de antemano cuál será el resultado de las situaciones o cómo abordar situaciones nuevas o intimidantes.

La definición genérica de *agobio* es «imposición de actividad o esfuerzo excesivo». Sin duda, esa es una descripción muy acertada de cómo se puede sentir. Las cosas se vuelven excesivas y la presión parece insoportable.

¿ERES PROPENSO A SENTIRTE ABRUMADO?

1. En tu cuaderno, escribe 0, 1 o 2 para cada afirmación a fin de calificar tu experiencia personal. Tus respuestas deben reflejar lo que tú crees sobre ti mismo, no lo que otras personas piensan de ti.

> 0 - No o nunca
> 1 - A veces
> 2 - Sí o a menudo

▶ No tienes la oportunidad de relajarte o sentarte a comer algo saludable a diario.

▶ Empiezas cada día preocupándote por todo lo que tienes que hacer.

▶ Cada noche te castigas por no haber hecho todo lo que te habías propuesto.

▶ No eres capaz de completar tus tareas del día.

▶ Estás sobrecargado o agotado.

▶ Tienes exigencias en muchos ámbitos de tu vida (trabajo, crianza de los hijos, cónyuge, hogar, amigos, familia) que parecen no tener fin.

▶ Tienes muy poco o ningún tiempo para ti mismo.

▶ Sientes que tu situación no tiene salida.

▶ Piensas que no puedes seguir así.

▶ Con regularidad tienes sensaciones físicas como latidos rápidos, dolores de cabeza, tensión muscular, malestar estomacal o dolores de estómago.

2. Suma tus respuestas para obtener la puntuación total.

▶ Si tu puntuación total es inferior a 9, es probable que estés experimentando un nivel bajo de agobio.

▶ Si tu puntuación total está entre 10 y 15, estás experimentando niveles moderados de agobio.

▶ Si tu puntuación total fluctúa entre 16 y 20, estás experimentando un alto nivel de agobio.

DESARROLLAR LA TOLERANCIA
A LA INCERTIDUMBRE

Para mejorar tu tolerancia a la incertidumbre, debes practicar exponiéndote a ella.

1. Identifica tres situaciones que hayas evitado por incomodidad, miedo, etc., y anótalas en tu cuaderno. Pueden ser proyectos, lugares o personas que has evitado.

2. Siéntate en un lugar donde no te interrumpan.

3. Para la primera situación, escribe todos los posibles resultados negativos. Nota: Trabaja solo en una situación a la vez hasta el paso 6. Puedes hacer el ejercicio para cada situación en sesiones separadas o en días diferentes si te resulta más cómodo.

4. Para esa misma primera situación, escribe todos los resultados positivos posibles.

5. Observa todas las emociones que surgen durante el ejercicio para esa situación y anótalas.

6. Repite los pasos 3-5 para la segunda y tercera situación.

7. Reflexiona sobre tu experiencia. ¿Te ha sorprendido algo? ¿Has obtenido alguna idea que te pueda ayudar la próxima vez que evites algo o te enfrentes a algo debido a la incertidumbre?

TIP «Ejercicios» para la incertidumbre. Cada vez que te encuentres evitando algo o sintiendo ansiedad por ello debido a la incertidumbre, pregúntate cuáles podrían ser todos los resultados posibles. No descartes ninguna idea; déjalas fluir, por muy absurdas que parezcan, y anótalas todas. Al igual que con el levantamiento de pesas, cuanto más trabajes tu capacidad para pensar en todos los resultados posibles, más fuerte te volverás a la hora de ver rápidamente todas las opciones.

IDENTIFICAR COMPORTAMIENTOS ALTERNATIVOS

1. Vuelve a tu lista de tres situaciones del ejercicio anterior, «Desarrollar la tolerancia a la incertidumbre».

2. Para cada situación, identifica cómo te comportaste cuando la estabas evitando. ¿Postergaste las cosas? ¿Te rendiste? ¿Hiciste otra cosa en su lugar?

3. Para cada situación, identifica un comportamiento alternativo que te acerque más al resultado deseado, en el contexto de esa situación.

Ahora que has aprendido algunas buenas técnicas para gestionar tus emociones, pasemos a reforzar el control de los impulsos.

CONCLUSIONES

- La regulación de las emociones consiste en identificar los sentimientos y controlar de manera consciente la intensidad de esos sentimientos.

- Ser consciente de la emoción que estás sintiendo te permite tomar decisiones sobre cómo responder.

- Las emociones son transitorias y su intensidad disminuirá si tan solo te sientas y las experimentas.

- La mente y el cuerpo están íntimamente relacionados y se influyen entre sí de manera directa, por lo que es muy importante atender tus necesidades físicas, como el sueño, la alimentación y el ejercicio.

- Desarrollar la resiliencia emocional te ayudará a sobrellevar las emociones fuertes y las situaciones negativas.

- El «Método 3×3» puede calmarte rápidamente en un momento estresante o abrumador.

- Identificar comportamientos alternativos te permite responder a la incertidumbre de una manera que promueva mejores resultados.

6.

MEJORA EL CONTROL DE LOS IMPULSOS

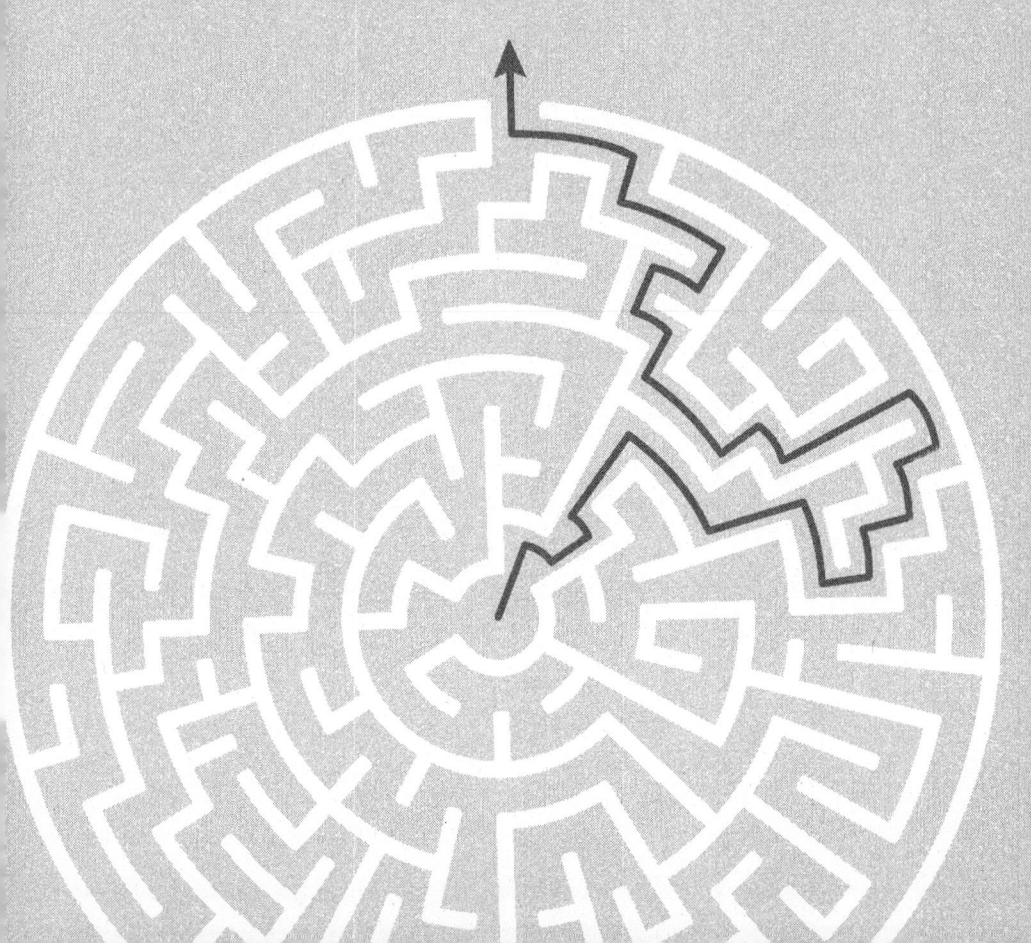

VISIÓN GENERAL

Cuando venimos al mundo, somos muy impulsivos. Los bebés son impulsivos y reactivos, siempre buscan la gratificación inmediata. Cuando quiere comer, el bebé tira de la camiseta de su madre, buscando leche. Cuando siente curiosidad por la nariz de alguien, extiende la mano y le mete el dedo en la fosa nasal. Cuando necesita hacer sus necesidades, lo hace donde está, incluso si es en un sofá nuevo. Por muy frustrante que pueda ser, este tipo de comportamiento es el habitual en el bebé y actuamos en consecuencia.

A medida que se desarrolla el cerebro, también lo hace la capacidad para controlar los impulsos. Los adultos seguimos necesitando hacer nuestras necesidades, pero somos capaces de esperar a llegar al baño.

Sin embargo, como veremos en este capítulo, las necesidades, los estímulos y los sentimientos contrapuestos pueden dificultar el control de los impulsos, especialmente en el caso de los adultos con TDAH. La capacidad de hacer una pausa, evaluar una situación y actuar de forma adecuada requiere funciones ejecutivas, esas habilidades mentales básicas de las que hemos estado hablando a lo largo del libro. En el cerebro con TDAH, las funciones ejecutivas se ven comprometidas, especialmente en entornos estimulantes o desafiantes.

¿Alguna vez has sido impulsivo? La mayoría de las personas con TDAH han tenido dificultades para controlar sus impulsos. En los blogs y en muchos libros sobre este trastorno, a menudo se lee sobre personas que se involucran en exceso en el juego, el sexo o en gastar demasiado. La realidad para la mayoría de los adultos con TDAH es menos emocionante. Probablemente luches contra la impulsividad en tu vida diaria. Quizás te cueste esperar antes de enviar una respuesta apresurada por correo electrónico, digas cosas sin pensar en las conversaciones o te cueste controlar la cantidad de dulces que comes. Estas son las áreas en las que la impulsividad puede parecer imposible de controlar. Los seres humanos somos bastante buenos gestionando acontecimientos importantes de la vida, como un divorcio, la pérdida del empleo o una muerte. Pero son las molestias cotidianas, como derramar el café, encontrarse con todos los semáforos en rojo o cortarse con un papel, las que nos van minando. Lo mismo les sucede a las personas con TDAH. Los actos impulsivos importantes, como el juego o las compras elevadas, suelen superarse. Cosas como hablar fuera de turno en el trabajo, acelerar para pasar un semáforo en rojo o comerse el último postre de la nevera son comportamientos impulsivos que impiden que la vida transcurra con normalidad.

Desarrollar un control adecuado de los impulsos en todos los ámbitos de la vida te ayudará a vivir cada día con más coherencia, lo que mejorará tu calidad de vida, tu éxito en el trabajo y tus relaciones.

QUÉ NO HACER

Vivo en el centro de una gran ciudad y tengo dos hijos pequeños. No hace falta decir que, a veces, mi vida es como un viaje ruidoso y caótico. Al igual que la mayoría de los padres, me he dado cuenta de que *no* es la palabra que más utilizo, especialmente por la noche, cuando mis hijos están cansados y su capacidad para controlar su comportamiento se ve mermada. Por desgracia, decir *no* no es muy eficaz. Aprender a no hacer algo suele ser más difícil que aprender a hacer algo. Una de las principales razones es que, cuando mostramos un comportamiento concreto o aprendemos una nueva habilidad, al final hay algún tipo de recompensa. Para los adultos, la recompensa puede ser una sensación de satisfacción, un aumento de sueldo en el trabajo o el elogio de alguien que nos importa. Pero, cuando no hacemos algo, a menudo no hay recompensa.

En esta sección, veremos que sí que hay recompensas por utilizar la inhibición para controlar los impulsos, solo que cuesta un poco más identificarlas, especialmente en el momento.

Este ejercicio mental te ayudará a aclarar las cosas. Imagina por un momento que estás leyendo tranquilamente un libro en un banco de un parque y yo me acerco y te pido que le digas algo ofensivo a un desconocido. Probablemente me mirarás como si estuviera loco y, desde luego, no le dirás nada al desconocido. ¿Por qué no? Es sencillo. Con la mente tranquila, eres capaz de darte cuenta en muy poco tiempo de que gritarle de repente algo ofensivo a un desconocido podría tener consecuencias negativas.

Entonces, ¿cuál es la recompensa? Si no le dices nada ofensivo al desconocido, la recompensa podría ser poder sentarte tranquilamente a leer el libro, seguir relajado o sentirte bien por tener autocontrol.

Ahora imagina que volvemos a hacer lo mismo, pero esta vez te digo que el desconocido acaba de golpear la puerta de tu coche al aparcar y está a punto de marcharse sin decírtelo. Es posible que te levantes impulsivamente y le digas algo ofensivo. En este segundo ejemplo, es probable que te dejes llevar por emociones intensas, lo que hace más difícil controlarte. O tal vez esperes ser recompensado con la información del seguro de la persona, lo que podría ahorrarte mucho dinero en reparaciones.

El ejemplo anterior nos muestra algunos factores muy importantes que contribuyen al control de los impulsos y que no tienen nada que ver con el TDAH. Para controlar los comportamientos, hay que hacer una pausa rápida, evaluar los posibles resultados, consecuencias y recompensas, y luego actuar. El TDAH dificulta hacer la pausa y frenar esos comportamientos impulsivos.

Hagamos un par de ejercicios que te ayudarán a aprender a evaluar tus acciones y resultados, así como a estar más abierto a opciones alternativas.

VINCULACIÓN DE ACCIONES Y RESULTADOS

A la mayoría de las personas les resulta difícil el siguiente ejercicio. Requiere que te centres exclusivamente en tu papel en interacciones y situaciones concretas. Es fácil racionalizar nuestro comportamiento explicando lo que hizo la otra persona o alegando que la situación fue injusta. Es más difícil centrarse en el comportamiento propio y en el resultado real. Al fijarte solo en tu papel y tu comportamiento, puedes empezar a relacionar las acciones y los resultados.

1. Piensa en tres situaciones recientes en las que hiciste algo que tuvo una consecuencia negativa. Tal vez elevaste demasiado el tono en una reunión, faltaste a una cita, gastaste de más o quedaste en ridículo.

2. Para cada ejemplo, anota en el cuaderno el resultado o la respuesta a tu comportamiento. Por ejemplo: si expresaste tu opinión en un momento inadecuado, ¿cuál fue la consecuencia negativa? Si gastaste de más, ¿cuál fue el efecto negativo en tus finanzas o en tu relación?

3. Para cada ejemplo, escribe cómo te sentiste respecto al resultado. Recuerda que se trata solo de ti, no de otras personas que estuvieran involucradas. En lugar de escribir algo como «Me sentí engañado porque, si mi compañero de trabajo no hubiera abierto la boca, el jefe me habría invitado a mí al partido de baloncesto y no a él», escribe tan solo cómo te sentiste respecto al resultado. En el ejemplo del partido, es posible que te sintieras triste, decepcionado, excluido o avergonzado.

Trata de prever. Antes de actuar por impulso, piensa en cómo se desarrollarán las cosas. Imagina cuál será el resultado y cómo te sentirás en consecuencia. La retrospectiva siempre es útil; ahora es el momento de que tu previsión también lo sea.

 ¿CUÁLES SON TUS OPCIONES?

Una de mis especialidades es ayudar a las personas a resolver problemas. La mayoría de las situaciones tienen muchas más opciones de las que la gente cree en un principio. En este ejercicio, practicarás cómo pensar en opciones alternativas para responder en situaciones que no salieron bien.

1. En tu cuaderno, indica los tres ejemplos que utilizaste en el ejercicio anterior, «Vinculación de acciones y resultados».

2. Para cada ejemplo, añade al menos cinco comportamientos que podrías haber elegido seguir. Si te quedas atascado, sé creativo. Si una opción implica llamar a los extraterrestres para que te ayuden, que así sea. El objetivo es liberarte y ser mentalmente flexible.

3. En cada ejemplo, elige uno de los comportamientos alternativos que habría conducido a un resultado más positivo. Anota el resultado positivo al que habría conducido ese comportamiento alternativo.

 Haz una pausa y piensa en alternativas. Cuando te enfrentes a una situación difícil y sientas la tentación de actuar de manera impulsiva, haz una pausa. Aprovecha esta breve pausa para pensar en algunas alternativas que puedan conducir a un resultado positivo.

MÁS SOBRE PENSAR SOBRE EL PENSAMIENTO

En el capítulo 4 hablamos sobre la metacognición, es decir, acerca de pensar sobre el pensamiento. Te pedí que dedicaras tiempo a desarrollar tus habilidades mentales para observar lo que piensas. En esta sección, profundizaremos en la metacognición aplicándola a los comportamientos, además de a los pensamientos. Antes de cada comportamiento, hay un pensamiento y un sentimiento. El patrón siempre es el mismo: pensamiento → sentimiento → comportamiento. Así que, cuando oigas a alguien decir «Piensa antes de actuar» o «Estás actuando sin pensar», sabrás que se equivoca en algo básico. Sin embargo, no te libras, porque tiene razón en algo: en cuanto al nivel de la metacognición.

Veámoslo con un ejemplo. Andrea entra en la sala de estar de su casa y descubre que a su novio se le ha derramado el café sobre su ordenador portátil. Ella exclama: «Yago, idiota, ¿qué diablos te pasa? ¡No te importan mis cosas!». Yago, sin tener idea de lo que ella está hablando, le responde con ese mismo tono negativo. En poco tiempo, están discutiendo. Después de discutir durante varios minutos, la gatita de Andrea sale de debajo de la mesa con café en las patas y el hocico. En un instante, Andrea y Yago se dan cuenta de que la gatita es la que ha volcado la taza de café. Ambos se echan a reír.

El patrón que se puso de manifiesto en el caso de Andrea comenzó con un pensamiento: «Oh, no, Yago ha derramado café sobre mi portátil». A continuación, sintió ira. Finalmente, esto se tradujo en un comportamiento agresivo y le acabó gritando. No se detuvo a pensar en otras posibles causas ni en otras formas alternativas de responder a la situación.

ROMPER EL CICLO DE REACTIVIDAD

Hay momentos en la vida en los que reaccionar rápidamente es de suma importancia. Estas situaciones suelen darse cuando la supervivencia o la seguridad están en peligro. El cerebro humano es muy bueno reconociendo pequeños cambios y puede pasar a un estado en el que la toma de decisiones y el comportamiento se vuelven fluidos, lo que conduce a una mejora exponencial en el rendimiento y que puede salvar una vida. Por desgracia, este estado es solo temporal y no tiene nada que ver con las reacciones cotidianas ante acontecimientos frustrantes. Enviar de forma impulsiva un correo electrónico desagradable no cumple los criterios de seguridad y supervivencia.

Cuando se es muy reactivo, no se es receptivo. Las reacciones impulsivas tienden a provocar más problemas. Por su parte, las respuestas conscientes tienden a provocar menos problemas y a mejorar los resultados. Entonces, ¿cómo se puede acceder a esta forma de responder de manera consciente —tan difícil de alcanzar— y evitar las reacciones impulsivas? Todo comienza con una pausa, seguida de una respiración profunda, luego vienen los pensamientos y, finalmente, se pasa a la acción.

REACCIÓN IMPULSIVA

1. UN COMPAÑERO DE TRABAJO FRUSTRADO SE DIRIGE A TI DE MANERA MUY INAPROPIADA.

2. ENVÍAS INMEDIATAMENTE UN CORREO ELECTRÓNICO A TODA LA EMPRESA CRITICANDO A TU COMPAÑERO DE TRABAJO Y ALUDIENDO A ASPECTOS ÍNTIMOS.

RESULTADO: TE DESPIDEN.

RESPUESTA ADAPTATIVA

1. UN COMPAÑERO DE TRABAJO FRUSTRADO SE DIRIGE A TI DE MANERA MUY INAPROPIADA.

2. HACES UNA PAUSA.

3. RESPIRAS HONDO.

4. EVALÚAS TUS OPCIONES.

5. ENVÍAS UN CORREO ELECTRÓNICO A TU COMPAÑERO DE TRABAJO PARA REUNIRTE CON ÉL Y HABLAR SOBRE EL INCIDENTE.

RESULTADO: TU RELACIÓN CON EL COMPAÑERO DE TRABAJO MEJORA Y TU JEFE TE VE COMO UN POSIBLE FUTURO LÍDER EN LA EMPRESA.

Las diferencias son evidentes. En el ejemplo de la reacción impulsiva, las cosas suceden rápidamente y tienen un resultado muy negativo. En el segundo ejemplo, las cosas van a otra velocidad y el resultado es muy positivo.

REACCIÓN IMPULSIVA

ESTÍMULO → ACCIÓN → RESULTADO

RESPUESTA ADAPTATIVA

ESTÍMULO → PAUSA → RESPIRACIÓN → EVALUACIÓN → ACCIÓN → RESULTADO

EJERCICIO DE DESFUSIÓN

La ACT (abreviatura, por las siglas en inglés, de «terapia de aceptación y compromiso») alude a la forma estructurada de relacionarnos con nuestros pensamientos y comportamientos. Como enfoque terapéutico, cuenta con numerosas investigaciones y pruebas que lo respaldan. Aunque la ACT ofrece una increíble variedad de técnicas útiles, quiero que nos centremos en practicar dos sencillos pasos que te ayudarán a aprender lo que se denomina «desfusión». La desfusión es una forma de reducir la intensidad de los pensamientos y comportamientos separando los primeros de los segundos. Si has seguido este libro desde el principio, sabrás que la conciencia es la clave de todo cambio. En este ejercicio, utilizarás la desfusión para desarrollar la conciencia con el fin de mejorar tu capacidad de responder con conciencia.

1. En el cuaderno, escribe lo que estás pensando y cómo te sientes en este momento.

2. Ejemplo: «Tengo mucho que hacer antes de ir al trabajo mañana. Me siento preocupado e incapaz».

3. Reescribe lo que estás pensando y sintiendo como si fueras otra persona que te está observando. Empieza la frase con «Me he dado cuenta de que...» o «Estoy observando que...».

EJEMPLO «Me he dado cuenta de que me siento preocupado e incapaz porque estoy pensando en las muchas cosas que tengo que hacer antes de ir al trabajo mañana». O bien, podrías expresarlo así: «Estoy observando que tengo muchos pensamientos sobre las cosas que tengo que hacer antes de ir al trabajo mañana, lo que me hace sentir preocupado e incapaz».

4. ¡Practica! Mañana, intenta utilizar este método de observar y etiquetar tus pensamientos y sentimientos al menos dos veces.

5. Después de practicarlo, al día siguiente escribe lo que hayas observado al hacer este ejercicio. «He observado que haciendo el ejercicio...».

TIP **Recuerda ver las cosas con distancia.** Al igual que una cámara, tienes la capacidad de acercarte y ver tu situación de cerca, pero eso puede impedirte ver el panorama completo. Alejarte es otra forma de dar un paso atrás y observar todo lo que estás experimentando.

SEÑAL DE STOP (DETENTE, PIENSA, OBSERVA, PLANIFICA)

Las siglas de la palabra STOP aluden a un método muy similar al «Método 3×3», que presenté en el capítulo 5. Sus siglas significan «detente, piensa, observa, planifica» (en inglés: *Stop, Think, Observe, Plan*) y se trata de una forma de centrarte en el momento actual, hacer un inventario de tus recursos y del entorno, y luego elaborar un plan para actuar.

Esta consigna se utiliza mucho en el entrenamiento de supervivencia al aire libre. Quizás te preguntes: «¿Por qué Phil saca a colación la supervivencia al aire libre? ¿Qué será lo próximo, algún tipo de ejercicio loco de escalada en montaña?». Comparto esta técnica contigo porque está diseñada para ayudar a las personas a controlar la mente y tomar medidas receptivas en lugar de reactivas. No importa si estás en la sala de estar de tu casa, en la sala de juntas del trabajo o en una cueva en medio de la naturaleza: cuando te sientes secuestrado mental y emocionalmente, tenderás a la impulsividad y tomarás malas decisiones.

Cuando usas la consigna STOP, aumentas tus opciones y tu capacidad para actuar en función de ellas. La próxima vez que te encuentres en una situación difícil en casa o en el trabajo, pruébala.

Veamos un ejemplo.

Carlos acaba de llegar tarde al trabajo y se da cuenta de que todo el mundo está en una gran reunión de formación en la cafetería. Ve a su jefe sentado junto a la puerta de la cafetería. Automáticamente se da la vuelta y empieza a dirigirse al aparcamiento para marcharse. En ese momento, recuerda utilizar la consigna STOP. Se detiene. Se sienta en un banco para recomponerse y calmarse. A continuación, piensa en lo que está sintiendo y se da cuenta de que, si se marcha, probablemente tendrá que asumir las consecuencias de no presentarse al trabajo. Ahora observa el panorama y toda la situación. Mientras observa, se fija en un horario en la puerta de la cafetería que indica que habrá un descanso en cinco minutos. Finalmente, da forma a un plan. Decide esperar al descanso para que su entrada no sea tan incómoda y, luego, firmará el registro y se disculpará por llegar tarde a la formación.

Si Carlos hubiera dejado que sus pensamientos y sentimientos lo llevaran por un camino impulsivo, podría haber perdido el trabajo. En cambio, planea actuar con integridad y honestidad. Conservará su trabajo y se sentirá mejor consigo mismo.

TIP **Cuando todo lo demás falle, simplemente detente.** Incluso si no puedes recordar todos los pasos de la consigna STOP, las técnicas de observar y etiquetar, o el Método 3×3, puedes detenerte y hacer una pausa. Una pausa, aunque sea solo por un momento, siempre disminuirá tu impulsividad.

PRACTICAR LA OBSERVACIÓN SOCIAL

A veces, la mejor opción es utilizar las señales de otras personas para averiguar cuál es la mejor manera de comportarse. Es cierto que hay ocasiones en las que es necesario abrirse camino por uno mismo, pero normalmente se trata de decisiones deliberadas, no de reacciones basadas en la impulsividad. Si te apetece contar un chiste y todos los demás están callados y tristes, es posible que la impulsividad esté ganando la partida. Tratar de leer las señales de otras personas del entorno es un comportamiento humano común y puede evitar que cometas un error de juicio sobre cómo comportarte.

1. Ve a un lugar público, como un centro comercial, un campus universitario o un restaurante, cualquier lugar donde puedas observar a grupos de personas interactuando.

2. Observa al menos dos o tres grupos, uno a uno. Mientras te fijas en un grupo, mira bien sus expresiones faciales y cómo hablan y se mueven.

3. Basándote en tus observaciones, intenta inventar una historia sobre de qué podrían estar hablando o de dónde vienen y adónde van.

4. Sin unirte ni interrumpir a ningún grupo (no seas impulsivo), decide cómo actuarías si te acercaras al grupo. ¿A qué volumen deberías hablar? ¿Deberías ser gracioso o serio? ¿Tendría sentido caminar rápido o despacio al acercarte a ellos?

TIP **Compara tus pensamientos con lo que ves.** Supongamos que te acuerdas de un chiste gracioso y quieres contárselo a un amigo. Primero, observa el entorno y fíjate en lo que hacen los demás. ¿Tendría sentido contar un chiste en este entorno? ¿Es el momento adecuado? Esta es una forma estupenda de comprobar tu conciencia social.

RETRASAR LA GRATIFICACIÓN

¿Qué significa retrasar la gratificación? En términos sencillos, significa esperar un tiempo antes de obtener una recompensa. Por ejemplo, «Voy a comerme mi helado favorito ahora mismo» pasa a «Voy a esperar hasta después de cenar para comerme mi helado favorito». Puede parecer sencillo en este ejemplo, pero puede ser mucho más complejo si la recompensa inmediata es comprar un coche nuevo o financiar una vivienda.

La capacidad de retrasar la gratificación está profundamente arraigada en las habilidades mentales básicas. Se necesita una buena cantidad de recursos mentales para evaluar de forma consciente todos los factores que influyen en la decisión de «comprar ahora» o «comprar más tarde». En cierto modo, retrasar la gratificación es una de las habilidades básicas más importantes. Esto se debe a que lograrlo requiere el uso de varias habilidades mentales importantes al mismo tiempo. Debes gestionar las emociones, recordar con precisión, controlar la impulsividad, planificar con antelación y mantener la flexibilidad mental para poder elegir recibir una recompensa más adelante.

Hay algo muy bueno en esto: cuanto más a menudo retrases las gratificaciones, mejor serás en el uso de una serie de habilidades básicas. Además, tu confianza en ti mismo aumentará tras repetidos intentos exitosos.

La investigación más importante sobre el retraso de la gratificación se llevó a cabo en la Universidad de Stanford. Es posible que hayas oído hablar de la «prueba del malvavisco», realizada en la década de 1960 por el profesor Walter Mischel. En resumen, a niños de cuatro y cinco años se les ofrecía una golosina (un malvavisco) en ese momento o dos si esperaban quince minutos sin comerse el primero. No sé tú, pero a mí me costaría mucho, ¡y eso que tengo más de 40 años! Quizás estés pensando: «Genial, a mí también me costaría. Pero ¿por qué debería importarme este estudio?». Bueno, durante los siguientes cuarenta años, los investigadores hicieron un seguimiento de la mayoría de los niños y descubrieron que los que fueron capaces de esperar (retrasar la gratificación) obtuvieron mejores resultados en la escuela y en el trabajo, disfrutaban de mejores relaciones, gozaban de mejor salud... Las ventajas eran innumerables. Quizás sigas sin estar convencido y pienses: «¡Yo no soy un niño! ¿A quién le importa?». Pues debería importarte, porque tu capacidad para retrasar la gratificación tiene un impacto directo en tu cuenta bancaria, tu salud física, tus relaciones, tu rendimiento laboral e incluso en tu forma de criar a tus hijos.

Pero, en mi opinión, la investigación más relevante para los adultos con TDAH es la de Robert Sapolsky, también de Stanford. Sapolsky denomina este fenómeno «el premio gordo de la dopamina», que suele ser un momento revelador para mis pacientes. Descubrió que la descarga de dopamina, la sustancia neuroquímica que nos permite sentir la recompensa, se libera poco antes de que se consiga. Por eso, el último 5-10 % de la finalización de un proyecto es el más difícil, ¡porque la recompensa ya se ha obtenido en el cerebro!

PENSAMIENTO A CORTO PLAZO FRENTE A PENSAMIENTO A LARGO PLAZO

Imagina lo siguiente. Vas de camino al trabajo y llegas tarde. Te acercas a un cruce con semáforo, que se pone en ámbar cuando aún te queda un trecho por recorrer. Te sientes estresado e impulsivo, por lo que te enfrentas a una decisión. Tus pensamientos a corto plazo podrían ser: «Pisa el acelerador. ¡Tengo que pasarlo!». El pensamiento a corto plazo en esta situación podría hacer que tú u otra persona resultarais heridos. Arriesgarse a saltarse un semáforo en rojo es una mala elección, y punto. Pero estás en modo mentalidad a corto plazo y poder saltártelo es lo único que importa en ese momento. Si pensaras a largo plazo, tus pensamientos podrían ser:

«¿Intento saltármelo? Parece peligroso, pero llegar un par de minutos tarde es mejor que arriesgarme a sufrir lesiones graves o a que me pongan una multa». En este ejemplo, puedes ver la diferencia entre el pensamiento a corto y a largo plazo.

El pensamiento a corto y largo plazo está presente en muchos momentos. Es cierto que hay situaciones reales de vida o muerte en las que los mecanismos de supervivencia toman el control y parece que se piensa muy poco o nada: tan solo se actúa. Dicho esto, en la mayoría de las situaciones, como decidir si tomar postre después de la cena o posponer otra compra frívola, se utiliza un equilibrio entre el pensamiento a corto y largo plazo. Anteriormente en este capítulo, vimos lo importante que es evaluar las opciones para evitar los momentos de impulsividad. Evaluar los efectos a corto y largo plazo de una elección es igualmente importante. La impulsividad vive en el corto plazo; es como un adolescente: todo se centra en el hoy, nunca en el mañana.

¿CUÁLES SON LAS CONSECUENCIAS?

1. Para cada uno de los ejemplos que se muestran a continuación, escribe en el cuaderno los posibles efectos que la elección tendría en tu vida. Asegúrate de anotar las consecuencias a corto, medio y largo plazo.

2. Una vez que hayas escrito todas las posibles consecuencias, elige a qué conjunto de consecuencias te gustaría enfrentarte en esa situación. Anota tu decisión con una breve explicación de por qué la has tomado.

3. Después de cubrir todos los ejemplos, reflexiona sobre tu experiencia. ¿Te ha resultado difícil o fácil? ¿Te has sentido inclinado a pensar a corto o a largo plazo?

EJEMPLO 1 De repente, recibes una oferta del propietario de una empresa de la competencia. La oferta consiste en cobrar el doble, pero debes dejar tu trabajo actual antes de que te contraten oficialmente. ¿Aceptarías la oferta?

EJEMPLO 2 Mañana tienes que madrugar para un día importante: vas a enseñarle tu ciudad a unos amigos que vienen de fuera. Ya ha pasado una hora desde el momento al que te sueles acostar, cuando ves un anuncio en internet que dice que tienes disponible en línea un avance gratuito de una nueva película. ¿Lo ves?

EJEMPLO 3 Un día, delante de la tienda de comestibles, te encuentras con una simpática familia que está regalando cachorros, gatitos y conejitos. Te ofrecen la opción de adoptar uno de estos adorables animalitos y llevártelo a casa. ¿Qué decides?

 Piensa en lo que diría otra persona. Antes de tomar una decisión impulsiva para obtener una recompensa inmediata, piensa en dos personas a las que respetas y pregúntate qué te aconsejarían hacer.

CONCLUSIONES

- El control de los impulsos es más fácil cuando se está tranquilo y se puede hacer una pausa, evaluar y decidir cómo actuar.

- Detrás de cada comportamiento hay un patrón de «pensamiento, sentimiento, comportamiento».

- Es mejor ser receptivo que reactivo.

- Modo reactivo: estímulo → acción → resultado.

- Modo adaptativo: estímulo → pausa → respiración → evaluación → acción → resultado.

- La desfusión es una forma de separar los pensamientos de los comportamientos.

- El uso de la consigna STOP («detente, piensa, observa, planifica») reduce la impulsividad.

- Puedes observar a otras personas para obtener pistas sobre cómo comportarte en una situación determinada.

- La capacidad de retrasar la gratificación tiene un impacto positivo directo en tus finanzas, salud, relaciones, carrera e incluso en la crianza de los hijos.

7.

VIVE UNA BUENA VIDA CON TDAH

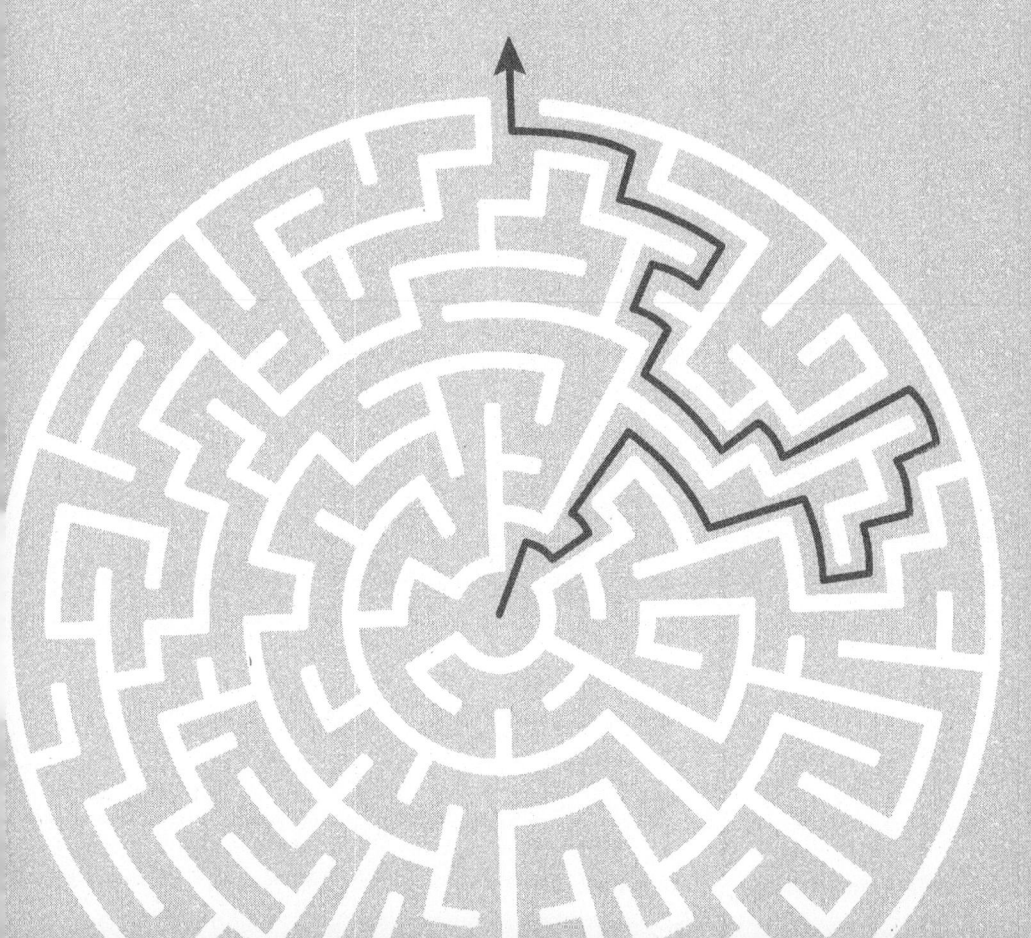

¡Enhorabuena!

¡Lo has conseguido! ¡Eres increíble! Es meritorio haber terminado este libro. En serio, date una palmadita en la espalda. Tómate un momento para fijarte en cómo te sientes. Deja que tu voz positiva te hable alto y claro. Ahora tienes las habilidades necesarias para aprovechar tus funciones ejecutivas básicas con el fin de trabajar de forma más inteligente y ser más productivo, estar menos estresado y tener más control sobre tu vida.

Te he guiado a través de información y técnicas prácticas que puedes mantener durante mucho tiempo. Sin embargo, al igual que con el aprendizaje de un nuevo idioma, necesitas utilizar las nuevas habilidades con regularidad para obtener todos los beneficios. No hay razón para no hacerlo. Al final de este arcoíris hay una olla llena de confianza en ti mismo. Sigue aumentando tu confianza, no solo utilizando las habilidades de este libro, sino también volviendo a consultarlo. Estas páginas son un recurso en el que siempre podrás apoyarte. Si notas que tus síntomas de TDAH están resurgiendo o que tu confianza en ti mismo está disminuyendo, toma tu cuaderno y reflexiona sobre los increíbles conocimientos que has acumulado.

Piénsalo. Ahora sabes cómo tomar decisiones difíciles. Ahora sabes cómo organizar tus proyectos y llevarlos a cabo. Ahora tienes las habilidades que te ayudan a regular las emociones más complicadas. Ahora entiendes cómo gestionar el tiempo. Ya no tienes por qué temer las instrucciones complejas ni las tareas abrumadoras. Ahora sabes cómo crear recuerdos duraderos y dispones de técnicas para mantener a raya las distracciones. Ahora sabes cómo mantener la atención y la concentración durante largo tiempo y eres capaz de ver múltiples perspectivas para resolver problemas. Ahora puedes cambiar de marcha mental con más flexibilidad.

Ahora eres más consciente de tus propios pensamientos y sentimientos y no te dejas llevar por la negatividad. Ahora tienes la capacidad de hacer tu vida más manejable y controlar la sensación de agobio. Es realmente increíble. ¡Bien por ti!

HAZTE AMIGO DE TU TDAH

Ahora que ya conoces tu estilo particular de TDAH y tus puntos fuertes y débiles, podrás crear planes para alcanzar el éxito cada vez que te enfrentes a un nuevo reto. Ya sea un gran proyecto en el trabajo, una situación novedosa en casa, un nuevo conflicto emocional o cualquier otra situación en la que tu TDAH te esté poniendo trabas, estarás preparado para afrontarlo. Tu nueva capacidad para utilizar herramientas y técnicas a fin de planificar de manera consciente la acción ante los retos te diferenciará del resto.

Investigar para escribir este libro y redactarlo me recordó las muchas opciones que hay disponibles en cualquier situación. «Lo que hay es lo que hay» dejará de ser tu mantra. Ahora tienes la capacidad de cambiar el curso de tu vida gestionando tu TDAH de manera muy eficaz. La realidad es que la mayoría de los adultos con TDAH no dan los pasos que tú has dado. La mayoría de las personas intentan aguantar o simplemente toman medicamentos sin ningún tipo de acción adicional.

No olvides que tus habilidades repercutirán en tus seres queridos. Puedes guiar a otras personas, con o sin TDAH, a superar sus retos. Cuando ayudas a los demás, te ayudas a ti mismo, ya que profundizas en tu aprendizaje y en el uso de tus habilidades. Tienes una dosis de sabiduría. Compártela.

Los siguientes ejercicios te ayudarán a recordar cómo trabajar de forma más inteligente a largo plazo.

**¿CUÁLES SON TUS TÉCNICAS FAVORITAS
Y POR QUÉ?**

1. Abre tu cuaderno por una página en blanco y crea una lista de todas las técnicas que recuerdes sin mirar en el libro.

2. Vuelve atrás en el libro y revisa los capítulos y tus notas. Añade las técnicas y conocimientos que te resultaron útiles y que olvidaste incluir en la lista.

3. Decide cuáles son las diez técnicas más útiles que has aprendido. Una vez que tengas esta lista más reducida, escribe una o dos frases sobre por qué cada una de ellas te resulta importante.

Si sigues estos pasos, mejorarás tu retención de conocimientos y de tus nuevas habilidades.

CREA UN PLAN ESTRATÉGICO
PARA UNA SEMANA

Puedes crear este plan en tu agenda, en una hoja de cálculo o incluso en una simple hoja de papel. Puedes cambiarlo según sea necesario, pero, si lo haces, recuerda hacerlo con intención consciente, determinación y propósito. Se acabó el improvisar en un estado de caos.

1. En el formato que elijas (agenda, hoja de cálculo, cuaderno, papel), crea un plan semanal que te sirva de plantilla para un futuro próximo.

2. Decide cuándo vas a dormir, hacer ejercicio y comer, y anótalo.

3. Decide a qué horas del día realizarás cada tipo de tarea, en función de la energía que tengas, la concentración y exigencias vitales particulares, y anótalo. Planifícalo todo. Esto te servirá de base para entrar rápidamente en una rutina.

TERAPIA, MEDICACIÓN Y OTROS APOYOS

A lo largo de este libro, has aprendido muchas estrategias valiosas. Sin embargo, es posible que aún desees obtener algunas herramientas e información adicionales. A continuación, te ofrecemos algunos recursos más.

- **Medicación.** Muchas personas a las que se les ha diagnosticado correctamente el TDAH recurren a medicamentos. Cuando se utilizan bien, pueden ser muy útiles. Sin embargo, no existe un mismo medicamento que sirva para todos los casos. Es importante buscar el tratamiento con un especialista que comprenda los matices de los distintos medicamentos para el TDAH.

- **Terapia cognitivo-conductual (TCC).** La TCC es una herramienta extremadamente valiosa para controlar el TDAH en adultos. Existen numerosas investigaciones que respaldan la eficacia de la TCC en su tratamiento, así como para la ansiedad y la depresión.

- **Entrenamiento de habilidades.** Equiparse con una variedad de habilidades es bueno en cualquier situación. Los adultos con TDAH pueden mejorar su funcionamiento y calidad de vida aprendiendo más habilidades. Existen varios sitios web en castellano en la que podrás encontrar ejercicios para potenciar dichas habilidades.

- **Grupos de apoyo.** Existen excelentes grupos y organizaciones de apoyo para personas con TDAH. No hay por qué afrontarlo solo. La mejor fuente para encontrar grupos de apoyo para el TDAH es la Federación Española de Asociaciones de Ayuda al Déficit de Atención e Hiperactividad: https://www.feaadah.org/

MANTENTE EN EL BUEN CAMINO: PUESTAS A PUNTO Y REVISIONES

En mi última reunión con los pacientes, a menudo les digo que las personas se parecen mucho a los coches u otras máquinas. También necesitamos ajustes para seguir funcionando bien. Es fácil y normal perder el hábito de una nueva habilidad. Les digo que esperen una disminución de la eficacia después de unas semanas, lo cual, repito, es totalmente normal. Sin embargo, a partir de ahora será diferente. En lugar de perder la rutina o la práctica y decirte a ti mismo «¡Lo sabía! No puedo mantener nada mucho tiempo, no puedo cambiar», quiero que simplemente lo enfoques desde el punto de vista de un observador: «Ah, he perdido la rutina. Phil dijo que esto podía pasar y que es normal. ¿Qué tengo que hacer para volver a donde me encontraba?». Si quieres asegurarte de que este tipo de cosas no te pillen por sorpresa, haz revisiones periódicas contigo mismo. Cada semana, pregúntate qué va bien y qué no va bien, y crea un plan para mejorar lo que sea necesario. Los tropiezos y los retrocesos no son el problema; lo esencial es lo que haces cuando te enfrentas a ellos. Si resbalas, tropiezas o caes, ¡levántate y sigue adelante!

POSTPRUEBA: AUTOEVALUACIÓN

Una excelente manera de evaluarse a sí mismo de manera continua es utilizar las autoevaluaciones del capítulo 1. Al volver a realizar esas pruebas mensualmente y llevar un registro de las respuestas para compararlas, podrás supervisar con facilidad las mejoras y cualquier retroceso que haya tenido lugar.

Hazlo ahora. Vuelve atrás y repite las autoevaluaciones de Atención y concentración (página 19), Organización y planificación (página 20), Flexibilidad mental (página 21), Regulación de las emociones (página 22) y Control de los impulsos (página 23). ¿Ha cambiado algo? ¿En qué aspectos has progresado? ¿Necesitas esforzarte más en alguna área?

MANTÉN EL IMPULSO

Para mantener el impulso, es fundamental que hagas dos tipos de revisiones. La primera es la breve revisión semanal que te acabo de sugerir y la segunda es la autoevaluación mensual.

La primera de ellas debe realizarse a la misma hora, el mismo día, cada semana. Al tener un momento predecible para hacerla, aumentará considerablemente la probabilidad de que se lleve a cabo. Intenta realizar las revisiones semanales cuando toca. Semana tras semana, mantendrás el progreso.

La autoevaluación mensual también debe realizarse en un momento coherente y predecible. Una forma sencilla de hacerlo es fijarla un día concreto del mes, en lugar de una fecha concreta antes de cada mes. Por ejemplo, en vez de tener que programar autoevaluaciones continuas para una fecha específica cerca del principio o del final de cada mes, puedes elegir un día, como el primer viernes o el último lunes de cada mes. No tendrás que hacer las evaluaciones de seguimiento para siempre, solo durante un tiempo, hasta que todo esté en su sitio. Después de haber hecho las autoevaluaciones unos cuatro meses, puedes hacerlas un par de veces al año o según sea necesario.

Espero que ahora puedas ver lo increíble que será tu futuro. Las espinas que te molestaban y los pesos con los que cargabas casi han desaparecido. A medida que sigas mejorando, haciéndote más fuerte y dejando que tu confianza en ti mismo aumente, tu vida crecerá de maneras maravillosas. ¡No esperes más! Levántate, da un paso tras otro y camina con la cabeza bien alta. Vas a lograr grandes cosas. Tu futuro te espera. Ve a por él.

RECURSOS

APLICACIONES, BLOQUEADORES DE SITIOS WEB, CREADORES DE LISTAS DE TAREAS

Blacklist, bloqueador de sitios web de Masterbuilders: https://appadvice.com/app/blacklistwebsiteblocker/1081580076

Beyond Focused, sitio web del autor que ofrece programas de vídeo para adultos con TDAH: www.beyondfocused.com (en inglés)

CreativeLive, «Get into Your Creative Flow», clase en línea de Steven Kotler: https://www.creativelive.com/class/getinto yourcreativeflowstevenkotler (en inglés)

Música de Alex Cruz: https://www.alexcruzmusic.com

Due, una aplicación de recordatorios: www.dueapp.com (en inglés)

FocusMe, una aplicación para bloquear sitios web y aplicaciones: https://focusme.com (en inglés)

Happify, una aplicación focalizada en el pensamiento y la mentalidad: https://happify.com

Remember the Milk, una aplicación de listas de tareas pendientes: www.rememberthemilk.com

SelfControl, una aplicación para bloquear sitios web y aplicaciones: https://selfcontrolapp.com

StayFocusd, una aplicación para bloquear sitios web y aplicaciones: https://chrome.google.com/webstore/detail/stayfocusd/laankejkbhbdhmipfmgcngdelahlfoji

Tile, una herramienta y aplicación para encontrar objetos perdidos: www.thetileapp.com

MÁS INFORMACIÓN

Recomiendo echar un vistazo a los libros que incluyo aquí. En algunos casos, he visto cómo han cambiado literalmente la vida de muchas personas.

Libros sobre el TDAH

The ADHD Advantage: What You Thought Was a Diagnosis May Be Your Greatest Strength, de Dale Archer, MD

Dale es un psiquiatra especializado en el tratamiento del TDAH. Su libro adopta un enfoque novedoso sobre el trastorno en adultos. Ayuda a las personas a identificar cómo su TDAH puede ser una ventaja en su vida y no un mero inconveniente.

El efecto TDAH en el matrimonio. Entiende y reconstruye tu relación en seis pasos, de Melissa Orlov

Melissa es una autora galardonada y académica de Harvard. Su libro ofrece consejos sensatos para manejar el TDAH en las relaciones.

ADHD: *What Everyone Needs to Know,* de Stephen P. Hinshaw y Katherine Ellison

> Stephen es profesor de psicología y miembro del comité ejecutivo del Instituto de Desarrollo Humano de la Universidad de California en Berkeley, donde investiga el TDAH. Katherine es una periodista ganadora del Premio Pulitzer con amplios conocimientos sobre el trastorno. Su libro ofrece un análisis muy preciso de todo lo que se quiere saber sobre el TDAH.

Mindfulness para el TDAH en la edad adulta. Un programa de ocho pasos para fortalecer la atención, manejar las emociones y lograr tus objetivos, de Lidia Zylowska, doctora en Medicina

> Lidia es psiquiatra y cofundadora del Centro de Investigación de Conciencia Plena de la UCLA, donde llevó a cabo investigaciones de vanguardia sobre el uso de la atención plena en el control del TDAH. Su libro está repleto de información sobre la atención plena y el control del TDAH.

Mentes dispersas: Los orígenes y la curación del Trastorno por Déficit de Atención, del Dr. Gabor Maté

> Gabor es médico y autor de éxitos de ventas internacionales. Su libro arroja luz sobre una conexión, poco abordada y a veces controvertida, entre la teoría del apego infantil y el TDAH.

Algunas publicaciones recientes en castellano sobre el TDAH

TDAH en el adulto. La respuesta a todas tus preguntas, de Juncal Sevilla.

El lado oculto del TDAH en la edad adulta, de José Francisco Guerrero López.

TDAH en la edad adulta, de Miguel Ángel Aguirre Sánchez.

Libros generales sobre salud y psicología

Design for Strengths: Applying Design Thinking to Individual and Team Strengths, de John K. Coyle

John es un patinador de velocidad medallista olímpico y un solicitado conferenciante con una gran experiencia en Stanford en el uso de teorías pioneras para diseñar experiencias. Su libro te proporciona un marco para aprovechar tus puntos fuertes y contrarrestar tus puntos débiles.

Go Wild: Free Your Body and Mind from the Afflictions of Civilization, de John J. Ratey, MD, y Richard Manning

John es la única persona que aparece dos veces en esta lista. Por algo será. Es profesor asociado de Psiquiatría en la Facultad de Medicina de Harvard y experto en TDAH. En este libro, él y Richard Manning ofrecen una visión general e información detallada sobre cómo los alimentos pueden ayudarnos o perjudicarnos.

Rompe la barrera del no. Negocia como si te fuera la vida en ello, de Chris Voss con Tahl Raz

Chris es el antiguo negociador jefe de rehenes del FBI. Su libro, una elección quizás un tanto inesperada para esta lista, ofrece mucho más que información sobre negociación. Enseña habilidades que pueden ayudar a cualquiera a comunicarse de forma más eficaz en todos los aspectos de la vida.

Spark: The Revolutionary New Science of Exercise and the Brain, de John J. Ratey, MD, con Eric Hagerman

Como profesor asociado de Psiquiatría en la Facultad de Medicina de Harvard y experto en TDAH, John ofrece en este libro información increíblemente útil sobre cómo se puede utilizar el ejercicio para fortalecer y sanar el cerebro.

El arte de lo imposible: Cómo alcanzar tu máximo rendimiento y llegar más lejos de lo que nunca habías imaginado, de Steven Kotler

Steven es un autor superventas y director de investigación del Flow Genome Project. Su libro es un relato increíblemente atractivo sobre cómo los atletas de muy alto rendimiento utilizan estados extremos de concentración llamados FLOW para alcanzar ese rendimiento.

Referencias

Biederman, Joseph, Timothy Wilens, Eric Mick, Stephen V. Faraone, Wendy Weber, Shannon Curtis, Ayanna Thornell, Kiffany Pfister, Jennifer Garcia Jetton y Jennifer Soriano. «Is ADHD a Risk Factor for Psychoactive Substance Use Disorders? Findings from a Four-Year Prospective Follow-up Study». *Journal of the American Academy of Child and Adolescent Psychiatry* 36, n.º 1 (enero de 1997): 21-29. doi:10.1097/00004583-199701000-00013.

Boissiere, Phil. «30 Seconds to Mindfulness», Method 3×3. TEDxNaperville. Consultado el 24 de septiembre de 2018. https://www.youtube.com/watch?v=ad7HqXEc2Sc&feature=youtu.be

Colebrooke, Lawrence. *Special Operations Mental Toughness: The Invincible Mindset of Delta Force Operators, Navy Seals, Army Rangers, and Other Elite Warriors!* CreateSpace Independent Publishing Platform, 2015.

Ferriss, Timothy. *La semana laboral de 4 horas. No hace falta trabajar más.* Barcelona: RBA, 2015.

Fuchs, Eberhard y Gabriele Flügge. «Adult Neuroplasticity: More than 40 Years of Research». *Neural Plasticity.* 2014 (4 de mayo de 2014). doi:10.1155/2014/541870. https://www.hindawi.com/journals/np/2014/541870/

Harvard Health Publishing. «Why Nutritionists Are Crazy about Nuts: Mounting Evidence Suggests That Eating Nuts and Seeds Daily Can Lower Your Risk of Diabetes and Heart Disease and May Even Lengthen Your Life». *Harvard Women's Health Watch*. Junio de 2017. https://www.health.harvard.edu/nutrition/whynutritionistsarecrazyaboutnuts

Haynes, Trevor. «Dopamine, Smartphones, and You: A Battle for Your Time». Blog Science in the News, de la Universidad de Harvard. 1 de mayo de 2018. http://sitn.hms.harvard.edu/flash/2018/dopaminesmartphonesbattletime/

Kessler, Ronald C., Lenard Adler, Minnie Ames, Olga Demler, Steve Faraone, Eva Hiripi, Mary J. Howes, Robert Jin, Kristin Asecnik, Thomas Spencer, T. Bedirhanustun y Ellen E. Walters. «The World Health Organization Adult ADHD Self-Report Scale (ASRS): A Short Screening Scale for Use in the General Population». *Psychological Medicine 35* (2005): 245-56. doi:10.1017/S0033291704002892

Kotler, Steven. Conversación con el autor. Véase también «Get into Your Creative Flow». Clase en línea en CreativeLive. Consultado el 25 de septiembre de 2018. https://www.creativelive.com/class/getintoyourcreativeflowstevenkotler

MacLeod, Colin M. «Half a Century of Research on the Stroop Effect: An Integrative Review». *Psychological Bulletin* 109, n.º 2 (marzo de 1991): 163-203.

Mischel, W., E. B. Ebbesen y A. Raskoff Zeiss. «Cognitive and Attentional Mechanisms in Delay of Gratification». *Journal of Personality and Social Psychology* 21, n.º 2 (febrero de 1972), 204-18.

Ratey, John J. con Eric Hagerman. *Spark: The Revolutionary New Science of Exercise and the Brain*. Nueva York: Little, Brown and Company, 2008.

Sapolsky, Robert. «Dopamine Jackpot! Sapolsky on the Science of Pleasure». FORA.tv. 15 de febrero de 2011. https://www.youtube.com/watch?v=axrywDP9Iio

Sullivan, Meg. «Trouble in Paradise: UCLA Book Enumerates Challenges Faced by MiddleClass L.A. Families». *Health + Behavior.* 19 de junio de 2012. http://newsroom.ucla.edu/releases/troubleinparadisenewuclabook

ACCESO GRATIS *a la Lectura en la Nube + Actualizaciones*

Para visualizar el libro electrónico en la nube de lectura envíe junto a su nombre y apellidos una fotografía del código de barras situado en la contraportada del libro y otra del ticket de compra a la dirección:

ebooktirant@tirant.com

En un máximo de 72 horas laborables le enviaremos el código de acceso con sus instrucciones.

AF276720

Ley Hipotecaria
Reglamento Hipotecario
11ª edición

Ley Hipotecaria
Reglamento Hipotecario

11ª edición

FRANCISCO DE P. BLASCO GASCÓ
Catedrático de Derecho Civil
Abogado

tirant lo blanch
Valencia, 2025

© Francisco de P. Blasco Gascó

© TIRANT LO BLANCH
EDITA: TIRANT LO BLANCH
C/ Artes Gráficas, 14 - 46010 - Valencia
TELFS.: 96/361 00 48 - 50
FAX: 96/369 41 51
Email:tlb@tirant.com
www.tirant.com
Librería virtual: www.tirant.es
DEPÓSITO LEGAL: V-167-2025
ISBN: 978-84-1095-729-9

Si tiene alguna queja o sugerencia, envíenos un mail a: *atencioncliente@tirant.com*. En caso de no ser atendida su sugerencia, por favor, lea en *www.tirant.net/index.php/ empresa/politicas-de-empresa* nuestro Procedimiento de quejas.

Responsabilidad Social Corporativa: http://www.tirant.net/Docs/RSCTirant.pdf

Índice

DECRETO DE 14 DE FEBRERO DE 1947, DEL REGLAMENTO HIPOTECARIO

EXPOSICIÓN DE MOTIVOS DE LA LEY HIPOTECARIA DE 8 DE FEBRERO DE 1861

EXPOSICIÓN DE MOTIVOS

La Comisión de Codificación, tiene la honra de elevar á manos de VE. el adjunto proyecto de Ley de Hipotecas. Al cumplir con este deber, cree que está en el caso de manifestar los fundamentos cardinales del proyecto y de las disposiciones más importantes que contiene.

No necesita la comisión examinar los vicios de nuestro actual sistema hipotecario. El digno antecesor de VE. que aconsejó á S.M. el Real decreto de 8 de Agosto de 1855, espuso su insuficiencia y la necesidad apremiante de la reforma. Con sobrado motivo decia que nuestras leyes hipotecarias están condenadas por la ciencia y por la razón, porque ni garantizan suficientemente la propiedad, ni ejercen saludable influencia en la prosperidad pública, ni asientan sobre sólidas bases el crédito territorial, ni dan actividad a la circulación de la riqueza, ni moderan el interés del dinero, ni facilitan su adquisición á los dueños de la propiedad inmueble, ni aseguran debidamente á los que sobre esta garantía prestan sus capitales. En esta situación, anadia el Gobierno que la reforma era urgente é indispensable para la creación de bancos de crédito territorial, para dar certidumbre al dominio y á los demás derechos en la cosa, para poner límites á la mala fé, y para libertar al propietario del yugo de usureros desapiadados. Nada añade la comisión por su parte; bástale decir que en sentir del Gobierno está definitivamente juzgada nuestra actual legislación hipotecaria, y que exige reformas radicales para que pueda satisfacer las condiciones que echa de menos en ella la sociedad activa de nuestros dias.

Pero ¿cuáles deben ser las bases capitales de la nueva ley? El Gobierno no las prescribió á la comisión, si bien en Real orden de 10 de Agosto del mismo año manifestó el deseo de que la nueva ley partiera del principio de publicidad, que no se reconocieran para lo sucesivo hipotecas generales, que se establecieran formalidades esteriores para la traslación de la propiedad y de los demás derechos en la cosa, que se meditase con detención la conveniencia ó inconveniencia de suprimir las hipotecas legales, y que en el primer caso se escogitaran los medios de conciliar la supresión con

los intereses que antes protegía el privilegio, y especialmente los de las mujeres casadas, menores é incapacitados. Mas reconociendo el Gobierno la grave trascendencia de estas cuestiones, confió á la comisión la difícil tarea de examinarlas, en la seguridad de que estudiaría los trabajos anteriores, los compararía con las leyes de las demás naciones, y prepararía un proyecto digno de ser ley, y que fuera base y punto de partida para plantear reformas vivamente ansiadas por el pais, algunas iniciadas ó reclamadas enérgicamente por sus representantes.

La plena confianza que el Gobierno ha depositado en la comisión, y la libertad en que la dejó para seguir sus propias inspiraciones, la han comprometido mas y mas á procurar el acierto: estudios concienzudos y detenidos, discusiones frecuentes y prolongadas, y multiplicadas revisiones, han sido por mucho tiempo la tarea continua de la comisión, que si no ha llegado á llenar su encargo tan cumplidamente como deseara, puede asegurar al menos que ha puesto en contribución cuanto alcanzaba para conseguirlo. Pero á pesar de haber encontrado, no solo aceptables, sino preferibles los principios indicados por el Gobierno, no por eso tiene la presunción de haber acertado. En materias tan difíciles, tan complicadas, en que vienen á jugar todas las instituciones sociales, nadie, por grandes que sean sus esfuerzos, puede confiar en su trabajo: bastante gloria es la de emprenderlo y llevar una piedra á la grande obra de la regeneración del derecho.

Y esta desconfianza que naturalmente tiene la comisión en todos sus trabajos, debe ser mayor al tratar del sistema hipotecario. No sucede respecto á él lo que en la mayor parte de las instituciones del derecho civil, en que la ciencia y la esperiencia de una larga serie de siglos han llegado á formar reglas admitidas universalmente, y que vienen a formar el derecho común de los pueblos civilizados.

La legislación hipotecaria, como sistema, es hoy objeto de grandes controversias: la última palabra de la ciencia respecto de las bases sobre que debe descansar, no ha sido pronunciada todavía. Las naciones de Europa están divididas en el modo de resolver las grandes cuestiones á que da lugar tan interesante parte de la legislación civil: dispútanse el terreno dos sistemas puestos frente á frente; el que introdujo el Código civil francés, imitado por otros muchos pueblos, y el que, nacido en Prusia, ha llegado

á obtener en sus reglas capitales tantos partidarios y dominado en tantos paises.

Si en esta materia tuvieran que seguirse las tradiciones españolas, la cuestión acerca de las bases fundamentales de la ley estaría resuelta. Nuestra actual legislación hipotecaria adopta un sistema misto: lejos de seguir el que puede llamarse *germánico,* cuyas bases son la publicidad absoluta y la especialidad rigurosa de las hipotecas, admite una combinación de este sistema con el de las hipotecas ocultas y generales, no ya circunscrito, como lo han hecho otras naciones, en favor de las mujeres casadas, de los menores, de los incapacitados y de la firmeza de los actos judiciales, sino con una extensión que aun dentro de su base no está siempre justificada.

Mas la comisión, que por regla general propende en todos sus actos á lo histórico, á lo tradicional, y que no cree que deben las leyes cambiar las bases del derecho antiguo, sino cuando la conveniencia de hacerlo así se halla plenamente justificada y que reconoce de buen grado que el legislador debe progresar conservando cuando no es notoria y urgente la necesidad de echar á tierra la obra de las generaciones que pasaron para levantar otra mas adecuada á las exigencias de la época, se ve obligada á presentarse como innovadora, á pedir que nuestro sistema hipotecario se asiente sobre nuevas bases, y que para ello se modifiquen todas las leyes que se refieren á las hipotecas. Profundo debe ser el convencimiento de la comisión, cuando á pesar de su religioso respeto al derecho nacional, propone que esencial y radicalmente sea reformado.

La primera cuestión que ha tenido la comisión que resolver es si el proyecto de ley deberá limitarse á la reforma del sistema hipotecario que viene en observancia, ó ser estensivo á asentar la propiedad territorial y todas sus desmembraciones y modificaciones en bases mas seguras que las en que hoy descansa. Basta á la comisión leer la esposicion de motivos que preceden al Real decreto de 8 de Agosto, para comprender que la intención del Gobierno se estendia también á este punto. Ni podia ser de otra manera: la condición mas esencial de todo sistema hipotecario, cualesquiera que sean las bases en que descanse, es la fijeza, es la seguridad de la propiedad: si esta no se registra, si las mutaciones que ocurren en el dominio de los bienes inmuebles no se trascriben ó no se inscriben, desaparecen todas las garantías que puede tener el acreedor hipotecario. La obra del

legislador que no estableciera este principio no seria subsistente, porque caería abrumada con el peso de su descrédito.

Así se ha comprendido entre nosotros en todos tiempos el sistema hipotecario, desde que Don Carlos y Doña Juana, accediendo á las peticiones del reino en las Cortes de Toledo, y adelantándose á lo que mas de ciento treinta años después ideó para Francia la inteligencia privilegiada de Colbert, allegaron en 1539 por primera vez materiales para la obra que ahora se trata de levantar sobre bases mas sólidas. Entonces, con sabia previsión, plantearon el doble problema que se ha agitado en todas las naciones que modernamente han querido reformar la legislación hipotecaria, el de adquirir sin temor de perder lo adquirido, y el de prestar sobre la propiedad raiz con la seguridad de que no seria ineficaz la hipoteca. *Nos es fecha relación,* decian los Reyes, *que se escusarian muchos pleitos, sabiendo los que compran los censos y tributos que tienen las heredades que compran, lo cual encubren y callan los vendedores.* Que la inscripción pues ó trascripción de la propiedad inmueble debe comprenderse en el proyecto, está fuera de duda: no seria reformar nuestra legislación hipotecaria en sentido progresivo, sino empeorarla, ó mejor decir, anularla por completo, si se prescindiese de que la primera base de la ley fuera el registro de la propiedad.

Resuelto este primer punto, la comisión tenia que decidir ante todo cuál era el sistema hipotecario que debia adoptarse. Esto naturalmente la empeñó en el examen del mérito relativo de los sistemas que hoy dividen á los pueblos y á los hombres de la ciencia. El antiguo sistema de las hipotecas ocultas desde luego debió ser desechado por la comisión. Con él es incompatible el crédito territorial, porque equipara la condición de la propiedad gravada con créditos superiores á su valor, á la propiedad libre de todo gravamen, y en último resultado desnaturaliza la hipoteca, haciendo que en lugar de buscarse como garantía el crédito *real* del deudor, se prefiera mas bien su crédito *personal*. Todas las naciones modernas y la nuestra lo han anatematizado; por esto puede decirse que su causa está irremisiblemente juzgada por la historia, por las leyes y por la ciencia. Partiendo este sistema del principio de las hipotecas privilegiadas y de las hipotecas generales, es injusto aun respecto á las comunes y especiales. La preferencia que se da al acreedor hipotecario mas antiguo sobre el mas moderno es una consecuencia lógica y natural del sistema de publicidad:

en él el segundo acreedor conoce el derecho adquirido antes por otro; sabe que este ha de ser antepuesto; contrata con pleno conocimiento de la estension de sus derechos y de los demás que pueden concurrir á participar en su dia del valor de la propiedad hipotecada. Pero cuando las hipotecas son ocultas, esta preferencia es injustificable: todos han prestado á ciegas; las hipotecas anteriores les son desconocidas; cada uno se reputa bastante asegurado, y frecuentemente todos menos uno son engañados, y á veces lo son todos, porque á ellos se antepone otro que tiene hipoteca legal privilegiada. Aun sin tan poderosas consideraciones, la comisión hubiera rechazado este sistema como fuente de estelionatos y causa de usuras inmoderadas, pues que el peligro que incesantemente corren los acreedores, suelen compensarlo con intereses exhorbitantes.

No presenta tantos inconvenientes el sistema que, admitiendo la publicidad de las hipotecas como una de sus bases, al lado de ella conserva hipotecas ocultas, que sin necesidad de contrato especial, y solo en virtud del beneficio de la ley, protegen los intereses de personas desvalidas, ó aseguran créditos á que el derecho presta especial amparo y garantía. Pero este sistema que, como queda dicho, es el adoptado por nuestras leyes, tampoco es aceptable ajuicio de la comisión. Amalgama de dos sistemas que se excluyen, pretende en vano conciliar la prudencia y circunspección de los acreedores con los azares que no pueden prever. Con él nunca está seguro el acreedor: en los momentos mismos en que contrata, después de asegurarse por el registro de la propiedad de que sus garantias son buenas, después de adquirir por el registro de hipotecas la convicción de que ningún otro tiene inscrito un crédito que pueda anteponerse al suyo, se encuentra burlado, porque una hipoteca legal, desconocida tal vez hasta para el deudor mismo, viene á frustrar sus cuidadosas investigaciones, á convertir un contrato calculado con toda previsión y prudencia en un juego de azar, y á privarle de su derecho. El sistema misto pues, si bien preferible al de hipotecas ocultas, no da la seguridad absoluta que necesitan los acreedores para que el crédito territorial sea fecundo: sistema de transacción, no satisface á las necesidades para que se ha creado. No es esto discurrir sobre teorías; la esperiencia lo ha puesto bien de realce en la larga serie de años que ha dominado en España: lejos de consultar de un modo conveniente al crédito territorial, ha dado lugar á que, por medio de artificios jurídicos buscaran los acreedores la seguridad que la

ley no les ofrecía. Si en España no se ha publicado, como ha sucedido en el vecino imperio, un libro sobre el peligro de prestar con hipoteca, puede asegurarse que hay muchos contratos que siendo en rigor, por la voluntad de los contrayentes, préstamos con hipoteca, se han otorgado como ventas con pacto de retro, originándose pérdidas considerables para el supuesto vendedor, y dándose lugar al escándalo de que, bajo el nombre de un contrato lícito tenga fuerza el reprobado *pacto de comiso* en un préstamo con garantía. Y es, que dentro de la ley no hay medios para que el acreedor se libre del riesgo de que se convierta en ineficaz la hipoteca, porque el mas detenido y profundo estudio de la legislación en materia tan difícil y el examen mas circunspecto de la historia de las fincas, el conocimiento de las personas que las han obtenido, de los cargos públicos que han desempeñado, de las empresas en que han tenido intervención, de las responsabilidades que en el orden de la familia puedan haber contraído, no alcanzan á poner al acreedor á cubierto de los peligros de créditos olvidados de todos ó desconocidos, y cuya existencia no puede sospechar ni la previsión mas esquisita. Por esto la mayor parte de las naciones que, á imitación de Francia, adoptaron este sistema misto, lo han abandonado, y quizá no esté lejana la época en que quede tan desautorizado como el de la hipoteca oculta que tenían los romanos.

No hay pues mas que un sistema aceptable: el que tiene por base la publicidad y la especialidad de las hipotecas.

Mas como es necesario fijar bien las palabras que pueden ser de distinto modo interpretadas, debe decir la comisión cómo entiende la publicidad. Consiste esta en que desaparezcan las hipotecas ocultas; en que no pueda perjudicar al contrayente de buena fé ninguna carga que gravite sobre la propiedad si no se halla escrita en el registro; en que quien tenga derechos que haya descuidado inscribir, no perjudique por una falta que á él solo es imputable al que, sin haberla cometido, ni podido conocer, adquiera la finca gravada ó la reciba como hipoteca en garantía de lo que se le debe; en que el registro de la propiedad, en que el registro de las hipotecas, se franqueen á todo el que quiera adquirir un inmueble, prestar sobre él, comprobar derechos que puedan corresponderle, y, para decirlo de una vez, al que tenga un interés legítimo en conocer el estado de la propiedad y sus gravámenes. No son de temer en este sistema pesquisas

impertinentes que puedan alentar las malas pasiones y convertir en daño de personas determinadas los secretos de su crédito.

Para conocer la importancia y necesidad del sistema adoptado por la comisión, debe tenerse en cuenta que el fin de la legislación hipotecaria es asentar el crédito territorial en la base de la seguridad de la hipoteca y del pago de lo ofrecido. El que presta con hipoteca, mas bien que á la persona; puede decirse que presta á la cosa: el valor de la finca hipotecada es la causa por que entra en la obligación: el deudor es solo el representante de la propiedad; al prestamista nada la interesan el crédito, el estado de fortuna, las cualidades morales de la persona á quien da su dinero, porque para nada las tiene en cuenta; lo que le importa es que la finca baste á reintegrarle en su dia de lo que dio. Su crédito no es un crédito *personal,* es un crédito *real;* no depende de la persona del deudor, no está sujeto á sus vicisitudes; lo que importa al acreedor es que la hipoteca no desaparezca: adherido, por el contrario, su crédito á la finca, no se altera por la pérdida del crédito personal de su dueño. El crédito territorial así queda suficientemente garantido; cada uno sabe hasta dónde alcanza la preferencia que puede tener sobre los demás acreedores: está en el mismo caso que si se hubiese señalado una parte del precio de la finca para el dia en que se hiciera el pago, y esto sin temor á privilegios de hipotecas desconocidas por él, puesto que nunca puede perjudicarle lo que no constare en el registro. Con la adopción de este sistema, los capitales tendrán un empleo sólido y fácil, el propietario gozará de un crédito proporcional á su verdadera riqueza, se activará la circulación, bajará el interés del dinero, y nacerán nuevas fuentes de riqueza y prosperidad.

Mas este sistema que parece tan sencillo, y cuya adopción se presenta á primera vista tan fácil como poco complicada, ha sido objeto de fuertísimas impugnaciones. La comisión, que las manifestará con franqueza, cree poder desvanecerlas.

Las hipotecas legales: hé aquí la primera, la capital dificultad que se opone á su sistema. *En nombre de la familia,* dicen sus contradictores, *os pedimos protección para la mujer y para los hijos: en nombre de la orfandad y de la desgracia, os pedimos piedad para el huérfano y para el incapacitado: en nombre de la justicia, os conjuramos á que á una cuestión de forma, á una solemnidad esterna, no sacrifiquéis derechos que han sido respetados en todos los siglos; y en nombre de la santidad de las leyes, no deis á una*

omisión mas que hipoteca que no sigue á la finca, cualquiera que sea su poseedor, no merece llamarse hipoteca.

Largos debates ha suscitado en la comisión la cuestión de las hipotecas judiciales. Nuestro antiguo derecho escrito las admitía con mas extensión que la práctica vigente al publicarse la Ley de Enjuiciamiento civil. La via de asentamiento, ese apremio contra los contumaces, que era una verdadera hipoteca judicial, habia caido en desuso, porque, aun después de pasar los términos prescritos para oir al rebelde que no acudía á los llamamientos judiciales, quedaba abierta la puerta al juicio de propiedad por un tiempo ilimitado. A la via de asentamiento habia sustituido el procedimiento en rebeldía, ficción legal en que se supone presente al que no lo está, en que se da vida á los estrados, considerándolos como imagen y representación jurídica del contumaz, procedimiento que, si no tenia fórmula espresa en la ley, la encontró en el foro por la necesidad de hacer respetable la justicia.

La comisión que redactó la Ley de Enjuiciamiento civil no se decidió exclusivamente por ninguno de los dos sistemas, creyendo que en ambos habia principios aceptables. Partiendo de la prosecución del pleito en estrados, autorizó al Juez para que desde el momento en que se declara la rebeldía, pudiera á instancia de parte decretar, además de la retención de los bienes muebles, el embargo de los inmuebles en cuanto fuera necesario para asegurar el éxito del juicio; es decir, que constituyó una hipoteca judicial sobre la propiedad raiz, hipoteca que lleva consigo la prohibición absoluta de vender, gravar ú obligar las propiedades sobre que recae. La misma ley establece otras hipotecas judiciales, siempre especiales y públicas, al tratar de la ejecución de las sentencias, del embargo preventivo, del juicio ejecutivo, del procedimiento de apremio; hipotecas que hoy son siempre necesarias, y que antes solo se exigían á petición de los interesados, y aun en esto no era uniforme la práctica. Hay mas: separándose la misma ley del derecho antiguo, que, fundado en motivos históricos, establecía que la fianza dada por los tutores y curadores fuera personal, regla que, á pesar de ser una especie de anacronismo atendidas las condiciones de la sociedad actual, habia permanecido firme en la ley en medio del movimiento general de los tiempos modernos, ya que no lo estuviera siempre en la práctica, ordenó que la garantía con que se asegurasen los bienes de los menores y de los incapacitados fuera hipotecaria, y que el Juez mismo la exigiera; es decir, que creó una hipoteca judicial, especial, diferente

en su intensión y efectos de la general tácita que por ministerio de la ley pesa aun hoy sobre todos los bienes del tutor ó curador, hasta que, concluido su cargo, y dadas cuentas y entregados los bienes y los alcances, quedan libres de las obligaciones que su cargo les impuso. Puede decirse en virtud de esto, que nuestro derecho novísimo ha propendido mucho á la constitución de hipotecas judiciales, porque ha ordenado á los Jueces que de oficio las exijan en muchos casos, y les ha dado una estension antes desconocida. No puede decirse en verdad que la Ley de Enjuiciamiento civil haya adoptado explícitamente el principio de que todas las hipotecas judiciales deban ser especiales y espresas: no podia adoptarlo, porque no era el lugar oportuno para hacerlo; pero al menos, por lo que á ella toca, aplicó los principios de publicidad y especialidad que la comisión proclama en este proyecto de ley como únicos para lo sucesivo. Tal es el giro que en los últimos tiempos han tomado las hipotecas judiciales, tanta su importancia, tanta la seguridad que prestan para que sean respetados los actos que garantizan. No corresponde á la comisión mas que continuar la obra comenzada, la cual acabará de adquirir toda su perfección y complemento, formados que sean la Ley de Enjuiciamiento criminal y el Código civil, y reformadas las leyes mercantiles, quedando así armonizado todo nuestro derecho.

Mas á poco que se consideren los distintos casos en que puede haber lugar á la hipoteca judicial, se observa que, si bien en algunos, como sucede en el de la tutela y curaduría, tiene un carácter en cierto modo permanente, siendo la aplicación de una ley civil, casi siempre se constituye para que sea respetada la administración de justicia, para evitar que se eludan las sentencias, haciendo el demandado con actos propios imposible la ejecución del fallo. Entonces su objeto solo dura mientras dura el juicio y se ejecuta la sentencia; puede así decirse, que mas que á las leyes que deben comprenderse en el Código civil, se refiere á los de procedimientos; que las leyes que la establecen ó autorizan no crean un derecho verdadero, sino que garantizan un derecho constituido al parecer, aunque controvertido, y que su carácter es tan transitorio como el peligro que se trata de evitar. Por esto la comisión, dando á la nomenclatura una importancia que no debe parecer escesiva cuando se trata de materias tan técnicas, ha creído que á la denominación antigua de *hipoteca judicial,* debia sustituir la de *anotación preventiva,* para indicar aquellas prohibiciones

de enajenar, cuyo objeto es que en su dia la sentencia tenga ejecución cumplida. Por razones fáciles de comprender sin necesidad de esponerlas, ha hecho estensiva esta denominación á las inscripciones de los derechos reales, que aun no han llegado á su perfección, ni están consumados, ó que son eventuales ó transitorios, ó que por falta de alguna circunstancia legal requieran subsanacion antes de ser inscritos definitivamente en los registros. Este cambio de nomenclatura no es nuevo; el sistema germánico lo adopta con el nombre de *prenotacion*.

El haber sido siempre y ser hoy entre nosotros especial la hipoteca judicial, liberta á la comisión de la necesidad de entrar en la cuestión á que en otros paises ha dado lugar la que se estiende sobre todos los bienes presentes y aun sobre los futuros. Al propósito de la comisión basta decir que, recayendo siempre la hipoteca judicial sobre un hecho real determinado por la inscripción, cabe perfectamente dentro del sistema adoptado, porque ni perjudica al crédito territorial, ni disminuye el principio de la publicidad, base cardinal de que nunca se prescinde en el proyecto.

Si respecto á este punto tenia la comisión ya recientemente trazado su camino, y puede aun decirse que conforme á los principios del derecho secular, lo mismo sucede en lo concerniente á los efectos de la hipoteca judicial. No debió buscarse el ejemplo de los pueblos en que, prevaleciendo el principio de que las sentencias constituyen de derecho una hipoteca sobre todos los bienes del condenado en ellas, cambian el crédito personal en un crédito real. Este principio ni ha estado nunca escrito en nuestras leyes, ni ha sido introducido por la práctica.

Constituidas en nuestro estado actual las hipotecas judiciales, que en adelante, según el proyecto, llevarán el nombre de anotaciones preventivas, solamente para asegurar las consecuencias de un juicio, no declaran ningún derecho, ni menos convierten *en real* el que no tenia antes semejante carácter: no puede decirse de ellas que son el premio de la carrera, como en otra nación se ha dicho, asimilando el empeño de los acreedores para anticiparse á obtener la anotación al afán con que se disputa la llegada al término en las carreras de caballos: no son un favor inmerecido que se da al acreedor mas exigente: no modifican el carácter de las obligaciones, cambiando las simples en hipotecarias, ni hacen al Juez agente de los litigantes, compeliéndolo á que supla la negligencia del acreedor y

le otorgue garantías que tal vez el deudor mismo al tiempo de obligarse no habría constituido.

La hipoteca judicial, que solo tiene por objeto asegurar las consecuencias del juicio, nunca ha tenido este carácter en España: no ha creado desde luego una acción hipotecaria á favor de aquel que habia obtenido la retención, el embargo, ó la providencia de que no pudiera enajenarse la cosa mientras estaba pendiente el litigio: el derecho del acreedor por la hipoteca judicial no se ha modificado, no ha cambiado de carácter: solo ha adquirido mayor seguridad bajo el punto de vista de quitar al deudor los medios de destruir la cosa, de enajenarla, y de constituirse él mismo en insolvencia. Por esto, en un concurso de acreedores ó en una quiebra, los que han obtenido á su favor hipotecas judiciales de la clase de las á que aquí nos referimos, no han tenido nunca, no tienen ahora por esta consideración un título de preferencia sobre los demás acreedores de su especie, ni son calificados entre los hipotecarios. Adoptando el proyecto estos mismos principios, da nueva vida á nuestro derecho antiguo, proclamando otra vez que el acreedor que obtiene á su favor una anotación preventiva, cuyo objeto sea garantir las consecuencias de un fallo, solo gozará de preferencia sobre los que tengan contra el mismo deudor otro crédito contraído con posterioridad á la anotación. Ni podía ser de otra manera sin violar los principios de justicia. El que contrata y no exige hipoteca, se contenta con la garantía que le da el crédito personal del deudor, y no debe tener preferencia alguna sobre los que se hallan en el mismo caso. Si el deudor deja de cumplir lo pactado al tiempo convenido, podrá el acreedor compelerlo al pago acudiendo á la via judicial; pero esta demanda no cambia ni la naturaleza del crédito ni la fuerza del título. Si se estableciera otra regla, resultaría que entre diversos acreedores de un mismo deudor que se hallaran en idéntico caso, seria de mejor condición el mas exigente, el que guardara menos consideraciones, el que por mejores ó peores medios adquiera noticias mas exactas del verdadero estado en que se hallara la fortuna del deudor, el que tuviera un procurador mas diligente. La comisión, atemperándose al antiguo derecho, ha creido que ninguna de estas causas debia serlo de preferencia.

No faltará tal vez quien, apoyándose en el ejemplo de otros pueblos, invocando la santidad de la cosa juzgada, ponderando el escándalo que resulta de que cuando existe una condenación definitiva puede el deudor

vender los bienes inmuebles que posea, y alzarse con su precio, ó gravarlos con cargas que antes no tenian ó con hipotecas convencionales, viniendo de este modo á burlarse de la ley y de la ejecutoria, pretenda que toda sentencia condenatoria debe llevar consigo irremisiblemente una hipoteca sobre los bienes del condenado, hipoteca que en el sistema de publicidad y especialidad adoptado por la comisión, debería convertirse en una inscripción sobre bienes determinados. La comisión no lo reputa necesario, porque, según el proyecto, no solo el que ha vencido en juicio y obtenido ya una ejecutoria que obliga á su contrario á entregarle alguna cosa ó satisfacerle alguna cantidad determinada, sino también el que ha pedido y conseguido un embargo, un secuestro ó una prohibición de enajenar bienes inmuebles, ó la declaración de incapacidad, de presunción de muerte por ausencia, ó de interdicción de una persona, pueden obtener la anotación preventiva que los ponga á cubierto de todo peligro. El que no usa del derecho que la ley le da, impútese á sí mismo el perjuicio que su omisión le origine. Esto y solo esto es lo que exige la justicia, porque la autoridad de la cosa juzgada solo consiste en que no encuentre obstáculos la ejecución de la sentencia, y en que se asegure su cumplimiento sin perjuicio de otros que tengan igual ó mejor derecho; no en dar al vencedor seguridad de pago que no estipuló, ni preferencias sobre otros acreedores dignos de igual protección que el que se anticipó á litigar, ó que obtuvo antes una sentencia favorable. Lo que queda dicho respecto á las anotaciones preventivas que dimanan de actos judiciales para asegurar el éxito del juicio, es estensivo á las que pueden obtenerse también del Juez para evitar el abuso que en daño del acreedor pueda cometer el deudor de una cosa que posee ó de su estimación.

No es menos grave que las cuestiones hasta aquí espuestas la de la estension que debe darse á los efectos de la falta de inscripción de los derechos reales en el registro. ¿Deberán limitarse á los terceros interesados, ó comprender también en su rigor á los mismos contrayentes? Los que quieren que el registro sea un verdadero censo de la propiedad inmueble, se decidirán indudablemente por esta última opinión. En su concepto deben ser los registros un gran medio que ha de tener la Administración para auxiliarse en sus trabajos estadísticos; y esta idea, si no ha de predominar sobre el interés civil y sobre el interés social, ha de ser igual cuando menos á ellos.

No es esta la opinión de la comisión: sin negar que los registros de la propiedad y de las hipotecas puedan y deban venir al auxilio de la Administración en las arduas tareas que para beneficio público le están encomendadas, cree que esto debe entenderse sin detrimento de los principios de justicia y sin desnaturalizar los registros, distrayéndolos de su verdadero objeto, que es mejorar las condiciones de la propiedad inmueble, asegurar el crédito territorial, y poner coto á fraudulentos engaños. Salir de este terreno, considerar los registros principalmente como un censo de la riqueza inmueble, dar intervención directa en ellas á la Administración, conduce irremediablemente á desconocer su carácter social, económico y civil, y á sacrificar lo principal á lo accesorio.

La comisión ha considerado ante todo en la cuestión propuesta los principios de justicia; no ha creído que con arreglo á ellos, cuando dos contratan y los dos faltan al requisito de la inscripción deba ser de condición mejor el que burlando su solemne compromiso, se niega á cumplir el contrato celebrado ó pide su nulidad, fundándose en un defecto de forma, y faltando á la buena fé, á la lealtad que se deben los contrayentes; buena fé que, en lugar de debilitarla, debe procurar el legislador fortalecerla, en cuanto alcance. Por esto no contiene el proyecto la pena de nulidad de los contratos relativos á la traslación de la propiedad y á sus modificaciones que no hayan sido inscritos, cuando la cuestión es entre los mismos contrayentes; por esto se separa de lo que hoy está escrito en nuestras leyes, y vuelve al antiguo principio establecido por Don Carlos y Doña Juana, y seguido por Don Felipe II, por Don Felipe V y por Don Carlos III, de que la falta de inscripción solo puede alegarse por los perjudicados que no han sido parte en el contrato que dejó de inscribirse.

Y aquí debe con franqueza esponer la comisión el gran cambio que acerca de este punto introduce el proyecto en los principios generales del derecho actual. Nuestras leyes, siguiendo á las romanas, adoptaron la diferencia entre el título y el modo de adquirir, y establecieron que el título sólo produjera acción personal, pero que la propiedad y los demás derechos en la cosa, y por lo tanto, las acciones reales que se dan para reivindicarlos, solo nacieran de la tradición, ó lo que es lo mismo, de la posesión de las cosas inmuebles. Por consecuencia de este principio, cuando alguno vende á dos la misma cosa, no es su dueño el que primero la compró, sino aquel que tomó de ella posesión. Los romanos, á pesar

de haber despojado el derecho antiguo de muchas formas groseras y materiales, creyeron siempre que un acto estenio público, y que se pudiera apreciar por todos, debia señalar al que era dueño de la cosa inmueble. Este principio dominó también en los diferentes Estados que formarón nuestra gran unidad nacional, si se esceptúa el reino de Aragón, en el que basta la reducción de un contrato de enajenación de inmuebles á escritura pública, para que el dominio ó el derecho real quede en el adquirente. Contra el principio romano se ha elevado otro en los tiempos modernos que mereció ser adoptado en el Código civil francés. Separándose este del derecho antiguo y de las reformas saludables introducidas por la ley de Brumario del año VII, buscó un principio mas espiritualista, mas filosófico sin duda, pero mas espuesto también á graves inconvenientes: el de que la propiedad se trasmitiera, tanto respecto á los contrayentes como á un tercero, por el mero consentimiento. No corresponde á la comisión apreciar este principio cuando se limita á los mismos contrayentes; no toca á la Ley de Hipotecas, al menos bajo el punto de vista del proyecto, entrar en su examen: lo que de lleno cae bajo su dominio es desecharlo cuando se trata del interés de terceros que no han sido parte en el contrato, porque no se aviene bien con la lealtad y el orden de las transacciones, da lugar á que los acreedores sean defraudados, y produce la injusticia de oponer al que legítimamente adquiere un derecho, contratos y actos de que no ha podido tener conocimiento.

Según el sistema de la comisión, resultará de hecho que para los efectos de la seguridad de un tercero, el dominio y los demás derechos reales en tanto se considerarán constituidos ó traspasados, en cuanto conste su inscripción en el registro, quedando entre los contrayentes, cuando no se haga la inscripción, subsistente el derecho antiguo. Así, una venta que no se inscriba ni se consume por la tradición, no traspasa al comprador el dominio en ningún caso: si se inscribe, ya se lo traspasa respecto á todos; si no se inscribe, aunque obtenga la posesión, será dueño con relación al vendedor, pero no respectó á otros adquirentes que hayan cumplido con el requisito de la inscripción.

Esta manera que tiene la comisión de considerar la ley de Hipotecas, necesariamente habia de conducirla á consignar como una de las bases capitales del proyecto que los registros deben estar bajo la dependencia exclusiva del Ministerio de Gracia y Justicia y bajo la inspección de la

autoridad judicial, siendo esta únicamente la llamada á decidir las dudas y cuestiones que se susciten. Lo que á derechos civiles se refiere, no puede con arreglo á nuestra legislación política estar subordinado á las autoridades del orden administrativo, á lo que es consiguiente que tampoco dependa de los centros que han de impulsar la marcha de la Administración activa. Y que esta ha sido la intención del Gobierno al encargar la formación del proyecto, aparece claramente, tanto por emanar del espresado Ministerio las órdenes que al efecto se han comunicado, como por haberse confiado este trabajo á la Comisión de Codificación, y haber sido el Ministro de Gracia y Justicia el que en las Cortes presentó el proyecto de autorización en que se propuso esta como una de sus bases. Ni se crea que por ello podrán ser perjudicados los intereses del Erario y defraudados los impuestos que sobre la comunicación ó trasmisión de la propiedad y de los demás derechos en las cosas inmuebles establecen ahora, ó en adelante establezcan las leyes: en tanto podrán hacerse inscripciones en los registros, en cuanto estén satisfechos los impuestos que graviten sobre los actos civiles que sean objeto de la inscripción. Los registros vendrán de este modo á auxiliar la acción fiscal, pero sin ser absorbidos por ella.

Aunque la reforma fuese de eficacísimos resultados para el porvenir, no produciria desde luego todos los que se apetecen, si no procurase que se arreglaran á su sistema los contratos y actos anteriores á ella. Esto lo hace, ya ofreciendo estímulos á la inscripción, ya negando fuerza contra terceros á los títulos que en contravención á las leyes anteriores dejaron de inscribirse, mientras no se subsane el defecto, y entonces solo desde la inscripción. Con estas prescripciones, y con otras que se adoptan para el tránsito del antiguo al nuevo sistema, espera la comisión que si su proyecto llegase á ser ley, pronto se conocerán los felices resultados que se ha prometido el Gobierno al promover la reforma del derecho antiguo.

Por la misma causa ha creído la comisión que debia establecer reglas para libertar la propiedad de cargas que, aunque resultan de sus títulos sin que conste su redención, han dejado á veces por el trascurso de siglos de afectar de hecho á las fincas sobre las cuales se impusieron. Lejos de perjudicarse con esto ningún derecho legítimo, todos son consultados, y sin producir vacilación ni dudas en los que en realidad existen, se introduce la presunción legal de que las fincas están libres de las cargas que ha anulado una prescripción secular fortalecida con el silencio continuado de

los que tenían facultad de reclamarlas, con la imposibilidad frecuente de saber si han sido redimidas, con haberse perdido la memoria de aquellos á cuyo favor estuvieron constituidas, y con no presentarse quien tenga á ellas derecho. Los medios de publicidad que para estas liberaciones se proponen, alejan hasta la sombra del fraude, y darán lugar á que muchos que tienen derechos que ignoran, y que probablemente perderían para siempre sin el procedimiento que se establece, puedan reclamarlos y entrar así en el disfrute de lo que ni siquiera imaginaban.

Los grandes cambios que en los principios de las leyes hipotecarias se introducen, hacen indispensable que el proyecto sea estenso y descienda á muchos pormenores para que no pueda haber dudas acerca de lo antiguo que queda ó derogado, ó reformado, ó subsistente. La comisión, sin embargo, ha procurado no comprender en la ley mas disposiciones que las que por su naturaleza corresponden á ella, y cree poder contestar satisfactoriamente á los que la censuren, ó por demasiado larga, ó por reglamentaria.

Si la legislación hipotecaria estuviera comprendida en un código civil cuyas partes guardasen entre sí la unidad y correspondencia necesarias, sin duda muchas de las disposiciones que están escritas en el proyecto no se encontrarian en el título del código consagrado especialmente á las hipotecas, sino que estarían diseminadas en toda la obra. Si existiendo un código civil homogéneo en todas sus partes, se tratara para completarlo de establecer una ley especial de hipotecas, tampoco seria necesario dar tanta estension á la obra; en el código civil se encontraría considerable número de las disposiciones á que se da cabida en el proyecto. Si, aun fuera de estos casos, la comisión adoptara los principios establecidos en nuestras leyes seculares, y respetando lo que existe se limitara á desenvolver prácticamente las reglas escritas en nuestro antiguo derecho, seria también fundada la censura. Pero nada de esto sucede: el proyecto cambia profunda y radicalmente en sus principios cardinales la antigua legislación de hipotecas: casi todas las disposiciones que hasta aquí han regido respecto á ellas, sufren en mayor ó menor escala cambios importantes: el derecho civil esperimenta alteraciones trascendentales: apenas hay una de sus instituciones á que no afecte la innovación: en el orden de la familia á la sociedad conyugal y á la potestad paterna: en el de tutelas y curadurías á las relaciones entre el menor ó incapacitado y los que están encargados de su guarda: en el de la propiedad y de los demás derechos en la cosa á

su adquisición, su conservación, su trasmisión y sus modificaciones; en el de las sucesiones al respeto á la voluntad del testador ó á la disposición de las leyes; en el de contratos á la seguridad del cumplimiento de muchos importantísimos.

Todo esto está íntimamente ligado con la Ley de Hipotecas: á todo afecta gravemente el nuevo sistema; todo ha sido sujeto á revisión; todo ha sufrido grandes modificaciones. Y no son solo las leyes puramente civiles las modificadas, aunque bajo esta denominación se comprendan las prescripciones del código de comercio; lo son también las de procedimientos; porque es menester, para evitar que las sentencias sean eludidas, adoptar medidas de precaución conocidas actualmente con el nombre de hipotecas judiciales, que impidan la desaparición de la cosa litigiosa y su enajenación, ó que en perjuicio del acreedor demandante se constituya el deudor en insolvencia. Ni están menos interesadas las leyes administrativas que en justa protección á los intereses fiscales y comunes crean á favor del Estado, de las provincias, de los pueblos y de los establecimientos públicos hipotecas sobre los bienes de sus deudores; las que para precaver daños á la Administración exigen garantias sobre los bienes inmuebles de los que con ella contratan; las que consideran afectas ante todo las propiedades al pago de los tributos no satisfechos oportunamente, y las que provienen de la gestión de los que han manejado caudales públicos.

A estas consideraciones, que por sí solas bastarían para justificar la estension de la Ley, debe añadirse otra importantísima. El legislador, al hacer cambios, aunque no sean tan profundos como los que comprende el proyecto, debe ante todo respetar los derechos adquiridos, porque de otro modo su obra seria efímera y caería ante las justas reclamaciones de los perjudicados. Para hacer este tránsito sin violencia conciliando todos los intereses, ha sido necesario descender á muchos pormenores. Puede considerarse esta parte del proyecto como una ley distinta é independiente de la de hipotecas, que lejos de tener como esta un carácter de perpetuidad, es pasajera, porque se limita á salvar los derechos adquiridos á la sombra de la legislación que concluye.

Sin embargo, conveniente es que forme un solo cuerpo con la ley que cambia el antiguo sistema hipotecario, para que en un mismo acto aparezca el legislador invocando el derecho y respetando los hechos que bajo la ley antigua se crearon, atendiendo á las nuevas exigencias de la socie-

dad, pero salvando al propio tiempo con cuidadoso afán y con veneración religiosa los derechos que, sometidos imprudentemente á la innovación, quedarían en realidad violados.

¿Y podrá ser la ley tachada con justicia de reglamentaria? La comisión no duda responder negativamente. No siempre es fácil fijar hasta donde debe llegar la ley y donde debe comenzar el reglamento, porque no lo es señalar con exactitud matemática los límites respectivos de los poderes legislativo y ejecutivo. Muchas veces se ha debatido esta cuestión en nuestro Parlamento; nunca ha dominado un principio que pueda considerarse generador de derecho en materia tan grave. En la práctica se ha visto descender algunas leyes, no solo á pormenores que suelen tener carácter de estabilidad bajo cuyo concepto caben muy bien en reglamentos, sino á disposiciones meramente transitorias, y aun á algunas de mera ejecución que parecen mas bien objeto de circulares ó de instrucciones para plantear la nueva ley. De aquí se infiere que en esto hay mucho de arbitrario, y que en cada caso el legislador, según la mayor ó menor importancia que quiere dar á su obra, deja, ya mas, ya menos, á la apreciación del poder ejecutivo.

Supuesto esto, y libre la comisión del temor de proponer una invasión peligrosa, ha podido seguir sus propias inspiraciones. Convencida profundamente de que todas las declaraciones que pueden atribuir, negar, aumentar ó disminuir derechos civiles, corresponden al legislador, ha huido de dejar al Gobierno atribuciones que en muchos puntos vendrían á hacerle arbitro de cuestiones graves en el terreno del derecho civil. Nada hay de cuanto está escrito en el proyecto, que mas ó menos inmediatamente no se refiera á la declaración de derechos y á las garantías que se han creído indispensables para que la ley en su dia sea bien entendida y aplicada.

Prescindiendo de estas importantes consideraciones, hay otras que han movido á la comisión. En su concepto, al poder legislativo toca exclusivamente dictar las reglas á que se quiere dar gran estabilidad, y que se dirigen á producir á veces efectos para larga serie de siglos. Estas prescripciones, que tienen cierto carácter de perpetuidad, exigen para su prestigio la sanción de la autoridad legislativa, que es la única que les imprime ese sello de respeto que hace que atraviesen de unas á otras generaciones, y que se mire como una profanación el cambiarlas sin que esté sobradamente justificada la reforma. No debe quedar, en concepto de la comisión, al arbitrio del Gobierno nada que pueda debilitar la firmeza de los principios

que se proclaman, ni aun con motivo de explicarlos, de aclararlos y de fijar su sentido verdadero. Las cuestiones á que pueda dar lugar la ley (y las habrá sin duda) deben dejarse á los tribunales, para que las resuelvan, no por medidas generales que no caben dentro de sus atribuciones constitucionales, sino aplicando la ley en los casos que ocurran y creando jurisprudencia, que es la mejor regla de interpretación y el mejor suplemento del derecho escrito.

Una consideración añadirá por último la comisión á las que deja expuestas. Había ya formado la ley, é iba á hacer su revisión última, cuando tuvo del gobierno el encargo de preparar el reglamento para su ejecución: suspendió entonces la revisión definitiva del trabajo hecho, con el objeto de perfeccionarlo mas, si en vista de las nuevas tareas á que iba á dedicarse y de las discusiones á que dieran lugar, apareciera la conveniencia de hacerlo. Teniendo entonces que descender á muchos pormenores de ejecución, se convenció de que algunos de ellos afectaban mas ó menos directamente á derechos civiles, y por lo tanto no debían comprenderse en el reglamento, sino en la ley, como los comprendió, no encontrando uno solo de los artículos de la ley que debiera pasar al reglamento.

Y esto se explica fácilmente, teniendo en cuenta que la ley tiene por objeto asegurar derechos; que al efecto requiere formalidades rigurosas; que la omisión de estas solemnidades da lugar alguna vez hasta á la pena de nulidad; que esta pena lleva envuelta la pérdida de un derecho civil, y por lo tanto que todo esto debe ser obra de la ley y no de un reglamento administrativo. La comisión puede haberse equivocado en algunas de sus apreciaciones; pero no será por falta de estudio y de discusiones detenidas.

DECRETO DE 8 DE FEBRERO DE 1946, POR EL QUE SE APRUEBA EL TEXTO REFUNDIDO DE LA LEY HIPOTECARIA

(BOE nº 58, de 27 de febrero de 1946)

EXPOSICIÓN DE MOTIVOS

La Ley de 30 de diciembre de 1944 que introduce considerables reformas en el Derecho Hipotecario, autoriza al Gobierno, en su disposición adicional segunda, para publicar, en el plazo máximo de un año, una nueva redacción de la Ley Hipotecaria, cuya finalidad debe consistir en armonizar debidamente los textos legales vigentes y abreviar el contenido de los asientos del Registro, sin mengua de los principios fundamentales del sistema, y en dar a los preceptos legales una más que adecuada ordenación sistemática y la necesaria unidad de estilo, sirviendo de base para todo ello, además de las disposiciones de la Ley Hipotecaria y la de su Reforma, la del Reglamento, la jurisprudencia del Tribunal Supremo y la doctrina de la Dirección General de los Registros y del Notariado.

Tan difícil y delicada tarea ha sido acometida por el Ministro que suscribe desde el momento mismo en que se posesionó de su cargo, cuando iban ya transcurridos casi ocho de los doce meses del plazo concedido por las Cortes para la publicación de la nueva Ley.

La Comisión designada al efecto en el Centro directivo correspondiente ha consagrado actividad sin tasa, en una labor constante, a dar cima, dentro del término legal, al arduo trabajo que le fue encomendado; y fruto de su celo es el texto refundido que por este Decreto se sanciona.

Ateniéndose con fidelidad a las directrices señaladas por la Ley de 1944, el nuevo texto se limita a dar cumplimiento a lo que ésta determina como normas inexcusables de su redacción.

Se ha introducido, a tal fin, una nueva ordenación de los títulos de la Ley para darles más sistemática distribución, colocando en primer término todos los relativos a las materias sustantivas y dejando para el final los atinentes a la parte adjetiva y orgánica, reguladora de la Dirección General y del Cuerpo de Registradores. Y aunque el nuevo texto comprende menor número de ar-

tículos que el anterior, se ha procurado conservar la misma numeración a los más importantes y más frecuentemente citados en sentencias y resoluciones, no sólo por respeto, que podría pecar de excesivo, a una tradición, sino también para facilitar en lo futuro el conocimiento y aplicación de la doctrina jurisprudencial relativa a las materias reguladas por aquellos artículos.

Han sido trasladados al nuevo texto algunos preceptos reglamentarios de indudable jerarquía legislativa, tales como los referentes a la competencia por razón de la circunscripción territorial de los registros y a la salvaguardia judicial de sus asientos; y del mismo modo, numerosos artículos de la Ley, de simple contenido ordenancista o de detalle, han sido suprimidos para su incorporación al Reglamento, por considerarse que, si era lógica su inclusión en la Ley primitiva, cuando por vez primera se implantaba en España la institución del Registro, resultaba inconveniente mantenerlos ahora, dado su evidente carácter reglamentario.

Asimismo, se ha procurado, en lo posible, unificar el estilo de las dos Leyes refundidas, mediante leves correcciones gramaticales y sustituciones de locuciones y vocablos arcaicos o en desuso en la actual nomenclatura jurídica; si bien para una labor minuciosa y acertada en tal sentido habría sido necesario contar con el tiempo suficiente para nuevas revisiones de la redacción del texto.

En cuanto a la mayor brevedad de los asientos del Registro, aspiración expresada por el legislador en armonía con las exigencias modernas, que requieren la máxima sencillez y claridad en las fórmulas de inscripción, el nuevo texto simplifica no sólo la redacción de los asientos principales en los que se refleja el historial del dominio y de los derechos reales sobre inmuebles, sino también la del asiento de presentación, cuya importancia es tan capital en nuestro sistema inmobiliario. La reducción al mínimo de los requisitos formales de todos los asientos, sin menoscabo de los principios esenciales del sistema, unida a la supresión de las menciones del derecho que pueden y deben ser objeto de inscripción especial, así como la eliminación de los derechos de naturaleza netamente personal u obligacional del ámbito inmunizante del Registro, han de contribuir poderosamente a la claridad de éste y a facilitar su publicidad, haciéndolo más asequible al directo conocimiento de los interesados.

Se han incorporado a la nueva Ley en su integridad los preceptos de la reforma de 1944, casi literalmente o con pequeñas correcciones de estilo,

y alguno de ellos con nueva ordenación sistemática. Ocioso sería tratar de explicar la profundidad y sustancia de las modificaciones e innovaciones que estos nuevos artículos introducen en el conjunto de la legislación hipotecaria, pues fueron explicadas y puestas de relieve en la magistral exposición de motivos de la referida Ley de 1944.

Haciendo uso de las facultades concedidas por el legislador al Ministerio de Justicia en orden a la organización territorial de los Registros y a la regulación del Estatuto Orgánico de los Registradores, se han incluido en el nuevo texto los preceptos indispensables para armonizarlos con las disposiciones vigentes, y, especialmente, para llevar a la práctica el expreso mandato legislativo referente a la sustitución de las clases de los Registros por las categorías personales de los Registradores. Con el nuevo texto, que regula de modo definitivo estas materias, se agota y consume la autorización concedida por el legislador; y de este modo las nuevas normas que establecen el régimen orgánico de los funcionarios que sirven los Registros adquieren su tradicional rango legislativo.

Cumpliendo, pues, dentro de los estrictos límites y plazo predeterminado el mandato de las Cortes, el Ministro que suscribe tiene el honor de someter a la aprobación del Jefe del Estado y de su Consejo de Ministros el adjunto proyecto de Decreto.

A propuesta del Ministro de Justicia, de conformidad con el Consejo de Estado y previa deliberación del Consejo de Ministros, dispongo:

Artículo Único.– Se aprueba la nueva redacción oficial de la Ley Hipotecaria y se autoriza al Ministro de Justicia para que, en cumplimiento de lo ordenado por la segunda disposición adicional de la Ley de 30 de diciembre de 1944, y en el artículo único de la Ley de 31 de diciembre de 1945, publique el texto adjunto en el Boletín Oficial del Estado.

LEY HIPOTECARIA

TÍTULO I
DEL REGISTRO DE LA PROPIEDAD Y DE LOS
TÍTULOS SUJETOS A INSCRIPCIÓN

Artículo 1.– El Registro de la Propiedad tiene por objeto la inscripción o anotación de los actos y contratos relativos al dominio y demás derechos reales sobre bienes inmuebles.

Las expresadas inscripciones o anotaciones se harán en el Registro en cuya circunscripción territorial radiquen los inmuebles.

Los asientos del Registro practicados en los libros que se determinan en los artículos 238 y siguientes, en cuanto se refieran a los derechos inscribibles, están bajo la salvaguardia de los Tribunales y producen todos sus efectos mientras no se declare su inexactitud en los términos establecidos en esta Ley.

Artículo 2.– En los Registros expresados en el artículo anterior se inscribirán:

Primero. Los títulos traslativos o declarativos del dominio de los inmuebles o de los derechos reales impuestos sobre los mismos.

Segundo. Los títulos en que se constituyan, reconozcan, transmitan, modifiquen o extingan derechos de usufructo, uso, habitación, enfiteusis, hipoteca, censos, servidumbres y otros cualesquiera reales.

Tercero. Los actos y contratos en cuya virtud se adjudiquen a alguno bienes inmuebles o derechos reales, aunque sea con la obligación de transmitirlos a otro o de invertir su importe en objeto determinado.

Cuarto. Las resoluciones judiciales en que se declaren la ausencia o el fallecimiento o afecten a la libre disposición de bienes de una persona, y las resoluciones a las que se refiere el párrafo segundo del artículo 755 de la Ley de Enjuiciamiento Civil. Las inscripciones de resoluciones judiciales sobre medidas de apoyo realizadas en virtud de este apartado se practicarán exclusivamente en el Libro sobre administración y disposición de bienes inmuebles.

Quinto. Los contratos de arrendamiento de bienes inmuebles, y los subarriendos, cesiones y subrogaciones de los mismos.

Sexto. Los títulos de adquisición de los bienes inmuebles y derechos reales que pertenezcan al Estado, o a las corporaciones civiles o eclesiásticas, con sujeción a lo establecido en las leyes o reglamentos.

> Apartado cuarto modificado por el art. 3.1 de la Ley 8/2021, de 2 de junio, por la que se reforma la legislación civil y procesal para el apoyo a las personas con discapacidad en el ejercicio de su capacidad jurídica.

Artículo 3.– Para que puedan ser inscritos los títulos expresados en el artículo anterior, deberán estar consignados en escritura pública, ejecutoria, o documento auténtico expedido por autoridad judicial o por el Gobierno o sus agentes, en la forma que prescriban los reglamentos. También podrán ser inscritos los títulos expresados en el artículo anterior en virtud de testimonio del auto de homologación de un plan de reestructuración, del que resulte la inscripción a favor del deudor, de los acreedores o de las partes afectadas que lo hayan suscrito o a los que se les hayan extendido sus efectos.

> Modificado por la Ley 16/2022, de 5 de septiembre, de reforma del texto refundido de la Ley Concursal, aprobado por el Real Decreto Legislativo 1/2020, de 5 de mayo, para la transposición de la Directiva (UE) 2019/1023 del Parlamento Europeo y del Consejo, de 20 de junio de 2019, sobre marcos de reestructuración preventiva, exoneración de deudas e inhabilitaciones, y sobre medidas para aumentar la eficiencia de los procedimientos de reestructuración, insolvencia y exoneración de deudas, y por la que se modifica la Directiva (UE) 2017/1132 del Parlamento Europeo y del Consejo, sobre determinados aspectos del Derecho de sociedades (Directiva sobre reestructuración e insolvencia).

Artículo 4.– También se inscribirán en el Registro los títulos expresados en el artículo 2, otorgados en país extranjero, que tengan fuerza en España con arreglo a las leyes, y las ejecutorias pronunciadas por Tribunales extranjeros a que deba darse cumplimiento en España, con arreglo a la Ley de Enjuiciamiento Civil.

Artículo 5.– Los títulos referentes al mero o simple hecho de poseer no serán inscribibles.

TÍTULO II
DE LA FORMA Y EFECTOS DE LA INSCRIPCIÓN

Artículo 6.– La inscripción de los títulos en el Registro podrá pedirse indistintamente:

a) Por el que adquiera el derecho.

b) Por el que lo transmita.

c) Por quien tenga interés en asegurar el derecho que se deba inscribir.

d) Por quien tenga la representación de cualquiera de ellos.

Artículo 7.– La primera inscripción de cada finca en el Registro de la Propiedad será de dominio y se practicará con arreglo a los procedimientos regulados en el Título VI de esta Ley

El titular de cualquier derecho real impuesto sobre finca cuyo dueño no hubiere inscrito su dominio, podrá solicitar la inscripción de su derecho con sujeción a las normas prescritas en el Reglamento.

Artículo 8.– Cada finca tendrá, desde que se inscriba por primera vez, un número diferente y correlativo.

Las inscripciones que se refieran a una misma finca tendrán otra numeración correlativa y especial.

Se inscribirán como una sola finca bajo un mismo número:

1. El territorio, término redondo o lugar de cada foral en Galicia o Asturias, siempre que reconozcan un solo dueño directo o varios proindiviso, aunque esté dividido en suertes o porciones, dadas en dominio útil o foro a diferentes colonos, si su conjunto se halla comprendido dentro de los linderos de dicho término.

Se estimará único el señorío directo para los efectos de la inscripción, aunque sean varios los que, a título de señores directos, cobren rentas o pensiones de un foral o lugar, siempre que la tierra aforada no se halle dividida entre ellos por el mismo concepto.

2. Toda explotación agrícola, con o sin casa de labor, que forme una unidad orgánica, aunque esté constituida por predios no colindantes, y las explotaciones industriales que formen un cuerpo de bienes unidos o dependientes entre sí.

3. Las fincas urbanas y edificios en general, aunque pertenezcan a diferentes dueños en dominio pleno o menos pleno.

4. Los edificios en régimen de propiedad por pisos cuya construcción esté concluida o, por lo menos, comenzada.

En la inscripción se describirán, con las circunstancias prescritas por la Ley, además del inmueble en su conjunto, sus distintos pisos y locales susceptibles de aprovechamiento independiente, asignando a éstos un número correlativo escrito en letra y la cuota de participación que a cada uno corresponde en relación con el inmueble. En la inscripción del solar o del edificio en conjunto se harán constar los pisos meramente proyectados.

Se incluirán, además, aquellas reglas contenidas en el título y en los Estatutos que configuren el contenido y ejercicio de esta propiedad.

La inscripción se practicará a favor del dueño del inmueble constituyente del régimen o de los titulares de todos y cada uno de sus pisos o locales.

5. Los pisos o locales de un edificio en régimen de propiedad horizontal, siempre que conste previamente en la inscripción del inmueble la constitución de dicho régimen.

Artículo 9.– El folio real de cada finca incorporará necesariamente el código registral único de aquélla. Los asientos del Registro contendrán la expresión de las circunstancias relativas al sujeto, objeto y contenido de los derechos inscribibles según resulten del título y los asientos del registro, previa calificación del Registrador. A tal fin, la inscripción contendrá las circunstancias siguientes:

a) Descripción de la finca objeto de inscripción, con su situación física detallada, los datos relativos a su naturaleza, linderos, superficie y, tratándose de edificaciones, expresión del archivo registral del libro del edificio, salvo que por su antigüedad no les fuera exigible. Igualmente se incluirá la referencia catastral del inmueble o inmuebles que la integren y el hecho de estar o no la finca coordinada gráficamente con el Catastro en los términos del artículo 10.

Cuando conste acreditada, se expresará por nota al margen la calificación urbanística, medioambiental o administrativa correspondiente, con expresión de la fecha a la que se refiera.

b) Siempre que se inmatricule una finca, o se realicen operaciones de parcelación, reparcelación, concentración parcelaria, segregación, división, agrupación o agregación, expropiación forzosa o deslinde que determinen una reordenación de los terrenos, la representación gráfica georreferenciada de la finca que complete su descripción literaria, expresándose, si constaren debidamente acreditadas, las coordenadas georreferenciadas de sus vértices.

Asimismo, dicha representación podrá incorporarse con carácter potestativo al tiempo de formalizarse cualquier acto inscribible, o como operación registral específica. En ambos casos se aplicarán los requisitos establecidos en el artículo 199.

Para la incorporación de la representación gráfica de la finca al folio real, deberá aportarse junto con el título inscribible la certificación catastral descriptiva y gráfica de la finca, salvo que se trate de uno de los supuestos en los que la ley admita otra representación gráfica georreferenciada alternativa.

En todo caso, la representación gráfica alternativa habrá de respetar la delimitación de la finca matriz o del perímetro del conjunto de las fincas aportadas que resulte de la cartografía catastral. Si la representación gráfica alternativa afectara a parte de parcelas catastrales, deberá precisar la delimitación de las partes afectadas y no afectadas, y el conjunto de ellas habrá de respetar la delimitación que conste en la cartografía catastral. Dicha representación gráfica deberá cumplir con los requisitos técnicos que permitan su incorporación al Catastro una vez practicada la operación registral.

La representación gráfica aportada será objeto de incorporación al folio real de la finca, siempre que no se alberguen dudas por el Registrador sobre la correspondencia entre dicha representación y la finca inscrita, valorando la falta de coincidencia, siquiera parcial, con otra representación gráfica previamente incorporada, así como la posible invasión del dominio público.

Se entenderá que existe correspondencia entre la representación gráfica aportada y la descripción literaria de la finca cuando ambos recintos se refieran básicamente a la misma porción del territorio y las diferencias de cabida, si las hubiera, no excedan del diez por ciento de la cabida inscrita

y no impidan la perfecta identificación de la finca inscrita ni su correcta diferenciación respecto de los colindantes.

Una vez inscrita la representación gráfica georreferenciada de la finca, su cabida será la resultante de dicha representación, rectificándose, si fuera preciso, la que previamente constare en la descripción literaria. El Registrador notificará el hecho de haberse practicado tal rectificación a los titulares de derechos inscritos, salvo que del título presentado o de los trámites del artículo 199 ya constare su notificación.

A efectos de valorar la correspondencia de la representación gráfica aportada, en los supuestos de falta o insuficiencia de los documentos suministrados, el Registrador podrá utilizar, con carácter meramente auxiliar, otras representaciones gráficas disponibles, que le permitan averiguar las características topográficas de la finca y su línea poligonal de delimitación.

Todos los Registradores dispondrán, como elemento auxiliar de calificación, de una única aplicación informática suministrada y diseñada por el Colegio de Registradores e integrada en su sistema informático único, bajo el principio de neutralidad tecnológica, para el tratamiento de representaciones gráficas, que permita relacionarlas con las descripciones de las fincas contenidas en el folio real, previniendo además la invasión del dominio público, así como la consulta de las limitaciones al dominio que puedan derivarse de la clasificación y calificación urbanística, medioambiental o administrativa correspondiente. Dicha aplicación y sus diferentes actualizaciones habrán de ser homologadas por la Dirección General de los Registros y del Notariado, para establecer el cumplimiento de los requisitos de protección y seguridad adecuados a la calidad de los datos.

Los Registradores de la Propiedad no expedirán más publicidad gráfica que la que resulte de la representación gráfica catastral, sin que pueda ser objeto de tal publicidad la información gráfica contenida en la referida aplicación, en cuanto elemento auxiliar de calificación. Solo en los supuestos en los que la ley admita otra representación gráfica georreferenciada alternativa, ésta podrá ser objeto de publicidad registral hasta el momento en que el Registrador haga constar que la finca ha quedado coordinada gráficamente con el Catastro. Hasta entonces, se hará constar en esta publicidad el hecho de no haber sido validada la representación gráfica por el Catastro. Asimismo, podrá ser objeto de publicidad registral la información procedente de otras bases de datos, relativa a las fincas cuya

representación gráfica catastral haya quedado o vaya a quedar incorporada al folio real.

c) La naturaleza, extensión y condiciones, suspensivas o resolutorias, si las hubiere, del derecho que se inscriba, y su valor cuando constare en el título.

d) El derecho sobre el cual se constituya el que sea objeto de la inscripción.

e) La persona natural o jurídica a cuyo favor se haga la inscripción o, cuando sea el caso, el patrimonio separado a cuyo favor deba practicarse aquélla, cuando éste sea susceptible legalmente de ser titular de derechos u obligaciones. Los bienes inmuebles y derechos reales de las uniones temporales de empresas serán inscribibles en el Registro de la Propiedad siempre que se acredite, conforme al artículo 3, la composición de las mismas y el régimen de administración y disposición sobre tales bienes, practicándose la inscripción a favor de los socios o miembros que las integran con sujeción al régimen de administración y disposición antes referido. También podrán practicarse anotaciones preventivas de demanda y embargo a favor de las comunidades de propietarios en régimen de propiedad horizontal.

En cualquier momento, el titular inscrito podrá instar directamente del Registrador que por nota marginal se hagan constar las circunstancias de un domicilio, dirección electrónica a efectos de recibir comunicaciones y notificaciones electrónicas y telemáticas relativas al derecho inscrito. Las comunicaciones a través de medios electrónicos y telemáticos serán válidas siempre que exista constancia de la transmisión y recepción, de sus fechas y del contenido íntegro de las comunicaciones, y se identifique de forma auténtica o fehaciente al remitente y al destinatario de las mismas.

f) La persona de quien procedan inmediatamente los bienes o derechos que deban inscribirse.

g) El título que se inscriba, su fecha, y el Tribunal, Juzgado, Notario o funcionario que lo autorice.

h) La fecha de presentación del título en el Registro y la de la inscripción.

i) El acta de inscripción y la firma del Registrador, que supondrá la conformidad del mismo al texto íntegro del asiento practicado.

Lo dispuesto en este artículo se entiende sin perjuicio de lo especialmente regulado para determinadas inscripciones.

Redacción introducida por la Ley 13/2015, de 24 de junio, de Reforma de la Ley Hipotecaria aprobada por Decreto de 8 de febrero de 1946 y del texto refundido de la Ley de Catastro Inmobiliario, aprobado por Real Decreto Legislativo 1/2004, de 5 de marzo.

Artículo 10.– 1. La base de representación gráfica de las fincas registrales será la cartografía catastral, que estará a disposición de los Registradores de la Propiedad.

2. En los casos de incorporación de la representación gráfica georreferenciada conforme a lo dispuesto en la letra b) del artículo 9, deberá aportarse, junto al título inscribible, certificación catastral descriptiva y gráfica de la finca, salvo que se trate de uno de los supuestos regulados en el apartado 3 de este artículo.

El Registrador incorporará al folio real la representación gráfica catastral aportada siempre que se corresponda con la descripción literaria de la finca en la forma establecida en la letra b) del artículo anterior, haciendo constar expresamente en el asiento que en la fecha correspondiente la finca ha quedado coordinada gráficamente con el Catastro. Asimismo, el Registrador trasladará al Catastro el código registral de las fincas que hayan sido coordinadas.

En el supuesto de que la correspondencia no haya quedado acreditada, el Registrador dará traslado de esta circunstancia al Catastro por medios telemáticos, motivando a través de un informe las causas que hayan impedido la coordinación, a efectos de que, en su caso, el Catastro incoe el procedimiento oportuno.

3. Únicamente podrá aportarse una representación gráfica georreferenciada complementaria o alternativa a la certificación catastral gráfica y descriptiva en los siguientes supuestos:

a) Procedimientos de concordancia entre el Registro de la Propiedad y la realidad extrarregistral del Título VI de esta Ley en los que expresamente se admita una representación gráfica alternativa.

b) Cuando el acto inscribible consista en una parcelación, reparcelación, segregación, división, agrupación, agregación o deslinde judicial, que determinen una reordenación de los terrenos.

En los supuestos en los que se haya aportado una representación gráfica alternativa, el Registrador remitirá la información al Catastro, de acuerdo con su normativa reguladora, para que este practique, en su caso, la alteración que corresponda.

De practicarse la alteración, la Dirección General del Catastro lo trasladará al Registro de la Propiedad, a efectos de que el Registrador haga constar las referencias catastrales correspondientes, así como la circunstancia de la coordinación, e incorpore al folio real la representación gráfica catastral.

4. En toda forma de publicidad registral habrá de expresarse, además de la referencia catastral que corresponda a la finca, si está o no coordinada gráficamente con el Catastro a una fecha determinada.

5. Alcanzada la coordinación gráfica con el Catastro e inscrita la representación gráfica de la finca en el Registro, se presumirá, con arreglo a lo dispuesto en el artículo 38, que la finca objeto de los derechos inscritos tiene la ubicación y delimitación geográfica expresada en la representación gráfica catastral que ha quedado incorporada al folio real.

Esta presunción igualmente regirá cuando se hubiera incorporado al folio real una representación gráfica alternativa, en los supuestos en que dicha representación haya sido validada previamente por una autoridad pública, y hayan transcurrido seis meses desde la comunicación de la inscripción correspondiente al Catastro, sin que éste haya comunicado al Registro que existan impedimentos a su validación técnica.

6. Con el fin de asegurar el intercambio de información entre el Catastro y el Registro de la Propiedad, así como la interoperabilidad entre sus sistemas de información, mediante resolución conjunta de la Dirección General de los Registros y del Notariado y de la Dirección General del Catastro, se regularán:

a) La forma, contenido, plazos y requisitos del suministro mutuo de información que sea relevante para el cumplimiento de las funciones respectivas.

b) Las características y funcionalidades del sistema de intercambio de información, así como del servicio de identificación y representación gráfica de las fincas sobre la cartografía catastral.

c) Los requisitos que deben cumplir la descripción técnica y la representación gráfica alternativa que se aporte al Registro de la Propiedad en los supuestos legalmente previstos.

> Redacción introducida por la Ley 13/2015, de 24 de junio, de Reforma de la Ley Hipotecaria aprobada por Decreto de 8 de febrero de 1946 y del texto refundido de la Ley de Catastro Inmobiliario, aprobado por Real Decreto Legislativo 1/2004, de 5 de marzo.

Artículo 11.– En la inscripción de los contratos en que haya mediado precio o entrega de metálico, se hará constar el que resulte del título, así como la forma en que se hubiese hecho o convenido el pago, debiendo acreditarse los medios de pago utilizados, en la forma establecida en los artículos 21, 254 y 255 de esta Ley.

La expresión del aplazamiento del pago no surtirá efectos en perjuicio de tercero, a menos que se garantice aquél con hipoteca o se dé a la falta de pago el carácter de condición resolutoria explícita. En ambos casos, si el precio aplazado se refiere a la transmisión de dos o más fincas, se determinará el correspondiente a cada una de ellas.

Lo dispuesto en el párrafo precedente se aplicará a las permutas o adjudicaciones en pago cuando una de las partes tuviere que abonar a la otra alguna diferencia en dinero o en especie.

> Redacción introducida por la Ley 13/2015, de 24 de junio, de Reforma de la Ley Hipotecaria aprobada por Decreto de 8 de febrero de 1946 y del texto refundido de la Ley de Catastro Inmobiliario, aprobado por Real Decreto Legislativo 1/2004, de 5 de marzo.

Artículo 12.– En la inscripción del derecho real de hipoteca se expresará el importe del principal de la deuda y, en su caso, el de los intereses pactados, o, el importe máximo de la responsabilidad hipotecaria, identificando las obligaciones garantizadas, cualquiera que sea la naturaleza de éstas y su duración.

Las cláusulas de vencimiento anticipado y demás cláusulas financieras de las obligaciones garantizadas por la hipoteca, cualquiera que sea la entidad acreedora, en caso de calificación registral favorable de las mismas y de las demás cláusulas de trascendencia real, se harán constar en el asiento en los términos que resulten de la escritura de formalización.

Redacción dada por la Disposición final primera Uno de la Ley 5/2019, de 15 de marzo, reguladora de los contratos de crédito inmobiliario.

Artículo 13.– Los derechos reales limitativos, los de garantía y, en general, cualquier carga o limitación del dominio o de los derechos reales, para que surtan efectos contra terceros, deberán constar en la inscripción de la finca o derecho sobre que recaigan.

Las servidumbres reales podrán también hacerse constar en la inscripción del predio dominante, como cualidad del mismo.

Artículo 14.– El título de la sucesión hereditaria, a los efectos del Registro, es el testamento, el contrato sucesorio, el acta de notoriedad para la declaración de herederos abintestato, la declaración administrativa de heredero abintestato a favor del Estado y en su caso, el certificado sucesorio europeo al que se refiere el capítulo VI del Reglamento (UE) n.º 650/2012.

Redacción introducida por la Ley 15/2015, de 2 de julio, de la Jurisdicción Voluntaria, salvo la referencia al capítulo VI del Reglamento (UE) nº. 650/2012, que fue introducida por la DF 1ª de la Ley 29/2015, de 30 de julio, de cooperación jurídica internacional en materia civil.

Para inscribir bienes y adjudicaciones concretas deberán determinarse en escritura pública o por sentencia firme los bienes, o parte indivisa de los mismos que correspondan o se adjudiquen a cada titular o heredero, con la sola excepción de lo ordenado en el párrafo siguiente.

Cuando se tratare de heredero único y no exista ningún interesado con derecho a legítima, ni tampoco comisario o persona autorizada para adjudicar la herencia, el título de la sucesión, acompañado de los documentos a que se refiere el artículo 16 de esta Ley, bastará para inscribir directamente a favor del heredero los bienes y derechos de que en el Registro era titular el causante.

Artículo 15.– Los derechos del legitimario de parte alícuota que no pueda promover el juicio de testamentaría por hallarse autorizado el heredero para pagar las legítimas en efectivo o en bienes no inmuebles, así como los de los legitimarios sujetos a la legislación especial catalana, se mencionarán en la inscripción de los bienes hereditarios.

La asignación de bienes concretos para pago o su afección en garantía de las legítimas, se hará constar por nota marginal.

Las referidas menciones se practicarán con los documentos en cuya virtud se inscriban los bienes a favor de los herederos, aunque en aquéllos no hayan tenido intervención los legitimarios.

Las disposiciones de este artículo producirán efecto solamente respecto de los terceros protegidos por el artículo 34, no entre herederos y legitimarios, cuyas relaciones se regirán por las normas civiles aplicables a la herencia del causante.

Contra dichos terceros los legitimarios no podrán ejercitar otras ni más acciones que las que se deriven de las menciones referidas, a tenor de las reglas que siguen:

a) Durante los cinco primeros años de la fecha de la mención, quedarán solidariamente afectos al pago de la legítima todos los bienes de la herencia en la cuantía y forma que las leyes determinen, cualesquiera que sean las disposiciones del causante o los acuerdos del Comisario, Contador-Partidor o Albacea, con facultad de partir, heredero distributario, heredero de confianza, usufructuario con facultad de señalar y pagar legítimas u otras personas con análogas facultades, nombrados por el causante en acto de última voluntad contractual o testamentaria.

Esta mención quedará sin efecto y se estará a lo dispuesto en los números segundo y tercero de la letra b) del presente artículo, si el legitimario hubiese aceptado bienes determinados o cantidad cierta para pago de dichas legítimas o concretado su garantía sobre uno o más inmuebles de la herencia.

b) Transcurridos los cinco primeros años de su fecha, los efectos de la mención serán los siguientes:

1. Cuando el causante, o por su designación, las personas expresadas en el párrafo primero del apartado a), no hubieran fijado el importe de dichas legítimas, ni concretado su garantía sobre ciertos bienes inmuebles, ni asignado bienes determinados para el pago de las mismas, continuará surtiendo plenos efectos la mención solidaria expresada en la letra a) precedente, hasta cumplidos veinte años del fallecimiento del causante.

2. Cuando las mismas personas se hubieren limitado a asignar una cantidad cierta para pago de las legítimas, quedarán solidariamente su-

jetos a la efectividad de las mismas todos los bienes de la herencia, durante el plazo antes indicado. No obstante, si dentro de los cinco años siguientes a su constancia en el Registro de la Propiedad, los legitimarios no hubieren impugnado por insuficiente tal asignación, transcurrido que sea este plazo podrá cancelarse la mención solidaria expresada en el apartado a) siempre que justifique el heredero haber depositado suma bastante en un establecimiento bancario o Caja oficial, a las resultas del pago de las legítimas en la cantidad asignada y de sus intereses de cinco años al tipo legal.

3. Cuando las supradichas personas hubieren asignado bienes ciertos para el pago de las legítimas, o concretado la garantía de las mismas sobre bienes determinados, el legitimario solamente podrá hacer efectivos sus derechos sobre dichos bienes en la forma que disponga el correspondiente título sucesorio o acto particional.

4. Cuando el causante hubiere desheredado a algún legitimario o manifestado en el título sucesorio que ciertas legítimas fueron totalmente satisfechas, se entenderá que los legitimarios aludidos aceptan respecto de terceros la desheredación o las manifestaciones del causante si durante el plazo determinado en el apartado a) de este artículo no impugnaren dicha disposición.

Dentro de los plazos de vigencia de las menciones por derechos legitimarios, los herederos podrán, sin necesidad de autorización alguna, cancelar hipotecas, redimir censos, cobrar precios aplazados, retrovender y, en general, extinguir otros derechos análogos de cuantía determinada o determinable aritméticamente, que formen parte de la herencia, siempre que el importe así obtenido o la cantidad cierta o parte alícuota del mismo que conste en el Registro como responsabilidad especial por legítimas, afectante al derecho extinguido, se invierta en valores del Estado, que se depositarán, con intervención del Notario, en un establecimiento bancario o Caja oficial, a las resultas del pago de las legítimas.

Los depósitos a que hacen referencia el párrafo anterior y el número segundo, letra b) de este artículo, podrán ser retirados por los herederos transcurridos veinte años, a contar desde el fallecimiento del causante siempre que no hubieren sido aceptados o reclamados por los legitimarios dentro del plazo indicado.

Las menciones reguladas en los números 1, 2 y 3 del apartado b) caducarán, sin excepción, cumplidos veinte años desde el fallecimiento del causante.

Los bienes hereditarios se inscribirán sin mención alguna de derechos legitimarios, cuando la herencia tenga ingreso en el Registro después de transcurridos veinte años desde el fallecimiento del causante.

Artículo 16.– Los dueños de bienes inmuebles o derechos reales por testamento u otro título universal o singular, que no los señale y describa individualmente, podrán obtener su inscripción, presentando dicho título con el documento, en su caso, que pruebe haberles sido aquél transmitido y justificando con cualquier otro documento fehaciente que se hallan comprendidos en él los bienes que tratan de inscribir.

Artículo 17.– Inscrito o anotado preventivamente en el Registro cualquier título traslativo o declarativo del dominio de los inmuebles o de los derechos reales impuestos sobre los mismos, no podrá inscribirse o anotarse ningún otro de igual o anterior fecha que se le oponga o sea incompatible, por el cual se transmita o grave la propiedad del mismo inmueble o derecho real.

Si sólo se hubiera extendido el asiento de presentación, no podrá tampoco inscribirse o anotarse ningún otro título de la clase antes expresada durante el término de sesenta días, contados desde el siguiente al de la fecha del mismo asiento.

Artículo 18.– Los Registradores calificarán, bajo su responsabilidad, la legalidad de las formas extrínsecas de los documentos de toda clase, en cuya virtud se solicite la inscripción, así como la capacidad de los otorgantes y la validez de los actos dispositivos contenidos en las escrituras públicas, por lo que resulte de ellas y de los asientos del Registro.

El plazo máximo para inscribir el documento será de quince días contados desde la fecha del asiento de presentación. El registrador en la nota a pie de título, si la calificación es positiva, o en la calificación negativa deberá expresar inexcusablemente la fecha de la inscripción y, en su caso, de la calificación negativa a los efectos del cómputo del plazo de quince días. Si el título hubiera sido retirado antes de la inscripción, tuviera defectos

subsanables o existiera pendiente de inscripción un título presentado con anterioridad, el plazo de quince días se computará desde la fecha de la devolución del título, la subsanación o la inscripción del título previo, respectivamente. En estos casos, la vigencia del asiento de presentación se entenderá prorrogada hasta la terminación del plazo de inscripción. Por razones extraordinarias, debidamente acreditadas, la Dirección General de los Registros y del Notariado podrá, a solicitud del registrador competente formulada dentro de los dos primeros días de plazo de inscripción, ampliar hasta quince días más como máximo dicho plazo. Si la Dirección General no contesta en el plazo de dos días contados desde que tuviera entrada la solicitud, se entenderá que ésta ha sido desestimada. El registrador no podrá recurrir contra la decisión expresa o presunta que adopte la Dirección General.

Si, transcurrido el plazo máximo señalado en el párrafo anterior, no hubiere tenido lugar la inscripción, el interesado podrá instar del registrador ante quien se presentó el título que la lleve a cabo en el término improrrogable de tres días o la aplicación del cuadro de sustituciones previsto en el artículo 275 bis de esta ley. Igualmente, si transcurrido el plazo de tres días el registrador no inscribe el título, el interesado podrá instar la aplicación del cuadro de sustituciones.

La inscripción realizada fuera de plazo por el registrador titular producirá una reducción de aranceles de un treinta por ciento, sin perjuicio de la aplicación del régimen sancionador correspondiente. A los efectos del adecuado cumplimiento del plazo de inscripción, los registradores deberán remitir a la Dirección General de los Registros y del Notariado en los primeros veinte días de los meses de abril, julio, octubre y enero una estadística en formato electrónico que contenga el número de títulos presentados y fecha de inscripción de los mismos, así como el porcentaje de títulos inscritos fuera del plazo previsto en este artículo. La Dirección General de Registros y del Notariado concretará mediante Instrucción el formato electrónico y datos que deban remitir los registradores.

Si un Registro de la Propiedad estuviese a cargo de dos o más registradores, se procurará, en lo posible, la uniformidad de los criterios de calificación. A tal efecto, llevarán el despacho de los documentos con arreglo al convenio de distribución de materias o sectores que acuerden. El convenio

y sus modificaciones posteriores deberán ser sometidos a la aprobación de la Dirección General de los Registros y del Notariado.

Siempre que el registrador a quien corresponda la calificación de un documento apreciare defectos que impidan practicar la operación solicitada, los pondrá en conocimiento del cotitular o cotitulares del mismo sector o del sector único. Antes del transcurso del plazo máximo establecido para la inscripción del documento les pasará la documentación, y el que entendiere que la operación es procedente la practicará bajo su responsabilidad antes de expirar dicho plazo.

En la calificación negativa el registrador a quien corresponda deberá expresar que la misma se ha extendido con la conformidad de los cotitulares. Si falta dicha indicación, la calificación se entenderá incompleta, sin perjuicio de que los legitimados para ello ya puedan recurrirla, instar la intervención del sustituto, o pedir expresamente que se complete. No se tendrá en cuenta una calificación incompleta para interrumpir el plazo en que debe hacerse la calificación. Los cotitulares serán también responsables a todos los efectos de la calificación a la que prestan su conformidad.

El registrador que calificare un documento conocerá de todas las incidencias que se produzcan hasta la terminación del procedimiento registral.

Artículo 19.– Cuando el Registrador notare alguna falta en el título conforme al artículo anterior, la manifestará a los que pretendan la inscripción, para que, si quieren, recojan el documento y subsanen la falta durante la vigencia del asiento de presentación. Si no lo recogen o no subsanan la falta a satisfacción del Registrador, devolverá el documento para que puedan ejercitarse los recursos correspondientes, sin perjuicio de hacer la anotación preventiva que ordena el artículo 42 en su número 9, si se solicita expresamente.

En el caso de no hacerse la anotación preventiva, el asiento de presentación del título continuará produciendo sus efectos durante los sesenta días antes expresados.

Artículo 19 bis.– Si la calificación es positiva, el registrador practicará los asientos registrales procedentes y expedirá certificación elec-

trónica expresiva de ello, identificando los datos del asiento de presentación y título que lo haya motivado, las incidencias más relevantes del procedimiento registral iniciado con dicho asiento de presentación, y reseña de los concretos asientos practicados en los libros de inscripciones, insertando para cada finca el texto literal del acta de inscripción practicada. Asimismo, expedirá certificación electrónica en extracto y con información estructurada de la nueva situación registral vigente de cada finca resultante tras la práctica de los nuevos asientos. La calificación negativa, incluso cuando se trate de inscripción parcial en virtud de solicitud del interesado, deberá ser firmada por el registrador, y en ella habrán de constar las causas impeditivas, suspensivas o denegatorias y la motivación jurídica de las mismas, ordenada en hechos y fundamentos de derecho, con expresa indicación de los medios de impugnación, órgano ante el que debe recurrirse y plazo para interponerlo, sin perjuicio de que el interesado ejercite, en su caso, cualquier otro que entienda procedente. Si el registrador califica negativamente el título, sea total o parcialmente, dentro o fuera del plazo a que se refiere el artículo 18 de la ley, el interesado podrá recurrir ante la Dirección General de Seguridad Jurídica y Fe Pública o bien instar la aplicación del cuadro de sustituciones previsto en el artículo 275 bis de la ley. Los interesados tendrán el derecho a solicitar al registrador del cuadro de sustituciones la calificación de los títulos presentados, en los supuestos previstos en el párrafo anterior, conforme a las siguientes reglas:

1.ª El interesado deberá ejercer su derecho en los quince días siguientes a la notificación de la calificación negativa, durante la vigencia del asiento de presentación, mediante la aportación al registrador sustituto del testimonio íntegro del título presentado y de la documentación complementaria.

2.ª El registrador sustituto que asuma la inscripción del título lo comunicará al registrador sustituido, pudiendo con carácter previo y en orden a esta finalidad solicitar que se le aporte información registral completa, de no existir o ser insuficiente la remitida con el testimonio íntegro del título. El registrador sustituido hará constar dicha comunicación, en el mismo día de su recepción o el siguiente hábil, por asiento electrónico relacionado con el de presentación, indicando que se ha ejercido el derecho a solicitar la calificación de los títulos a un registrador de los incluidos en el cuadro

de sustituciones, la identidad de éste y el Registro del que sea titular. A partir de la fecha de recepción de la comunicación referida, el registrador sustituido deberá suministrar al registrador sustituto información continuada relativa a cualquier nueva circunstancia registral que pudiera afectar a la práctica del asiento.

3.ª Si el registrador sustituto calificara positivamente el título, en los diez días siguientes al de la fecha de la comunicación prevista en la regla anterior, ordenará al registrador sustituido que extienda el asiento solicitado, remitiéndole el texto comprensivo de los términos en que deba practicarse aquél, junto con el testimonio íntegro del título y documentación complementaria. En todo caso, en el asiento que se extienda, además de las circunstancias que procedan de conformidad con su naturaleza, deberá constar la identidad del registrador sustituto y el registro del que fuera titular. Extendido el asiento, el registrador sustituido lo comunicará al registrador sustituto, y devolverá el título al presentante con la certificación electrónica a que se refiere el párrafo primero de este artículo.

4.ª Si el registrador sustituto asumiera la inscripción parcial del título se procederá del modo previsto en las reglas segunda y tercera. Dicha inscripción parcial sólo podrá practicarse si media consentimiento del presentante o del interesado.

5.ª Si el registrador sustituto calificara negativamente el título, devolverá éste al interesado a los efectos de interposición del recurso frente a la calificación del registrador sustituido ante la Dirección General de Seguridad Jurídica y Fe Pública, el cual deberá ceñirse a los defectos señalados por el registrador sustituido con los que el registrador sustituto hubiera manifestado su conformidad. En la calificación el registrador sustituto se ajustará a los defectos señalados por el registrador sustituido y respecto de los que los interesados hubieran motivado su discrepancia en el escrito en el que soliciten su intervención, no pudiendo versar sobre ninguna otra pretensión basada en otros motivos o en documentos no presentados en tiempo y forma. Para fundar su decisión podrá pedir informe al Colegio de Registradores de la Propiedad, Mercantiles y de Bienes Muebles de España, que lo evacuará a través de sus servicios de estudios, todo ello bajo responsabilidad del registrador y sin que pueda excederse del plazo de calificación.

6.ª Practicado el asiento solicitado, corresponderá al registrador sustituto el cincuenta por ciento de los aranceles devengados y al registrador sustituido el cincuenta por ciento restante. Los derechos arancelarios se abonarán por el interesado a cada registrador en su parte correspondiente.

7.ª Las comunicaciones que se deban practicar conforme a las reglas precedentes se realizarán por medios electrónicos que permitan tener constancia de su recepción.

> Redacción dada por el art. 36-1 de la Ley 11/2023, de 8 de mayo, de trasposición de Directivas de la Unión Europea en materia de accesibilidad de determinados productos y servicios, migración de personas altamente cualificadas, tributaria y digitalización de actuaciones notariales y registrales; y por la que se modifica la Ley 12/2011, de 27 de mayo, sobre responsabilidad civil por daños nucleares o producidos por materiales radiactivos.
> Entrada en vigor el 9 de mayo de 2024, de acuerdo con la Disposición Final 18-6 de la citada Ley 11/2023, de 8 de mayo.

Artículo 20.– Para inscribir o anotar títulos por los que se declaren, transmitan, graven, modifiquen o extingan el dominio y demás derechos reales sobre inmuebles, deberá constar previamente inscrito o anotado el derecho de la persona que otorgue o en cuyo nombre sean otorgados los actos referidos.

En el caso de resultar inscrito aquel derecho a favor de persona distinta de la que otorgue la transmisión o gravamen, los Registradores denegarán la inscripción solicitada.

Cuando no resultare inscrito a favor de persona alguna el expresado derecho y no se acredite fuere inscribible con arreglo al artículo 205, los Registradores harán anotación preventiva a solicitud del interesado, la cual subsistirá durante el plazo que señala el artículo 96 de esta Ley.

No será necesaria la previa inscripción o anotación a favor de los mandatarios, representantes, liquidadores, albaceas y demás personas que con carácter temporal actúen como órganos de representación y dispongan de intereses ajenos en la forma permitida por las leyes.

Tampoco será precisa dicha inscripción previa para inscribir los documentos otorgados por los herederos:

1º. Cuando ratifiquen contratos privados realizados por su causante, siempre que consten por escrito y firmados por éste.

2º. Cuando vendieren o cedieren a un coheredero fincas adjudicadas proindiviso a los vendedores o cedentes, pero en la inscripción que se haga habrá de expresarse dicha previa adjudicación proindiviso con referencia al título en que así constare. Y

3º. Cuando se trate de testimonios de decretos de adjudicación o escritura de venta verificada en nombre de los herederos del ejecutado en virtud de ejecución de sentencia, con tal que el inmueble o derecho real se halle inscrito a favor del causante.

Cuando en una partición de herencia, verificada después del fallecimiento de algún heredero, se adjudiquen a los que lo fuesen de éste los bienes que a aquél correspondían, deberá practicarse la inscripción a favor de los adjudicatarios, pero haciéndose constar en ella las transmisiones realizadas.

No podrá tomarse anotación de demanda, embargo o prohibición de disponer, ni cualquier otra prevista en la Ley, si el titular registral es persona distinta de aquella contra la cual se ha dirigido el procedimiento. En los procedimientos criminales y en los de decomiso podrá tomarse anotación de embargo preventivo o de prohibición de disponer de los bienes, como medida cautelar, cuando a juicio del juez o tribunal existan indicios racionales de que el verdadero titular de los mismos es el imputado, haciéndolo constar así en el mandamiento.

Artículo 21.– 1. Los documentos relativos a contratos o actos que deban inscribirse expresarán, por lo menos, todas las circunstancias que necesariamente debe contener la inscripción y sean relativas a las personas de los otorgantes, a las fincas y a los derechos inscritos.

2. Las escrituras públicas relativas a actos o contratos por los que se declaren, constituyan, transmitan, graven, modifiquen o extingan a título oneroso el dominio y los demás derechos reales sobre bienes inmuebles, cuando la contraprestación consistiera, en todo o en parte, en dinero o signo que lo represente, deberán expresar, además de las circunstancias previstas en el párrafo anterior, la identificación de los medios de pago empleados por las partes, en los términos previstos en el artículo 24 de la Ley del Notariado, de 28 de mayo de 1862.

3. En las escrituras de préstamo hipotecario sobre vivienda deberá constar el carácter, habitual o no, que pretenda atribuirse a la vivienda que

se hipoteque. Se presumirá, salvo prueba en contrario, que en el momento de la ejecución judicial del inmueble es vivienda habitual si así se hiciera constar en la escritura de constitución.

Apartado tercero introducido por el artículo 3-1 de la Ley 1/2013, de 14 de mayo, de medidas para reforzar la protección a los deudores hipotecarios, reestructuración de deuda y alquiler social («BOE» 15 mayo).

Artículo 22.– El Notario que cometiere alguna omisión que impida inscribir el acto o contrato, conforme a lo dispuesto en el artículo anterior, la subsanará extendiendo a su costa una nueva escritura, si fuere posible, e indemnizando, en su caso, a los interesados de los perjuicios que les ocasione su falta.

Artículo 23.– El cumplimiento de las condiciones suspensivas, resolutorias o rescisorias de los actos o contratos inscritos, se hará constar en el Registro, bien por medio de una nota marginal, si se consuma la adquisición del derecho, bien por una nueva inscripción a favor de quien corresponda, si la resolución o rescisión llega a verificarse.

Artículo 24.– Se considera como fecha de la inscripción para todos los efectos que ésta deba producir, la fecha del asiento de presentación, que deberá constar en la inscripción misma.

Artículo 25.– Para determinar la preferencia entre dos o más inscripciones de igual fecha, relativas a una misma finca, se atenderá a la hora de la presentación en el Registro de los títulos respectivos.

Artículo 26.– Las prohibiciones de disponer o enajenar se harán constar en el Registro de la Propiedad y producirán efecto con arreglo a las siguientes normas:

1. Las establecidas por la Ley que, sin expresa declaración judicial o administrativa, tengan plena eficacia jurídica, no necesitarán inscripción separada y especial y surtirán sus efectos como limitaciones legales del dominio.

2. Las que deban su origen inmediato a alguna resolución judicial o administrativa serán objeto de anotación preventiva.

3. Las impuestas por el testador o donante en actos o disposiciones de última voluntad, capitulaciones matrimoniales, donaciones y demás actos a título gratuito, serán inscribibles siempre que la legislación vigente reconozca su validez.

Artículo 27.– Las prohibiciones de disponer que tengan su origen en actos o contratos de los no comprendidos en el artículo anterior, no tendrán acceso al Registro, sin perjuicio de que mediante hipoteca o cualquier otra forma de garantía real se asegure su cumplimiento.

Artículo 28.– *Suprimido*

Suprimido por el art. 3.2 de la Ley 8/2021, de 2 de junio, por la que se reforma la legislación civil y procesal para el apoyo a las personas con discapacidad en el ejercicio de su capacidad jurídica.

Artículo 29.– La fe pública del Registro no se extenderá a la mención de derechos susceptibles de inscripción separada y especial.

Artículo 30.– Las inscripciones de los títulos expresados en los artículos 2 y 4 serán nulas si en ellas se omite o se expresa, con inexactitud sustancial, alguna de las circunstancias comprendidas en el artículo 9 sin perjuicio de lo establecido en esta Ley sobre rectificación de errores.

Artículo 31.– La nulidad de las inscripciones de que trata el artículo precedente, no perjudicará el derecho anteriormente adquirido por un tercero protegido con arreglo al artículo 34.

Artículo 32.– Los títulos de dominio o de otros derechos reales sobre bienes inmuebles, que no estén debidamente inscritos o anotados en el Registro de la Propiedad, no perjudican a tercero.

Artículo 33.– La inscripción no convalida los actos o contratos que sean nulos con arreglo a las leyes.

Artículo 34.– El tercero que de buena fe adquiera a título oneroso algún derecho de persona que en el Registro aparezca con facultades para transmitirlo, será mantenido en su adquisición, una vez que haya inscrito

su derecho, aunque después se anule o resuelva el del otorgante por virtud de causas que no consten en el mismo Registro.

La buena fe del tercero se presume siempre mientras no se pruebe que conocía la inexactitud del Registro.

Los adquirentes a título gratuito no gozarán de más protección registral que la que tuviere su causante o transferente.

Artículo 35.– A los efectos de la prescripción adquisitiva en favor del titular inscrito, será justo título la inscripción, y se presumirá que aquél ha poseído pública, pacífica, ininterrumpidamente y de buena fe durante el tiempo de vigencia del asiento y de los de sus antecesores de quienes traiga causa.

Artículo 36.– Frente a titulares inscritos que tengan la condición de terceros con arreglo al artículo 34 sólo prevalecerá la prescripción adquisitiva consumada o la que pueda consumarse dentro del año siguiente a su adquisición, en los dos supuestos siguientes:

a) Cuando se demuestre que el adquirente conoció o tuvo medios racionales y motivos suficientes para conocer, antes de perfeccionar su adquisición, que la finca o derecho estaba poseída de hecho y a título de dueño por persona distinta de su transmitente.

b) Siempre que, no habiendo conocido ni podido conocer, según las normas anteriores, tal posesión de hecho al tiempo que la adquisición, el adquirente inscrito la consienta, expresa o tácitamente, durante todo el año siguiente a la adquisición. Cuando la prescripción afecte a una servidumbre negativa o no aparente, y ésta pueda adquirirse por prescripción, el plazo del año se contará desde que el titular pudo conocer su existencia en la forma prevenida en el apartado a), o, en su defecto, desde que se produjo un acto obstativo a la libertad del predio sirviente.

La prescripción comenzada perjudicará igualmente al titular inscrito, si éste no la interrumpiere en la forma y plazo antes indicados, y sin perjuicio de que pueda también interrumpirla antes de su consumación total.

En cuanto al que prescribe y al dueño del inmueble o derecho real que se esté prescribiendo y a sus sucesores que no tengan la consideración

de terceros, se calificará el título y se contará el tiempo con arreglo a la legislación civil.

Los derechos adquiridos a título oneroso y de buena fe que no lleven aneja la facultad de inmediato disfrute del derecho sobre el cual se hubieren constituido, no se extinguirán por usucapión de éste. Tampoco se extinguirán los que impliquen aquella facultad cuando el disfrute de los mismos no fuere incompatible con la posesión causa de la prescripción adquisitiva, o cuando, siéndolo, reúnan sus titulares las circunstancias y procedan en la forma y plazos que determina el párrafo b) de este artículo.

La prescripción extintiva de derechos reales sobre cosa ajena, susceptibles de posesión o de protección posesoria, perjudicará siempre al titular según el Registro, aunque tenga la condición de tercero.

Artículo 37.– Las acciones rescisorias, revocatorias y resolutorias no se darán contra tercero que haya inscrito los títulos de sus respectivos derechos conforme a lo prevenido en esta Ley.

Se exceptúan de la regla contenida en el párrafo anterior:

1. Las acciones rescisorias y resolutorias que deban su origen a causas que consten explícitamente en el Registro.

2. Las de revocación de donaciones, en el caso de no cumplir el donatario condiciones inscritas en el Registro.

3. Las de retracto legal, en los casos y términos que las leyes establecen.

4. Las acciones rescisorias de enajenaciones hechas en fraude de acreedores, las cuales perjudicarán a tercero:

a) Cuando hubiese adquirido por título gratuito.

b) Cuando, habiendo adquirido por título oneroso, hubiese sido cómplice en el fraude. El simple conocimiento de haberse aplazado el pago del precio no implicará, por sí solo, complicidad en el fraude.

En ambos casos no perjudicará a tercero la acción rescisoria que no se hubiere entablado dentro del plazo de cuatro años, contados desde el día de la enajenación fraudulenta.

En el caso de que la acción resolutoria, revocatoria o rescisoria no se pueda dirigir contra tercero, conforme a lo dispuesto en el párrafo primero

de este artículo, se podrán ejercitar entre las partes las acciones personales que correspondan.

Artículo 38.– A todos los efectos legales se presumirá que los derechos reales inscritos en el Registro existen y pertenecen a su titular en la forma determinada por el asiento respectivo. De igual modo se presumirá que quien tenga inscrito el dominio de los inmuebles o derechos reales tiene la posesión de los mismos.

Como consecuencia de lo dispuesto anteriormente, no podrá ejercitarse ninguna acción contradictoria del dominio de inmuebles o derechos reales inscritos a nombre de persona o entidad determinada, sin que, previamente o a la vez, se entable demanda de nulidad o cancelación de la inscripción correspondiente. La demanda de nulidad habrá de fundarse en las causas que taxativamente expresa esta Ley cuando haya de perjudicar a tercero.

En caso de embargo preventivo, juicio ejecutivo o vía de apremio contra bienes inmuebles o derechos reales determinados, se sobreseerá todo procedimiento de apremio respecto de los mismos o de sus frutos, productos o rentas en el instante en que conste en autos, por certificación del Registro de la Propiedad, que dichos bienes o derechos constan inscritos a favor de persona distinta de aquella contra la cual se decretó el embargo o se sigue el procedimiento, a no ser que se hubiere dirigido contra ella la acción en concepto de heredera del que aparece como dueño en el Registro. Al acreedor ejecutante le quedará reservada su acción para perseguir en el mismo juicio ejecutivo otros bienes del deudor y para ventilar en el juicio correspondiente el derecho que creyere asistirle en cuanto a los bienes respecto de los cuales se suspende el procedimiento.

Cuando se persigan bienes hipotecados que hayan pasado a ser propiedad de un tercer poseedor, se procederá con arreglo a lo dispuesto en los artículos 134 y concordantes de esta Ley.

Las mismas reglas se observarán cuando, después de efectuada en el Registro alguna anotación preventiva de las establecidas en los números 2 y 3 del artículo 42, pasasen los bienes anotados a poder de un tercer poseedor.

Artículo 39.– Por inexactitud del Registro se entiende todo desacuerdo que en orden a los derechos inscribibles, exista entre el Registro y la realidad jurídica extrarregistral.

Artículo 40.– La rectificación del Registro sólo podrá ser solicitada por el titular del dominio o derecho real que no está inscrito, que lo esté erróneamente o que resulte lesionado por el asiento inexacto, y se practicará con arreglo a las siguientes normas:

a) Cuando la inexactitud proviniere de no haber tenido acceso al Registro alguna relación jurídica inmobiliaria, la rectificación tendrá lugar: primero, por la toma de razón del título correspondiente, si hubiere lugar a ello; segundo, por la reanudación del tracto sucesivo, con arreglo a lo dispuesto en el Título VI de esta Ley, y tercero, por resolución judicial, ordenando la rectificación.

b) Cuando la inexactitud debiera su origen a la extinción de algún derecho inscrito o anotado, la rectificación se hará mediante la correspondiente cancelación, efectuada conforme a lo dispuesto en el Título IV o en virtud del procedimiento de liberación que establece el Título VI.

c) Cuando la inexactitud tuviere lugar por nulidad o error de algún asiento se rectificará el Registro en la forma que determina el Título VII.

d) Cuando la inexactitud procediere de falsedad, nulidad o defecto del título que hubiere motivado el asiento y, en general, de cualquier otra causa de las no especificadas anteriormente, la rectificación precisará el consentimiento del titular o, en su defecto, resolución judicial.

En los casos en que haya de solicitarse judicialmente la rectificación, se dirigirá la demanda contra todos aquellos a quienes el asiento que se trate de rectificar conceda algún derecho, y se sustanciará por los trámites del juicio declarativo correspondiente. Si se deniega totalmente la acción de rectificación ejercitada, se impondrán las costas al actor; si sólo se deniega en parte, decidirá el Juez a su prudente arbitrio.

La acción de rectificación será inseparable del dominio o derecho real de que se derive.

En ningún caso la rectificación del Registro perjudicará los derechos adquiridos por tercero a título oneroso de buena fe durante la vigencia del asiento que se declare inexacto.

Artículo 41.– Las acciones reales procedentes de los derechos inscritos podrán ejercitarse a través del juicio verbal regulado en la Ley de Enjuiciamiento Civil, contra quienes, sin título inscrito, se opongan a aquellos derechos o perturben su ejercicio. Estas acciones, basadas en la legitimación registral que reconoce el artículo 38, exigirán siempre que por certificación del registrador se acredite la vigencia, sin contradicción alguna, del asiento correspondiente.

TÍTULO III
DE LAS ANOTACIONES PREVENTIVAS

Artículo 42.– Podrán pedir anotación preventiva de sus respectivos derechos en el Registro correspondiente:

Primero. El que demandare en juicio la propiedad de bienes inmuebles o la constitución, declaración, modificación o extinción de cualquier derecho real.

Segundo. El que obtuviere a su favor mandamiento de embargo que se haya hecho efectivo en bienes inmuebles del deudor.

Tercero. El que en cualquier juicio obtuviese sentencia ejecutoria condenando al demandado, la cual deba llevarse a efecto por los trámites establecidos en la Ley de Enjuiciamiento Civil.

Cuarto. El que, demandando en juicio ordinario el cumplimiento de cualquiera obligación, obtuviere, con arreglo a las leyes, providencia ordenando el secuestro o prohibiendo la enajenación de bienes inmuebles.

Quinto. El que instare ante el órgano judicial competente demanda de alguna de las resoluciones expresadas en el apartado cuarto del artículo 2, salvo las relativas a medidas de apoyo a personas con discapacidad.

Sexto. Los herederos respecto de su derecho hereditario, cuando no se haga especial adjudicación entre ellos de bienes concretos, cuotas o partes indivisas de los mismos.

Séptimo. El legatario que no tenga derecho, según las leyes, a promover el juicio de testamentaría.

Octavo. El acreedor refaccionario, mientras duren las obras que sean objeto de la refacción.

Noveno. El que presentar en el Registro algún título cuya inscripción no pueda hacerse por algún defecto subsanable, por imposibilidad del Re-

gistrador, o cuando este inicie de oficio el procedimiento de rectificación de errores que observe en algún asiento ya practicado en la forma que reglamentariamente se determine.

Décimo. El que en cualquiera otro caso tuviese derecho a exigir anotación preventiva, conforme a lo dispuesto en ésta o en otra Ley.

Apartado quinto modificado por el art. 3.3 de la Ley 8/2021, de 2 de junio, por la que se reforma la legislación civil y procesal para el apoyo a las personas con discapacidad en el ejercicio de su capacidad jurídica.

Artículo 43.– En el caso del número 1 del artículo anterior, no podrá hacerse la anotación preventiva sino cuando se ordene por providencia judicial, dictada a instancia de parte legítima y en virtud de documento bastante al prudente arbitrio de juzgador.

En el caso del número 2 del mismo artículo, cuando se trate de juicio ejecutivo, será obligatoria la anotación, según lo dispuesto en el artículo 1453 de la Ley de Enjuiciamiento Civil.

En el caso del número 5 del repetido artículo deberá hacerse también la anotación en virtud de providencia judicial, que podrá dictarse de oficio, cuando no hubiere interesados que la reclamen, siempre que el juzgador, a su prudente arbitrio, lo estime conveniente para asegurar el efecto de la sentencia que pueda recaer en el juicio.

Artículo 44.– El acreedor que obtenga anotación a su favor en los casos de los números 2, 3 y 4 del artículo 42, tendrá para el cobro de su crédito la preferencia establecida en el artículo 1923 del Código Civil.

Artículo 45.– La adjudicación de bienes inmuebles de una herencia, concurso o quiebra, hecha o que se haga para pago de deudas reconocidas contra la misma universalidad de bienes no producirá garantía alguna de naturaleza real en favor de los respectivos acreedores, a no ser que en la misma adjudicación se hubiese estipulado expresamente.

Los acreedores cuyos créditos consten en escritura pública o por sentencia firme podrán, sin embargo, obtener anotación preventiva de su derecho sobre las fincas que se hubieren adjudicado para pago de sus respectivos créditos, siempre que la soliciten dentro de los ciento ochenta días siguientes a la adjudicación, a no ser que conste en el Registro el pago de aquéllos.

Artículo 46.– El derecho hereditario, cuando no se haga especial adjudicación a los herederos de bienes concretos, cuotas o partes indivisas de los mismos, sólo podrá ser objeto de anotación preventiva. Esta anotación podrá ser solicitada por cualquiera de los que tengan derecho a la herencia o acrediten un interés legítimo en el derecho que se trate de anotar.

Si la anotación fuere pedida por los herederos, legitimarios o personas que tengan derecho a promover el juicio de testamentaría, se hará mediante solicitud, acompañada de los documentos previstos en el artículo 16. En los demás casos se practicará mediante providencia judicial, obtenida por los trámites establecidos en el artículo 57.

El derecho hereditario anotado podrá transmitirse, gravarse y ser objeto de otra anotación.

Artículo 47.– El legatario de bienes inmuebles determinados o de créditos o pensiones consignados sobre ellos podrá pedir en cualquier tiempo anotación preventiva de su derecho.

Esta anotación sólo podrá practicarse sobre los mismos bienes objeto del legado.

Artículo 48.– El legatario de género o cantidad podrá pedir la anotación preventiva de su valor, dentro de los ciento ochenta días siguientes a la muerte del testador, sobre cualesquiera bienes inmuebles de la herencia, bastantes para cubrirlo, siempre que no hubieren sido legados especialmente a otros.

No será obstáculo para la anotación preventiva que otro legatario de género o cantidad haya obtenido otra anotación a su favor sobre los mismos bienes.

Artículo 49.– Si el heredero quisiere inscribir a su favor los bienes de la herencia o anotar su derecho hereditario dentro del expresado plazo de los ciento ochenta días, y no hubiere para ello impedimento legal, podrá hacerlo, con tal de que renuncien previamente y en escritura pública todos los legatarios a su derecho de anotación, o que en defecto de renuncia expresa se les notifique judicialmente, con treinta días de anticipación, la solicitud del heredero, a fin de que durante dicho término puedan hacer uso de aquel derecho.

Si alguno de los legatarios no fuere persona cierta, el Juez o Tribunal mandará hacer la anotación preventiva de su legado, bien a instancia del mismo heredero o de otro interesado, bien de oficio.

El heredero que solicitare la inscripción a su favor de los bienes de la herencia dentro de los referidos ciento ochenta días, podrá anotar preventivamente, desde luego, dicha solicitud.

Esta anotación no se convertirá en inscripción definitiva hasta que los legatarios hayan obtenido o renunciado la anotación de sus legados o haya transcurrido el plazo de los ciento ochenta días.

Artículo 50.– El legatario que obtuviere anotación preventiva, será preferido a los acreedores del heredero que haya aceptado la herencia sin beneficio de inventario y a cualquiera otro que, con posterioridad a dicha anotación, adquiera algún derecho sobre los bienes anotados; pero entendiéndose que esta preferencia es solamente en cuanto al importe de dichos bienes.

Artículo 51.– La anotación preventiva dará preferencia, en cuanto al importe de los bienes anotados, a los legatarios que hayan hecho uso de su derecho dentro de los ciento ochenta días señalados en el artículo 48, sobre los que no lo hicieren del suyo en el mismo término.

Los que dentro de éste lo hayan realizado, no tendrán preferencia entre sí, sin perjuicio de la que corresponda al legatario de especie o a cualquiera otro, respecto de los demás, con arreglo a la legislación civil, tanto en ese caso como en el de no haber pedido su anotación.

Artículo 52.– El legatario que no lo fuere de especie y dejare transcurrir el plazo señalado en el artículo 48 sin hacer uso de su derecho, sólo podrá exigir después la anotación preventiva sobre los bienes de la herencia que subsistan en poder del heredero; pero no surtirá efecto contra el que antes haya adquirido o inscrito algún derecho sobre los bienes hereditarios.

Artículo 53.– El legatario que, transcurridos los ciento ochenta días, pidiese anotación sobre los bienes hereditarios que subsistan en poder del heredero, no obtendrá por ello preferencia alguna sobre los demás

legatarios que omitan esta formalidad, ni logrará otra ventaja que la de ser antepuesto para el cobro de su legado a cualquier acreedor del heredero que con posterioridad adquiera algún derecho sobre los bienes anotados.

Artículo 54.– La anotación pedida fuera de término podrá hacerse sobre bienes anotados dentro de él a favor de otro legatario, siempre que subsistan en poder del heredero; pero el legatario que la obtuviere no cobrará su legado sino en cuanto alcanzare el importe de los bienes, después de satisfechos los que dentro del término hicieron su anotación.

Artículo 55.– La anotación preventiva de los legados y de los créditos refaccionarios no se decretará judicialmente sin audiencia previa y sumaria de los que puedan tener interés en contradecirla.

Artículo 56.– La anotación preventiva de legados podrá hacerse por convenio entre las partes o por mandato judicial, presentando al efecto en el Registro el título en que se funde el derecho del legatario.

Artículo 57.– Cuando hubiere de hacerse la anotación de legados o de derecho hereditario por mandato judicial, acudirá el interesado al Juez o Tribunal competente exponiendo su derecho, presentando los títulos en que se funde y señalando los bienes que pretenda anotar. El Juez o Tribunal, oyendo a los interesados en juicio verbal, dictará providencia, bien denegando la pretensión o bien accediendo a ella.

En este último caso señalará los bienes que hayan de ser anotados y el Secretario Judicial librará el correspondiente mandamiento al Registrador, con inserción literal de lo prevenido para que lo ejecute.

Artículo 58.– Si pedida judicialmente la anotación por un legatario acudiere otro ejercitando igual derecho respecto a los mismos bienes, será también oído en el juicio.

Artículo 59.– El acreedor refaccionario podrá exigir anotación sobre la finca refaccionada por las cantidades que, de una vez o sucesivamente, anticipare, presentando el contrato por escrito que en cualquier forma legal haya celebrado con el deudor.

Esta anotación surtirá, respecto al crédito refaccionario, todos los efectos de la hipoteca.

Artículo 60.– No será necesario que los títulos en cuya virtud se pida la anotación preventiva de créditos refaccionarios determinen fijamente la cantidad de dinero o efectos en que consistan los mismos créditos, y bastará que contengan los datos suficientes para liquidarlos al terminar las obras contratadas.

Artículo 61.– Si la finca que haya de ser objeto de la refacción estuviere sujeta a cargas o derechos reales inscritos, no se hará la anotación, sino bien en virtud de convenio unánime por escritura pública entre el propietario y las personas a cuyo favor estuvieren constituidas aquéllas sobre el objeto de la refacción misma y el valor de la finca antes de empezar las obras, o bien en virtud de providencia judicial, dictada en expediente instruido para hacer constar dicho valor y con citación de todas las indicadas personas.

Artículo 62.– Si alguno de los que tuvieren a su favor las cargas o derechos reales expresados en el artículo anterior no fuere persona cierta, estuviere ausente, ignorándose su paradero, o negare su consentimiento, no podrá hacerse la anotación sino por providencia judicial.

Artículo 63.– El valor que en cualquier forma se diere a la finca que ha de ser refaccionada, antes de empezar las obras, se hará constar en la anotación del crédito.

Artículo 64.– Las personas a cuyo favor estuvieren constituidos derechos reales sobre la finca refaccionada, cuyo valor se haga constar en la forma prescrita en los artículos precedentes, conservarán su derecho de preferencia respecto al acreedor refaccionario, pero solamente por un valor igual al que se hubiere declarado a la misma finca.

El acreedor refaccionario será considerado como hipotecario respecto a lo que exceda el valor de la finca al de las cargas o derechos reales anteriormente mencionados, y en todo caso, respecto a la diferencia entre el precio dado a la misma finca antes de las obras y el que alcanzare en su enajenación judicial.

Artículo 65.– Las faltas de los títulos sujetos a inscripción pueden ser subsanables o insubsanables.

Si el título tuviere alguna falta subsanable, el Registrador suspenderá la inscripción y extenderá anotación preventiva cuando la solicite el que presentó el título.

En el caso de contener alguna falta insubsanable se denegará la inscripción, sin poder hacerse la anotación preventiva.

Para distinguir las faltas subsanables de las insubsanables y extender o no, en su consecuencia, la anotación preventiva a que se refiere este artículo, atenderá el Registrador tanto al contenido como a las formas y solemnidades del título y a los asientos del Registro con él relacionados.

Artículo 66.– Los interesados podrán reclamar contra el acuerdo de calificación del registrador, por el cual suspende o deniega el asiento solicitado. La reclamación podrá iniciarse ante la Dirección General de los Registros y del Notariado o bien directamente ante el Juzgado de Primera Instancia competente. Sin perjuicio de ello, podrán también acudir, si quieren, a los Tribunales de Justicia para ventilar y contender entre sí acerca de la validez o nulidad de los mismos títulos. En el caso de que se suspendiera la inscripción por faltas subsanables del título y no se solicitare la anotación preventiva, podrán los interesados subsanar las faltas en los sesenta días que duran los efectos del asiento de presentación. Si se extiende la anotación preventiva, podrá hacerse en el tiempo que ésta subsista, según el artículo 96 de esta Ley.

Cuando se hubiere denegado la inscripción y el interesado, dentro de los sesenta días siguientes al de la fecha del asiento de presentación, propusiera demanda ante los Tribunales de Justicia para que se declare la validez del título, podrá pedirse anotación preventiva de la demanda, y la que se practique se retrotraerá a la fecha del asiento de presentación. Después de dicho término no surtirá efecto la anotación preventiva de la demanda, sino desde su fecha.

En el caso de recurrir contra la calificación, todos los términos expresados en los dos párrafos anteriores quedarán en suspenso desde el día en que se interponga la demanda o el recurso hasta el de su resolución definitiva.

Artículo 67.– En el caso de hacerse la anotación por no poderse practicar la inscripción por falta de algún requisito subsanable, podrá exigir el interesado que el Registrador le dé copia de dicha anotación, autorizada con su firma, en la cual conste si hay o no pendientes de registro algunos otros títulos relativos al mismo inmueble y cuáles sean éstos, en su caso.

Artículo 68.– Las providencias decretando o denegando la anotación preventiva en los casos 1, 5, 6 y 7 del artículo 42 serán apelables en un solo efecto.

En el caso 8 del mismo artículo será apelable en ambos la providencia cuando se haya opuesto a la anotación el que tuviere a su favor algún derecho real anterior sobre el inmueble anotado.

Artículo 69.– El que pudiendo pedir la anotación preventiva de un derecho, dejase de hacerlo dentro del término señalado al efecto, no podrá después inscribirlo o anotarlo a su favor en perjuicio de tercero que haya inscrito el mismo derecho, adquiriéndolo de persona que aparezca en el Registro con facultad de transmitirlo.

Artículo 70.– Cuando la anotación preventiva de un derecho se convierta en inscripción definitiva del mismo, surtirá ésta sus efectos desde la fecha de la anotación.

Artículo 71.– Los bienes inmuebles o derechos reales anotados podrán ser enajenados o gravados, pero sin perjuicio del derecho de la persona a cuyo favor se haya hecho la anotación.

Artículo 72.– Las anotaciones preventivas contendrán las circunstancias que se exigen para las inscripciones en cuanto resulten de los títulos o documentos presentados para exigir las mismas anotaciones.

Las que deban su origen a providencia de embargo o secuestro expresarán la causa que haya dado lugar a ello y el importe de la obligación que los hubiere originado.

Artículo 73.– Todo mandamiento judicial disponiendo hacer una anotación preventiva expresará las circunstancias que deba ésta contener, según lo prevenido en el artículo anterior, si resultasen de los títulos y

documentos que se hayan tenido a la vista para dictar la providencia de anotación.

Cuando la anotación deba comprender todos los bienes de una persona, como en los casos de incapacidad y otros análogos, el Registrador anotará todos los que se hallen inscritos a su favor.

También podrán anotarse en este caso los bienes no inscritos, siempre que el Juez o el Tribunal lo ordene y se haga previamente su inscripción a favor de la persona gravada por dicha anotación.

Artículo 74.– Si los títulos o documentos en cuya virtud se pida judicial o extrajudicialmente, la anotación preventiva no contuvieren las circunstancias que ésta necesite para su validez, se consignarán dichas circunstancias por los interesados en el escrito en que, de común acuerdo, soliciten la anotación. No habiendo avenencia, el que solicite la anotación consignará en el escrito en que la pida dichas circunstancias, y, previa audiencia del otro interesado sobre su exactitud, el Juez o Tribunal decidirá lo que proceda.

Artículo 75.– La anotación preventiva será nula cuando por ella no pueda venirse en conocimiento de la finca o derecho anotado, de la persona a quien afecte la anotación o de la fecha de ésta.

TÍTULO IV
DE LA EXTINCIÓN DE LAS INSCRIPCIONES Y ANOTACIONES PREVENTIVAS

Artículo 76.– Las inscripciones no se extinguen, en cuanto a tercero, sino por su cancelación o por la inscripción de la transferencia del dominio o derecho real inscrito a favor de otra persona.

Artículo 77.– Las anotaciones preventivas se extinguen por cancelación, por caducidad o por su conversión en inscripción.

Artículo 78.– La cancelación de las inscripciones y anotaciones preventivas podrá ser total o parcial.

Artículo 79.– Podrá pedirse y deberá ordenarse, en su caso, la cancelación total de las inscripciones o anotaciones preventivas:

1. Cuando se extinga por completo el inmueble objeto de las mismas.

2. Cuando se extinga también por completo el derecho inscrito o anotado.

3. Cuando se declare la nulidad del título en cuya virtud se hayan hecho.

4. Cuando se declare su nulidad por falta de alguno de sus requisitos esenciales conforme a lo dispuesto en esta Ley.

Artículo 80.– Podrá pedirse y deberá decretarse, en su caso, la cancelación parcial:

1. Cuando se reduzca el inmueble objeto de la inscripción o anotación preventiva.

2. Cuando se reduzca el derecho inscrito o anotado.

Artículo 81.– La ampliación de cualquier derecho inscrito será objeto de una nueva inscripción, en la cual se hará referencia a la del derecho ampliado.

Artículo 82.– Las inscripciones o anotaciones preventivas hechas en virtud de escritura pública no se cancelarán sino por sentencia contra la cual no se halle pendiente recurso de casación, o por otra escritura o documento auténtico en la cual preste su consentimiento para la cancelación la persona a cuyo favor se hubiere hecho la inscripción o anotación, o sus causahabientes o representantes legítimos. La cancelación de inscripciones o anotaciones preventivas a favor del deudor, de los acreedores o de las partes afectadas que resulte de un plan de reestructuración homologado respecto a quienes lo hubieran suscrito o a quienes se les hubieran extendido sus efectos se practicará por testimonio del auto de homologación de ese acuerdo.

Redacción dada por la Ley 16/2022, de 5 de septiembre, de reforma del texto refundido de la Ley Concursal, aprobado por el Real Decreto Legislativo 1/2020, de 5 de mayo, para la transposición de la Directiva (UE) 2019/1023 del Parlamento Europeo y del Consejo, de 20 de junio de 2019, sobre marcos de reestructuración preventiva, exoneración de deudas e inhabilitaciones, y sobre medidas para aumentar la eficiencia de los procedimientos de reestructuración, insolvencia y exoneración de deudas, y por la que se modifica la Directiva (UE)

2017/1132 del Parlamento Europeo y del Consejo, sobre determinados aspectos del Derecho de sociedades (Directiva sobre reestructuración e insolvencia).

Podrán, no obstante, ser canceladas sin dichos requisitos cuando el derecho inscrito o anotado quede extinguido por declaración de la Ley o resulte así del mismo título en cuya virtud se practicó la inscripción o anotación preventiva.

Si constituida la inscripción o anotación por escritura pública, procediere su cancelación y no consintiere en ella aquel a quien ésta perjudique, podrá el otro interesado exigirla en juicio ordinario.

Lo dispuesto en el presente artículo se entiende sin perjuicio de las normas especiales que sobre determinadas cancelaciones se comprenden en esta Ley.

A solicitud del titular registral de cualquier derecho sobre la finca afectada, podrá procederse a la cancelación de condiciones resolutorias en garantía del precio aplazado a que se refiere el artículo 11 de esta Ley y de hipotecas en garantía de cualquier clase de obligación, para las que no se hubiera pactado un plazo concreto de duración, cuando haya transcurrido el plazo señalado en la legislación civil aplicable para la prescripción de la acciones derivadas de dichas garantías o el más breve que a estos efectos se hubiera estipulado al tiempo de su constitución, contados desde el día en que la prestación cuyo cumplimiento se garantiza debió ser satisfecha en su totalidad según el Registro, siempre que dentro del año siguiente no resulte del mismo que han sido renovadas, interrumpida la prescripción o ejecutada debidamente la hipoteca.

Artículo 83.– Las inscripciones o anotaciones hechas en virtud de mandamiento judicial no se cancelarán sino por providencia ejecutoria.

Si los interesados convinieren válidamente en la cancelación, acudirán al Juez o al Tribunal competente por medio de un escrito, manifestándolo así, y después de ratificarse en su contenido, si no hubiere ni pudiere haber perjuicio para tercero, se dictará providencia ordenando la cancelación.

También dictará el Juez o el Tribunal la misma providencia cuando sea procedente, aunque no consienta en la cancelación la persona en cuyo favor se hubiere hecho.

Artículo 84.– Será competente para ordenar la cancelación de una anotación preventiva o su conversión en inscripción definitiva el Juez o Tribunal que la haya mandado hacer o aquel a quien haya correspondido legalmente el conocimiento del negocio que dio lugar a ella.

Artículo 85.– La anotación preventiva se cancelará no sólo cuando se extinga el derecho anotado, sino también cuando en la escritura se convenga o en la providencia se disponga convertirla en inscripción definitiva.

Si se hubiere hecho la anotación sin escritura pública y se tratase de cancelarla sin convertirla en inscripción definitiva, podrá hacerse también la cancelación mediante documentos de la misma especie que los que se hubieren presentado para hacer la anotación.

Artículo 86.– Las anotaciones preventivas, cualquiera que sea su origen, caducarán a los cuatro años de la fecha de la anotación misma, salvo aquellas que tengan señalado en la Ley un plazo más breve. No obstante, a instancia de los interesados o por mandato de las autoridades que las decretaron, podrán prorrogarse por un plazo de cuatro años más, siempre que el mandamiento ordenando la prórroga sea presentado antes de que caduque el asiento. La anotación prorrogada caducará a los cuatro años de la fecha de la anotación misma de prórroga. Podrán practicarse sucesivas ulteriores prórrogas en los mismos términos.

La caducidad de las anotaciones preventivas se hará constan en el Registro a instancia del dueño del inmueble o derecho real afectado.

Artículo 87.– La anotación preventiva a favor del legatario que no lo sea de especie, caducará al año de su fecha.

Si el legado no fuere exigible a los diez meses, se considerará subsistente la anotación hasta dos meses después de la fecha en que pueda exigirse.

Si antes de extinguirse la anotación preventiva resultare ser insuficiente para la seguridad del legado, por razón de las cargas o condiciones especiales de los bienes sobre que recaiga, podrá pedir el legatario que se constituya otra sobre bienes diferentes, siempre que los haya en la herencia susceptibles de ser anotados.

Artículo 88.– El legatario de rentas o pensiones periódicas impuestas por el testador determinadamente a cargo de alguno de los herederos o de otros legatarios, sin declarar personal esta obligación, tendrá derecho, dentro del plazo señalado en el artículo anterior, a exigir que la anotación preventiva que oportunamente hubiere constituido de su derecho, se convierta en inscripción de hipoteca.

Artículo 89.– El heredero o legatario gravado con la pensión deberá constituir la hipoteca de que trata el artículo anterior sobre los mismos bienes objeto de la anotación, si se le adjudicaren, o sobre cualesquiera otros inmuebles de la herencia que se le adjudiquen.

La elección corresponderá, en todo caso, a dicho heredero o legatario gravado, y el pensionista deberá admitir la hipoteca que aquél le ofrezca, siempre que sea bastante y la imponga sobre bienes procedentes de la herencia.

Artículo 90.– El pensionista que no hubiere obtenido anotación preventiva podrá exigir también en cualquier tiempo la constitución de hipoteca en garantía de su derecho sobre los bienes de la herencia que subsistan en poder del heredero o se hayan adjudicado al heredero o legatario gravado, con sujeción a lo dispuesto en el artículo anterior.

La inscripción de la hipoteca, en este caso, no surtirá efecto sino desde su fecha.

Artículo 91.– El pensionista que hubiere obtenido anotación preventiva no podrá exigir que se le hipotequen bienes distintos de los anotados, si éstos fueran suficientes para asegurar el legado. Si no lo fueran, podrá exigir el complemento de su hipoteca sobre otros bienes de la herencia, pero con sujeción, en cuanto a estos últimos, a lo dispuesto en el segundo párrafo del artículo anterior.

Artículo 92.– La anotación a favor del acreedor refaccionario caducará a los sesenta días de concluida la obra objeto de la refacción.

Artículo 93.– El acreedor refaccionario podrá pedir la conversión de su anotación preventiva en inscripción de hipoteca, si al expirar el término

señalado en el artículo anterior no estuviere aún pagado por completo de su crédito, por no haber vencido el plazo estipulado en el contrato.

Si el plazo estuviere vencido, podrá el acreedor, o prorrogarlo mediante dicha conversión, o exigir el pago desde luego, para lo cual surtirá la anotación todos los efectos de la hipoteca.

Artículo 94.– Para convertir en inscripción de hipoteca la anotación de crédito refaccionario se liquidará éste, si no fuere líquido, y se otorgará escritura pública.

Artículo 95.– Las cuestiones que se susciten entre el acreedor y el deudor sobre la liquidación del crédito refaccionario o sobre la constitución de la hipoteca se decidirán en juicio ordinario. Mientras éste se sustancie y termine, subsistirá la anotación preventiva y producirá todos sus efectos.

Artículo 96.– La anotación preventiva por defectos subsanables del título caducará a los sesenta días de su fecha.

Este plazo se podrá prorrogar hasta ciento ochenta días por justa causa y en virtud de providencia judicial.

Artículo 97.– Cancelado un asiento, se presume extinguido el derecho a que dicho asiente se refiera.

Artículo 98.– Los derechos personales no asegurados especialmente, las menciones de derechos susceptibles de inscripción especial y separada y los legados no legitimarios que no hayan sido anotados preventivamente dentro del plazo legal no tendrán la consideración de gravámenes a los efectos de esta Ley y serán cancelados por el Registrador a instancia de parte interesada.

Artículo 99.– Los Registradores calificarán, bajo su responsabilidad, la legalidad de los documentos en cuya virtud se soliciten las cancelaciones y la capacidad de los otorgantes, en los términos prevenidos para las inscripciones por los artículos 18 y concordantes de esta Ley.

Artículo 100.– Los Registradores calificarán también, bajo su responsabilidad, la competencia de los Jueces o Tribunales que ordenen las can-

celaciones, cuando no firmare el despacho el mismo que hubiere decretado la inscripción o anotación preventiva.

Si dudaren de la competencia del Juez o Tribunal darán cuenta al presidente de la Audiencia respectiva, el cual decidirá lo que estime procedente.

Artículo 101.– Cuando el presidente de la Audiencia declare la competencia del Juez o Tribunal, el Registrador hará desde luego la cancelación.

Si declara la incompetencia, el mismo Registrador comunicará esta decisión al interesado, devolviéndole el despacho.

Artículo 102.– Contra la decisión del Presidente podrá recurrirse, tanto por los Jueces y Tribunales como por los interesados, a la Audiencia, la cual, oyendo a las partes, determinará lo que estime justo.

Artículo 103.– La cancelación de toda inscripción o anotación preventiva contendrá necesariamente las siguientes circunstancias:

1. La clase y fecha del documento en cuya virtud se haga la cancelación y el nombre del Notario que lo haya autorizado o el del Juez, Tribunal o Autoridad que lo hubiere expedido.

2. El nombre y apellidos de la persona a cuya instancia o con cuyo consentimiento se verifique la cancelación.

3. La expresión de quedar cancelado total o parcialmente el asiento de que se trate.

4. La parte del inmueble que haya desaparecido, o la parte del derecho que se extinga y la que subsista, cuando se trate de cancelación parcial.

5. La fecha de la presentación en el Registro del título en que se haya convenido o mandado la cancelación.

Cuando la cancelación se practique en el caso del párrafo segundo del artículo 82, se expresará la razón determinante de la extinción del derecho inscrito o anotado.

Cuando se cancele una anotación preventiva en virtud de documento privado, cuyas firmas no se hallen legitimadas, la cancelación expresará la fe de conocimiento por el Registrador, de los que suscriban el documento o de los testigos, en su defecto.

La omisión de cualquiera de estas circunstancias determinará la nulidad del asiento de cancelación.

TÍTULO IV BIS
DE LA CONCILIACIÓN

Artículo 103 bis.– 1. Los Registradores serán competentes para conocer de los actos de conciliación sobre cualquier controversia inmobiliaria, urbanística y mercantil o que verse sobre hechos o actos inscribibles en el Registro de la Propiedad, Mercantil u otro registro público que sean de su competencia, siempre que no recaiga sobre materia indisponible, con la finalidad de alcanzar un acuerdo extrajudicial. La conciliación por estas controversias puede también celebrarse, a elección de los interesados, ante Notario o Secretario judicial.

Las cuestiones previstas en la Ley Concursal no podrán conciliarse siguiendo este trámite.

2. Celebrado el acto de conciliación, el Registrador certificará la avenencia entre los interesados o, en su caso, que se intentó sin efecto o avenencia. La certificación estará dotada de eficacia ejecutiva en los términos del número 9.º del apartado 2 del artículo 517 de la Ley de Enjuiciamiento Civil. La ejecución se tramitará conforme a lo previsto para los títulos ejecutivos extrajudiciales.

> Título IV bis y art. 103 bis introducidos por la Ley 15/2015, de 2 de julio, de la Jurisdicción Voluntaria (BOE nº. 158, de 3 de julio)
> Apartado 2 modificado por la Disposición final tercera de la Ley Orgánica 1/2025, de 2 de enero, de medidas en materia de eficiencia del Servicio Público de Justicia

TÍTULO V
DE LAS HIPOTECAS

SECCIÓN I
De la hipoteca en general

Artículo 104.– La hipoteca sujeta directa e inmediatamente los bienes sobre que se impone, cualquiera que sea su poseedor, al cumplimiento de la obligación para cuya seguridad fue constituida.

Artículo 105.– La hipoteca podrá constituirse en garantía de toda clase de obligaciones y no alterará la responsabilidad personal ilimitada del deudor que establece el artículo 1.911 del Código Civil.

Artículo 106.– Podrán ser hipotecados:
1. Los bienes inmuebles susceptibles de inscripción.
2. Los derechos reales enajenables, con arreglo a las leyes, impuestos sobre los mismos bienes.

Artículo 107.– Podrán también hipotecarse:
1. El derecho de usufructo, pero quedando extinguida la hipoteca, cuando concluya el mismo usufructo por un hecho ajeno a la voluntad del usufructuario. Si concluyere por su voluntad, subsistirá la hipoteca hasta que se cumpla la obligación asegurada, o hasta que venza el tiempo en que el usufructo habría naturalmente concluido a no mediar el hecho que le puso fin.
2. La mera propiedad, en cuyo caso, si el usufructo se consolidare con ella en la persona del propietario, no sólo subsistirá la hipoteca, sino que se extenderá también al mismo usufructo, como no se haya pactado lo contrario.
3. Los bienes anteriormente hipotecados, aunque lo estén con el pacto de no volverlos a hipotecar.
4. El derecho de hipoteca voluntaria, pero quedando pendiente la que se constituya sobre él, de la resolución del mismo derecho.
5. Los derechos de superficie, pastos, aguas, leñas y otros semejantes de naturaleza real.
6. Las concesiones administrativas de minas, ferrocarriles, canales, puentes y otras obras destinadas al servicio público, y los edificios o terrenos que, no estando directa y exclusivamente destinados al referido servicio, pertenezcan al dominio particular, si bien se hallen agregados a aquellas obras, quedando pendiente la hipoteca, en el primer caso, de la resolución del derecho del concesionario.
7. Los bienes vendidos con pacto de retro o a carta de gracia, si el comprador o su causahabiente limita la hipoteca a la cantidad que deba recibir en caso de resolverse la venta, dándose conocimiento del contrato al vendedor, a fin de que si se retrajeren los bienes antes de cancelarse la hipoteca, no devuelva el precio sin conocimiento del acreedor, a no mediar para ello precepto judicial.
8. El derecho de retracto convencional, si bien el acreedor no podrá repetir contra los bienes hipotecados sin retraerlos previamente en nombre

del deudor, en el tiempo en que éste tenga derecho y anticipando la cantidad que pare ello fuere necesaria.

Si el vendedor ejercita el derecho de retracto no sólo subsistirá la hipoteca, sino que éste recaerá directamente sobre los bienes retraídos.

9. Los bienes litigiosos, si la demanda origen del pleito se ha anotado preventivamente, o si se hace constar en la inscripción que el acreedor tenía conocimiento del litigio, pero en cualquiera de los dos casos la hipoteca quedará pendiente de la resolución del pleito.

10. Los bienes sujetos a condiciones resolutorias expresas, quedando extinguida la hipoteca al resolverse el derecho del hipotecante.

11. Los pisos o locales de un edificio en régimen de propiedad horizontal inscritos conforme a lo que determina el artículo 8.

12. El derecho del rematante sobre los inmuebles subastados en un procedimiento judicial. Una vez satisfecho el precio del remate e inscrito el dominio en favor del rematante, la hipoteca subsistirá, recayendo directamente sobre los bienes adjudicados.

Artículo 108.– No se podrán hipotecar:

1. Las servidumbres, a menos que se hipotequen juntamente con el predio dominante, y exceptuándose, en todo caso, la de aguas, la cual podrá ser hipotecada.

2. Los usufructos legales, excepto el concedido al cónyuge viudo por el Código Civil.

3. El uso y la habitación.

Artículo 109.– La hipoteca se extiende a las accesiones naturales, a las mejoras y al importe de las indemnizaciones concedidas o debidas al propietario por razón de los bienes hipotecados.

Artículo 110.– Conforme a lo dispuesto en el artículo anterior se entenderán hipotecados juntamente con la finca, aunque no se mencionen en el contrato, siempre que correspondan al propietario:

1. Las mejoras que consistan en nuevas plantaciones, obras de riego o desagüe, obras de reparación, seguridad, transformación, comodidad, adorno o elevación de los edificios y cualesquiera otras semejantes que no consistan en agregación de terrenos, excepto por accesión natural, o en nueva construcción de edificios donde antes no los hubiere.

2. Las indemnizaciones concedidas o debidas al propietario de los inmuebles hipotecados por razón de éstos, siempre que el siniestro o hecho que las motivare haya tenido lugar después de la constitución de la hipoteca y, asimismo, las procedentes de la expropiación de los inmuebles por causa de utilidad pública. Si cualquiera de estas indemnizaciones debiera hacerse efectiva antes del vencimiento de la obligación asegurada y quien haya de satisfacerlas hubiere sido notificado previamente de la existencia de la hipoteca, se depositará su importe en la forma que convengan los interesados o, en defecto de convenio, en la establecida en los artículos 1176 y siguientes del Código Civil.

Artículo 111.– Salvo pacto expreso o disposición legal en contrario, la hipoteca, cualquiera que sea la naturaleza y forma de la obligación que garantice, no comprenderá:

Primero. Los animales colocados o destinados en una finca dedicada a la explotación ganadera, industrial o de recreo.

No cabe el pacto de extensión de la hipoteca a los animales de compañía.

Primero bis. Los objetos muebles que se hallen colocados permanentemente en la finca hipotecada, bien para su adorno, comodidad o explotación, o bien para el servicio de alguna industria, a no ser que no puedan separarse sin quebranto de la materia o deterioro del objeto.

Segundo. Los frutos, cualquiera que sea la situación en que se encuentren.

Tercero. Las rentas vencidas y no satisfechas al tiempo de exigirse el cumplimiento de la obligación garantizada.

> Redacción dada por la Ley 17/2021, de 15 de diciembre, de modificación del Código Civil, la Ley Hipotecaria y la Ley de Enjuiciamiento Civil, sobre el régimen jurídico de los animales, la cual añade un nuevo apartado primero, pasando el anterior apartado primero a ser primero bis.

Artículo 112.– Cuando la finca hipotecada pasare a un tercer poseedor no será extensiva la hipoteca a los muebles colocados permanentemente en los edificios, ni a las mejoras que no consistan en obras de reparación, seguridad o transformación, siempre que unos u otras se hayan costeado por el nuevo dueño, ni a los frutos pendientes y rentas vencidas que sean de la pertenencia del mismo.

Artículo 113.– El dueño de las accesiones o mejoras que no se entiendan hipotecadas según lo dispuesto en el artículo anterior, podrá exigir su importe en todo caso o bien retener los objetos en que consistan, si esto último pudiera hacerse sin menoscabo del valor del resto de la finca.

Si exigiere su importe no podrá detener el cumplimiento de la obligación principal bajo el pretexto de hacer efectivo su derecho, sino que habrá de cobrar lo que corresponda con el precio de la misma finca cuando se enajene para pagar el crédito.

Si las accesiones o mejoras no pudieran separarse sin menoscabo de la finca, el dueño de las mismas cobrará su importe, aunque la cantidad restante no alcance para cubrir el crédito hipotecario; mas si pudieran ser separadas sin dicho menoscabo y aquél hubiere optado, sin embargo, por no llevárselas, se enajenarán con separación del predio, y su precio, tan sólo, quedará a disposición de dicho dueño.

Artículo 114.– Salvo pacto en contrario, la hipoteca constituida a favor de un crédito que devengue interés no asegurará, con perjuicio de tercero, además del capital, sino los intereses de los dos últimos años transcurridos y la parte vencida de la anualidad corriente.

En ningún caso podrá pactarse que la hipoteca asegure intereses por plazo superior a cinco años.

En el caso de préstamo o crédito concluido por una persona física que esté garantizado mediante hipoteca sobre bienes inmuebles para uso residencial, el interés de demora será el interés remuneratorio más tres puntos porcentuales a lo largo del período en el que aquel resulte exigible. El interés de demora sólo podrá devengarse sobre el principal vencido y pendiente de pago y no podrá ser capitalizado en ningún caso, salvo en el supuesto previsto en el artículo 579.2.a) de la Ley de Enjuiciamiento Civil. Las reglas relativas al interés de demora contenidas en este párrafo no admitirán pacto en contrario.

Párrafo tercero: Redacción dada por la Disposición final primera Dos de la Ley 5/2019, de 15 de marzo, reguladora de los contratos de crédito inmobiliario. De acuerdo con la Disposición Final 16ª de la Ley 5/2019, la norma entrará en vigor a los tres meses de la fecha de publicación de la citada Ley en el BOE (BOE de 16 de marzo de 2019), es decir, el 16 de junio de 2019.
Hasta entonces, el texto legal vigente es el siguiente:

Los intereses de demora de préstamos o créditos para la adquisición de vivienda habitual, garantizados con hipotecas constituidas sobre la misma vivienda, no podrán ser superiores a tres veces el interés legal del dinero y sólo podrán devengarse sobre el principal pendiente de pago. Dichos intereses de demora no podrán ser capitalizados en ningún caso, salvo en el supuesto previsto en el artículo 579.2.a) de la Ley de Enjuiciamiento Civil.

Artículo 115.– Para asegurar los intereses vencidos y no satisfechos que no estuvieren garantizados conforme al artículo anterior el acreedor podrá exigir del deudor ampliación de la hipoteca sobre los mismos bienes hipotecados.

Esta ampliación no perjudicará en ningún caso los derechos reales inscritos con anterioridad a ella.

Si la finca hipotecada no perteneciera al deudor no podrá el acreedor exigir que se constituya sobre ella la referida ampliación, pero podrá ejercitar igual derecho respecto a cualesquiera otros bienes inmuebles del deudor que puedan ser hipotecados.

Artículo 116.– El acreedor por pensiones atrasadas de censo no podrá repetir contra la finca acensuada, con perjuicio de otro acreedor hipotecario o censualista posterior, sino en los términos y con las restricciones establecidas en los artículos 114 y párrafo 1 y 2 del 115; pero podrá exigir hipoteca en el caso y con las limitaciones que tiene derecho a hacerlo el acreedor hipotecario, cualquiera que sea el poseedor de la finca acensuada.

Artículo 117.– Cuando la finca hipotecada se deteriorare, disminuyendo de valor, por dolo, culpa o voluntad del dueño, podrá el acreedor hipotecario solicitar del Juez de Primera Instancia del partido en que esté situada la finca, que le admita justificación sobre estos hechos; y si de la que diere resultare su exactitud y fundado el temor de que sea insuficiente la hipoteca se dictará providencia mandando al propietario hacer o no hacer lo que proceda para evitar o remediar el daño.

Si después insistiere el propietario en el abuso, dictará el Juez nueva providencia poniendo el inmueble en administración judicial.

En todos estos casos se seguirá el procedimiento establecido en los artículos 720 y siguientes de la Ley de Enjuiciamiento Civil.

Artículo 118.– En caso de venta de finca hipotecada, si el vendedor y el comprador hubiesen pactado que el segundo se subrogará no sólo en las responsabilidades derivadas de la hipoteca, sino también en la obligación personal con ella garantizada, quedará el primero desligado de dicha obligación, si el acreedor prestare su consentimiento expreso o tácito.

Si no se hubiere pactado la transmisión de la obligación garantizada, pero el comprador hubiere descontado su importe del precio de la venta, o lo hubiese retenido y al vencimiento de la obligación fuere ésta satisfecha por el deudor que vendió la finca, quedará subrogado éste en el lugar del acreedor hasta tanto que por el comprador se le reintegre el total importe retenido o descontado.

Artículo 119.– Cuando se hipotequen varias fincas a la vez por un solo crédito, se determinará la cantidad o parte de gravamen de que cada una deba responder.

Artículo 120.– Fijada en la inscripción la parte de crédito de que deba responder cada uno de los bienes hipotecados, no se podrá repetir contra ellos con perjuicio de tercero, sino por la cantidad a que respectivamente estén afectos y la que a la misma corresponda por razón de intereses, con arreglo a lo prescrito en los anteriores artículos.

Artículo 121.– Lo dispuesto en el artículo anterior se entenderá sin perjuicio de que, si la hipoteca no alcanzare a cubrir la totalidad del crédito, pueda el acreedor repetir por la diferencia contra las demás fincas hipotecadas que conserve el deudor en su poder; pero sin prelación, en cuanto a dicha diferencia, sobre los que, después de inscrita la hipoteca, hayan adquirido algún derecho real en las mismas fincas.

Artículo 122.– La hipoteca subsistirá íntegra, mientras no se cancele sobre la totalidad de los bienes hipotecados, aunque se reduzca la obligación garantizada, y sobre cualquiera parte de los mismos bienes que se conserve, aunque la restante haya desaparecido; pero sin perjuicio de lo que se dispone en los dos siguientes artículos.

Artículo 123.– Si una finca hipotecada se dividiere en dos o más, no se distribuirá entre ellas el crédito hipotecario, sino cuando volunta-

riamente lo acordaren el acreedor y el deudor. No verificándose esta distribución, podrá repetir el acreedor por la totalidad de la suma asegurada contra cualquiera de las nuevas fincas en que se haya dividido la primera o contra todas a la vez.

Artículo 124.– Dividida la hipoteca constituida para la seguridad de un crédito entre varias fincas, y pagada la parte del mismo crédito con que estuviere gravada alguna de ellas, se podrá exigir por aquel a quien interese la cancelación parcial de la hipoteca en cuanto a la misma finca. Si la parte de crédito pagada se pudiere aplicar a la liberación de una o de otra de las fincas gravadas por no ser inferior al importe de la responsabilidad especial de cada una, el deudor elegirá la que haya de quedar libre.

Artículo 125.– Cuando sea una la finca hipotecada o cuando siendo varias no se haya señalado la responsabilidad de cada una, por ocurrir el caso previsto en el artículo 123, no se podrá exigir la liberación de ninguna parte de los bienes hipotecados, cualquiera que sea la del crédito que el deudor haya satisfecho.

Artículo 126.– Cuando en juicio ejecutivo seguido conforme a las disposiciones de la Ley de Enjuiciamiento Civil, se persiguieren bienes hipotecados, y éstos hubiesen pasado a poder de un tercer poseedor, podrá el acreedor reclamar de éste el pago de la parte de crédito asegurada con los que el mismo posee, si al vencimiento del plazo no lo verifica el deudor después de requerido judicialmente o por Notario.

Requerido el tercer poseedor de uno de los dos modos expresados en el párrafo anterior, deberá verificar el pago del crédito con los intereses correspondientes, conforme a lo dispuesto en el artículo 114, o desamparar los bienes hipotecados.

Si el tercer poseedor no paga ni desampara los bienes será responsable con los suyos propios, además de los hipotecados, de los intereses devengados desde el requerimiento y de las costas judiciales a que por su morosidad diere lugar. En el caso de que el tercer poseedor desampare los bienes hipotecados, se considerarán éstos en poder del deudor, a fin de que pueda dirigirse contra los mismos el procedimiento ejecutivo.

Artículo 127.– Lo dispuesto en el artículo anterior será igualmente aplicable al caso en que deje de pagarse una parte del capital del crédito o de los intereses, cuyo pago deba hacerse en plazos diferentes, si venciere alguno de ellos sin cumplir el deudor su obligación.

Cuando para el pago de alguno de los plazos del capital o de los intereses fuere necesario enajenar la finca hipotecada y aún quedaran por vencer otros plazos de la obligación, se practicará lo dispuesto en el párrafo segundo del artículo 135. Si el comprador no quisiere la finca con la carga de la hipoteca que queda por satisfacer, se depositará su importe con los intereses que le correspondan, para que sea pagado el acreedor al vencimiento de los plazos pendientes.

Se considerarán también como terceros poseedores, para los efectos del artículo 126, los designados en el párrafo segundo del 134.

Si hubiere más de un tercer poseedor por pertenecer a una persona la propiedad o el dominio directo y a otra el usufructo o el dominio útil, se entenderá con ambas el requerimiento.

Al vencimiento del plazo para el pago de la deuda, el acreedor podrá pedir que se despache mandamiento de ejecución contra todos los bienes hipotecados, estén o no en poder de uno o varios terceros poseedores; pero éstos no podrán ser requeridos al pago, sino después de haberlo sido el deudor y no haberlo realizado.

Cada uno de los terceros poseedores, si se opusiere, será considerado como parte en el procedimiento respecto de los bienes hipotecados que posea, y se entenderán siempre con el mismo y el deudor todas las diligencias relativas al embargo y venta de dichos bienes, debiendo el tercer poseedor otorgar la escritura de venta u otorgarse de oficio en su rebeldía.

Será juez o tribunal competente para conocer del procedimiento el que lo fuera respecto del deudor. No se suspenderá en ningún caso el procedimiento ejecutivo por las reclamaciones de un tercero, si no estuvieren fundadas en un título anteriormente inscrito, ni por la muerte del deudor o del tercer poseedor. En caso de concurso regirá lo establecido en la Ley Concursal.

Artículo 128.– La acción hipotecaria prescribirá a los veinte años, contados desde que pueda ser ejercitada.

Artículo 129.– 1. La acción hipotecaria podrá ejercitarse:

a) Directamente contra los bienes hipotecados sujetando su ejercicio a lo dispuesto en el Título IV del Libro III de la Ley 1/2000, de 7 de enero, de Enjuiciamiento Civil, con las especialidades que se establecen en su Capítulo V.

b) O mediante la venta extrajudicial del bien hipotecado, conforme al artículo 1.858 del Código Civil, siempre que se hubiera pactado en la escritura de constitución de la hipoteca sólo para el caso de falta de pago del capital o de los intereses de la cantidad garantizada.

2. La venta extrajudicial se realizará ante Notario y se ajustará a los requisitos y formalidades siguientes:

a) El valor en que los interesados tasen la finca para que sirva de tipo en la subasta no podrá ser distinto del que, en su caso, se haya fijado para el procedimiento de ejecución judicial directa, ni podrá en ningún caso ser inferior al valor señalado en la tasación que, en su caso, se hubiere realizado en virtud de lo previsto en la Ley 2/1981, de 25 de marzo, de regulación del mercado hipotecario.

> Art. 129-2 a), redacción dada por la Disposición final primera Tres de la Ley 5/2019, de 15 de marzo, reguladora de los contratos de crédito inmobiliario. De acuerdo con la Disposición Final 16ª de la Ley 5/2019, la norma entrará en vigor a los tres meses de la fecha de publicación de la citada Ley en el BOE (BOE de 16 de marzo de 2019), es decir, el 16 de junio de 2019.
>
> Hasta entonces, el texto legal vigente es el siguiente:
>
> **2. a)** *El valor en que los interesados tasen la finca para que sirva de tipo en la subasta no podrá ser distinto del que, en su caso, se haya fijado para el procedimiento de ejecución judicial directa, ni podrá en ningún caso ser inferior al 75 por cien del valor señalado en la tasación realizada conforme a lo previsto en la Ley 2/1981, de 25 de marzo, de Regulación del Mercado Hipotecario.*

b) La estipulación en virtud de la cual los otorgantes pacten la sujeción al procedimiento de venta extrajudicial de la hipoteca deberá constar separadamente de las restantes estipulaciones de la escritura y deberá señalar expresamente el carácter, habitual o no, que pretenda atribuirse a la vivienda que se hipoteque. Se presumirá, salvo prueba en contrario, que en el momento de la venta extrajudicial el inmueble es vivienda habitual si así se hubiera hecho constar en la escritura de constitución.

c) La venta extrajudicial sólo podrá aplicarse a las hipotecas constituidas en garantía de obligaciones cuya cuantía aparezca inicialmente

determinada, de sus intereses ordinarios y de demora liquidados de conformidad con lo previsto en el título y con las limitaciones señaladas en el artículo 114.

En el caso de que la cantidad prestada esté inicialmente determinada pero el contrato de préstamo garantizado prevea el reembolso progresivo del capital, a la solicitud de venta extrajudicial deberá acompañarse un documento en el que consten las amortizaciones realizadas y sus fechas, y el documento fehaciente que acredite haberse practicado la liquidación en la forma pactada por las partes en la escritura de constitución de hipoteca.

En cualquier caso en que se hubieran pactado intereses variables, a la solicitud de venta extrajudicial, se deberá acompañar el documento fehaciente que acredite haberse practicado la liquidación en la forma pactada por las partes en la escritura de constitución de hipoteca.

d) La venta se realizará mediante una sola subasta, de carácter electrónico, que tendrá lugar en el portal de subastas que a tal efecto dispondrá la Agencia Estatal Boletín Oficial del Estado. Los tipos en la subasta y sus condiciones serán, en todo caso, los determinados por la Ley de Enjuiciamiento Civil.

e) En el Reglamento Hipotecario se determinará la forma y personas a las que deban realizarse las notificaciones, el procedimiento de subasta, las cantidades a consignar para tomar parte en la misma, causas de suspensión, la adjudicación y sus efectos sobre los titulares de derechos o cargas posteriores así como las personas que hayan de otorgar la escritura de venta y sus formas de representación.

f) Cuando el Notario considerase que alguna de las cláusulas del préstamo hipotecario que constituya el fundamento de la venta extrajudicial o que hubiese determinado la cantidad exigible pudiera tener carácter abusivo, lo pondrá en conocimiento del deudor, del acreedor y en su caso, del avalista e hipotecante no deudor, a los efectos oportunos.

En todo caso, el Notario suspenderá la venta extrajudicial cuando cualquiera de las partes acredite haber planteado ante el Juez que sea competente, conforme a lo establecido en el artículo 684 de la Ley de Enjuiciamiento Civil, el carácter abusivo de dichas cláusulas contractuales.

La cuestión sobre dicho carácter abusivo se sustanciará por los trámites y con los efectos previstos para la causa de oposición regulada en el apartado 4 del artículo 695.1 de Ley de Enjuiciamiento Civil.

Una vez sustanciada la cuestión, y siempre que no se trate de una cláusula abusiva que constituya el fundamento de la venta o que hubiera determinado la cantidad exigible, el Notario podrá proseguir la venta extrajudicial a requerimiento del acreedor.

Redacción introducida por la Ley 19/2015, de 13 de julio, de medidas de reforma administrativa en el ámbito de la Administración de Justicia y del Registro Civil.

g) Una vez concluido el procedimiento, el Notario expedirá certificación acreditativa del precio del remate y de la deuda pendiente por todos los conceptos, con distinción de la correspondiente a principal, a intereses remuneratorios, a intereses de demora y a costas, todo ello con aplicación de las reglas de imputación contenidas en el artículo 654.3 de la Ley de Enjuiciamiento Civil. Cualquier controversia sobre las cantidades pendientes determinadas por el Notario será dilucidada por las partes en juicio verbal.

h) La Ley de Enjuiciamiento Civil tendrá carácter supletorio en todo aquello que no se regule en la Ley y en el Reglamento Hipotecario, y en todo caso será de aplicación lo dispuesto en el artículo 579.2 de la Ley de Enjuiciamiento Civil.

Redactado por el apartado tres del artículo 3 de la Ley 1/2013, de 14 de mayo, de medidas para reforzar la protección a los deudores hipotecarios, reestructuración de deuda y alquiler social («BOE» 15 de mayo).

Artículo 129 bis.- Tratándose de un préstamo o crédito concluido por una persona física y que esté garantizado mediante hipoteca sobre bienes inmuebles para uso residencial o cuya finalidad sea adquirir o conservar derechos de propiedad sobre terrenos o inmuebles construidos o por construir para uso residencial, perderá el deudor el derecho al plazo y se producirá el vencimiento anticipado del contrato, pudiendo ejercitarse la acción hipotecaria, si concurren conjuntamente los siguientes requisitos:

a) Que el prestatario se encuentre en mora en el pago de una parte del capital del préstamo o de los intereses.

b) Que la cuantía de las cuotas vencidas y no satisfechas equivalgan al menos:

i. Al tres por ciento de la cuantía del capital concedido, si la mora se produjera dentro de la primera mitad de la duración del préstamo. Se considerará cumplido este requisito cuando las cuotas vencidas y no satisfechas

equivalgan al impago de doce plazos mensuales o un número de cuotas tal que suponga que el deudor ha incumplido su obligación por un plazo al menos equivalente a doce meses.

ii. Al siete por ciento de la cuantía del capital concedido, si la mora se produjera dentro de la segunda mitad de la duración del préstamo. Se considerará cumplido este requisito cuando las cuotas vencidas y no satisfechas equivalgan al impago de quince plazos mensuales o un número de cuotas tal que suponga que el deudor ha incumplido su obligación por un plazo al menos equivalente a quince meses.

c) Que el prestamista haya requerido el pago al prestatario concediéndole un plazo de al menos un mes para su cumplimiento y advirtiéndole de que, de no ser atendido, reclamará el reembolso total del préstamo.

Las reglas contenidas en este apartado no admitirán pacto en contrario.

> Artículo introducido por la Disposición final primera Cuatro de la Ley 5/2019, de 15 de marzo, reguladora de los contratos de crédito inmobiliario. De acuerdo con la Disposición Final 16ª de la Ley 5/2019, la norma entrará en vigor a los tres meses de la fecha de publicación de la citada Ley en el BOE (BOE de 16 de marzo de 2019), es decir, el 16 de junio de 2019.

Artículo 130.– El procedimiento de ejecución directa contra los bienes hipotecados sólo podrá ejercitarse como realización de una hipoteca inscrita, sobre la base de aquellos extremos contenidos en el título que se hayan recogido en el asiento respectivo.

Artículo 131.– Las anotaciones preventivas de demanda de nulidad de la propia hipoteca o cualesquiera otras que no se basen en alguno de los supuestos que puedan determinar la suspensión de la ejecución quedarán canceladas en virtud del mandamiento de cancelación a que se refiere el artículo 133, siempre que sean posteriores a la nota marginal de expedición de certificación de cargas. No se podrá inscribir la escritura de carta de pago de la hipoteca mientras no se haya cancelado previamente la citada nota marginal, mediante mandamiento judicial al efecto.

> La Sentencia TJUE (Sala Primera) de 14 marzo 2013 ha declarado que «En el sistema procesal español, la adjudicación final a un tercero de un bien hipotecado adquiere siempre carácter irreversible, aunque el carácter abusivo de la cláusula impugnada por el consumidor ante el juez que conozca del proceso declarativo entrañe la nulidad del procedimiento de ejecución hipotecaria, salvo en el su-

puesto de que el consumidor realice una anotación preventiva de la demanda de nulidad de la hipoteca con anterioridad a la nota marginal indicada. Pues bien, de lo expuesto se deduce que, en el sistema procesal español, la adjudicación final a un tercero de un bien hipotecado adquiere siempre carácter irreversible, aunque el carácter abusivo de la cláusula impugnada por el consumidor ante el juez que conozca del proceso declarativo entrañe la nulidad del procedimiento de ejecución hipotecaria, salvo en el supuesto de que el consumidor realice una anotación preventiva de la demanda de nulidad de la hipoteca con anterioridad a la nota marginal indicada. A este respecto, es preciso señalar, no obstante, que, habida cuenta del desarrollo y de las peculiaridades del procedimiento de ejecución hipotecaria controvertido en el litigio principal, tal supuesto debe considerarse residual, ya que existe un riesgo no desdeñable de que el consumidor afectado no realice esa anotación preventiva en los plazos fijados para ello, ya sea debido al carácter sumamente rápido del procedimiento de ejecución en cuestión, ya sea porque ignora o no percibe la amplitud de sus derechos (véase, en este sentido, la sentencia Banco Español de Crédito, antes citada, apartado 54). Por consiguiente, procede declarar que un régimen procesal de este tipo, al no permitir que el juez que conozca del proceso declarativo, ante el que el consumidor haya presentado una demanda alegando el carácter abusivo de una cláusula contractual que constituye el fundamento del título ejecutivo, adopte medidas cautelares que puedan suspender o entorpecer el procedimiento de ejecución hipotecaria, cuando do acordar tales medidas resulte necesario para garantizar la plena eficacia de su decisión final, puede menoscabar la efectividad de la protección que pretende garantizar la Directiva» (STJUE, Sala Primera, de 14 marzo 2013).

Artículo 132.– A los efectos de las inscripciones y cancelaciones a que den lugar los procedimientos de ejecución directa sobre los bienes hipotecados, la calificación del registrador se extenderá a los extremos siguientes:

1. Que se ha demandado y requerido de pago al deudor, hipotecante no deudor y terceros poseedores que tengan inscritos su derecho en el Registro en el momento de expedirse certificación de cargas en el procedimiento.

2. Que se ha notificado la existencia del procedimiento a los acreedores y terceros cuyo derecho ha sido anotado o inscrito con posterioridad a la hipoteca, a excepción de los que sean posteriores a la nota marginal de expedición de certificación de cargas, respecto de los cuales la nota marginal surtirá los efectos de la notificación.

3. Que lo entregado al acreedor en pago del principal del crédito, de los intereses devengados y de las costas causadas, no exceden del límite de la respectiva cobertura hipotecaria.

4. Que el valor de lo vendido o adjudicado fue igual o inferior al importe total del crédito del actor, o en caso de haberlo superado, que se consignó el exceso en establecimiento público destinado al efecto a disposición de los acreedores posteriores.

Artículo 133.– El testimonio expedido por el Secretario Judicial comprensivo del decreto de remate o adjudicación y del que resulte la consignación, en su caso, del precio, será título bastante para practicar la inscripción de la finca o derecho adjudicado a favor del rematante o adjudicatario, siempre que se acompañe el mandamiento de cancelación de cargas a que se refiere el artículo 674 de la Ley de Enjuiciamiento Civil.

El mandamiento judicial de cancelación de cargas y el testimonio del decreto de remate o adjudicación podrán constar en un solo documento en el que se consignará, en todo caso, el cumplimiento de los requisitos establecidos en el artículo anterior y las demás circunstancias que sean necesarias para practicar la inscripción y la cancelación.

Artículo 134.– El testimonio del decreto de adjudicación y el mandamiento de cancelación de cargas, determinarán la inscripción de la finca o derecho a favor del adjudicatario y la cancelación de la hipoteca que motivó la ejecución, así como la de todas las cargas, gravámenes e inscripciones de terceros poseedores que sean posteriores a ellas, sin excepción, incluso las que se hubieran verificado con posterioridad a la nota marginal de expedición de certificación de cargas en el correspondiente procedimiento.

Tan sólo subsistirán las declaraciones de obras nuevas y divisiones horizontales posteriores, cuando de la inscripción de la hipoteca resulte que ésta se extiende por ley o por pacto a las nuevas edificaciones.

Artículo 135.– El registrador deberá comunicar al Juzgado o Tribunal ante quien se sustancie un procedimiento ejecutivo, incluso cuando recaiga directamente sobre bienes hipotecados, la extensión de ulteriores asientos que puedan afectar a la ejecución.

Artículo 136.– Las inscripciones y cancelaciones de las hipotecas se sujetarán a las reglas establecidas en los títulos segundo y cuarto para las

inscripciones y cancelaciones en general, sin perjuicio de las especiales contenidas en este título.

SECCIÓN II
De las hipotecas voluntarias

Artículo 137.– Las hipotecas son voluntarias o legales.

Artículo 138.– Son hipotecas voluntarias las convenidas entre partes o impuestas por disposición del dueño de los bienes sobre los que se establezcan y sólo podrán constituirlas quienes tengan la libre disposición de aquéllos o, en caso de no tenerla, se hallen autorizados para ello con arreglo a las leyes.

Artículo 139.– Los que, con arreglo al artículo anterior, tienen la facultad de constituir hipotecas voluntarias, podrán hacerlo por sí o por medio de apoderado con poder especial bastante.

Artículo 140.– No obstante lo dispuesto en el artículo 105, podrá válidamente pactarse en la escritura de constitución de la hipoteca voluntaria que la obligación garantizada se haga solamente efectiva sobre los bienes hipotecados.

En este caso, la responsabilidad del deudor y la acción del acreedor, por virtud del préstamo hipotecario, quedarán limitadas al importe de los bienes hipotecados, y no alcanzarán a los demás bienes del patrimonio del deudor.

Cuando la hipoteca así constituida afectase a dos o más fincas y el valor de alguna de ellas no cubriese la parte de crédito de que responda, podrá el acreedor repetir por la diferencia exclusivamente contra las demás fincas hipotecadas, en la forma y con las limitaciones establecidas en el artículo 121.

Artículo 141.– En las hipotecas voluntarias constituidas por acto unilateral del dueño de la finca hipotecada, la aceptación de la persona a cuyo favor se establecieron o inscribieron se hará constar en el Registro por nota marginal, cuyos efectos se retrotraerán a la fecha de la constitución de la misma.

Si no constare la aceptación después de transcurridos dos meses, a contar desde el requerimiento que a dicho efecto se haya realizado, podrá cancelarse la hipoteca a petición del dueño de la finca, sin necesidad del consentimiento de la persona a cuyo favor se constituyó.

Artículo 142.– La hipoteca constituida para la seguridad de una obligación futura o sujeta a condiciones suspensivas inscritas, surtirá efecto, contra tercero, desde su inscripción, si la obligación llega a contraerse o la condición a cumplirse.

Si la obligación asegurada estuviere sujeta a condición resolutoria inscrita, surtirá la hipoteca su efecto, en cuanto a tercero, hasta que se haga constar en el Registro el cumplimiento de la condición.

Artículo 143.– Cuando se contraiga la obligación futura o se cumpla la condición suspensiva, de que trata el párrafo primero del artículo anterior, podrán los interesados hacerlo constar así por medio de una nota al margen de la inscripción hipotecaria.

Artículo 144.– Todo hecho o convenio entre las partes, que pueda modificar o destruir la eficacia de una obligación hipotecaria anterior, como el pago, la compensación, la espera, el pacto o promesa de no pedir, la novación del contrato primitivo y la transacción o compromiso, no surtirá efecto contra tercero, como no se haga constar en el Registro por medio de una inscripción nueva, de una cancelación total o parcial o de una nota marginal, según los casos.

Artículo 145.– Para que las hipotecas voluntarias queden válidamente establecidas, se requiere:

1. Que se hayan constituido en escritura pública.
2. Que la escritura se haya inscrito en el Registro de la Propiedad.

Artículo 146.– El acreedor hipotecario podrá repetir contra los bienes hipotecados por el pago de los intereses vencidos, cualquiera que sea la época en que deba verificarse el reintegro del capital; mas si hubiere un tercero interesado en dichos bienes, a quien pueda perjudicar la repetición, no podrá exceder la cantidad que por ella se reclame de la garantizada con arreglo al artículo 114.

Artículo 147.– La parte de intereses que el acreedor no pueda exigir por la acción real hipotecaria podrá reclamarla del obligado por la personal, siendo considerado respecto a ella, en caso de concurso, como acreedor escriturario y salvo lo dispuesto en el artículo 140.

Artículo 148.– Cuando se redima un censo gravado con hipoteca, tendrá derecho el acreedor hipotecario a que el redimente, a su elección, le pague su crédito por completo con los intereses vencidos y por vencer, o le reconozca su misma hipoteca sobre la finca que estuvo gravada con el censo.

En este último caso se hará una nueva inscripción de la hipoteca, la cual expresará claramente aquella circunstancia, y surtirá efecto desde la fecha de la inscripción anterior.

Artículo 149.– El crédito o préstamo garantizado con hipoteca podrá cederse en todo o en parte de conformidad con lo dispuesto en el artículo 1.526 del Código Civil. La cesión de la titularidad de la hipoteca que garantice un crédito o préstamo deberá hacerse en escritura pública e inscribirse en el Registro de la Propiedad.

El deudor no quedará obligado por dicho contrato a más que lo estuviere por el suyo.

El cesionario se subrogará en todos los derechos del cedente.

Artículo 150.– Cuando la hipoteca se hubiere constituido para garantizar obligaciones transferibles por endoso o títulos al portador, el derecho hipotecario se entenderá transferido, con la obligación o con el título sin necesidad de dar de ello conocimiento al deudor ni de hacerse constar la transferencia en el Registro.

Artículo 151.– Si en los casos en que deba hacerse, se omite dar conocimiento al deudor de la cesión del crédito hipotecario, será el cedente responsable de los perjuicios que pueda sufrir el cesionario por consecuencia de esta falta.

Artículo 152.– Los derechos o créditos asegurados con hipoteca legal no podrán cederse sino cuando haya llegado el caso de exigir su importe.

Artículo 153.– Podrá constituirse hipoteca en garantía de cuentas corrientes de crédito, determinándose en la escritura la cantidad máxima de que responda la finca y el plazo de duración, haciendo constar si éste es o no prorrogable, y caso de serlo, la prórroga posible y los plazos de liquidación de la cuenta.

Si al vencimiento del término fijado por los otorgantes o de la prórroga, en su caso, el acreedor no se hubiere reintegrado del saldo de la cuenta, podrá utilizar la acción hipotecaria para su cobro en la parte que no exceda de la cantidad asegurada con la hipoteca por el procedimiento establecido en los artículos 129 y siguientes. A la escritura y demás documentos designados en la regla 3 del artículo 131 deberá acompañar el que acredite el importe líquido de la cantidad adeudada.

Para ello será necesaria la presentación del ejemplar que obre en poder del actor de la libreta que a continuación se dice.

Para que pueda determinarse al tiempo de la reclamación la cantidad líquida a que asciende, los interesados llevarán una libreta de ejemplares duplicados: uno en poder del que adquiere la hipoteca y otro en el del que la otorga, en los cuales, al tiempo de todo cobro o entrega se hará constar, con aprobación y firma de ambos interesados, cada uno de los asientos de la cuenta corriente.

No obstante, en las cuentas corrientes abiertas por los Bancos, Cajas de Ahorro y Sociedades de crédito debidamente autorizadas, podrá convenirse que, a los efectos de proceder ejecutivamente, el saldo puede acreditarse mediante una certificación de la Entidad acreedora. En este caso, para proceder a la ejecución se notificará judicial o notarialmente al deudor un extracto de la cuenta, pudiendo éste alegar en la misma forma, dentro de los ocho días siguientes, error o falsedad.

Si el deudor opusiere error, el Juez competente para entender del procedimiento de ejecución, a petición de una de las partes, citará a éstas, dentro del término de ocho días, a una comparecencia, y, después de oírlas, admitirá los documentos que se presenten, y acordará, dentro de los tres días lo que estime procedente. El auto que se dicte será apelable en un solo efecto, y el recurso se sustanciará por los trámites de apelación de los incidentes.

Cuando se alegare falsedad y se incoe causa criminal, quedará interrumpido el procedimiento hasta que en dicha causa recaiga sentencia firme o auto de sobreseimiento libre o provisional.

Opuesta por el deudor alguna de estas excepciones, no podrá aducirlas nuevamente en los juicios ejecutivos que, para hacer efectivo dicho saldo, puedan entablarse, sin perjuicio de que en su día ejercite cuantas acciones le competan en los procedimientos civiles o criminales correspondientes.

Artículo 153 bis.– También podrá constituirse hipoteca de máximo:

a) a favor de las entidades financieras a las que se refiere el artículo 2 de la Ley 2/1981, de 25 de marzo, de regulación del mercado hipotecario, en garantía de una o diversas obligaciones, de cualquier clase, presentes y/o futuras, sin necesidad de pacto novatorio de las mismas,

b) a favor de las administraciones públicas titulares de créditos tributarios o de la Seguridad Social, sin necesidad de pacto novatorio de los mismos.

Será suficiente que se especifiquen en la escritura de constitución de la hipoteca y se hagan constar en la inscripción de la misma: su denominación y, si fuera preciso, la descripción general de los actos jurídicos básicos de los que deriven o puedan derivar en el futuro las obligaciones garantizadas; la cantidad máxima de que responde la finca; el plazo de duración de la hipoteca, y la forma de cálculo del saldo final líquido garantizado.

Podrá pactarse en el título que la cantidad exigible en caso de ejecución sea la resultante de la liquidación efectuada por la entidad financiera acreedora en la forma convenida por las partes en la escritura.

Al vencimiento pactado por los otorgantes, o al de cualquiera de sus prórrogas, la acción hipotecaria podrá ser ejercitada de conformidad con lo previsto en los artículos 129 y 153 de esta Ley y concordantes de la Ley de Enjuiciamiento Civil.

Artículo 154.– La constitución de hipotecas para garantizar títulos transmisibles por endoso o al portador, deberá hacerse por medio de escritura pública, que se inscribirá en el Registro o Registros de la Propiedad a que correspondan los bienes que se hipotequen, o en el del arranque o cabeza de la obra pública, cuando sea de esta clase la garantía hipotecarla, haciéndose en este caso breve referencia en los demás Registros por cuyo

territorio atraviese aquélla, a continuación de las inscripciones de referencia de la de dominio, que deben constar en los mismos.

En dicha escritura habrán de consignarse, además de las circunstancias propias de las de constitución de hipoteca, las relativas al número y valor de las obligaciones que se emitan y que garantice la hipoteca; la serie o series a que correspondan; la fecha o fechas de la emisión; el plazo y forma en que han de ser amortizadas; la autorización obtenida para emitirlas, en caso de ser ésta necesaria, y cualesquiera otras que sirvan para determinar las condiciones de dichos títulos, que habrán de ser talonarios; haciéndose constar expresamente, cuando sean al portador, que queda constituida la hipoteca a favor de los tenedores presentes o futuros de las obligaciones.

En los títulos deberá hacerse asimismo constar la fecha y Notario autorizante de la escritura, y el número, folio, libro y fecha de su inscripción en los respectivos Registros de la Propiedad, y en el Registro Mercantil, cuando así proceda, con arreglo a lo prevenido en el artículo 21.10 del Código de Comercio.

Artículo 155.– El procedimiento para hacer efectiva la acción hipotecaria nacida de los títulos, tanto nominativos como al portador, será el establecido en los artículos 129 y siguientes de esta Ley, cualquiera que fuere el importe de la cantidad reclamada. Con los títulos u obligaciones deberá acompañarse un certificado de inscripción de la hipoteca en el Registro de la Propiedad, y el requerimiento de pago al deudor o al tercer poseedor de la finca, si lo hubiere, habrá de hacerse en el domicilio de los mismos, aunque no residan en el lugar del juicio, o subsidiariamente a las personas que expresa el artículo 131 de esta Ley.

En el caso de existir otros títulos con igual derecho que los que sean base de la ejecución, habrá de verificarse la subasta y la venta de las fincas objeto del procedimiento, dejando subsistentes las hipotecas correspondientes al valor total de dichos títulos, y entendiéndose que el rematante las acepta y se subroga en ellas, sin destinarse a su pago o extinción el precio del remate, en armonía con lo dispuesto en los artículos 131 y 135 de esta Ley, y quedando derogado lo que sobre este particular se establece en el artículo 1517 de la Ley de Enjuiciamiento Civil.

Lo dispuesto en el presente artículo no es aplicable a las obligaciones emitidas por las Compañías de Ferrocarriles y demás Obras Públicas y por

las de crédito territorial, las cuales continuarán rigiéndose por las disposiciones del Código de Comercio y demás referentes a las mismas.

Artículo 156.– La cancelación de las inscripciones de hipotecas constituidas en garantía de títulos transmisibles por endoso se efectuará presentándose la escritura otorgada por los que hayan cobrado los créditos, en la cual debe constar haberse inutilizado en el acto del otorgamiento los títulos endosables o solicitud firmada por dichos interesados y por el deudor, a la cual se acompañen inutilizados los referidos títulos, o bien previo ofrecimiento y consignación del importe de los títulos, hecha en los casos y con los requisitos prevenidos en los artículos 1176 y siguientes del Código Civil.

Las inscripciones de hipotecas constituidas con objeto de garantizar títulos al portador se cancelarán totalmente si se hiciere constar por acta notarial estar recogida y en poder del deudor toda la emisión de los títulos debidamente inutilizados.

Asimismo, procederá la cancelación total si se presentasen, por lo menos, las tres cuartas partes de los títulos emitidos y se asegurase el pago de los restantes, consignando su importe y el de los intereses que procedan en el establecimiento público destinado al efecto. La cancelación, en este caso, deberá acordarse por sentencia, previos dos llamamientos por edictos, publicados en el Boletín Oficial del Estado, y tiempo de dos meses cada llamamiento a cuantos se consideren con derecho a oponerse a la cancelación.

Podrán también cancelarse parcialmente dichas hipotecas presentando acta notarial de estar recogidas y en poder del deudor, debidamente inutilizadas, obligaciones por un valor equivalente al importe de la hipoteca parcial que se trate de extinguir, siempre que dichas obligaciones asciendan, por lo menos, a la décima parte del total de la emisión. En este caso, si son varias las fincas hipotecadas, podrán cancelarse completamente las inscripciones de hipoteca de una o varias fincas, cuya responsabilidad sea igual al valor de las obligaciones recogidas, o liberarse parcialmente todas ellas a prorrata, o en proporción a sus respectivas responsabilidades.

También podrá cancelarse parcialmente la hipoteca cuando se presente acta notarial que acredite estar recogidas y en poder del deudor, debidamente inutilizadas, obligaciones equivalentes al total importe de la

responsabilidad porque esté afecta a la hipoteca una finca determinada, aunque dichas obligaciones no asciendan a la décima parte del total de la emisión. En este caso, sólo podrá cancelarse la inscripción de la hipoteca que grave la finca que se trate de liberar.

Las hipotecas constituidas en garantía de títulos transmisibles por endoso o al portador podrán cancelarse totalmente si la Entidad emisora declara que no han sido puestos en circulación; justifica la declaración con una certificación de su contabilidad, expresiva de que no ha habido el ingreso en caja, correspondiente al valor de los mismos, y publica sendos anuncios en el Boletín Oficial de la provincia y en un diario, si lo hubiere, de la localidad en que radiquen las fincas y en donde esté domiciliada la entidad, notificando al público su propósito de solicitar la cancelación.

Cuando en virtud de una Ley o como consecuencia de lo establecido en la escritura de emisión se hubiesen constituido consorcios, asociaciones o sindicatos de obligacionistas con facultades de cancelar, procederá la cancelación si el acuerdo correspondiente hubiera sido aprobado por los tenedores que representaren las tres cuartas partes de los títulos en circulación.

Artículo 157.– Podrá constituirse hipoteca en garantía de rentas o prestaciones periódicas.

En la inscripción se hará constar el acto o contrato por el cual se hubieran constituido las rentas o prestaciones y el plazo, modo y forma con que deban ser satisfechas.

El acreedor de dichas rentas o prestaciones periódicas podrá ejecutar estas hipotecas utilizando el procedimiento sumario establecido en los artículos 129 y siguientes de esta Ley. El que remate los bienes gravados con tal hipoteca los adquirirá con subsistencia de la misma y de la obligación de pago de la pensión o prestación hasta su vencimiento. Iguales efectos producirá la hipoteca en cuanto a tercero; pero respecto a las pensiones vencidas y no satisfechas, no perjudicarán a éste sino en los términos señalados en los artículos 114 y párrafo primero y segundo del 115 de esta Ley.

Salvo pacto en contrario, transcurridos seis meses desde la fecha en que, a tenor de lo consignado en el Registro, debiera haberse satisfecho la última pensión o prestación, el titular del inmueble podrá solicitar la can-

celación de la hipoteca, siempre que no conste asiento alguno que indique haberse modificado el contrato o formulado reclamación contra el deudor sobre pago de dichas pensiones o prestaciones.

SECCIÓN III
De las hipotecas legales

Artículo 158.– Sólo serán hipotecas legales las admitidas expresamente por las leyes con tal carácter.

Las personas a cuyo favor concede la Ley hipoteca legal no tendrán otro derecho que el de exigir la constitución de una hipoteca especial suficiente para la garantía de su derecho.

Artículo 159.– Para que las hipotecas legales queden válidamente establecidas se necesita la inscripción del título en cuya virtud se constituyan.

Artículo 160.– Las personas a cuyo favor reconoce la Ley hipoteca legal podrán exigir dicha hipoteca sobre cualesquiera bienes inmuebles o derechos reales de que pueda disponer el obligado a prestarla, en cualquier tiempo, aunque haya cesado la causa que le diere fundamento, como el matrimonio, la tutela, la patria potestad o la administración, siempre que esté pendiente de cumplimiento la obligación que se debiera haber asegurado.

Artículo 161.– La hipoteca legal, una vez constituida e inscrita, surte los mismos efectos que la voluntaria, sin más especialidades que las expresamente determinadas en esta Ley, cualquiera que sea la persona que deba ejercitar los derechos que la misma hipoteca confiera.

Artículo 162.– Si para la constitución de alguna hipoteca legal se ofrecieren diferentes bienes y no convinieren los interesados en la parte de responsabilidad que haya de pesar sobre cada uno, conforme a lo dispuesto en el artículo 119, decidirá el Juez o el Tribunal, previo dictamen de peritos.

Del mismo modo, decidirá el Juez o el Tribunal las cuestiones que se susciten entre los interesados sobre la calificación de suficiencia de los bienes ofrecidos para la constitución de cualquiera hipoteca legal.

Artículo 163.– En cualquier tiempo en que llegaren a ser insuficientes las hipotecas legales inscritas, podrán reclamar su ampliación o deberán pedirla los que, con arreglo a esta Ley, tengan, respectivamente, el derecho o la obligación de exigirlas y de calificar su suficiencia.

Artículo 164.– Las hipotecas legales inscritas subsistirán hasta que se extingan los derechos para cuya seguridad se hubieren constituido, y se cancelarán en los mismos términos que las voluntarias.

Artículo 165.– Para constituir o ampliar judicialmente y a instancia de parte cualquier hipoteca legal, se procederá con sujeción a las reglas siguientes:

Primera. El que tenga derecho a exigirla presentará un escrito en el Juzgado o Tribunal del domicilio del obligado a prestarla, pidiendo que se constituya la hipoteca, fijando la cantidad por que deba constituirse y señalando los bienes que puedan ser gravados con ella, o, por lo menos, el Registro donde deban constar inscritos los que posea la misma persona obligada.

Segunda. A este escrito acompañará precisamente el título o documentos que produzca el derecho de hipoteca legal, y si fuere posible, una certificación del Registrador en que consten todos los bienes hipotecables que posea el demandado.

Tercera. El Juez o el Tribunal, en su vista, mandará comparecer a su presencia a todos los interesados en la constitución de la hipoteca, a fin de que se avengan, si fuere posible, en cuanto al modo de verificarla.

Cuarta. Si se avinieren, mandará el Juez o el Tribunal constituir la hipoteca en los términos que se hayan convenido.

Quinta. Si no se avinieren, ya sea en cuanto a la obligación de hipotecar o ya en cuanto a la cantidad que deba asegurarse o a la suficiencia de la hipoteca ofrecida, se hará traslado del escrito de demanda al demandado y seguirá el juicio los trámites establecidos para los incidentes en la Ley de Enjuiciamiento Civil.

Sexta. Tratándose de hipoteca legal por razón de la fianza de tutores, la competencia para decretar la hipoteca legal y la tramitación de la misma corresponderá al Juzgado en el que se tramite el nombramiento de los tutores, conforme a lo dispuesto en el artículo 192, aplicándose lo dispuesto en las reglas anteriores en lo que no se opongan a dicho precepto.

Modificación del párrafo inicial e introducción de regla Sexta en virtud del art. 3.4 de la Ley 8/2021, de 2 de junio, por la que se reforma la legislación civil y procesal para el apoyo a las personas con discapacidad en el ejercicio de su capacidad jurídica.

Artículo 166.– En los casos en que el Juez o el Tribunal deba proceder de oficio para exigir la constitución de una hipoteca legal, dispondrá que el Registrador correspondiente le remita la certificación prevenida en la regla segunda del artículo anterior; en su vista, mandará comparecer al obligado a constituir la hipoteca, y con su audiencia y la del Ministerio Fiscal, seguirá después el juicio por los trámites que quedan prescritos.

Artículo 167.– Lo dispuesto en los dos anteriores artículos se entenderá sin perjuicio de las reglas establecidas sobre hipotecas por bienes reservables y sobre fianza de los tutores, y no será aplicable a la hipoteca legal a favor del Estado, de las provincias o de los pueblos sino cuando los Reglamentos administrativos no establecieren otro procedimiento para exigirla.

Artículo 168.– Tendrán derecho a exigir hipoteca legal:

Primero. Las mujeres casadas sobre los bienes de sus maridos:

a) Por las dotes que les hayan sido entregadas solemnemente bajo fe de Notario.

b) Por los parafernales que con la solemnidad anteriormente dicha hayan entregado a sus maridos.

c) Por las donaciones que los mismos maridos les hayan prometido dentro de los límites de la Ley.

d) Por cualesquiera otros bienes que las mujeres hayan aportado al matrimonio y entregado a sus maridos con la misma solemnidad.

Segundo. Los reservatarios sobre los bienes de los reservistas en los casos señalados por los artículos ochocientos once, novecientos sesenta y

ocho y novecientos ochenta del Código Civil y en cualesquiera otros comprendidos en leyes o fueros especiales.

Tercero. Los hijos sometidos a la patria potestad por los bienes de su propiedad usufructuados o administrados por el padre o madre que hubieran contraído segundo matrimonio, y sobre los bienes de los mismos padres.

Cuarto. Los menores de edad sujetos a tutela sobre los bienes de los tutores, por razón de la responsabilidad en que pudieran incurrir, siempre que la autoridad judicial considere necesario que presten fianza y sin perjuicio de los casos en que se ofrezca otra garantía real o personal que sea suficiente a juicio de la autoridad judicial.

Quinto. El Estado, las Provincias y los Pueblos, sobre los bienes de los que contraten con ellos o administren sus intereses, por las responsabilidades que contrajeron éstos, de conformidad con lo establecido en las leyes y reglamentos.

Sexto. El Estado sobre los bienes de los contribuyentes en los casos establecidos en esta Ley, además de la preferencia que a su favor se reconoce en el artículo ciento noventa y cuatro; y

Séptimo. Los aseguradores sobre los bienes de los asegurados, también en los casos establecidos en esta Ley, además de la preferencia que a su favor reconoce el artículo ciento noventa y seis.

> Modificación del supuesto cuarto en virtud del art. 3.5 de la Ley 8/2021, de 2 de junio, por la que se reforma la legislación civil y procesal para el apoyo a las personas con discapacidad en el ejercicio de su capacidad jurídica.

Subsección I. De la hipoteca dotal

Artículo 169.– La mujer casada a cuyo favor reconoce esta Ley hipoteca legal tendrá derecho:

1. A que el marido inscriba a nombre propio e hipoteque en favor de su mujer los bienes inmuebles y derechos reales que reciba como dote estimada u otros bastantes para asegurar la devolución de su importe.

2. A que se inscriban en el Registro, a nombre de la misma, si ya no lo estuvieren en calidad de dotales o parafernales, o por el concepto legal que les corresponda, todos los demás bienes inmuebles y derechos reales que el marido reciba como inestimados y deba devolver, en su caso.

3. A que el marido asegure, con hipoteca especial suficiente, todos los demás bienes no comprendidos en los párrafos anteriores y que se le entreguen por razón de matrimonio.

Artículo 170.– La dote confesada por el marido, cuya entrega no constare o constare sólo por documento privado, no surtirá más efecto que el de las obligaciones personales.

No obstante, la mujer que tuviere a su favor dote confesada por el marido antes de la celebración del matrimonio o dentro del primer año de él, podrá exigir en cualquier tiempo que el mismo marido se la asegure con hipoteca, siempre que haga constar judicialmente la existencia de los bienes dotales o la de otros semejantes o equivalentes en el momento de deducir su reclamación.

Artículo 171.– Siempre que el Registrador inscriba bienes de dote estimada a favor del marido hará de oficio la inscripción hipotecaria a favor de la mujer, salvo que ésta hubiere renunciado a su derecho o que la hipoteca se hubiere constituido sobre bienes diferentes.

Si el título presentado para la primera de dichas inscripciones no fuere suficiente para hacer la segunda, se suspenderán una y otra, tomando de ambas la anotación preventiva que proceda.

Artículo 172.– La hipoteca legal constituida por el marido a favor de la mujer garantizará la restitución de los bienes o derechos asegurados, sólo en los casos en que dicha restitución deba verificarse, conforme a las leyes y con las limitaciones que éstas determinan, y dejará de surtir efecto y podrá cancelarse siempre que por cualquiera causa legítima quede dispensado el marido de la obligación de restituir.

Artículo 173.– La cantidad que deba asegurarse por razón de dote estimada no excederá, en ningún caso, del importe de la estimación, y si se redujese el de la misma dote, por exceder de la cuantía que el derecho permite, se reducirá igualmente la hipoteca en la misma proporción, previa la cancelación parcial correspondiente.

Artículo 174.– Cuando se constituya dote inestimada en bienes no inmuebles, se apreciarán éstos con el único objeto de fijar la cantidad que

deba asegurar la hipoteca, para el caso de que no subsistan los mismos bienes al tiempo de su restitución; mas sin que por ello pierda dicha dote su calidad de inestimada, si fuera calificada así en la escritura dotal.

Artículo 175.– La hipoteca para asegurar las donaciones por razón de matrimonio sólo tendrá lugar en el caso de que se ofrezcan por el marido como aumento de la dote. Si se ofrecieren sin este requisito, sólo producirán obligación personal, quedando al arbitrio del marido asegurarlas o no con hipoteca.

Artículo 176.– El marido no podrá ser obligado a constituir hipoteca por los bienes parafernales muebles de su mujer, sino cuando éstos le sean entregados para su administración por escritura pública y bajo la fe de Notario.

Para constituir esta hipoteca se apreciarán los bienes o se fijará su valor por los que tienen la facultad de exigirla y de calificar su suficiencia.

Artículo 177.– Entiéndese por bienes aportados al matrimonio, para los efectos del párrafo último del número primero del artículo 168, aquellos que bajo cualquier concepto, con arreglo a fueros o costumbres locales, traiga la mujer a la sociedad conyugal, siempre que se entreguen al marido, por escritura pública y bajo fe de Notario, para que los administre, bien sea con estimación que cause venta o bien con la obligación de conservarlos y devolverlos a la disolución del matrimonio.

Cuando la entrega de los bienes de que trata el párrafo anterior conste solamente por confesión del marido, no podrá exigirse la constitución de la hipoteca dotal sino en los casos y términos prescritos en el artículo 170.

Artículo 178.– La constitución de hipoteca e inscripción de bienes de que trata el artículo 169 sólo podrá exigirse por la misma mujer, si estuviese casada y fuere mayor de edad.

Si no hubiere contraído aún matrimonio, o si habiéndolo contraído fuere menor, deberán ejercitar aquel derecho en su nombre y calificar la suficiencia de la hipoteca que se constituya, el padre, la madre o el que diere la dote o los bienes que se deban asegurar.

Artículo 179.– A falta de las personas mencionadas en el artículo anterior, y siendo menor la mujer, esté o no casada, deberán pedir que se hagan efectivos los mismos derechos el tutor, el protutor, el Consejo de familia o cualquiera de sus vocales, y si no lo pidieren, el Fiscal solicitará, de oficio o a instancia de cualquier persona, que se compela al marido a la constitución de la hipoteca.

Los Jueces municipales y los comarcales tendrán también obligación de excitar el celo del Ministerio Fiscal, a fin de que cumpla lo preceptuado en el párrafo anterior.

Artículo 180.– Si el marido careciere de bienes con que constituir la hipoteca de que trata el número tercero del artículo 169, quedará obligado a constituirla sobre los primeros inmuebles o derechos reales que adquiera, pero sin que esta obligación pueda perjudicar a tercero mientras que no se inscriba la hipoteca.

Artículo 181.– Cuando los bienes dotales consistan en rentas o pensiones perpetuas, si llegaren a enajenarse, se asegurará su devolución constituyendo hipoteca por el capital que las mismas rentas o pensiones representen, capitalizadas al interés legal.

Si las pensiones a que se refiere el párrafo anterior fueren temporales o pudieren o debieren subsistir después de la disolución del matrimonio, se constituirá la hipoteca por la cantidad en que convengan los cónyuges, y, en defecto de convenio, por la que fije el Juez o Tribunal.

Artículo 182.– Las disposiciones de esta Ley sobre la hipoteca dotal no alteran ni modifican las contenidas en los artículos 880, 881 y 909 del Código de Comercio.

Artículo 183.– La mujer podrá exigir la subrogación de su hipoteca en otros bienes del marido en cualquier tiempo que lo crea conveniente, desde que haya consentido por escrito en la enajenación o gravamen de los inmuebles afectos a su dote o como condición previa para prestar dicho consentimiento.

Si la mujer se hallare en el caso previsto en el artículo 178, podrán también ejercitar este derecho, en su nombre, las personas designadas en el mismo artículo y en el siguiente.

Subsección II. De la hipoteca por bienes reservables

Artículo 184.– El viudo o la viuda que por repetir matrimonio esté obligado a reservar determinados bienes deberá, con intervención judicial, hacer inventario de todos ellos, inscribirlos, si ya no lo estuvieren y, en todo caso, hacer constar en el Registro la calidad de reservables de los inmuebles, tasar los muebles y asegurar con hipoteca especial suficiente las restituciones exigidas por el artículo 978 del Código Civil.

Iguales obligaciones tendrán el cónyuge viudo en el caso del artículo 980 del Código Civil y el reservista en el del artículo 811 del mismo cuerpo legal, en cuanto les sean aplicables.

Artículo 185.– Cuando los reservatarios sean ciertos y mayores de edad, sólo ellos podrán exigir el cumplimiento de las obligaciones contenidas en el artículo anterior; si fueren menores o incapacitados, lo exigirán en su nombre las personas que deban representarlos legalmente. En uno y otro caso, la escritura pública otorgada entre el reservista y los reservatarios o sus representantes legales será título bastante para la inscripción o para hacer constar la calidad de reservables en el asiento correspondiente, según procediera.

Artículo 186.– El reservista también podrá, sin el concurso de los reservatarios o de sus representantes legales, hacer constar en el Registro la calidad de reservables de los inmuebles o constituir hipoteca especial suficiente para asegurar las restituciones exigidas por la Ley, acudiendo al Juez competente con sujeción a los trámites determinados en el Reglamento hipotecario.

Artículo 187.– Si transcurrieren ciento ochenta días desde que nazca la obligación de reservar sin haberse dado cumplimiento por el reservista a lo establecido en los artículos anteriores, los derechos reconocidos por éstos a favor de los reservatarios podrán ser exigidos por sus parientes, cualquiera que sea su grado, el albacea del cónyuge premuerto y, en su defecto, el Ministerio Fiscal. Si concurrieren con la misma pretensión dos o más de dichas personas, se dará preferencia a quien primero lo hubiere reclamado. La hipoteca, en este caso, se constituirá conforme al artículo 165 de esta Ley.

Artículo 188.– El Juez o Tribunal que intervenga en los casos a que se refieren los dos artículos anteriores cuidará, bajo su responsabilidad, de que se hagan los asientos correspondientes en el Registro.

Artículo 189.– Si el reservista no tuviere bienes que hipotecar, se instruirá también el expediente prevenido en el artículo 186, con el único fin de hacer constar la reserva y su cuantía.

La providencia que en tal caso recaiga se limitará a declarar lo que proceda sobre estos puntos y la obligación del reservista de hipotecar los primeros inmuebles que adquiera.

*Subsección III. De la hipoteca por los bienes de
los que están bajo la patria potestad*

Artículo 190.– Los hijos a cuyo favor reconoce el artículo 168 hipoteca legal tendrán derecho:

1. A que los bienes inmuebles de su pertenencia se inscriban a su favor si ya no lo estuvieren.

2. A que su padre o, en su caso, la madre, si tuvieren bienes hipotecables, aseguren con hipoteca los bienes que no sean inmuebles pertenecientes a los mismos hijos. Si los bienes inmuebles del padre madre fueren insuficientes, se constituirá, sin embargo, sobre ellos hipoteca, sin perjuicio de ampliarla a otros que adquieran después, en caso de que así se les exija.

Artículo 191.– Podrán pedir en nombre de los hijos que se hagan efectivos los derechos expresados en el artículo anterior:

1. Las personas de quienes procedan los bienes.

2. Los herederos o albaceas de dichas personas.

3. Los ascendientes del menor.

4. El Ministerio Fiscal, en defecto de las personas antes expresadas.

Subsección IV. De la hipoteca por razón de tutela

Artículo 192.– La fianza hipotecaria que deberán prestar los tutores, conforme al número cuarto del artículo 168, se decretará de oficio por la autoridad judicial o a instancia del Ministerio Fiscal o de cualquier pariente

con interés legítimo, siempre que la autoridad judicial considere necesaria la prestación de la fianza y no se haya propuesto otra clase de garantía. En la resolución judicial se expresará la cuantía de la fianza y la obligación de aportar al Juzgado la escritura pública de hipoteca unilateral de máximo. Dicha escritura, junto con la aprobación judicial, se presentará en el Registro o Registros competentes por razón de la situación de los bienes hipotecados y será objeto de calificación e inscripción de acuerdo con los requisitos establecidos en esta ley.

La hipoteca legal podrá cancelarse cuando la autoridad judicial lo decrete por haber aceptado la sustitución por otra garantía personal o real. Asimismo, se cancelará cuando hayan sido aprobadas las cuentas de la tutela de que se trate y, en todo caso, cuando hayan transcurrido tres años desde la rendición final de cuentas sin que conste en el Registro ninguna reclamación por razón de las mismas.

> Redacción dada por el art. 3.6 de la Ley 8/2021, de 2 de junio, por la que se reforma la legislación civil y procesal para el apoyo a las personas con discapacidad en el ejercicio de su capacidad jurídica.

Subsección V. De otras hipotecas legales

Artículo 193.– La Autoridad a quien corresponda deberá exigir la constitución de hipotecas especiales sobre los bienes de los que manejen fondos públicos o contraten con el Estado, las provincias o los pueblos en todos los casos y en la forma que prescriban los reglamentos administrativos.

Artículo 194.– El Estado, las provincias o los pueblos tendrán preferencia sobre cualquier otro acreedor y sobre el tercer adquirente, aunque hayan inscrito sus derechos en el Registro, para el cobro de la anualidad corriente y de la última vencida y no satisfecha de las contribuciones o impuestos que graven los bienes inmuebles.

A los efectos del párrafo anterior, se entenderá por anualidad vencida la constituida por los cuatro trimestres del ejercicio económico anterior al corriente, sea cualquiera la fecha y periodicidad de la obligación fiscal de pago.

Para tener igual preferencia por mayor suma que la correspondiente a dichas dos anualidades, podrán exigir el Estado, las provincias o los pue-

blos la constitución de una hipoteca especial, en la forma que determinen los Reglamentos administrativos. Esta hipoteca no surtirá efecto sino desde la fecha en que quede inscrita.

Artículo 195.– El asegurador de bienes inmuebles tendrá derecho a exigir una hipoteca especial sobre los bienes asegurados, cuyo dueño no haya satisfecho las primas del seguro de dos o más años, o de dos o más de los últimos dividendos pasivos, si el seguro fuere mutuo.

Artículo 196.– Mientras no se devenguen las primas de los dos años o los dos últimos dividendos, en su caso, tendrá el crédito del asegurador preferencia sobre los demás créditos.

Artículo 197.– Devengados y no satisfechos los dos dividendos o las dos anualidades de que tratan los dos artículos anteriores, deberá constituirse la hipoteca por toda la cantidad que se debiere y la inscripción no surtirá efecto sino desde su fecha.

TÍTULO VI
DE LA CONCORDANCIA ENTRE EL REGISTRO Y LA REALIDAD JURÍDICA

Artículo 198.– La concordancia entre el Registro de la Propiedad y la realidad física y jurídica extrarregistral se podrá llevar a efecto mediante alguno de los siguientes procedimientos:
1.º La inscripción de la representación gráfica georreferenciada de la finca y su coordinación con el Catastro.
2.º El deslinde registral de la finca.
3.º La rectificación de su descripción.
4.º La inscripción de plantaciones, edificaciones, instalaciones y otras mejoras incorporadas a la finca.
5.º La inmatriculación de fincas que no estén inscritas a favor de persona alguna.
6.º Las operaciones registrales sobre bienes de las Administraciones Públicas, en virtud de certificación administrativa.
7.º El expediente de reanudación del tracto sucesivo interrumpido.
8° El procedimiento de subsanación de la doble o múltiple inmatriculación.

9.º El expediente de liberación registral de cargas o gravámenes extinguidos por prescripción, caducidad o no uso.

Los procedimientos contenidos en este Título podrán acumularse cuando su finalidad sea compatible y recaiga en el mismo funcionario la competencia para su tramitación, debiendo integrarse coetáneamente, si es posible, o sucesivamente en otro caso, la totalidad de los trámites exigidos para cada uno de ellos.

La desestimación de la pretensión del promotor en cualquiera de los expedientes regulados en este Título no impedirá la incoación de un proceso jurisdiccional posterior con el mismo objeto que aquél.

Redacción introducida por la Ley 13/2015, de 24 de junio, de Reforma de la Ley Hipotecaria aprobada por Decreto de 8 de febrero de 1946 y del texto refundido de la Ley de Catastro Inmobiliario, aprobado por Real Decreto Legislativo 1/2004, de 5 de marzo, con entrada en vigor el 1 de noviembre de 2015.

Artículo 199.– 1. El titular registral del dominio o de cualquier derecho real sobre finca inscrita podrá completar la descripción literaria de la misma acreditando su ubicación y delimitación gráfica y, a través de ello, sus linderos y superficie, mediante la aportación de la correspondiente certificación catastral descriptiva y gráfica.

El Registrador sólo incorporará al folio real la representación gráfica catastral tras ser notificada a los titulares registrales del dominio de la finca si no hubieran iniciado éstos el procedimiento, así como a los de las fincas registrales colindantes afectadas. La notificación se hará de forma personal. En el caso de que alguno de los interesados fuera desconocido, se ignore el lugar de la notificación o, tras dos intentos, no fuera efectiva la notificación, se hará mediante edicto insertado en el «Boletín Oficial del Estado», sin perjuicio de utilizar, en todo caso, el sistema de alertas previsto en la regla séptima del artículo 203. Los así convocados o notificados podrán comparecer en el plazo de los veinte días siguientes ante el Registrador para alegar lo que a su derecho convenga. Cuando las fincas colindantes estén divididas en régimen de propiedad horizontal, la notificación se realizará al representante de la comunidad de propietarios. No será precisa la notificación a los titulares registrales de las fincas colindantes cuando se trate de pisos, locales u otros elementos situados en fincas divididas en régimen de propiedad horizontal.

La certificación gráfica aportada, junto con el acto o negocio cuya inscripción se solicite, o como operación específica, será objeto de calificación registral conforme a lo dispuesto en el artículo 9.

El Registrador denegará la inscripción de la identificación gráfica de la finca, si la misma coincidiera en todo o parte con otra base gráfica inscrita o con el dominio público, circunstancia que será comunicada a la Administración titular del inmueble afectado. En los demás casos, y la vista de las alegaciones efectuadas, el Registrador decidirá motivadamente según su prudente criterio, sin que la mera oposición de quien no haya acreditado ser titular registral de la finca o de cualquiera de las registrales colindantes determine necesariamente la denegación de la inscripción. La calificación negativa podrá ser recurrida conforme a las normas generales.

Si la incorporación de la certificación catastral descriptiva y gráfica fuera denegada por la posible invasión de fincas colindantes inmatriculadas, el promotor podrá instar el deslinde conforme al artículo siguiente, salvo que los colindantes registrales afectados hayan prestado su consentimiento a la rectificación solicitada, bien en documento público, bien por comparecencia en el propio expediente y ratificación ante el Registrador, que dejará constancia documental de tal circunstancia, siempre que con ello no se encubran actos o negocios jurídicos no formalizados e inscritos debidamente.

En caso de calificación positiva, la certificación catastral descriptiva y gráfica se incorporará al folio real y se hará constar expresamente que la finca ha quedado coordinada gráficamente con el Catastro, circunstancia que se notificará telemáticamente al mismo y se reflejará en la publicidad formal que de la misma se expida.

2. Cuando el titular manifieste expresamente que la descripción catastral no se corresponde con la realidad física de su finca, deberá aportar, además de la certificación catastral descriptiva y gráfica, una representación gráfica georreferenciada alternativa.

El Registrador, una vez tramitado el procedimiento de acuerdo con el apartado anterior, en el que además se deberá notificar a los titulares catastrales colindantes afectados, incorporará la representación gráfica alternativa al folio real, y lo comunicará al Catastro a fin de que incorpore la rectificación que corresponda de acuerdo con lo dispuesto en el apartado

3 del artículo 18 del texto refundido de la Ley del Catastro Inmobiliario, aprobado por Real Decreto Legislativo 1/2004, de 5 de marzo.

Practicada la alteración, el Catastro lo comunicará al Registrador, a efectos de que este haga constar la circunstancia de la coordinación e incorpore al folio real la nueva representación gráfica catastral de la finca.

La representación gráfica alternativa solo podrá ser objeto de publicidad registral hasta el momento en que el Catastro notifique la práctica de la alteración catastral, y el Registrador haga constar que la finca ha quedado coordinada gráficamente con el Catastro.

> Redacción introducida por la Ley 13/2015, de 24 de junio, de Reforma de la Ley Hipotecaria aprobada por Decreto de 8 de febrero de 1946 y del texto refundido de la Ley de Catastro Inmobiliario, aprobado por Real Decreto Legislativo 1/2004, de 5 de marzo, con entrada en vigor el 1 de noviembre de 2015.

Artículo 200.– El expediente de deslinde de fincas inscritas deberá tramitarse ante Notario hábil para actuar en el distrito notarial en donde radiquen las fincas o en cualquiera de los distritos notariales colindantes a dicho distrito. Si las fincas cuyo deslinde se pretende estuvieran ubicadas en territorio perteneciente a distintos distritos notariales, el expediente podrá tramitarse ante Notario hábil para actuar en el distrito notarial de cualquiera de ellas o en cualquiera de sus distritos colindantes.

Se iniciará el expediente a instancia del titular registral del dominio, o de ser varios de cualquiera de ellos, o de cualquier derecho real mediante escrito en el que se harán constar las circunstancias tanto de la finca que se pretende deslindar, como las colindantes afectadas, así como los datos identificativos de los titulares de una y otras, incluidos los catastrales y su domicilio cuando fuese conocido por el promotor. Si el deslinde solicitado no se refiere a la totalidad del perímetro de la finca, se determinará la parte a que haya de contraerse.

El promotor del deslinde deberá aportar, en todo caso, la certificación catastral descriptiva y gráfica de la finca objeto del expediente y de las colindantes afectadas, así como los documentos o justificantes que sirvan de fundamento a su pretensión. Además, en caso de que el promotor manifieste que la representación gráfica catastral no coincide con el deslinde solicitado, deberá aportar representación gráfica georreferenciada del mismo.

El Notario comunicará el inicio del expediente a todos los interesados, quienes, en el plazo de quince días, podrán hacer las alegaciones y presentar las pruebas que estimen procedentes. El Notario dará traslado a dichos interesados de toda la documentación aportada y convocará a los mismos, en el plazo de otros treinta días, a una comparecencia, para buscar la avenencia entre ellos. También notificará el inicio del expediente al Registro de la Propiedad en el que se encuentren inscritas las fincas, al objeto de que se expida certificación de titularidad y cargas de las mismas y de sus colindantes afectadas, cuyos titulares habrán de ser notificados del expediente por el Notario, haciendo constar el Registrador por nota al margen de las fincas la expedición de dicha certificación, con indicación del Notario que tramite el expediente y su finalidad. La referida nota marginal se cancelará por caducidad trascurridos dos años desde su fecha.

De lograrse el acuerdo, se hará constar el mismo en escritura pública, procediendo el Notario en la forma establecida en el párrafo segundo de la letra c) del apartado 2 del artículo 18 del texto refundido de la Ley del Catastro Inmobiliario. Lo mismo se hará si el acuerdo fuese parcial, respecto de alguno o algunos de los linderos. No habiendo acuerdo entre los interesados, el Notario dará por concluso el expediente.

Si el Registrador, a la vista de las circunstancias concurrentes en el expediente y del contenido del historial de las fincas en el Registro, albergare dudas fundadas sobre la posibilidad de que el acuerdo de deslinde alcanzado encubriese un negocio traslativo u operaciones de modificación de entidad hipotecaria, procederá a suspender la inscripción solicitada motivando las razones en que funde tales dudas.

Lo dispuesto en este artículo no resultará de aplicación a los inmuebles cuya titularidad corresponda a las Administraciones Públicas. En este caso, el deslinde se practicará conforme a su legislación específica.

> Redacción introducida por la Ley 13/2015, de 24 de junio, de Reforma de la Ley Hipotecaria aprobada por Decreto de 8 de febrero de 1946 y del texto refundido de la Ley de Catastro Inmobiliario, aprobado por Real Decreto Legislativo 1/2004, de 5 de marzo, con entrada en vigor el 1 de noviembre de 2015.

Artículo 201.– 1. El expediente para rectificar la descripción, superficie o linderos de cualquier finca registral se tramitará siguiendo las reglas prevenidas en el artículo 203, con las siguientes particularidades:

a) Podrá promoverlo el titular registral de la totalidad o de una cuota indivisa en el dominio, o de cualquier derecho real, mediante la aportación al Notario de la descripción registral de la finca y su descripción actualizada, asegurando bajo su responsabilidad que las diferencias entre ambas obedecen exclusivamente a errores descriptivos del Registro y no a la celebración de negocios traslativos o en general a cualquier modificación, no registrada, de la situación jurídica de la finca inscrita.

b) Asimismo deberá el interesado expresar los datos de que disponga sobre la identidad y domicilio de los titulares del dominio y demás derechos reales sobre la propia finca y sobre las colindantes tanto registrales como catastrales, aportando, en todo caso, la certificación catastral descriptiva y gráfica de la finca o fincas objeto del expediente. Además, en caso de que el promotor manifieste que la representación gráfica catastral no coincide con la rectificación solicitada, deberá aportar representación gráfica georreferenciada de la misma.

c) No será de aplicación al expediente regulado en el presente artículo lo dispuesto en el apartado c) de la regla segunda, los apartados d) y e) de la regla quinta y el último párrafo de la regla sexta del artículo 203. En cuanto a la regla tercera, el contenido de las certificaciones se entenderá limitado a la rectificación cuya inscripción se solicita.

d) En el supuesto de que se haya aportado representación gráfica alternativa, el Notario procederá conforme a lo dispuesto en el párrafo segundo de la letra c) del apartado 2 del artículo 18 del texto refundido de la Ley del Catastro Inmobiliario.

e) No podrá tramitarse el expediente regulado en los apartados anteriores para la rectificación descriptiva de edificaciones, fincas o elementos integrantes de cualquier edificio en régimen de división horizontal o fincas resultantes de expediente administrativo de reorganización de la propiedad, expropiación o deslinde. En tales casos, será necesaria la rectificación del título original o la previa tramitación del procedimiento administrativo correspondiente.

Si el Registrador, a la vista de las circunstancias concurrentes en el expediente y del contenido del historial de las fincas en el Registro, albergare dudas fundadas sobre la posibilidad de que el expediente de rectificación de descripción registral encubriese un negocio traslativo u operaciones de

modificación de entidad hipotecaria, procederá a suspender la inscripción solicitada motivando las razones en que funde tales dudas.

2. Podrá, no obstante, realizarse la rectificación de la descripción de cualquier finca, sin necesidad de tramitación de expediente, cuando se trate de alteración de su calificación o clasificación, destino, características físicas distintas de la superficie o los linderos, o los datos que permitan su adecuada localización o identificación, tales como el nombre por el que fuere conocida la finca o el número o denominación de la calle, lugar o sitio en que se encuentre, siempre que, en todos los casos, la modificación se acredite de modo suficiente, en la forma que se determine reglamentariamente.

3. Tampoco será necesario tramitar el expediente de rectificación para la constatación de diferencias de cabida de la finca inscrita, en los siguientes supuestos:

a) Cuando las diferencias de cabida no excedan del diez por ciento de la inscrita y se acredite mediante certificación catastral descriptiva y gráfica, siempre que de los datos descriptivos respectivos se desprenda la plena coincidencia entre la parcela objeto del certificado y la finca inscrita.

b) En los supuestos de rectificación de la superficie, cuando la diferencia alegada no exceda del cinco por ciento de la cabida que conste inscrita.

En ambos casos será necesario que el Registrador, en resolución motivada, no albergue dudas sobre la realidad de la modificación solicitada, fundadas en la previa comprobación, con exactitud, de la cabida inscrita, en la reiteración de rectificaciones sobre la misma o en el hecho de proceder la finca de actos de modificación de entidades hipotecarias, como la segregación, la división o la agregación, en los que se haya determinado con exactitud su superficie. Realizada la operación registral, el Registrador la notificará a los titulares registrales de las fincas colindantes.

> Redacción introducida por la Ley 13/2015, de 24 de junio, de Reforma de la Ley Hipotecaria aprobada por Decreto de 8 de febrero de 1946 y del texto refundido de la Ley de Catastro Inmobiliario, aprobado por Real Decreto Legislativo 1/2004, de 5 de marzo, con entrada en vigor el 1 de noviembre de 2015.

Artículo 202.– Las nuevas plantaciones y la construcción de edificaciones o asentamiento de instalaciones, tanto fijas como removibles, de cualquier tipo, podrán inscribirse en el Registro por su descripción en

los títulos referentes al inmueble, otorgados de acuerdo con la normativa aplicable para cada tipo de acto, en los que se describa la plantación, edificación, mejora o instalación. En todo caso, habrán de cumplirse todos los requisitos que hayan de ser objeto de calificación registral, según la legislación sectorial aplicable en cada caso.

La porción de suelo ocupada por cualquier edificación, instalación o plantación habrá de estar identificada mediante sus coordenadas de referenciación geográfica.

Salvo que por la antigüedad de la edificación no le fuera exigible, deberá aportarse para su archivo registral el libro del edificio, dejando constancia de ello en el folio real de la finca. En tal caso, cuando se trate de edificaciones en régimen de propiedad horizontal, se hará constar en el folio real de cada elemento independiente su respectiva representación gráfica, tomada del proyecto incorporado al libro.

> Redacción introducida por la Ley 13/2015, de 24 de junio, de Reforma de la Ley Hipotecaria aprobada por Decreto de 8 de febrero de 1946 y del texto refundido de la Ley de Catastro Inmobiliario, aprobado por Real Decreto Legislativo 1/2004, de 5 de marzo, con entrada en vigor el 1 de noviembre de 2015.

Artículo 203.– 1. El expediente de dominio para la inmatriculación de fincas que no estén inscritas en el Registro de la Propiedad a favor de persona alguna se tramitará con sujeción a las siguientes reglas:

Primera. El expediente deberá tramitarse ante Notario hábil para actuar en el distrito notarial donde radique la finca o en cualquiera de los distritos notariales colindantes a dicho distrito. Si la finca estuviera radicada en el territorio correspondiente a dos o más distritos notariales diferentes, podrá tramitarse el expediente ante un Notario de cualquiera de estos distritos o de sus respectivos colindantes. Podrá instruirse un solo expediente para varias fincas siempre que las mismas estén situadas en el territorio de un mismo Registro, aunque alguna de ellas esté situada parcialmente en un distrito hipotecario colindante, siempre que la mayor parte de su superficie radique en dicho Registro.

Segunda. Se iniciará el procedimiento mediante solicitud por escrito del titular dominical de la finca, en la cual, junto a la descripción literaria de la finca, realizada en los términos prevenidos reglamentariamente, deberán hacerse constar los datos personales del promotor y su domicilio

para la práctica de notificaciones, acompañándose además los siguientes documentos:

a) Título de propiedad de la finca que se pretende inmatricular, que atribuya el dominio sobre la misma al promotor del expediente, junto con certificación catastral descriptiva y gráfica de la parcela o parcelas catastrales, que se correspondan con la descripción literaria y la delimitación gráfica de la finca cuya inmatriculación se solicita, con expresión de los titulares catastrales de dichas parcelas y sus colindantes, así como sus respectivos domicilios.

b) Relación de los datos registrales, catastrales o de cualquier otro origen de los que disponga el promotor y sirvan para localizar las fincas registrales y parcelas catastrales colindantes. En particular, el nombre y domicilio de sus propietarios actuales, si fueran distintos de los recogidos en las certificaciones catastrales descriptivas y gráficas, así como los titulares de cargas o gravámenes sobre las mismas.

c) Identificación de los derechos constituidos sobre la finca, expresando las cargas a que pueda hallarse afecta o las acciones con transcendencia real ejercitadas en relación con la misma, indicando los nombres de los titulares o actores, sus domicilios y cualesquiera otras circunstancias que ayuden a su correcta identificación, quienes serán requeridos para que, si les conviene, soliciten la inscripción o anotación omitida, presentando a tal fin los títulos necesarios en el Registro.

d) Deberá identificarse también a los poseedores de la finca que se pretende inmatricular y al arrendatario de ella, si se trata de vivienda.

Tercera. El Notario levantará acta a la que incorporará la documentación presentada, remitiendo copia de la misma al Registrador de la Propiedad competente solicitando la expedición de certificación acreditativa de que la finca no consta inscrita en el Registro y que, en su caso, practique anotación preventiva de la pretensión de inmatriculación.

El Registrador, tras consultar su archivo, tanto literario como de representación gráfica en soporte papel o informático, expedirá en el plazo de quince días certificación acreditativa de la falta de inscripción de la finca, siempre que haya verificado que concurren las siguientes circunstancias:

a) La correspondencia entre la descripción contenida en el título de propiedad aportado y la certificación catastral.

b) La falta de previa inmatriculación de la finca a favor de persona alguna.

c) La ausencia de dudas fundadas sobre la coincidencia total o parcial de la finca cuya inmatriculación se solicita con otra u otras que hubiesen sido previamente inmatriculadas.

En caso contrario, procederá el Registrador a extender nota de denegación de la anotación solicitada, motivando suficientemente las causas de dicha negativa, a la que deberá acompañar, en su caso, certificación literal de la finca o fincas coincidentes, comunicándolo inmediatamente al Notario, con el fin de que proceda al archivo de las actuaciones.

Del mismo modo, si el Registrador tuviera dudas fundadas sobre la coincidencia total o parcial de la finca cuya inmatriculación se pretende con otra u otras de dominio público que no estén inmatriculadas pero que aparezcan recogidas en la información territorial asociada, facilitada por las Administraciones Públicas, notificará tal circunstancia a la entidad u órgano competente, acompañando certificación catastral descriptiva y gráfica de la finca que se pretende inmatricular, con el fin de que, por dicha entidad, se remita el informe correspondiente dentro del plazo de un mes a contar desde el día siguiente a la recepción de la notificación. Si la Administración manifestase su oposición a la inmatriculación, o no remitiendo su informe dentro de plazo, el Registrador conservase dudas sobre la existencia de una posible invasión del dominio público, denegará la anotación solicitada, notificando su calificación al Notario para que proceda al archivo de las actuaciones, motivando suficientemente las causas de dicha negativa, junto con certificación o traslado de los datos procedentes de la información territorial utilizada y, en su caso, certificación literal de la finca o fincas que estime coincidentes.

Cuarta. En otro caso, el Registrador practicará la anotación solicitada y remitirá al Notario, para unir al expediente, la certificación registral, acreditativa de la falta de inscripción de la finca y de coincidencia de la misma con otra u otras previamente inmatriculadas.

La anotación, que solo se extenderá si del escrito inicial y sus documentos complementarios resultan todas las circunstancias exigidas, tendrá una vigencia de noventa días, pudiendo ser prorrogada a instancia del Notario o del promotor del expediente, hasta un máximo de ciento ochenta días de su fecha, si a juicio del Registrador existe causa que lo justifique.

Quinta. Recibida la comunicación del Registro acreditativa de la extensión de la anotación, acompañada de la correspondiente certificación, el Notario notificará la pretensión de inmatriculación, en la forma prevenida reglamentariamente, a todos aquellos que, de la relación de titulares contenida en el escrito acompañado a la solicitud, resulten interesados como titulares de cargas, derechos o acciones que puedan gravar la finca que se pretende inmatricular, a aquel de quien procedan los bienes o sus causahabientes, si fuesen conocidos, al titular catastral y al poseedor de hecho de la finca, así como al Ayuntamiento en que esté situada la finca y a la Administración titular del dominio público que pudiera verse afectado, para que puedan comparecer en el expediente y hacer valer sus derechos. Asimismo, insertará un edicto comunicando la tramitación del acta para la inmatriculación en el «Boletín Oficial del Estado», que lo publicará gratuitamente. Potestativamente el Notario, atendidas las circunstancias del caso, podrá ordenar la publicación del edicto en el tablón de anuncios del Ayuntamiento, también de forma gratuita. En la notificación se hará constar:

a) El nombre y apellidos, domicilio, estado, profesión, número de documento o código de identidad del promotor y cualesquiera otros datos que puedan facilitar su identificación.

b) Los bienes descritos tal como resultan de la certificación catastral de la parcela.

c) La especie de derecho, carga o acción en que, según el promotor, pueda estar interesada la persona notificada.

d) Los términos en que, sin merma de sus derechos, podrán inscribirse o anotarse los documentos públicos de que los mismos resulten.

e) Apercibimiento sobre los perjuicios que, de la omisión de la inscripción o anotación, puedan derivarse.

Asimismo, notificará la solicitud, con expresión literal de los extremos recogidos en las letras a) y b) y en la forma prevenida en esta Ley, a los propietarios de las fincas registrales y catastrales colindantes y a los titulares de derechos reales constituidos sobre ellas en los domicilios que consten en el Registro y, caso de ser distintos, en cualesquiera otros que resulten del expediente.

Sexta. Cualquier interesado podrá hacer alegaciones ante el Notario y aportar pruebas escritas de su derecho durante el plazo de un mes.

Si se formulase oposición por cualquiera de los interesados, con expresión de la causa en que se funde, el Notario dará por concluso el expediente y archivará las actuaciones, dando cuenta inmediata al Registrador. En ese caso, el promotor podrá entablar demanda en juicio declarativo contra todos los que se hubieran opuesto, ante el Juez de primera instancia correspondiente al lugar en que radique la finca. En otro caso, levantará el Notario acta accediendo a la pretensión del solicitante, en la que se recogerán las incidencias del expediente, los documentos aportados, así como la falta de oposición por parte de ninguno de los posibles interesados, y remitirá copia al Registrador para que practique, si procede, la inmatriculación solicitada.

En caso de calificación positiva por el Registrador, éste procederá a extender la inscripción del derecho de dominio, cuyos efectos se retrotraerán a la fecha del asiento de presentación inicial del acta remitida por el Notario a que se refiere el párrafo anterior. Si se hubiere tomado anotación preventiva de haberse incoado el procedimiento, se convertirá en inscripción definitiva.

La prioridad de las cargas o gravámenes, reconocidos o constituidos por el propietario o por la autoridad judicial o administrativa competente, cuyos títulos hayan sido aportados al expediente o se hayan presentado en el Registro antes de que la inmatriculación se practique y sean calificados favorablemente por el Registrador, se decidirá atendiendo a las normas sobre preferencia establecidas por la legislación civil y en la normativa específica que resultase aplicable en atención a la naturaleza del crédito y de la carga o gravamen y, en su defecto, a la fecha de los mismos títulos. Si fuesen incompatibles y no se manifestare por los interesados la preferencia, se tomará anotación preventiva de cada uno, hasta que por los Tribunales se decida a cuál de ellos ha de darse preferencia.

Séptima. El Registrador ordenará la publicación de un edicto que refleje los datos de la finca o fincas que resulten del expediente, así como su titularidad y cargas. El edicto, notificando a todos los interesados y a las personas ignoradas a quienes pueda perjudicar el expediente, habrá de publicarse de forma gratuita en el «Boletín Oficial del Estado». La publicación efectiva del edicto se hará constar por nota al margen de la inscripción del dominio de la finca inmatriculada. También se utilizará, a efectos meramente informativos, un servicio en línea, relacionado con la aplicación

de representación gráfica a que se refiere el artículo 9, para crear alertas específicas sobre fincas que fueran afectadas por procedimientos de inmatriculación, deslinde o rectificación de cabida o linderos.

Octava. Durante la vigencia del asiento de presentación, o de la anotación preventiva, no podrá iniciarse otro procedimiento de inmatriculación que afecte de forma total o parcial a la finca objeto del mismo.

Fuera de los supuestos de oposición, frente a la denegación de la anotación preventiva o la inmatriculación por parte del Registrador podrán los interesados interponer los recursos previstos en esta Ley para la calificación negativa; quedando siempre a salvo la facultad de los interesados para acudir al procedimiento correspondiente, en defensa de su derecho al inmueble.

En ambos casos, se aplicarán a la anotación preventiva las normas sobre prórroga y mantenimiento de la vigencia del asiento de presentación prevenidas para el caso de interposición de recurso frente a la calificación del Registrador.

Fuera de tales casos, siempre que se entable juicio declarativo ordinario relativo al dominio o cualquier otro derecho inscribible, relativo a la misma finca, se dará inmediatamente por concluso el expediente.

2. El titular de un derecho real impuesto sobre fincas ajenas no inscritas podrá solicitar la inscripción de aquél con sujeción a las reglas siguientes:

Primera. Presentará su título en el Registro de la Propiedad en cuyo distrito hipotecario se ubiquen la finca o fincas afectadas, solicitando que se tome anotación preventiva por falta de previa inscripción.

Segunda. Practicada la anotación, el Registrador requerirá al dueño para que, en el término de veinte días a contar desde el requerimiento, inscriba su propiedad, bajo apercibimiento de que si no lo verificara o impugnara tal pretensión dentro de dicho término, podrá el anotante del derecho real solicitar la inscripción como establece la regla tercera.

Si se ignorase el lugar para el requerimiento o tras dos intentos no fuera efectivo, se hará éste mediante un edicto inserto en el «Boletín Oficial del Estado», contándose los veinte días desde esta inserción.

Tercera. Transcurrido el plazo de veinte días, el anotante podrá pedir la inscripción del dominio. Si no tuviera los documentos necesarios, acudirá al Registrador para que, con citación del dueño, solicite del Notario,

Juzgado o dependencia administrativa donde radiquen los archivos en que se encuentren, que expidan copia o testimonio de ellos y se le entreguen al anotante a dicho objeto. En defecto de documentos o cuando, siendo estos defectuosos, no opte por subsanarlos, podrá el interesado justificar el dominio del dueño en la forma que prescribe esta Ley.

Cuarta. El Registrador inscribirá el dominio cuando se le pida, según las reglas anteriores, dejando archivado, en su caso, el documento en que conste el requerimiento, del cual dará las certificaciones que los interesados soliciten, y convertirá en inscripción definitiva la anotación del derecho real. Si la anotación hubiera caducado se inscribirá el derecho real, previa nueva presentación del título.

Quinta. El Registrador dará por concluido el procedimiento siempre que con anterioridad a la práctica de dichos asientos se le acredite la interposición de demanda impugnando la pretensión del anotante, sin perjuicio de las medidas cautelares que puedan ser acordadas por el Juez o Tribunal.

Redacción introducida por la Ley 13/2015, de 24 de junio, de Reforma de la Ley Hipotecaria aprobada por Decreto de 8 de febrero de 1946 y del texto refundido de la Ley de Catastro Inmobiliario, aprobado por Real Decreto Legislativo 1/2004, de 5 de marzo, con entrada en vigor el 1 de noviembre de 2015.

Artículo 204.– Además del procedimiento prevenido en el artículo anterior y la posibilidad de inscripción de los títulos previstos en los artículos 205 y 206, podrá obtenerse también la inmatriculación de fincas en el Registro de la Propiedad en los siguientes supuestos:

1.º Cuando se trate de fincas aportadas a expedientes de transformación o equidistribución urbanística y se pretenda la inmatriculación en virtud de los documentos en cuya virtud se proceda a la inscripción de las fincas de resultado.

2.º Cuando se trate de fincas de reemplazo resultantes de expedientes de concentración parcelaria.

3.º Cuando se trate de fincas que hubieran sido objeto de expropiación forzosa.

4.º Cuando se trate de fincas de titularidad pública resultantes de procedimientos administrativos de deslinde.

5.º En virtud de sentencia que expresamente ordene la inmatriculación, obtenida en procedimiento declarativo en que hayan sido demandados to-

dos los que, de conformidad con lo establecido en el artículo 203, deban intervenir en el expediente, observándose las demás garantías prevenidas en dicho artículo.

Cuando las nuevas fincas creadas en virtud de los procedimientos a que se refiere este precepto no hubieran sido incorporadas previamente al plano parcelario catastral con delimitación de las parcelas que hayan de corresponderles, el Registrador remitirá por medios electrónicos a la Dirección General del Catastro copia de la representación gráfica aportada para la inmatriculación el día siguiente al de su presentación en el Registro de la Propiedad. El Catastro devolverá al Registrador las referencias catastrales de las fincas objeto del acto de que se trate para su incorporación al asiento, y la representación gráfica catastral indicando, en su caso, si la finca ha de entenderse coordinada con la descripción gráfica catastral.

Una vez practicada la inmatriculación, el Registrador expedirá el edicto a que se refiere la regla séptima del apartado 1 del artículo anterior.

> Redacción introducida por la Ley 13/2015, de 24 de junio, de Reforma de la Ley Hipotecaria aprobada por Decreto de 8 de febrero de 1946 y del texto refundido de la Ley de Catastro Inmobiliario, aprobado por Real Decreto Legislativo 1/2004, de 5 de marzo, con entrada en vigor el 1 de noviembre de 2015.

Artículo 205.– Serán inscribibles, sin necesidad de la previa inscripción y siempre que no estuvieren inscritos los mismos derechos a favor de otra persona, los títulos públicos traslativos otorgados por personas que acrediten haber adquirido la propiedad de la finca al menos un año antes de dicho otorgamiento también mediante título público, siempre que exista identidad en la descripción de la finca contenida en ambos títulos a juicio del Registrador y, en todo caso, en la descripción contenida en el título inmatriculador y la certificación catastral descriptiva y gráfica que necesariamente debe ser aportada al efecto.

El Registrador deberá verificar la falta de previa inscripción de la finca a favor de persona alguna y no habrá de tener dudas fundadas sobre la coincidencia total o parcial de la finca cuya inmatriculación se pretende con otra u otras que hubiesen sido previamente inmatriculadas.

Si el Registrador tuviera dudas fundadas sobre la coincidencia total o parcial de la finca cuya inmatriculación se pretende con otra u otras de dominio público que no estén inmatriculadas pero que aparezcan recogidas

en la información territorial asociada facilitada por las Administraciones Públicas, notificará tal circunstancia a la entidad u órgano competente, acompañando la certificación catastral descriptiva y gráfica de la finca que se pretende inmatricular con el fin de que, por dicha entidad, se remita el informe correspondiente, dentro del plazo de un mes a contar desde el día siguiente a la recepción de la notificación.

Si la Administración manifestase su oposición a la inmatriculación o, no remitiendo su informe dentro de plazo, el Registrador conservase dudas sobre la existencia de una posible invasión del dominio público, denegará la inmatriculación pretendida.

En caso de calificación positiva por el Registrador, éste procederá a extender la inscripción del derecho de dominio, notificará la inmatriculación realizada, en la forma prevenida reglamentariamente, al poseedor de hecho, a los titulares de cargas, derechos o acciones que puedan gravar la finca y fueran conocidos, a los propietarios de las fincas registrales y catastrales colindantes en los domicilios que consten en el Registro y, caso de ser distintos, en cualesquiera otros que resulten de los documentos aportados, así como al Ayuntamiento en que esté situada la finca. Asimismo ordenará la publicación del edicto y utilizará el servicio en línea para creación de alertas específicas a que refiere la regla séptima del apartado 1 del artículo 203.

> Redacción introducida por la Ley 13/2015, de 24 de junio, de Reforma de la Ley Hipotecaria aprobada por Decreto de 8 de febrero de 1946 y del texto refundido de la Ley de Catastro Inmobiliario, aprobado por Real Decreto Legislativo 1/2004, de 5 de marzo, con entrada en vigor el 1 de noviembre de 2015.
>
> RDGRN 19 de noviembre de 2018:
>
> «Tras la reforma operada por la Ley 13/2015, de 24 de junio, este precepto contempla la regulación de la inmatriculación de fincas que no aparezcan inscritas a favor de persona alguna supuesto que no concurre en este caso, en el que la finca se encuentra inscrita... Y no se incluye en el artículo ninguna posibilidad de acreditación del exceso de cabida en los términos en los que hace el artículo 298 del Reglamento Hipotecario, como tampoco se encuentra en el reformado Título VI de la Ley Hipotecaria, limitándose actualmente los medios para lograr la rectificación descriptiva a los que ya se han enunciado reiteradamente por esta Dirección General desde la Resolución de 17 de noviembre de 2015:
>
> – Los que solo persiguen y solo permiten inscribir una rectificación de la superficie contenida en la descripción literaria, pero sin simultánea inscripción de la representación gráfica de la finca, como ocurre con los supuestos regulados en el artículo 201.3, letras a) y b), de la Ley Hipotecaria, que están limitados, cuantitativamente, a rectificaciones de superficie que no excedan del 10 % o del 5 %,

respectivamente, de la cabida inscrita, y que no están dotados de ninguna tramitación previa con posible intervención de colindantes y terceros, sino solo de notificación registral tras la inscripción «a los titulares registrales de las fincas colindantes».

– El supuesto que persigue y permite inscribir rectificaciones superficiales no superiores al 10 % de la cabida inscrita, pero con simultánea inscripción de la representación geográfica de la finca. Este concreto supuesto está regulado, con carácter general, en el artículo 9, letra b), de la Ley Hipotecaria, cuando tras aludir al límite máximo del 10%, prevé que «una vez inscrita la representación gráfica georreferenciada de la finca, su cabida será la resultante de dicha representación, rectificándose, si fuera preciso, la que previamente constare en la descripción literaria». Este concreto supuesto está dotado de ninguna tramitación previa con posible intervención de colindantes y terceros, si bien, como señala el artículo citado, «el Registrador notificará el hecho de haberse practicado tal rectificación a los titulares de derechos inscritos, salvo que del título presentado o de los trámites del artículo 199 ya constare su notificación». Adviértase que el caso de rectificaciones superficiales no superiores al 10 % y basadas en certificación catastral descriptiva y gráfica puede acogerse tanto a la regulación y efectos del artículo 201.3, letra a), como a la del artículo 9, letra b).

– Y, finalmente, los que persiguen y potencialmente permiten inscribir rectificaciones descriptivas de cualquier naturaleza (tanto de superficie como linderos, incluso linderos fijos), de cualquier magnitud (tanto diferencias inferiores como superiores al 10% de la superficie previamente inscrita) y además obtener la inscripción de la representación geográfica de la finca y la lista de coordenadas de sus vértices —pues no en vano, como señala el artículo 199, es la delimitación georreferenciada de la finca la que determina y acredita su superficie y linderos, y no a la inversa—. Así ocurre con el procedimiento regulado en el artículo 199 y con el regulado en el artículo 201.1, que a su vez remite al artículo 203, de la Ley Hipotecaria. Ambos procedimientos, especialmente cualificados, sí que incluyen entre sus trámites una serie de garantías de tutela efectiva de los intereses de terceros afectados y todo ello con carácter previo a la eventual práctica de la inscripción registral que en su caso proceda, tales como las preceptivas notificaciones a colindantes y demás interesados, publicaciones de edictos en el «Boletín Oficial del Estado», publicación de alertas geográficas registrales, y la concesión de plazo para que los interesados puedan comparecer y alegar en defensa de sus intereses ante el funcionario público —registrador o notario, según el caso— competente para su tramitación. Y es precisamente por virtud de su mayor complejidad de tramitación y mayores garantías para colindantes y terceros en general por lo que su ámbito de aplicación y efectos es justificadamente mucho más amplio que el de los otros supuestos concretos admitidos por la Ley y enunciados en los dos primeros grupos antes aludidos.

Artículo 206.– 1. Las Administraciones Públicas y las entidades de Derecho público con personalidad jurídica propia vinculadas o dependientes de cualquiera de aquéllas podrán inmatricular los bienes de su titularidad,

mediante la aportación de su título escrito de dominio, cuando dispongan de él, junto con certificación administrativa librada, previo informe favorable de sus servicios jurídicos, por el funcionario a cuyo cargo se encuentre la administración de los mismos, acreditativa del acto, negocio o modo de su adquisición y fecha del acuerdo del órgano competente para su inclusión en el inventario correspondiente o, caso de no existir, fecha del acuerdo de aprobación de la última actualización del inventario de la que resulte la inclusión del inmueble objeto de la certificación con indicación de la referencia o indicador que tenga asignado en el mismo, así como de su descripción, naturaleza patrimonial o demanial y su destino en el primer caso o su eventual afectación, adscripción o reserva, en el segundo.

Asimismo, las entidades referidas deberán aportar certificación catastral descriptiva y gráfica de la parcela o parcelas catastrales, que se corresponda con la descripción literaria y la delimitación geográfica de la finca cuya inmatriculación se solicita en la forma establecida en la letra b) del artículo 9. Solo en caso de que la finca careciese de certificación catastral descriptiva y gráfica, podrá aportarse una representación gráfica georreferenciada alternativa, la cual deberá corresponderse con la descripción literaria realizada y respetar la delimitación de los colindantes catastrales y registrales. A la representación gráfica alternativa deberá acompañarse informe del Catastro.

2. En todo caso, será preciso que el Registrador compruebe la falta de previa inmatriculación de todo o parte del inmueble. Si advirtiera la existencia de fincas inscritas coincidentes en todo o en parte, denegará la inmatriculación solicitada, previa expedición de certificación de las referidas fincas, que remitirá al organismo interesado junto con la nota de calificación.

3. Practicada la inmatriculación, el Registrador expedirá el edicto a que se refiere la regla séptima del apartado 1 del artículo 203 con el mismo régimen en ella previsto, incluido el sistema de alertas.

4. Junto al procedimiento registral ordinario, cuando se trate de fincas propiedad de alguna de las entidades referidas en el apartado 1, podrá obtenerse la reanudación del tracto sucesivo interrumpido a través de certificación administrativa, expedida con los requisitos señalados en el presente artículo, que ponga fin al procedimiento regulado en el apartado

3 del artículo 37 de la Ley 33/2003, de 3 de noviembre, de Patrimonio de las Administraciones Públicas.

5. Además de ello, mediante certificación administrativa del acto en que así se disponga, podrán practicarse, en los bienes de titularidad de las Administraciones Públicas y de las entidades de Derecho público a que refiere el apartado 1 de este artículo, operaciones registrales de agrupación, división, agregación, segregación, declaración de obra nueva, división horizontal, constitución de conjuntos inmobiliarios, rectificación descriptiva o cancelación, siempre que tales actos no afecten a terceros que no hubieran sido citados en el expediente, se cumplan los requisitos establecidos por la legislación sectorial y se aporte la representación gráfica catastral de la finca o representación alternativa, en los términos previstos en el artículo 10.

> Redacción dada por la Ley 13/2015, de 24 de junio, de Reforma de la Ley Hipotecaria aprobada por Decreto de 8 de febrero de 1946 y del texto refundido de la Ley de Catastro Inmobiliario, aprobado por Real Decreto Legislativo 1/2004, de 5 de marzo (BOE n°. 151, de 25 de junio).

Artículo 207.– Si la inmatriculación de la finca se hubiera practicado con arreglo a lo establecido en los números 1.°, 2.°, 3.° y 4.° del artículo 204, el artículo 205 y el artículo 206, los efectos protectores dispensados por el artículo 34 de esta Ley no se producirán hasta transcurridos dos años desde su fecha. Esta limitación se hará constar expresamente en el acta de inscripción, y en toda forma de publicidad registral durante la vigencia de dicha limitación.

> Redacción introducida por la Ley 13/2015, de 24 de junio, de Reforma de la Ley Hipotecaria aprobada por Decreto de 8 de febrero de 1946 y del texto refundido de la Ley de Catastro Inmobiliario, aprobado por Real Decreto Legislativo 1/2004, de 5 de marzo, con entrada en vigor el 1 de noviembre de 2015.

Artículo 208.– La reanudación del tracto sucesivo interrumpido se realizará en expediente tramitado con arreglo a las siguientes reglas:

Primera. No se entenderá producida la interrupción del tracto sucesivo cuando la persona a cuyo favor hubiera de practicarse la inscripción haya adquirido su derecho directamente del titular registral o sus herederos. En tal caso, la inscripción únicamente podrá practicarse mediante la pre-

sentación del documento en que se hubiera formalizado la adquisición, declaración o constitución del derecho, objeto de la inscripción solicitada.

Segunda. La tramitación se acomodará a lo previsto en el artículo 203, con las siguientes especialidades:

1.ª Se iniciará el expediente mediante escrito en el cual, junto a la descripción de la finca, se expresará la última inscripción de dominio y todas las demás que estuvieren vigentes, cualquiera que sea su clase, y al que deberán acompañarse los documentos prevenidos en la letra a) de la regla segunda del apartado 1 del referido artículo.

2.ª Deberán aportarse por el interesado, junto con los documentos que acrediten su adquisición, aquellos otros de los que disponga que justifiquen la adquisición de los titulares intermedios de los que traiga causa y cualesquiera otros que considere oportuno para justificar su petición.

3.ª Junto a los interesados referidos en la regla quinta del apartado 1 del artículo 203, deberá ser citado en todo caso quien aparezca, según la última inscripción vigente, como titular del dominio o derecho real cuyo tracto interrumpido se pretende reanudar o, si consta fallecimiento de este, sus herederos, debiendo acreditar el promotor tal extremo y la condición e identidad de éstos.

4.ª Cuando la última inscripción de dominio o del derecho real cuyo tracto se pretenda reanudar tenga menos de treinta años de antigüedad, la citación al titular registral o sus herederos deberá realizarse de modo personal.

La misma regla se observará si, a pesar de tener la inscripción más de treinta años de antigüedad, se hubiese practicado con posterioridad, dentro de dicho plazo, cualquier otro asiento relativo a cualquier título otorgado por el titular registral o sus herederos.

Tercera. Si los citados comparecieran y así lo convinieran unánimemente en virtud de acta firmada por el Notario junto con todos los interesados, se extenderá la inscripción del título del solicitante, si fuera procedente.

Cuarta. Si alguno de los citados no compareciese o, compareciendo, formulase oposición, el Notario dará por conclusas las actuaciones, dejando constancia de dicho extremo en el acta que ponga fin al expediente con expresión de la causa en que se funde. En ese caso, el promotor podrá entablar demanda en juicio declarativo contra todos los que no hubieran

comparecido o se hubieran opuesto, ante el Juez de primera instancia correspondiente al lugar en que radique la finca.

Quinta. No perjudicarán al titular de buena fe a cuyo favor hubieran sido practicadas las inscripciones resultantes del expediente a que se refiere este artículo, cualquiera que fuese la naturaleza del título en que se funde, los títulos de dominio o de otros derechos reales contradictorios con el del solicitante que no hubieran sido inscritos en el Registro con anterioridad.

> Redacción introducida por la Ley 13/2015, de 24 de junio, de Reforma de la Ley Hipotecaria aprobada por Decreto de 8 de febrero de 1946 y del texto refundido de la Ley de Catastro Inmobiliario, aprobado por Real Decreto Legislativo 1/2004, de 5 de marzo, con entrada en vigor el 1 de noviembre de 2015.

Artículo 209.– 1. La subsanación de la doble o, en general, múltiple inmatriculación de una misma finca o parte de ella en folios registrales distintos tendrá lugar a través de expediente que se tramitará con sujeción a las reglas siguientes:

Primera. Será competente para su tramitación y resolución el Registrador del distrito hipotecario en que radique la finca doblemente inmatriculada. Si la superficie de la finca se extendiese sobre territorio de dos o más Registros, la competencia vendrá determinada por el historial registral más antiguo, y si todos fueran de la misma fecha, corresponderá al Registrador del distrito donde se sitúe la mayor parte de la superficie de la finca.

Segunda. El expediente se iniciará de oficio por el Registrador, o a instancia del titular registral de cualquier derecho inscrito en alguno de los diferentes historiales registrales coincidentes, en los cuales deberán hacerse constar, en los términos prevenidos reglamentariamente, los datos personales del solicitante y un domicilio para la práctica de notificaciones.

Tercera. Si el Registrador, una vez realizadas las investigaciones pertinentes en su propio archivo, incluido el examen de las representaciones gráficas de que disponga, y recabados los datos pertinentes del Catastro Inmobiliario, apreciara la coincidencia de las fincas y, en consecuencia, la posibilidad de doble inmatriculación, total o parcial, notificará tal circunstancia a los titulares de los derechos inscritos en cada una de las fincas registrales o a sus causahabientes, si fueren conocidos, en la forma prevenida en esta Ley, dejando constancia de ello mediante nota al margen de

la última inscripción de dominio extendida en el folio de cada uno de los historiales coincidentes.

Cuarta. Cuando el dominio sobre la finca aparezca inscrito en los distintos folios registrales en favor de una misma persona, si los mismos estuviesen libres de cargas o fueran estas exactamente las mismas y estuviesen inscritas siguiendo el mismo orden, de modo que no puedan producirse perjuicios para terceros, la contradicción se salvará con el consentimiento de los interesados, practicando al final del historial registral más reciente un asiento de cierre o cancelación del mismo, haciendo referencia a este hecho, mediante la oportuna nota al margen en el historial más antiguo.

Quinta. Si fueren distintos los titulares del dominio o de las cargas inscritas o siendo coincidentes no guardasen idéntico orden, el Registrador convocará a los interesados a fin de lograr el acuerdo que determine las titularidades que han de recaer sobre la finca y la prelación registral entre ellas.

Sexta. Si todos comparecieran y unánimemente convinieran las rectificaciones que, a su juicio, hayan de realizarse, el Registrador, siempre que estimase legalmente procedentes las operaciones así convenidas, hará constar documentalmente el acuerdo, que firmará con los interesados, y procederá a cancelar el historial de la finca registral más moderna y, en su caso, rectificar la más antigua, en la forma acordada.

Séptima. Si alguno de los interesados no compareciese o, compareciendo, formulase oposición en cualquier fase de la tramitación, el Registrador dará por concluido el expediente, dejando constancia documental de dicho extremo y también por nota al margen de la última inscripción de dominio practicada en cada uno de los folios reales coincidentes.

En tal caso, el promotor del expediente podrá entablar demanda en juicio declarativo contra quienes no hubieran comparecido o hubiesen formulado oposición ante el Juez de primera instancia correspondiente al lugar en que radique la finca.

Fuera de los supuestos de oposición, frente a la denegación de la constatación de la doble inmatriculación por parte del Registrador podrán los interesados interponer los recursos previstos en esta Ley para la calificación negativa; quedando siempre a salvo la facultad de los interesados para acudir al procedimiento correspondiente, en defensa de su derecho al inmueble.

Octava. Las notas marginales de doble inmatriculación practicadas en los folios de las fincas afectadas caducarán a los seis meses de su fecha, salvo que dentro de dicho plazo se practique anotación preventiva, como consecuencia de la presentación en el Registro de la demanda interpuesta en el procedimiento judicial correspondiente.

En todos los casos, se aplicarán al asiento de presentación y, en su caso, a la anotación preventiva practicada las normas sobre prórroga o mantenimiento de vigencia prevenidas para el caso de interposición de recurso frente a la calificación del Registrador.

Novena. En todos los demás supuestos, siempre que se entable juicio declarativo ordinario relativo al dominio o cualquier otro derecho inscribible, relativo a la misma finca, se dará inmediatamente por concluso el expediente.

2. Lo dispuesto en este artículo se entenderá sin perjuicio de lo previsto en el apartado 4 del artículo 37 de la Ley 33/2003, de 3 de noviembre, del Patrimonio de las Administraciones Públicas, y demás disposiciones concordantes.

Redacción introducida por la Ley 13/2015, de 24 de junio, de Reforma de la Ley Hipotecaria aprobada por Decreto de 8 de febrero de 1946 y del texto refundido de la Ley de Catastro Inmobiliario, aprobado por Real Decreto Legislativo 1/2004, de 5 de marzo, con entrada en vigor el 1 de noviembre de 2015.

Artículo 210.– 1. El titular registral de cualquier derecho que registralmente aparezca gravado con cargas o derechos que hayan quedado legalmente extinguidos por prescripción, caducidad o no uso podrá solicitar la cancelación registral de los mismos, a través de expediente de liberación de cargas y gravámenes, tramitado con sujeción a las siguientes reglas:

Primera. Será competente para la tramitación y resolución del expediente el Registrador de la Propiedad del distrito en que radique la finca o la mayor parte de su superficie, en los casos en que la finca pertenezca a dos o más distritos.

Segunda. El procedimiento se iniciará mediante solicitud del titular registral del derecho gravado o de cualquiera de ellos, si fueren varios, en el cual el solicitante identificará la finca y el derecho o gravamen cuya extinción se alega y sus titulares registrales, y declarará expresamente, bajo su responsabilidad, haber transcurrido el plazo de prescripción, caducidad

o no uso prevenido en la ley para la extinción del mismo derecho, así como la falta de interrupción o suspensión de dicho plazo.

Tercera. Presentado el escrito, el Registrador citará personalmente a los titulares registrales de las cargas cuya extinción se solicita o a sus causahabientes, si fueren conocidos, en la forma prevenida en esta Ley.

Cuarta. En el plazo de quince días desde la notificación o, a falta de la misma, desde la publicación del edicto correspondiente en el «Boletín Oficial del Estado», podrá comparecer el titular registral de la carga o gravamen, oponiéndose a la petición. Podrán igualmente formular oposición los causahabientes del titular registral, siempre que al tiempo de la misma presenten su título de adquisición, obteniendo la inscripción del mismo dentro del plazo de vigencia del asiento de presentación correspondiente.

Si los citados comparecieran y consintieran las cancelaciones solicitadas, se practicarán las mismas, si fueran procedentes.

Quinta. Si alguno de los interesados no compareciese o, compareciendo, formulase oposición en cualquier fase de la tramitación, dictará el Registrador resolución que ponga fin al expediente, dejando constancia documental de dicho extremo mediante acta, quedando a las partes reservada la acción que proceda, para que por los Tribunales se decida sobre la extinción y cancelación de la carga o gravamen en el procedimiento correspondiente.

Sexta. Fuera de los supuestos de oposición, frente a la denegación de la solicitud del promotor por parte del Registrador, podrán los interesados interponer los recursos previstos en esta Ley para la calificación negativa.

Se aplicarán, cualquiera que sea el procedimiento iniciado, las normas prevenidas en la Ley Hipotecaria para la prórroga del asiento de presentación.

Séptima. En todos los demás supuestos, siempre que se entable juicio declarativo ordinario relativo al dominio o cualquier otro derecho inscribible, relativo a la misma finca, se dará inmediatamente por concluso el expediente.

Octava. No obstante lo dispuesto en los apartados anteriores, podrán cancelarse directamente, a instancia de cualquier interesado y sin necesidad de tramitación del expediente, las inscripciones relativas a derechos de opción, retractos convencionales y cualesquiera otros derechos o facultades de configuración jurídica, cuando hayan transcurrido cinco años

desde el día en que venció el término en que, según el Registro, pudieron ejercitarse, siempre que no conste anotación preventiva de demanda u otro asiento que indique haberse ejercitado el derecho, modificado el título o formulado reclamación judicial sobre su cumplimiento.

Las inscripciones de hipotecas, condiciones resolutorias y cualesquiera otras formas de garantía con efectos reales, cuando no conste en el Registro la fecha en que debió producirse el pago íntegro de la obligación garantizada, podrán igualmente cancelarse a instancia de cualquier interesado cuando hayan transcurrido veinte años desde la fecha del último asiento en que conste la reclamación de la obligación garantizada o, en su defecto, cuarenta años desde el último asiento relativo a la titularidad de la propia garantía.

Del mismo modo, a instancia de persona con interés legítimo, los asientos relativos a censos, foros y otros gravámenes de naturaleza análoga, establecidos por tiempo indefinido, podrán ser cancelados cuando hayan transcurrido sesenta años desde la extensión del último asiento relativo a los mismos.

2. Para la cancelación de un asiento relativo a una concesión administrativa inscrita registralmente, será suficiente con la presentación al Registro de la Propiedad de certificación expedida por la Administración Pública titular del inmueble en la que se acredite la extinción de dicha concesión.

> Redacción introducida por la Ley 13/2015, de 24 de junio, de Reforma de la Ley Hipotecaria aprobada por Decreto de 8 de febrero de 1946 y del texto refundido de la Ley de Catastro Inmobiliario, aprobado por Real Decreto Legislativo 1/2004, de 5 de marzo, con entrada en vigor el 1 de noviembre de 2015.

TÍTULO VII
DE LA RECTIFICACIÓN DE LOS ERRORES EN LOS ASIENTOS

Artículo 211.– Los errores cometidos en los asientos del Registro a que se refiere el apartado c) del artículo 40 podrán ser materiales o de concepto.

Artículo 212.– Se entenderá que se comete error material cuando sin intención conocida se escriban unas palabras por otras, se omita la expresión de alguna circunstancia formal de los asientos o se equivoquen los nombres propios o las cantidades al copiarlas del título, sin cambiar por

ello el sentido general de la inscripción o asiento de que se trate, ni el de ninguno de sus conceptos.

Artículo 213.– Los Registradores podrán rectificar por sí, bajo su responsabilidad, los errores materiales cometidos:

1. En los asientos de inscripción, anotación preventiva o cancelación, cuyos respectivos títulos se conserven en el Registro.

2. En los asientos de presentación, notas marginales e indicaciones de referencias, aunque los títulos no obren en la oficina del Registro, siempre que la inscripción principal respectiva baste para dar a conocer el error y sea posible rectificarlo por ella.

Artículo 214.– Los Registradores no podrán rectificar, sin la conformidad del interesado que posea el título inscrito, o sin una providencia judicial en su defecto, los errores materiales cometidos:

1. En inscripciones, anotaciones preventivas o cancelaciones cuyos títulos no existan en el Registro.

2. Los asientos de presentación y notas, cuando dichos errores no puedan comprobarse por las inscripciones principales respectivas y no existan tampoco los títulos en la oficina del Registro.

Artículo 215.– Los errores materiales no podrán salvarse con enmiendas, tachas ni raspaduras, ni por otro medio que un asiento nuevo, en el cual se exprese y rectifique claramente el error cometido en el anterior, a no ser que el error se advierta antes de ser firmado el asiento y pueda subsanarse en éste con claridad mediante la oportuna confrontación.

Artículo 216.– Se entenderá que se comete error de concepto cuando al expresar en la inscripción alguno de los contenidos en el título se altere o varíe su verdadero sentido.

Artículo 217.– Los errores de concepto cometidos en inscripciones, anotaciones o cancelaciones, o en otros asientos referentes a ellas, cuando no resulten claramente de las mismas, no se rectificarán sin el acuerdo unánime de todos los interesados y del Registrador, o una providencia judicial que lo ordene.

Los mismos errores cometidos en asientos de presentación y notas, cuando la inscripción principal respectiva baste para darlos a conocer, podrá rectificarlos por sí el Registrador.

Artículo 218.– El Registrador, o cualquiera de los interesados en una inscripción, podrá oponerse a la rectificación que otro solicite por causa de error de concepto, siempre que a su juicio esté conforme el concepto que se suponga equivocado con el correspondiente en el título a que la inscripción se refiera.

La cuestión que se suscite con este motivo se decidirá en juicio ordinario.

Artículo 219.– Los errores de concepto se rectificarán por medio de una nueva inscripción, la cual se hará mediante la presentación del mismo título ya inscrito, si el Registrador reconociere el error o el Juez o el Tribunal lo declarare; y en virtud de un título nuevo, si el error fuere producido por la redacción vaga, ambigua o inexacta del título primitivo, y las partes convinieren en ello, o lo declare así una sentencia judicial.

Artículo 220.– El concepto rectificado no surtirá efecto en ningún caso sino desde la fecha de la rectificación, sin perjuicio del derecho que puedan tener los terceros para reclamar contra la falsedad o nulidad del título a que se refiere el asiento que contenía el error de concepto o del mismo asiento.

TÍTULO VIII
DE LA PUBLICIDAD DE LOS REGISTROS

Artículo 221.– Los Registros serán públicos para quienes tengan interés conocido en averiguar el estado de los bienes inmuebles o derechos reales inscritos.

El interés se presumirá en toda autoridad, empleado o funcionario público que actúe por razón de su oficio o cargo.

SECCIÓN I
De la información registral

Artículo 222.– 1. Los Registradores pondrán de manifiesto los libros del Registro en la parte necesaria a las personas que, a su juicio, tengan interés en consultarlos, sin sacar los libros de la oficina, y con las precauciones convenientes para asegurar su conservación.

2. La manifestación, que debe realizar el Registrador, del contenido de los asientos registrales tendrá lugar por nota simple informativa o por certificación, mediante el tratamiento profesional de los mismos, de modo que sea efectiva la posibilidad de publicidad sin intermediación, asegurando, al mismo tiempo, la imposibilidad de su manipulación o televaciado. La publicidad registral se emitirá siempre en formato y soporte electrónico, sin perjuicio de su traslado a papel si fuera necesario. Las notas simples se garantizarán en cuanto a su origen e integridad con el sello electrónico del Registro y las certificaciones con el certificado electrónico cualificado de firma del registrador. En uno y otro caso estarán dotadas de un código electrónico de verificación.

3. En cada tipo de manifestación se hará constar su valor jurídico. La información continuada no alterará la naturaleza de la forma de manifestación elegida, según su respectivo valor jurídico.

4. La obligación del Registrador al tratamiento profesional de la publicidad formal implica que la misma se exprese con claridad y sencillez, sin perjuicio de los supuestos legalmente previstos de certificaciones literales a instancia de autoridad judicial o administrativa o de cualquier interesado.

5. La nota simple informativa tiene valor puramente informativo y no da fe del contenido de los asientos, sin perjuicio de la responsabilidad del registrador, por los daños ocasionados por los errores y omisiones padecidos en su expedición. Deberá reproducir, literal si así lo solicita el interesado, o en extracto en otro caso, el contenido de los asientos vigentes relativo a la finca objeto de manifestación, donde conste, al menos, la identificación de la misma, la identidad del titular o titulares de derechos inscritos sobre la misma y la extensión, naturaleza y limitaciones de éstos. Asimismo, se harán constar, en todo caso, las prohibiciones o restricciones que afecten a los titulares o a los derechos inscritos.

También podrá librarse nota simple relativa a determinados extremos solicitados por el interesado.

6. Los Registradores, al calificar el contenido de los asientos registrales, informarán y velarán por el cumplimiento de las normas aplicables sobre la protección de datos de carácter personal.

7. Los Registradores en el ejercicio profesional de su función pública deberán informar a cualquier persona que lo solicite en materias relacionadas con el Registro. La información versará sobre los medios registrales más adecuados para el logro de los fines lícitos que se propongan quienes la soliciten.

8. Los interesados podrán elegir libremente el Registrador a través del cual obtener la información registral relativa a cualquier finca, aunque no pertenezca a la demarcación de su Registro, siempre que deba expedirse mediante nota simple informativa o consista en información sobre el contenido del Índice General Informatizado de fincas y derechos. La llevanza por el Colegio de Registradores de la Propiedad y Mercantiles del citado Índice General no excluye la necesidad de que las solicitudes de información acerca de su contenido se realicen a través de un Registrador.

Los Registradores, en el ejercicio de su función pública, estarán obligados a colaborar entre sí, así como con los Órganos jurisdiccionales, las Administraciones públicas y los Notarios.

9. Al objeto de dar cumplimiento a lo dispuesto en este artículo, se dispondrá de los instrumentos necesarios para proporcionar a todos ellos información por comunicación electrónica, y con el valor de nota simple informativa, sobre el contenido del Libro Diario, en su caso, del Libro de Entrada, del Libro de Inscripciones y del Libro sobre administración y disposición de bienes inmuebles, salvo en lo atinente a las resoluciones judiciales que establezcan medidas de apoyo a personas con discapacidad. En ningún supuesto, salvo en caso justificado de imposibilidad técnica para ser enviada electrónicamente, podrá remitirse información registral por fax.

10. La manifestación de los libros del Registro deberá hacerse, si así se solicita, por medios telemáticos. Dicha manifestación implica el acceso telemático al contenido de los libros del Registro. A tal efecto, si quien consulta es una autoridad, empleado o funcionario público que actúe por razón de su oficio y cargo, cuyo interés se presume en atención a su con-

dición, el acceso se realizará sin necesidad de intermediación por parte del registrador. Dicha autoridad, empleado o funcionario público deberá identificarse con su firma electrónica reconocida o por cualquier otro medio tecnológico que en el futuro la sustituya. Cuando el consultante sea un empleado o funcionario público, responderán éstos de que la consulta se efectúa amparada en el cumplimiento estricto de las funciones que respectivamente les atribuye la legislación vigente. En todo caso, la autoridad, empleado o funcionario público no podrá acceder telemáticamente sin intermediación del registrador al Índice de Personas.

11. Reglamentariamente se concretará el procedimiento para autorizar la restricción del acceso a la información relativa a determinadas personas, comerciantes o fincas cuando ello venga impuesto por razón de la protección de la seguridad e integridad de las personas o los bienes.

> Apartados 2 y 9 por el art. 36-2 de la Ley 11/2023, de 8 de mayo, de trasposición de Directivas de la Unión Europea en materia de accesibilidad de determinados productos y servicios, migración de personas altamente cualificadas, tributaria y digitalización de actuaciones notariales y registrales; y por la que se modifica la Ley 12/2011, de 27 de mayo, sobre responsabilidad civil por daños nucleares o producidos por materiales radiactivos.
> Entrada en vigor el 9 de mayo de 2024, de acuerdo con la Disposición Final 18-6 de la citada Ley 11/2023, de 8 de mayo.

Artículo 222 bis.– 1. Las solicitudes de información se ajustarán a un modelo informático que tendrá los campos necesarios para identificar al solicitante, el interés que acredita, en su caso, la finca, los derechos, libros o asientos a que se contrae la información.

La Dirección General de los Registros y del Notariado aprobará el modelo informático de consulta y los requisitos técnicos a los que deba sujetarse el mismo.

2. La identificación del solicitante se efectuará mediante los apellidos, nombre y número de identidad de las personas físicas y razón social o denominación de las personas jurídicas, número de su código de identificación y dirección de correo electrónico hábil a efectos de notificaciones. En todo caso, la solicitud deberá estar firmada con la firma electrónica reconocida del solicitante, de la persona jurídica o del representante de ésta.

3. El interés se expresará de forma sucinta en una casilla que advertirá de las limitaciones impuestas por el ordenamiento en relación al uso que

puede darse a dicha información. No obstante, si el registrador entendiera que no ha quedado acreditado de modo suficiente dicho interés legítimo, podrá solicitar que se le complete éste. En todo caso, el registrador deberá notificar al solicitante en el plazo máximo de veinticuatro horas si autoriza o deniega el acceso, en este último caso de forma motivada.

4. La resolución sobre el acceso solicitado se notificará en el plazo máximo de un día hábil al solicitante y, caso de ser positiva, incorporará el código individual que permitirá el acceso a la página que reproduzca el contenido registral relativo a la finca solicitada. Este contenido registral, que se limitará a los asientos vigentes, se pondrá de manifiesto al interesado durante el plazo de veinticuatro horas desde la notificación accediendo al mismo.

Si el registrador se negare injustificadamente a manifestar los libros del Registro, se estará a lo dispuesto en el artículo 228 de la Ley Hipotecaria.

5. Las fincas y derechos se identificarán a través de:

a) Cualesquiera de sus titulares, haciendo constar el apellido, nombre y número del documento nacional de identidad o documento que permita identificar a las personas físicas y razón social o denominación de las personas jurídicas.

b) Libro, asiento, tomo y folio registral.

c) Referencia catastral, cuando constare en el Registro.

Cuando la consulta se refiera a las fichas del Índice de Personas se harán constar solamente las circunstancias de la letra a) anterior. Lo mismo se observará respecto del Libro sobre administración y disposición de bienes inmuebles.

6. Las notificaciones a que se refiere este artículo entre el registrador y el solicitante se realizarán en la dirección de correo electrónico que designe éste y deberán contar con la firma electrónica reconocida del registrador.

Último párrafo del Apartado 5 modificado por el art. 3.8 de la Ley 8/2021, de 2 de junio, por la que se reforma la legislación civil y procesal para el apoyo a las personas con discapacidad en el ejercicio de su capacidad jurídica.

SECCIÓN II
DE LAS CERTIFICACIONES

Artículo 223.– Los Registradores expedirán certificaciones:

1. De los asientos de todas clases que existan en el Registro, relativos a bienes o a personas que los interesados señalen.

2. De asientos determinados que los mismos interesados designen bien fijando concretamente los que sean, o bien refiriéndose a los que existan de una o más especies sobre ciertos bienes, o a cargo o en favor de personas señaladas.

3. De no existir asientos de ninguna especie, o de especie determinada sobre ciertos bienes o a nombre de ciertas personas.

Artículo 224.– Las certificaciones expresadas en el artículo anterior podrán referirse, bien a un período fijo y señalado, bien a todo el transcurrido desde la primitiva instalación o reconstitución, en su caso, del Registro respectivo.

Artículo 225.– La libertad o gravamen de los bienes inmuebles o derechos reales sólo podrá acreditarse en perjuicio de tercero por certificación del Registro.

Artículo 226.– Cuando las certificaciones no fueren conformes con los asientos de su referencia, se estará a lo que de éstos resulte, salvo la acción del perjudicado por ellas, para exigir la indemnización correspondiente del Registrador que haya cometido la falta.

Artículo 227.– Los Registradores expedirán certificación a instancia de quien, a su juicio, tenga interés conocido en averiguar el estado del inmueble o derecho real de que se trate, o en virtud de mandamiento judicial.

La instancia deberá hacerse por escrito y podrá presentarse en la oficina del Registro o remitirse por vía telemática.

La certificación se expedirá, a elección del solicitante, en papel o en formato electrónico, en los términos que reglamentariamente se establezcan.

Artículo 228.– Si el registrador se niega a la manifestación de los libros del Registro o a expedir certificación de lo que en ellos conste, el interesado podrá recurrir la decisión de éste ante la Dirección General de los Registros y del Notariado, siendo de aplicación lo dispuesto en los artículos 327 y 328 de la Ley Hipotecaria en lo relativo a la legitimación para recurrir, plazo, lugar de presentación del recurso, formación del expediente y contenido del informe del registrador, plazo de resolución y revisión jurisdiccional de ésta.

Artículo 229.– Las solicitudes de los interesados y los mandamientos de los Jueces, Tribunales o Secretarios judiciales en cuya virtud deban certificar los Registradores, expresarán con toda claridad:
1.º) La especie de certificación que con arreglo al artículo 223 se exija, y si ha de ser literal o en relación.
2.º) Los datos e indicaciones que, según la especie de dicha certificación, basten para dar a conocer al Registrador los bienes o personas de que se trate.
3.º) El período de tiempo a que la certificación deba contraerse.

Artículo 230.– Las certificaciones se darán de los asientos de los libros de inscripciones.
Cuando al tiempo de expedirlas existiere algún título pendiente de inscripción en el Registro, que debiera comprenderse en la certificación pedida, y cuando se trate de acreditar la libertad de alguna finca, o la no existencia de algún derecho, el Registrador certificará también de los correspondientes asientos del Diario.

Artículo 231.– Salvo lo dispuesto en el artículo anterior, los Registradores no certificarán de los asientos del Diario con sus notas, sino cuando el Juez, el Tribunal o el Secretario Judicial lo mande o los interesados lo pidan expresamente.

Artículo 232.– Las certificaciones se expedirán literales o en relación, según se mandaren dar o se pidieren.
Las certificaciones literales comprenderán íntegramente los asientos a que se refieran.

Las certificaciones en relación expresarán todas las circunstancias que los mismos asientos contuvieren, necesarias para su validez; las cargas que a la sazón pesen sobre el inmueble o derecho inscrito, según la inscripción relacionada, y cualquier otro punto que el interesado señale o juzgue importante el Registrador.

Artículo 233.– Los Registradores, previo examen de los libros, extenderán las certificaciones con relación únicamente a los bienes, personas y períodos designados en la solicitud o mandamiento, sin referir en ella más asientos ni circunstancias que los exigidos, salvo lo dispuesto en el párrafo 2 del artículo 230 y en el 234; pero sin omitir tampoco ninguno que pueda considerarse comprendido en los términos de dicho mandamiento o solicitud.

Artículo 234.– Cuando se pidiere o mandare dar certificación de una inscripción o anotación, y la que se señalare estuviera extinguida conforme a los artículos 76 y 77, el Registrador insertará a continuación de ella, literalmente o en relación, el asiento que haya producido la extinción.

Artículo 235.– Cuando se pida certificación de los gravámenes de un inmueble y no aparezca del Registro ninguno vigente, impuesto en la época o por las personas designadas, lo expresará así el Registrador.
Si resulta algún gravamen, lo insertará literal o en relación, conforme a lo prevenido en el artículo 232, expresándose a continuación que no aparece ningún otro subsistente.

Artículo 236.– Los Registradores expedirán las certificaciones que se les pidan, en el más breve término posible, pero sin que éste pueda exceder nunca del correspondiente a cuatro días por cada finca, cuyas inscripciones, libertad o gravámenes se trate de acreditar.

Artículo 237.– Transcurrido el término fijado en el artículo anterior, podrá interesado utilizar el recurso que concede el artículo 228.

TÍTULO IX
DEL MODO DE LLEVAR LOS REGISTROS

Artículo 238.– 1. El Registro de la Propiedad se llevará bajo la técnica del folio real en formato y soporte electrónico, mediante un sistema informático registral. Se entenderá por sistema informático registral el conjunto de elementos informáticos, físicos y lógicos, situados en cada oficina registral, debidamente interconectados entre sí y con los servicios centrales del Colegio de Registradores de la Propiedad, Mercantiles y de Bienes Muebles de España, a través de la correspondiente red corporativa. Solo los asientos registrales, extendidos y firmados por el registrador competente y la publicidad registral expedida en la forma y con los medios previstos en esta ley y demás normas concordantes, tendrán los efectos previstos en esta ley.

2. El folio real en soporte electrónico de cada finca se creará con ocasión de su inmatriculación o primera inscripción, o bien con ocasión de la realización de cualquier operación registral sobre aquella, con excepción de asientos accesorios. En todo caso, el folio real en soporte electrónico incluirá necesariamente en el primer asiento que se realice la descripción actualizada de la finca y la relación de las titularidades, cargas y derechos vigentes que recaigan sobre aquella, con sus datos esenciales, que incluirán siempre las cantidades y conceptos garantizados por las cargas y las fechas de vencimiento, domicilio de notificación y tasación si constan. Todas las diligencias judiciales o extrajudiciales que exijan la visualización o cotejo de los asientos registrales se practicarán en la oficina del Registro.

3. Los asientos registrales de los libros de inscripciones constarán en soporte digital, firmado electrónicamente por el registrador. El asiento digital será firmado electrónicamente con su certificado con firma electrónica cualificada, haciendo constar, la identificación del registrador firmante, la fecha de su firma, la huella digital y otros elementos relacionados con dicha firma electrónica que permitan comprobar la trazabilidad e integridad del asiento practicado. Dicha huella digital deberá incluirse también en el asiento relacionado con el asiento de presentación a que se refiere el artículo 249 de esta ley. Sólo los asientos extendidos conforme a lo dispuesto en este artículo producirán los efectos que les atribuyen las leyes.

4. Los asientos registrales se visualizarán a través de la aplicación de gestión registral. Los asientos de inscripciones, anotaciones preventivas y

cancelaciones de cada finca se visualizarán a continuación unos de otros, por su orden correlativo, y las notas marginales, al margen del asiento al que correspondan. La representación gráfica de las fincas será objeto de inscripción específica conforme a lo dispuesto en los artículos 9 y 10 de esta ley, y se visualizará igualmente a través de la aplicación de gestión registral, conforme a las reglas de publicidad previstas en los artículos 9 y 10 de esta ley. Mediante enlaces electrónicos se visualizarán los documentos y otros elementos que hubieran sido incorporados mediante inscripción o anotación al folio real. Los folios reales se visualizarán en tres columnas en las que, de izquierda a derecha figurarán: las notas marginales, el número de orden de la inscripción o anotación y las inscripciones y anotaciones propiamente dichas.

5. Los archivos digitalizados, los documentos y libros físicos anteriores a la implantación del folio real en formato electrónico forman parte del archivo del Registro y seguirán produciendo plenos efectos jurídicos. Harán fe los libros y asientos en soporte digital que lleven los registradores conforme a lo dispuesto en esta ley.

> Redacción dada por el art. 36-3 de la Ley 11/2023, de 8 de mayo, de trasposición de Directivas de la Unión Europea en materia de accesibilidad de determinados productos y servicios, migración de personas altamente cualificadas, tributaria y digitalización de actuaciones notariales y registrales; y por la que se modifica la Ley 12/2011, de 27 de mayo, sobre responsabilidad civil por daños nucleares o producidos por materiales radiactivos.
> Entrada en vigor el 9 de mayo de 2024, de acuerdo con la Disposición Final 18-6 de la citada Ley 11/2023, de 8 de mayo.

Artículo 239.– Los Registros aplicarán con carácter obligatorio un esquema de seguridad electrónica que se definirá con arreglo al modelo de oficina registral que se determine por el órgano correspondiente del Colegio de Registradores de la Propiedad, Mercantiles y de Bienes Muebles de España y que se reflejará en una guía técnica que deberá ser elevada a la Dirección General de Seguridad Jurídica y Fe Pública para la aprobación por la misma. Se atenderá especialmente a garantizar la lectura y verificación de los asientos y documentos registrales en el tiempo, con los procesos necesarios para la actualización periódica de los sistemas, aplicaciones y datos, de forma que se asegure la permanencia de estos en el largo plazo, incluyendo cuando proceda el resellado electrónico de los documentos o

técnicas similares que puedan desarrollarse. Los documentos registrales electrónicos tendrán el formato que determine el Colegio de Registradores de la Propiedad, Mercantiles y de Bienes Muebles de España, pero siempre dentro del catálogo de estándares que recoja en cada momento la correspondiente norma técnica de interoperabilidad. En todo caso elevará motivadamente a la Dirección General de Seguridad Jurídica y Fe Pública su propuesta al respecto del formato, para la aprobación por la misma. Tanto la base de datos de cada Registro como el archivo conformado por los asientos registrales, del que derivan los efectos previstos por las leyes y reglamentos debe radicar en la oficina registral, bajo la custodia del registrador. No obstante, los datos y asientos en soporte electrónico deberán replicarse de la forma más inmediata posible en al menos dos centros de proceso de datos seguros, distantes geográficamente entre sí, establecidos bajo la responsabilidad del Colegio de Registradores de la Propiedad, Mercantiles y de Bienes Muebles de España, a donde llegarán encriptados en origen mediante un certificado electrónico exclusivo de cada oficina registral a cargo del registrador titular del distrito hipotecario en cada momento, que será el único que podrá autorizar su desencriptado y uso. El protocolo técnico de replicación se establecerá por el Colegio de Registradores de la Propiedad, Mercantiles y de Bienes Muebles de España previo informe favorable de la Dirección General de Seguridad Jurídica y Fe Pública y será idéntico y obligatorio para todos los Registros, debiendo prever los casos de división personal, accidentalidades, interinidades, cese fallecimiento o incapacidad del registrador titular. Los asientos electrónicos perdidos o deteriorados se restaurarán con su correspondiente copia de seguridad electrónica. En caso de que no fuera posible su restauración con dicha copia de seguridad electrónica, se restaurarán a partir de la información que resulte del título presentado.

Redacción dada por el art. 36-4 de la Ley 11/2023, de 8 de mayo, de trasposición de Directivas de la Unión Europea en materia de accesibilidad de determinados productos y servicios, migración de personas altamente cualificadas, tributaria y digitalización de actuaciones notariales y registrales; y por la que se modifica la Ley 12/2011, de 27 de mayo, sobre responsabilidad civil por daños nucleares o producidos por materiales radiactivos.
Entrada en vigor el 9 de mayo de 2024, de acuerdo con la Disposición Final 18-6 de la citada Ley 11/2023, de 8 de mayo.

Artículo 240.– Los registradores dispondrán de una sede electrónica general y única a nivel nacional cuya titularidad, desarrollo, gestión y administración corresponderá al Colegio de Registradores de la Propiedad Mercantiles y de Bienes Muebles de España, disponible para las personas a través de redes de comunicación y por medio de la cual puedan, en sus relaciones con los Registros, presentar, tramitar y acceder a toda la información y a los servicios registrales disponibles. Todas las comunicaciones, cualquiera que sea su forma y objeto, que como consecuencia de los diferentes procedimientos registrales hayan de realizar los registradores de la propiedad, mercantiles y de bienes muebles comprenderán certificación de los extremos que hayan de ser objeto de aquellas y se realizaran preferentemente por vía telemática. La publicación de actos y comunicaciones que, por disposición legal o reglamentaria deban efectuar los registradores en tablón de anuncios o edictos, se realizará a través de la sede electrónica del Colegio de Registradores de la Propiedad, Mercantiles y de Bienes Muebles de España. Todo ello sin perjuicio de la remisión que haya de hacerse de los mismos a través de dicha sede al Boletín Oficial correspondiente cuando también esté prevista su publicación en el mismo.

> Redacción dada por el art. 36-5 de la Ley 11/2023, de 8 de mayo, de trasposición de Directivas de la Unión Europea en materia de accesibilidad de determinados productos y servicios, migración de personas altamente cualificadas, tributaria y digitalización de actuaciones notariales y registrales; y por la que se modifica la Ley 12/2011, de 27 de mayo, sobre responsabilidad civil por daños nucleares o producidos por materiales radiactivos.
> Entrada en vigor el 9 de mayo de 2024, de acuerdo con la Disposición Final 18-6 de la citada Ley 11/2023, de 8 de mayo.

Artículo 241.– 1. Las resoluciones registrales, las certificaciones registrales, diligencias de cierre del Diario y en general cualquier documento que deba ser firmado por el registrador, así como los asientos electrónicos, se firmarán con su firma electrónica cualificada. Cuando concurra causa técnica justificada que impida al registrador durante más de seis horas acceder al sistema informático podrán realizarse las operaciones registrales imprescindibles de forma manual y en soporte papel, que será llevado en el plazo más breve posible a soporte electrónico.

2. A los efectos de crear un repositorio electrónico con la información actualizada de las fincas, en el momento de la realización de una operación

registral en la que se constituya, reconozca, transmita, modifique o extinga cualquier derecho real o, en general, cualquier otra alteración registral, se generará con los datos extraídos de la aplicación un documento electrónico con información estructurada que contendrá la descripción actualizada de la finca, la referencia catastral, indicación sobre si se ha inscrito la base gráfica de la finca y el carácter de finca coordinada con Catastro, cuando consten dichos datos, su titularidad y las cargas vivas que pesen sobre aquella. Este documento electrónico permitirá al registrador comprobar la coherencia de los datos obrantes en la aplicación con los asientos registrales antes de firmar el asiento correspondiente. El documento deberá ser firmado con el sello electrónico del Registro en el mismo momento de la firma electrónica del asiento por el registrador. Lo mismo ocurrirá cuando se emita alguna información en línea a la que se refieren los artículos 222.10 y 222 bis de esta ley o alguna información permanentemente actualizada a las que se refiere el artículo 667 de la Ley de Enjuiciamiento Civil. Los datos contenidos en el último de los documentos electrónicos generados de la finca, junto con los datos de entrada y presentación, servirán para la preparación de la información registral.

3. A salvo de lo dispuesto para los asientos de presentación, todos los asientos registrales comenzarán con el Código Registral Único de la finca, facilitado desde los servicios centrales del Colegio de Registradores de la Propiedad, Mercantiles y de Bienes Muebles de España; el número o letra de orden de la inscripción o anotación y, si se tratase de notas marginales, la inscripción o anotación a la que correspondan. Al final del asiento figurará el nombre, apellidos y DNI del registrador firmante y la denominación del distrito del que sea titular, todo ello extraído del certificado de firma del registrador, así como el código electrónico de verificación del asiento y la huella digital del asiento firmado electrónicamente y su fecha, suministrada por los servidores de tiempo correspondientes.

Redacción dada por el art. 36-6 de la Ley 11/2023, de 8 de mayo, de trasposición de Directivas de la Unión Europea en materia de accesibilidad de determinados productos y servicios, migración de personas altamente cualificadas, tributaria y digitalización de actuaciones notariales y registrales; y por la que se modifica la Ley 12/2011, de 27 de mayo, sobre responsabilidad civil por daños nucleares o producidos por materiales radiactivos.
Entrada en vigor el 9 de mayo de 2024, de acuerdo con la Disposición Final 18-6 de la citada Ley 11/2023, de 8 de mayo.

Artículo 242.– En los folios reales de cada finca se practicarán las inscripciones, anotaciones preventivas, cancelaciones y notas de todos los títulos sujetos a inscripción, según los artículos segundo y cuarto. Los Registros dispondrán de una base de datos auxiliar para la gestión registral. Deberá asegurarse la correspondencia entre los datos de la base de datos auxiliar de los Registros y los asientos registrales. Para ello, sin perjuicio del contenido esencialmente literario del asiento, sus datos fundamentales solamente podrán incorporarse al asiento mediante su previa introducción en la base de datos y únicamente podrán corregirse modificando la base de datos y generando un nuevo asiento antes de su firma que sustituya al anterior. Firmado el asiento no podrá alterarse la base de datos sin rectificar el asiento, conforme a la legislación hipotecaria. El Colegio de Registradores de la Propiedad, Mercantiles y de Bienes Muebles de España determinará los campos de la base de datos que se consideren de cumplimentación obligatoria, conforme a un modelo semántico común a todos los Registros de la Propiedad e interoperable que deberá ser aprobado por la Dirección General de Seguridad Jurídica y Fe Pública. En todo caso se considerarán datos esenciales a los efectos de lo dispuesto en este artículo los relativos a los nombres, apellidos o denominaciones y documentos identificativos de los titulares registrales, el carácter y porcentaje de su titularidad, así como las responsabilidades por cantidades y plazos de las garantías dinerarias.

> Redacción dada por el art. 36-7 de la Ley 11/2023, de 8 de mayo, de trasposición de Directivas de la Unión Europea en materia de accesibilidad de determinados productos y servicios, migración de personas altamente cualificadas, tributaria y digitalización de actuaciones notariales y registrales; y por la que se modifica la Ley 12/2011, de 27 de mayo, sobre responsabilidad civil por daños nucleares o producidos por materiales radiactivos.
> Entrada en vigor el 9 de mayo de 2024, de acuerdo con la Disposición Final 18-6 de la citada Ley 11/2023, de 8 de mayo.

Artículo 243.– El Registro de la Propiedad se llevará por fincas, abriendo un folio real en soporte electrónico particular a cada una de ellas. La calificación de los títulos referentes a una finca, la gestión, modificación y publicidad formal del contenido de dicho folio real se realizará por el registrador competente en cada caso, en función de la ubicación de la finca y la demarcación del Registro de la Propiedad correspondiente, conforme a las normas vigentes. Todas las inscripciones, anotaciones y cancelaciones

posteriores relativas a la misma finca se practicarán a continuación en el folio real correspondiente a aquella. El folio real en soporte electrónico se encabezará con la denominación oficial del Registro que corresponda y la del ayuntamiento en cuyo término municipal se encuentre la finca. La Dirección General de Seguridad Jurídica y Fe Pública podrá acordar, por razones de conveniencia pública, que un término municipal se divida en dos o más secciones, en cuyo caso se incorporará también su ordinal. Se abrirá una sección para cada término municipal que en todo o en parte esté enclavado en el territorio de un Registro.

Redacción dada por el art. 36-8 de la Ley 11/2023, de 8 de mayo, de trasposición de Directivas de la Unión Europea en materia de accesibilidad de determinados productos y servicios, migración de personas altamente cualificadas, tributaria y digitalización de actuaciones notariales y registrales; y por la que se modifica la Ley 12/2011, de 27 de mayo, sobre responsabilidad civil por daños nucleares o producidos por materiales radiactivos.

Entrada en vigor el 9 de mayo de 2024, de acuerdo con la Disposición Final 18-6 de la citada Ley 11/2023, de 8 de mayo.

Artículo 244.– Cuando un título comprenda varios inmuebles o derechos reales que radiquen en un mismo término municipal, la primera inscripción que se verifique contendrá todas las circunstancias prescritas en el artículo noveno, y en las otras sólo se describirá la finca, si fuere necesario, o se determinará el derecho real objeto de cada una de ellas, y se expresarán la naturaleza del acto o contrato y los nombres del transferente y adquirente, refiriéndose en todo lo demás a aquella primera inscripción y citándose su código registral único. Si el título a que se refiere el párrafo anterior fuere de constitución de hipoteca, deberá expresarse, además de lo prescrito anteriormente, la parte de crédito de que responda cada una de las fincas o derechos y el valor que se les haya asignado para caso de subasta.

Redacción dada por el art. 36-9 de la Ley 11/2023, de 8 de mayo, de trasposición de Directivas de la Unión Europea en materia de accesibilidad de determinados productos y servicios, migración de personas altamente cualificadas, tributaria y digitalización de actuaciones notariales y registrales; y por la que se modifica la Ley 12/2011, de 27 de mayo, sobre responsabilidad civil por daños nucleares o producidos por materiales radiactivos.

Entrada en vigor el 9 de mayo de 2024, de acuerdo con la Disposición Final 18-6 de la citada Ley 11/2023, de 8 de mayo.

Artículo 245.– El procedimiento registral se iniciará mediante la presentación presencial o telemática en el Registro de la correspondiente solicitud, en la que figurará una dirección postal o electrónica a efectos de notificaciones y a la que se acompañará el documento que se trate de presentar. El modelo de solicitud de presentación será accesible, para los casos de presentación telemática, desde la Sede Electrónica del Colegio de Registradores de la Propiedad, Mercantiles y de Bienes Muebles de España, para ser cumplimentado y firmado electrónicamente. También podrá cumplimentarse la solicitud en la sede electrónica para ser impresa con un código de identificación que permita la carga automática en el momento de la presentación presencial de los datos ya introducidos, e igualmente podrá descargarse el modelo sin cumplimentar, para completarlo de forma manual. Los registradores sólo admitirán la presentación en soporte papel de documentos durante las horas de apertura al público del Registro. No obstante, podrán ejecutar fuera de ellas las demás operaciones de su cargo. Los documentos electrónicos presentados en el Registro y las copias digitalizadas de los documentos presentados en formato papel, se archivarán electrónicamente en el Registro a los efectos de su conservación y custodia en un solo legajo electrónico ordenado por número de entrada.

> Redacción dada por el art. 36-10 de la Ley 11/2023, de 8 de mayo, de trasposición de Directivas de la Unión Europea en materia de accesibilidad de determinados productos y servicios, migración de personas altamente cualificadas, tributaria y digitalización de actuaciones notariales y registrales; y por la que se modifica la Ley 12/2011, de 27 de mayo, sobre responsabilidad civil por daños nucleares o producidos por materiales radiactivos.
> Entrada en vigor el 9 de mayo de 2024, de acuerdo con la Disposición Final 18-6 de la citada Ley 11/2023, de 8 de mayo.

Artículo 246.– 1. El Libro Diario se llevará en formato y soporte electrónico. Los documentos ingresados en el Registro que puedan causar algún asiento serán presentados en el Diario electrónico mediante asientos de presentación. A cada asiento de presentación se le asignará un código único identificador que incluirá el año y el número de presentación correlativo que corresponda. El contador se iniciará cada 1 de enero. La prioridad registral de los títulos susceptibles de inscripción se determinará respecto de cada finca o derecho por el asiento de presentación en el que hará constar necesariamente: el momento en que éste se practique; el nombre

y apellidos del presentante; el modo de ingreso, físico, telemático, o por correo, del título al que se refiere; el momento exacto de su recepción; la especie del título presentado, su fecha y autoridad o funcionario que lo expida; el derecho que se constituya, modifique, trasmita o extinga; la persona a cuyo favor se ha de practicar la inscripción, y la finca o fincas registrales a que se refiere. En caso de solicitud de constitución de hipoteca, se hará constar la responsabilidad por principal garantizada por cada finca.

2. Cuando se realice la presentación de un título que afecte a varias fincas, a todos los efectos legales, se entenderá que se trata de tantos asientos de presentación distintos como fincas registrales comprenda aquel. Por tanto, la suspensión de la calificación por existencia de asientos anteriores, la prórroga o el desistimiento se computará finca a finca.

3. Solo podrá denegarse el asiento de presentación del documento mediante causa motivada cuando el documento no sea título inscribible, resulte incompleto su contenido para extender el asiento o se refiriera a una finca para la que el Registro fuera manifiestamente incompetente. La denegación del asiento de presentación deberá notificarse en el mismo día. Contra la denegación del asiento de presentación cabrá recurso ante la Dirección General de Seguridad Jurídica y Fe Pública, que habrá de tener entrada en el Registro en el plazo de tres días hábiles desde la notificación de la denegación y deberá ser resuelto de forma expresa en los cinco días hábiles siguientes. La Dirección General notificará telemáticamente su resolución al Registro correspondiente en el mismo día en que se produzca.

> Redacción dada por el art. 36-11 de la Ley 11/2023, de 8 de mayo, de trasposición de Directivas de la Unión Europea en materia de accesibilidad de determinados productos y servicios, migración de personas altamente cualificadas, tributaria y digitalización de actuaciones notariales y registrales; y por la que se modifica la Ley 12/2011, de 27 de mayo, sobre responsabilidad civil por daños nucleares o producidos por materiales radiactivos.
>
> Entrada en vigor el 9 de mayo de 2024, de acuerdo con la Disposición Final 18-6 de la citada Ley 11/2023, de 8 de mayo.

Artículo 247.– La solicitud presencial de inscripción, acompañada de la documentación necesaria para ello, podrá presentarse en cualquier Registro de la Propiedad, Mercantil, o de Bienes Muebles. En caso de que la presentación se efectúe en Registro distinto del competente, el registrador, a instancia del interesado, en el más breve plazo posible y en todo caso

dentro del mismo día, remitirá electrónicamente al Registro competente los datos precisos para extender el asiento de presentación que proceda. El registrador que reciba la comunicación del Registro de origen, previa calificación de su competencia y confirmación de la recepción extenderá el asiento de presentación solicitado, el cual caducará a los diez días, si no fueran presentados electrónica o presencialmente los documentos originales para la práctica del asiento. Si fueren varias las comunicaciones los asientos se practicarán por el orden de su recepción.

Redacción dada por el art. 36-12 de la Ley 11/2023, de 8 de mayo, de trasposición de Directivas de la Unión Europea en materia de accesibilidad de determinados productos y servicios, migración de personas altamente cualificadas, tributaria y digitalización de actuaciones notariales y registrales; y por la que se modifica la Ley 12/2011, de 27 de mayo, sobre responsabilidad civil por daños nucleares o producidos por materiales radiactivos.

Entrada en vigor el 9 de mayo de 2024, de acuerdo con la Disposición Final 18-6 de la citada Ley 11/2023, de 8 de mayo.

Artículo 248.– 1. Se entenderá como hora de presentación de los documentos ingresados en el Registro la que conste en el asiento de presentación. Los asientos de presentación se extenderán por el orden de recepción en el libro de entrada de los respectivos títulos en el Registro. El registrador extenderá el asiento de presentación de los títulos que reciba por correo postal certificado o servicios análogos de mensajería en el momento en que sean entregados; si se tratase de correo postal ordinario sin entrega acreditada, se extenderá al final del día, consignando en todo caso como presentante al remitente del documento.

2. Se expedirá al presentante un recibo para cada documento presentado, en el que se expresará la clase de título recibido, el día y hora de su presentación y, si procede, los datos registrales. Todas las actuaciones del presentante en relación con el asiento de presentación se entenderán suficientemente acreditadas a los efectos del procedimiento registral a través de su oportuno reflejo en el sistema informático y en el asiento relacionado con el de presentación correspondiente.

Redacción dada por el art. 36-13 de la Ley 11/2023, de 8 de mayo, de trasposición de Directivas de la Unión Europea en materia de accesibilidad de determinados productos y servicios, migración de personas altamente cualificadas, tributaria y digitalización de actuaciones notariales y registrales; y por la que se

modifica la Ley 12/2011, de 27 de mayo, sobre responsabilidad civil por daños nucleares o producidos por materiales radiactivos.
Entrada en vigor el 9 de mayo de 2024, de acuerdo con la Disposición Final 18-6 de la citada Ley 11/2023, de 8 de mayo.

Artículo 249.– Todos los días no feriados, a la hora previamente señalada para cerrar el Registro, se cerrará el Diario por medio de una diligencia que extenderá y firmará electrónicamente el registrador inmediatamente después del último asiento que hubiere hecho. En ella se hará constar el número de asientos extendidos en el día, o la circunstancia, en su caso, de no haberse practicado ninguno. Cuando el registrador extienda el asiento que corresponda en el libro de inscripciones lo expresará en un asiento electrónico relacionado con el Libro Diario. Estos asientos se firmarán electrónicamente e incluirán necesariamente los datos específicos de cada inscripción, la huella digital y código electrónico de verificación de todas las inscripciones que hubiera causado el título. Las huellas digitales de los distintos asientos relacionados con los del Libro Diario se relacionarán en un sistema, diseñado y mantenido por el Colegio de Registradores de la Propiedad, Mercantiles y de Bienes Muebles de España, a los efectos de garantizar la imposibilidad de su alteración o manipulación.

> Redacción dada por el art. 36-14 de la Ley 11/2023, de 8 de mayo, de trasposición de Directivas de la Unión Europea en materia de accesibilidad de determinados productos y servicios, migración de personas altamente cualificadas, tributaria y digitalización de actuaciones notariales y registrales; y por la que se modifica la Ley 12/2011, de 27 de mayo, sobre responsabilidad civil por daños nucleares o producidos por materiales radiactivos.
> Entrada en vigor el 9 de mayo de 2024, de acuerdo con la Disposición Final 18-6 de la citada Ley 11/2023, de 8 de mayo.

Artículo 250.– 1. Extendido el asiento de presentación, y si el registrador no hubiera aún resuelto, el presentante o el interesado podrán retirar el título presentado en formato papel, previa firma de la solicitud de devolución, sin otra nota que la expresiva de haber sido presentado y la fecha y número de presentación, la cual podrá incorporarse mediante sellado o etiqueta automatizada. La firma o conformidad de presentantes e interesados podrá recibirse en todo caso mediante tabletas digitalizadoras de firma o huella, u otros dispositivos biométricos que aseguren su autenticidad. Respecto de los documentos presentados de forma electró-

nica, bastará para considerarlos igualmente retirados, si no hubieran sido despachados, la firma y remisión del formulario electrónico de solicitud de devolución que estará disponible en la sede electrónica del Colegio de Registradores de la Propiedad, Mercantiles y de Bienes Muebles de España. Presentado un título se presumirá la solicitud de inscripción de todo el documento salvo desistimiento o solicitud de inscripción parcial del interesado o su representante o de la autoridad presentante. No se prorrogarán los asientos de presentación de los documentos que se reintegren al Registro en los últimos quince días de su vigencia, sin que se aporten los medios de subsanación de los defectos indicados en el acuerdo de calificación, salvo interposición de recurso en tiempo y forma. Igualmente, no procederá la prórroga de los asientos de presentación de los documentos mientras se encuentren retirados, aunque se aportara durante la vigencia del asiento algún título o documento, incluso telemático, referente a los mismos, salvo que fuera aportado por quien retiró el título.

2. El desistimiento por el presentante o los interesados de su solicitud de inscripción, deberá formularse antes del efectivo despacho del título y podrá solicitarse en documento privado suscrito con firma electrónica; en documento público o en documento privado en soporte papel con firmas legitimadas notarialmente o ratificadas ante el registrador. El desistimiento no podrá admitirse cuando del mismo se derive la imposibilidad de despachar otro documento presentado salvo que la petición del desistimiento se refiera también a éste y se trate del mismo interesado o, siendo distinto, lo solicite también éste. Respecto de los documentos judiciales o administrativos solo procederá el desistimiento cuando se solicite por la autoridad judicial o el órgano competente que los hubiese ordenado y remitido.

> Redacción dada por el art. 36-15 de la Ley 11/2023, de 8 de mayo, de trasposición de Directivas de la Unión Europea en materia de accesibilidad de determinados productos y servicios, migración de personas altamente cualificadas, tributaria y digitalización de actuaciones notariales y registrales; y por la que se modifica la Ley 12/2011, de 27 de mayo, sobre responsabilidad civil por daños nucleares o producidos por materiales radiactivos.
> Entrada en vigor el 9 de mayo de 2024, de acuerdo con la Disposición Final 18-6 de la citada Ley 11/2023, de 8 de mayo.

Artículo 251.– 1. El contenido del Diario electrónico deberá ser actualizado en el menor plazo posible y siempre dentro del mismo día en que

se presenten los títulos a inscripción, si dicha presentación se efectúa en horas de oficina. La actualización deberá realizarse con independencia del medio utilizado para la presentación de los títulos. El registrador deberá disponer de los medios materiales y personales necesarios para cumplir con la obligación de actualización.

2. Para cumplir con la obligación de actualización inmediata del contenido del Libro Diario, los registradores llevarán un Libro de Entrada electrónico donde se hará constar de modo inmediato el ingreso de los títulos o de cualquier otra comunicación o notificación dirigida al Registro, por el riguroso orden en que lo hubieran hecho, con la sola excepción de las peticiones de notas simples ordinarias. En caso de presentación electrónica, no podrá realizarse sin que el presentante determine la finca o fincas a las que afecte el título a presentar no siendo responsable el registrador de los perjuicios que se puedan causar por una defectuosa identificación de la finca. Si fuera una entrada complementaria de otra anterior, deberá especificar, también bajo la responsabilidad del presentante, el número de entrada o asiento de presentación que complementa. Cada entrada estará dotada de un código que estará formado por el año y el número correlativo que corresponda. El contador se iniciará cada 1 de enero. Se adoptarán las cautelas necesarias para que en ningún caso sea posible la manipulación o alteración del orden de presentación de los títulos o de los asientos ya practicados. El libro de entrada correspondiente a cada finca deberá ser accesible telemáticamente y de forma directa a los funcionarios y empleados a los que se les presume su interés en la consulta, de conformidad con lo dispuesto en el segundo párrafo del artículo 221 y mediante el acceso previsto en el artículo 222.10.

> Redacción dada por el art. 36-16 de la Ley 11/2023, de 8 de mayo, de trasposición de Directivas de la Unión Europea en materia de accesibilidad de determinados productos y servicios, migración de personas altamente cualificadas, tributaria y digitalización de actuaciones notariales y registrales; y por la que se modifica la Ley 12/2011, de 27 de mayo, sobre responsabilidad civil por daños nucleares o producidos por materiales radiactivos.
> Entrada en vigor el 9 de mayo de 2024, de acuerdo con la Disposición Final 18-6 de la citada Ley 11/2023, de 8 de mayo.

Artículo 252.– 1. Los títulos sujetos a inscripción en el Registro podrán presentarse en soporte papel o electrónico. Los documentos en

soporte papel podrán ser aportados al Registro dentro de las horas de apertura al público de la oficina, acudiendo personalmente o remitiéndolos por correo postal o servicio de mensajería. Efectuada la presentación de cada documento se procederá a su digitalización y vinculación electrónica al correspondiente asiento de presentación y a las fincas en él contenidas y también cuando el documento deba incorporarse a un archivo electrónico o así se establezca reglamentariamente. En caso de presentación electrónica, el documento deberá presentarse en un formato de lenguaje natural legible por el ser humano y se acompañará o estará incluido en un fichero en formato estructurado con los datos esenciales de aquel a los efectos de su proceso electrónico, previa comprobación por el registrador. En todo caso el objeto de la calificación será el documento legible presentado siendo el fichero estructurado un elemento auxiliar, de forma que, si existiera discordancia entre ellos, prevalecerá aquel.

2. Si el título se hubiera presentado electrónicamente, se estará a las siguientes reglas:

1.ª El sistema telemático de comunicación empleado deberá generar un acuse de recibo digital mediante un sistema de sellado temporal acreditativo del tiempo exacto con expresión de la unidad temporal precisa de ingreso del título en el Registro y el código registral único de las fincas objeto del asiento, en su caso.

2.ª Si el título hubiera ingresado en horas de oficina, el registrador procederá en el mismo día a practicar el asiento de presentación correspondiente al título presentado atendiendo al orden de presentación. Si no fuera posible extender el asiento de presentación, se estará a lo dispuesto reglamentariamente. Si el título se presentara fuera de las horas de oficina, se deberá extender el asiento de presentación en el día hábil siguiente atendiendo, igualmente, al orden riguroso de presentación de aquél, de conformidad con el sellado temporal.

3.ª El registrador notificará telemáticamente en el mismo día en que se hubiera extendido el asiento de presentación su práctica, así como, en su caso, la denegación de aquel. En este último supuesto se deberán motivar suficientemente las causas impeditivas, de conformidad con el apartado cuarto del artículo 258 de la Ley Hipotecaria.

3. Los documentos solamente podrán presentarse por telefax en caso justificado de imposibilidad técnica para ser presentados electrónicamente y se

asentarán en el Diario de conformidad con la regla general a excepción de los que se reciban fuera de las horas de oficina que se asentarán en el día hábil siguiente, en el momento de la apertura del Diario y tras todos los presentados electrónicamente conforme a la regla 2.ª del apartado anterior, y atendiendo al orden riguroso de recepción por telefax. En caso de presentación por telefax el asiento de presentación caducará si en el plazo de diez días hábiles siguientes no se presenta en el Registro el título original o su copia autorizada, salvo que el documento presentado estuviera dotado de código electrónico de verificación y fuera posible comprobar su integridad y veracidad.

> Redacción dada por el art. 36-17 de la Ley 11/2023, de 8 de mayo, de trasposición de Directivas de la Unión Europea en materia de accesibilidad de determinados productos y servicios, migración de personas altamente cualificadas, tributaria y digitalización de actuaciones notariales y registrales; y por la que se modifica la Ley 12/2011, de 27 de mayo, sobre responsabilidad civil por daños nucleares o producidos por materiales radiactivos.
>
> Entrada en vigor el 9 de mayo de 2024, de acuerdo con la Disposición Final 18-6 de la citada Ley 11/2023, de 8 de mayo.

Artículo 253.– 1. Derogado.

2. Derogado.

3. En los supuestos de denegación o suspensión de la inscripción del derecho contenido en el título, después de la nota firmada por el Registrador, hará constar éste, si lo solicita el interesado en la práctica del asiento, en un apartado denominado observaciones, los medios de subsanación, rectificación o convalidación de las faltas o defectos subsanables e insubsanables de que adolezca la documentación presentada a efectos de obtener el asiento solicitado. En este supuesto, si la complejidad del caso lo aconseja, el interesado en la inscripción podrá solicitar dictamen vinculante o no vinculante, bajo la premisa, cuando sea vinculante, del mantenimiento de la situación jurídico registral y de la adecuación del medio subsanatorio al contenido de dicho dictamen. Todo ello sin perjuicio de la plena libertad del interesado para subsanar los defectos a través de los medios que estime más adecuados para la protección de su derecho.

Artículo 254.– 1. Ninguna inscripción se hará en el Registro de la Propiedad sin que se acredite previamente el pago de los impuestos establecidos o que se establecieren por las leyes, si los devengare el acto o contrato que se pretenda inscribir.

2. No se practicará ninguna inscripción en el Registro de la Propiedad de títulos relativos a actos o contratos por los que se adquieran, declaren, constituyan, transmitan, graven, modifiquen o extingan el dominio y los demás derechos reales sobre bienes inmuebles, o a cualesquiera otros con trascendencia tributaria, cuando no consten en aquellos todos los números de identificación fiscal de los comparecientes y, en su caso, de las personas o entidades en cuya representación actúen.

3. No se practicará ninguna inscripción en el Registro de la Propiedad de títulos relativos a actos o contratos por los que se declaren, constituyan, transmitan, graven, modifiquen o extingan a título oneroso el dominio y los demás derechos reales sobre bienes inmuebles, cuando la contraprestación consistiera, en todo o en parte, en dinero o signo que lo represente, si el fedatario público hubiere hecho constar en la Escritura la negativa de los comparecientes a identificar, en todo o en parte, los datos o documentos relativos a los medios de pago empleados.

4. Las escrituras a las que se refieren los números 2 y 3 anteriores se entenderán aquejadas de un defecto subsanable. La falta sólo se entenderá subsanada cuando se presente ante el Registro de la Propiedad una escritura en la que consten todos los números de identificación fiscal y en la que se identifiquen todos los medios de pago empleados.

5. El Registro de la Propiedad no practicará la inscripción correspondiente de ningún documento que contenga acto o contrato determinante de las obligaciones tributarias por el Impuesto sobre el Incremento de Valor de los Terrenos de Naturaleza Urbana, sin que se acredite previamente haber presentado la autoliquidación o, en su caso, la declaración, del impuesto, o la comunicación a que se refiere la letra b) del apartado 6 del artículo 110 del Texto Refundido de la Ley Reguladora de las Haciendas Locales, aprobado por el Real Decreto Legislativo, 2/2004, de 5 de marzo.

Artículo 255.– No obstante lo previsto en el artículo anterior, podrá extenderse el asiento de presentación antes de que se verifique el pago del impuesto; mas, en tal caso, se suspenderá la calificación y la inscripción u operación solicitada y se devolverá el título al que lo haya presentado, a fin de que se satisfaga dicho impuesto.

Pagado éste, se extenderá la inscripción o asiento de que se trate y sus efectos se retrotraerán a la fecha del asiento de presentación, si se hubiere devuelto el título dentro del plazo de vigencia del mismo.

Si se devolviere el título después de los sesenta días, deberá extenderse nuevo asiento de presentación, y los efectos de la inscripción u operación que se verifique se retrotraerán solamente a la fecha del nuevo asiento.

En el caso de que por causa legítima debidamente justificada no se hubiere pagado el impuesto dentro de los sesenta días, se suspenderá dicho término hasta que se realice el pago, expresándose esta suspensión por nota marginal en el asiento de presentación, la cual se extenderá siempre que al Registrador no le conste la certeza del hecho, en vista del oportuno documento acreditativo.

En estos casos el asiento de presentación caducará a los ciento ochenta días de su fecha.

Artículo 256.– Las cartas de pago de los impuestos satisfechos por actos o contratos sujetos a inscripción se presentarán y quedarán archivadas en el Registro. El Registrador que no las conservare será responsable directamente de las cantidades que hayan dejado de satisfacerse a la Hacienda.

Artículo 257.– Para que en virtud de resolución judicial pueda hacerse cualquier asiento en el Registro, expedirá el Juez, Tribunal o Secretario Judicial, por duplicado, el mandamiento correspondiente, excepto cuando se trate de ejecutorias.

El Registrador devolverá uno de los ejemplares al mismo Juez, Tribunal o Secretario Judicial que lo haya expedido o al interesado que lo haya presentado, con nota firmada expresiva de quedar cumplido en la forma que proceda; y conservará el otro en su oficina, extendiendo en él una nota rubricada igual a la que hubiere puesto en el ejemplar devuelto.

Estos documentos se archivarán numerados por el orden de su presentación.

Información y protección al consumidor

Artículo 258.– 1. El Registrador, sin perjuicio de los servicios prestados a los consumidores por los centros de información creados por su cole-

gio profesional, garantizará a cualquier persona interesada la información que le sea requerida, durante el horario habilitado al efecto, en orden a la inscripción de derechos sobre bienes inmuebles, los requisitos registrales, los recursos contra la calificación y la minuta de inscripción.

2. El registrador de la propiedad denegará la inscripción de aquellas cláusulas de los contratos que sean contrarias a normas imperativas o prohibitivas o hubieran sido declaradas nulas por abusivas por sentencia del Tribunal Supremo con valor de jurisprudencia o por sentencia firme inscrita en el Registro de Condiciones Generales de la Contratación.

> Redacción dada por la Disposición final primera Cinco de la Ley 5/2019, de 15 de marzo, reguladora de los contratos de crédito inmobiliario. De acuerdo con la Disposición Final 16ª de la Ley 5/2019, la norma entrará en vigor a los tres meses de la fecha de publicación de la citada Ley en el BOE (BOE de 16 de marzo de 2019), es decir, el 16 de junio de 2019.
> Hasta entonces, el texto legal vigente es el siguiente:
> **2.** *El Registrador denegará la inscripción de aquellas cláusulas declaradas nulas de conformidad con lo dispuesto en el párrafo segundo del artículo 10 bis de la Ley 26/1984, de 19 de julio, General para la Defensa de los Consumidores y Usuarios.*

3. Los interesados en una inscripción, anotación preventiva o cancelación, podrán exigir que antes de extenderse estos asientos en los libros se les dé conocimiento de su minuta.

Si los interesados notaren en la minuta de inscripción realizada por el Registrador algún error u omisión, podrán pedir que se subsane, acudiendo al Juzgado de Primera Instancia en el caso de que el Registrador se negare a hacerlo.

El Juez, en el término de seis días, resolverá lo que proceda sin forma de juicio, pero oyendo al Registrador.

4. El Registrador cuando, al calificar si el título entregado o remitido reúne los requisitos del artículo 249 de esta Ley, deniegue en su caso la práctica del asiento de presentación solicitado, pondrá nota al pie de dicho título con indicación de las omisiones advertidas y de los medios para subsanarlas, comunicándolo a quien lo entregó o remitió en el mismo día o en el siguiente hábil.

5. La calificación del Registrador, en orden a la práctica de la inscripción del derecho, acto o hecho jurídico, y del contenido de los asientos registrales, deberá ser global y unitaria.

TÍTULO X
DE LA DIRECCIÓN E INSPECCIÓN DE LOS REGISTROS

Artículo 259.– Los Registros de la Propiedad dependerán del Ministerio de Justicia. Todos los asuntos a ellos referentes están encomendados a la Dirección General de los Registros y del Notariado.

Artículo 260.– Corresponderá a la Dirección General de los Registros y del Notariado:

1. Proponer directamente al Ministro de Justicia o adoptar por sí en los casos que determinen los preceptos legales o reglamentarios, las disposiciones necesarias para asegurar en los Registros de la Propiedad la observancia de esta Ley y de los Reglamentos que se dicten para su ejecución.

2. Instruir los expedientes que se formen para la provisión de los Registros vacantes, y para celebrar las oposiciones, en los casos en que fueren necesarias, como también los que tengan por objeto la separación de los funcionarios de la Dirección General o de los Registradores, proponiendo la resolución definitiva que en cada caso proceda con arreglo a las leyes.

3. Resolver los recursos gubernativos que se interpongan contra las calificaciones que de los títulos hagan los Registradores, y las dudas que se ofrezcan a dichos funcionarios acerca de la inteligencia y ejecución de esta Ley o de los Reglamentos, en cuanto no exijan disposiciones de carácter general que deban adoptarse por el Ministerio de Justicia.

4. Formar y publicar los estados del movimiento de la propiedad y de los derechos reales sobre inmuebles, con arreglo a los datos que faciliten los Registradores.

5. Ejercer la inspección y vigilancia de todos los Registros de la Propiedad.

6. Corregir disciplinariamente a los Registradores por las faltas cometidas en el desempeño de su cargo y proponer al Ministro de Justicia la destitución, postergación o traslado de aquellos funcionarios cuando reglamentariamente proceda.

7. Comunicar las órdenes que dicte en cualquier forma el Ministro de Justicia, relativas a los servicios encomendados a la Dirección General, y autorizar su publicación, cuando proceda, en los periódicos oficiales.

Las demás atribuciones de la Dirección, su organización y régimen, se fijarán por el Reglamento.

Artículo 261.– El Cuerpo Facultativo que sirve la Dirección General, se compone del Subdirector y dos Oficiales Letrados, Jefes Superiores de Administración civil, un Oficial Letrado, Jefe de Administración de primera clase, otro Oficial Letrado Jefe de Administración de segunda clase, y cuatro Auxiliares Letrados, Jefes de Negociado de primera clase, correspondientes a las cuatro Secciones que actualmente integran aquélla.

Artículo 262.– Las plazas del Cuerpo Facultativo en las vacantes que ocurran se proveerán necesariamente por ascenso riguroso, y la última de los Auxiliares, en turno alterno, por oposición libre entre Licenciados en Derecho o por concurso de méritos en la forma que determine el Reglamento, entre Registradores de la Propiedad y Notarios con más de cinco años de servicios efectivos en sus cargos, quienes quedarán, si obtienen plaza, excedentes en el escalafón de origen, con los derechos inherentes al estado de excedencia.

Artículo 263.– El personal del Cuerpo Facultativo que ingrese por oposición directa al mismo tiene, desde su ingreso en el Centro Directivo, la asimilación a Registrador de la Propiedad y Notario, la cual se podrá hacer efectiva en las siguientes condiciones:

a) Haber prestado cinco años de servicios como Facultativo en la Dirección General.

b) Solicitar vacante en concurso ordinario de Registros de la Propiedad o Notarías, sin reserva de turno, computándose la antigüedad por la que tenga en el Cuerpo Facultativo.

c) En los concursos notariales y en turno de clase se entenderá al Facultativo asimilado a Notario de primera cuando lleve quince años de servicios efectivos; de segunda, cuando lleve diez, y de tercera, cuando lleve menos de diez.

El Notario o Registrador que ingrese en la Dirección, conservará los derechos que tuviera en el Escalafón de origen, pero no podrá reingresar en el mismo en tanto no haya prestado cinco años de servicios efectivos en aquella, ni tampoco consolidará derechos en el Escalafón de la misma.

El Notario, con relación al Cuerpo de Registradores, y el Registrador respecto al de Notarios, se considerarán en la misma situación que los que hayan ingresado en la Dirección por oposición directa.

Los funcionarios que hicieren uso de su derecho de asimilación quedarán excedentes en el Escalafón del Cuerpo Facultativo.

Artículo 264.– Los Funcionarios del Cuerpo Facultativo de la Dirección podrán ser declarados, a su instancia, en situación de excedencia, por el plazo mínimo de un año, y durante ésta continuarán figurando en el escalafón correspondiente en concepto de excedentes voluntarios, sin derecho al percibo de haberes, pero ascendiendo en aquél como si prestaran servicio.

Cuando soliciten volver al servicio activo de la Dirección ocuparán la primera vacante de su categoría que se produzca con posterioridad a la presentación de la solicitud de reingreso y, hasta tanto ocurra, podrán desempeñar provisionalmente cualquiera otra vacante.

Artículo 265.– Los expresados funcionarios Facultativos no podrán ser gubernativamente separados, sino por justa causa relativa al cumplimiento de los deberes de su destino, en virtud de expediente instruido por el Director y previa consulta del Consejo de Estado, debiendo ser oído el interesado, a fin de que por escrito formule sus descargos acerca del hecho que motive el expediente.

En caso de suprimirse alguna de las plazas del mencionado Cuerpo Facultativo, quien la desempeñare tendrá derecho, mientras no pueda ocupar otra, a las dos terceras partes de sus haberes.

Artículo 266.– El Subdirector y los Oficiales que sean Jefes de Sección del Centro Directivo constituirán, reunidos bajo la presidencia del Director, la Junta Consultiva de la Dirección General.

Dicha Junta emitirá dictamen necesariamente cuando se trate de adoptar o proponer alguna disposición de carácter general sobre los servicios encomendados a la Dirección, y será oída, asimismo, en la resolución de recursos gubernativos y consultas de solución dudosa, a propuesta del Jefe de la Sección, en los expedientes de ingreso y separación del personal facultativo, y siempre que el Director, además, lo considere conveniente.

Artículo 267.– La Dirección General ejercerá las funciones de inspección y vigilancia a que se refiere el número quinto del artículo 260, bien directamente, bien por medio de los Presidentes de las Audiencias Territoriales, del Colegio Nacional de Registradores o de los mismos Registradores, cuando lo crea conveniente para el mejor servicio. La delegación comprenderá en cada caso las atribuciones al efecto necesarias.

Artículo 268.– La Dirección podrá acordar y practicar, directamente o mediante delegación, las visitas de inspección a los Registros que considere convenientes para conocer el estado en que se encuentren, bien generales a todo el Registro, bien parciales a determinados libros o documentos del mismo.

Artículo 269.– Los Presidentes de las Audiencias serán inspectores permanentes de los Registros de su territorio y podrán ejercer las facultades que en tal concepto les corresponden, inmediatamente o por medio de otros Magistrados o Jueces de Primera Instancia de carrera.

Anualmente, remitirán dichos Presidentes a la Dirección General un parte circunstanciado del estado en que se hallaren los Registros sujetos a su inspección.

Artículo 270.– Los Registradores remitirán el día último de cada semestre al Presidente de la Audiencia de su territorio, una certificación duplicada en la que harán constar, bajo su responsabilidad, el estado de su Registro, con los datos y en la forma que determine el Reglamento.

El Presidente de la Audiencia devolverá, luego de sellado, uno de los ejemplares de dicha certificación al Registrador, el cual lo archivará, a efecto de su comprobación en las visitas de inspección.

Artículo 271.– Si al practicarse la inspección se observare alguna falta de formalidad por parte de los Registradores en el modo de llevar los Registros o cualquiera infracción de la Ley o de los Reglamentos para su ejecución, el Inspector adoptará las disposiciones necesarias para corregirlas y, en su caso, sancionarlas con arreglo a la misma Ley. Del mismo modo procederá la Dirección General si la falta resultare comprobada por el contenido de la certificación semestral.

Si la falta o infracción notada pudiera ser calificada de delito, pasarán el tanto de culpa al Juzgado competente.

Siempre que la Dirección General suspenda a algún Registrador, nombrará otro que le reemplace interinamente, con sujeción a las normas reglamentarias sobre interinidades.

Artículo 272.– Las comisiones de servicio que se concedan a los Registradores o Notarios en la Dirección General, se conferirán únicamente para auxiliar los trabajos de carácter extraordinario que se encomienden a dicha Dirección General; pero por ningún concepto podrá exceder su número de tres Registradores y de tres Notarios los que a la vez desempeñen las expresadas comisiones.

La duración de estas comisiones no podrá exceder de un año, que se podrá prorrogar, si mediare necesidad del servicio público, solamente por un plazo igual.

Artículo 273.– Los Registradores podrán consultar directamente con la Dirección General cualquiera duda que se les ofrezca sobre la inteligencia y ejecución de esta Ley o de su Reglamento, en cuanto verse sobre la organización o funcionamiento del Registro, y sin que en ningún caso puedan ser objeto de consulta las materias o cuestiones sujetas a su calificación.

TÍTULO XI
DE LA DEMARCACIÓN DE LOS REGISTROS Y DEL NOMBRAMIENTO, CUALIDADES Y DEBERES DE LOS REGISTRADORES

Artículo 274.– Cada Registro de la propiedad estará a cargo de un Registrador, salvo el caso de excepción a que se refiere el artículo 275.

Los Registradores de la Propiedad tienen el carácter de funcionarios públicos para todos los efectos legales y tendrán tratamiento de Señoría en los actos de oficio.

Artículo 275.– Subsistirán los Registros de la Propiedad en todas las poblaciones en que se hallen establecidos. No obstante, el Ministerio de Justicia, a propuesta de la Dirección General de los Registros y del Notariado, y con las formalidades reglamentarias, cuando así convenga al servicio público, atendido el volumen y movimiento de la titulación sobre bienes

inmuebles y derechos reales, podrá, oyendo al Consejo de Estado, acordar el establecimiento de nuevos Registros de la Propiedad en determinadas localidades, así como la modificación o supresión de los existentes.

Podrá asimismo la Dirección General proceder a la división personal de algún Registro, una vez acordada por el Ministro su división material y en tanto se lleve a cabo ésta, previo expediente y con arreglo al Reglamento. Esa división, que tendrá carácter provisional, se llevará a efecto, en todo caso, vacante el Registro, el cual se anunciará en concurso para su provisión con dos Registradores.

Los Registros que en lo sucesivo se dividan funcionarán con un solo libro Diario, común para los que se establezcan como consecuencia de la división.

Para alterar la circunscripción territorial que en la actualidad corresponde a cada Registro, fuera de los casos de los dos párrafos anteriores, deberá existir motivo de necesidad o conveniencia pública, que se hará constar en el expediente, y será oído el Consejo de Estado.

Artículo 275 bis.– La Dirección General de los Registros y del Notariado designará, en la forma que reglamentariamente se determine, un cuadro de sustituciones en virtud del cual uno o varios Registradores que sirvan en un Registro de la Propiedad puedan calificar y despachar documentos correspondientes a otros Registros.

Dicho cuadro podrá incluir Registradores de la misma provincia o de provincias limítrofes sin que en ningún caso puedan tener estas sustituciones carácter recíproco.

Artículo 276.– Cada Registrador tendrá la categoría personal que con arreglo a su número en el escalafón le corresponda.

Tendrán categoría de primera clase los que ocupen uno de los ciento veinticinco primeros números del escalafón; de segunda, los comprendidos entre el ciento veintiséis y el doscientos cincuenta; de tercera, los comprendidos entre el doscientos cincuenta y uno y el trescientos setenta y cinco, y de cuarta, todos los posteriores.

En el mes de enero de cada año, la Dirección General formará el Escalafón de los Registradores de la Propiedad por orden de antigüedad absoluta, computada a partir de la fecha del nombramiento, siempre que la toma de

posesión haya tenido lugar dentro del término posesorio y desde la fecha de posesión en otro caso, con expresión del Registro que desempeñe cada uno y de la categoría personal que le corresponda. Al orden de este Escalafón se sujetarán todos los nombramientos que se hagan para la provisión de Registros vacantes.

Artículo 277.– El ingreso en el Cuerpo de Registradores se efectuará mediante oposición, ajustada al Reglamento redactado por la Dirección General. Los opositores aprobados constituirán el Cuerpo de Aspirantes y serán nombrados Registradores efectivos con arreglo a lo dispuesto en el párrafo tercero del artículo 284.

Cuando quedaren únicamente por colocar cinco Aspirantes, la Dirección convocará nueva oposición, a fin de cubrir cincuenta plazas, número máximo que por ningún concepto podrá ser ampliado.

Artículo 278.– El nombramiento de los Registradores se hará por el Ministerio de Justicia.

Artículo 279.– Para ser nombrado Registrador se requiere:
1. Ser español, varón y mayor de veintitrés años de edad.
2. Ser Licenciado en Derecho.

Artículo 280.– No podrán ser Registradores:
1. Los fallidos o concursados que no hayan obtenido rehabilitación.
2. Los deudores al Estado o a fondos públicos, como segundos contribuyentes, o por alcance de cuentas.
3. Los procesados criminalmente contra los que se haya dictado auto de prisión, mientras no haya quedado sin efecto.
4. Los condenados a penas graves.

Artículo 281.– El cargo de Registrador es incompatible con el de Juez o Fiscal Municipal o Comarcal, Notario y, en general, con todo empleo o cargo público, en propiedad o por sustitución, esté o no retribuido con fondos del Estado, de la Provincia o del Municipio.

Artículo 282.– No se dará posesión de su cargo a los que sean nombrados Registradores, sin que presten previamente una fianza en la forma y cuantía que fijará el Reglamento.

Si el nombrado Registrador no prestare dicha fianza, deberá depositar en algún Banco autorizado por la Ley la cuarta parte de los honorarios que devengue, hasta completar la suma de la garantía.

Artículo 283.– La fianza de los Registradores y el depósito, en su caso, quedarán afectos, mientras no se devuelvan, a las responsabilidades en que aquéllos incurran por razón de su cargo, con preferencia a cualesquiera otras obligaciones de los mismos Registradores.

La fianza o el depósito, en su caso, no se devolverán a los Registradores hasta que hubieren cesado en el ejercicio de su cargo.

Artículo 284.– La provisión de los Registros vacantes se efectuará siempre por concurso de rigurosa antigüedad entre Registradores, apreciada aquélla con arreglo al Escalafón vigente al tiempo de resolverse el concurso.

Los Registradores que hubieren sido corregidos disciplinariamente con privación de ascenso no podrán solicitar en dichos concursos durante el tiempo por el que se les haya impuesto la corrección.

Los Registros que no fueren solicitados en el concurso por ningún Registrador se proveerán entre Aspirantes por el orden de numeración en que los haya colocado el Tribunal censor.

Artículo 285.– A los únicos efectos del cómputo de la antigüedad en los concursos para provisión de Registros, se entenderá que los Registradores que sirvan en las posesiones de Guinea y que lleven dos años completos de servicios efectivos en las mismas tendrán antigüedad de seis años de servicios prestados en cualquier Registro de la Península.

Artículo 286.– Los Registradores no podrán permutar sus destinos sino mediante justa causa, a juicio de la Dirección General y siempre que concurran las circunstancias siguientes:

1. Que los Registradores tengan la misma categoría personal.

2. Que los productos de uno de los Registros a que la permuta se refiera no excedan a los del otro en una cuarta parte, según los datos estadísticos del último quinquenio.

3. Que ninguno de los permutantes haya cumplido la edad de sesenta y cuatro años.

Si la permuta se concediere, no podrán los Registradores permutantes obtener otro Registro por concurso o por nueva permuta, ni ser declarados excedentes voluntarios, hasta dos años después de la aprobación de aquélla.

Artículo 287.– Los Registradores de la Propiedad podrán ser declarados, a su instancia excedentes por tiempo que no será nunca menor de un año. Cumplido este plazo, podrán volver al servicio activo, solicitando vacantes en concurso ordinario.

No se dará curso a la solicitud de excedencia voluntaria cuando el interesado se halle sometido a expediente de remoción, traslación, corrección u otro análogo.

Los Registradores que, por ser miembros de Cámaras legislativas, quedasen en situación de excedencia, permanecerán en la misma durante el tiempo que desempeñen dichos cargos, pudiendo quedar, a su instancia, reservado el Registro que desempeñaren para volver al mismo cuando se reintegren al servicio activo por haber cesado en la representación.

Artículo 288.– Los Registradores no podrán ausentarse del punto de su residencia oficial en los días no feriados y durante las horas de oficina sino en los casos siguientes:

1. Cuando tuvieren que hacerlo con objeto de entregar los fondos recaudados por el impuesto de derechos reales y transmisión de bienes o por otra justa causa, pero dando parte por medio de comunicación al Presidente de la Audiencia, así del día en que se ausenten como del motivo que a ello les obliga, y dejando al sustituto encargado del Registro. En estas ausencias no podrán invertir más que el tiempo que prudencialmente necesiten para cumplir aquel deber o para atender a la causa que las motiva, dando conocimiento al mismo Presidente de su regreso.

2. Cuando hayan obtenido licencia. La Dirección podrá concedérsela por el plazo máximo, en cada año, de dos meses, siempre que, a su juicio, medie justa causa. El Ministro podrá prorrogar este plazo por otro mes.

Los Presidentes de las Audiencias darán cuenta inmediata a la Dirección de la fecha en que se ausenten y regresen los Registradores.

Artículo 289.– Los Registradores no podrán ser destituidos ni trasladados a otros Registros, contra su voluntad, sino por sentencia judicial o por el Ministro de Justicia, en virtud de expediente instruido por la Dirección, con audiencia del interesado y en vista de los informes que considere necesarios.

Para que la destitución o traslación puedan decretarse por el Ministerio de Justicia, se deberá acreditar en el expediente alguna falta cometida por el Registrador en el ejercicio de su cargo o que le haga desmerecer en el concepto público, y será oído el Consejo de Estado.

Artículo 290.– El Registrador que cese en el desempeño de su cargo por reforma o supresión del Registro será considerado excedente forzoso y deberá solicitar inmediatamente otro Registro en los concursos que se celebren.

Durante el tiempo que permanezca en dicha situación de excedencia, y como máximo seis meses, tendrá los derechos que la legislación de Clases Pasivas pueda reconocerle, con arreglo a sus años de servicio activo y al sueldo regulador que, según su categoría personal, le correspondería en caso de jubilación, conforme al artículo siguiente.

Artículo 291.– Los Registradores podrán ser jubilados a su instancia, por imposibilidad física debidamente acreditada o por haber cumplido sesenta y cinco años de edad. Podrán serlo por la Administración en los casos previstos en la legislación general del Estado. La jubilación será forzosa para el Registrador que hubiere cumplido los setenta años.

A efectos de su clasificación, se entenderá como sueldo regulador solamente para la declaración del haber que hayan de disfrutar con arreglo a la legislación de Clases Pasivas, y a falta de otro mayor que pudiere corresponderles:

a) Para los Registradores que al jubilarse tengan categoría personal de primera clase y ocupen uno de los doce primeros números del Escalafón el sueldo de Magistrados de término; para los que ocupen del número trece al cincuenta, el de Magistrados de ascenso, y para los que ocupen del número cincuenta y uno al ciento veinticinco, el de Magistrados de entrada.

b) Para los que tengan categoría personal de segunda clase, el sueldo de los Jueces de Primera Instancia de término.

c) Para los que tengan categoría personal de tercera clase, el de los Jueces de Primera Instancia de ascenso.

d) Y finalmente, para los que tengan categoría personal de cuarta clase el de los Jueces de Primera Instancia de entrada.

Artículo 292.– Luego que los Registradores tomen posesión del cargo propondrán al Presidente de la Audiencia de su territorio el nombramiento de un sustituto que los reemplace en sus ausencias y enfermedades, pudiendo elegir para ello, bien a alguno de los Oficiales del mismo Registro, o bien a otra persona de su confianza.

Si el Presidente de la Audiencia se conformare con la propuesta expedirá, desde luego, el nombramiento al sustituto; si no se conformare por algún motivo grave, mandará al Registrador que le proponga otra persona.

El sustituto desempeñará sus funciones bajo la responsabilidad del Registrador, y será removido siempre que éste lo solicite.

Artículo 293.– Los Registradores formarán al final de cada año y remitirán a la Dirección General estados comprensivos de las enajenaciones de inmuebles de los derechos reales constituidos sobre los mismos, de las hipotecas y dé os prestamos hechos durante el año, en la forma y con las circunstancias que determine el Reglamento.

Artículo 294.– Los Registradores percibirán los honorarios que se establezcan en su Arancel, que aprobará el Ministerio de Justicia, y costearán los gastos necesarios para el funcionamiento y conservación de los Registros.

Artículo 295.– Reglamentariamente se determinará la existencia, organización y medios económicos del Colegio Nacional de Registradores de

la Propiedad, así como sus fines, principalmente mutualistas y de asociación.

TÍTULO XII
DE LA RESPONSABILIDAD Y DEL RÉGIMEN
DISCIPLINARIO DE LOS REGISTRADORES

SECCIÓN I
DE LA RESPONSABILIDAD DE LOS REGISTRADORES

Artículo 296.– Los Registradores responderán civilmente, en primer lugar, con sus fianzas, y en segundo, con sus demás bienes, de todos los daños y perjuicios que ocasionen:

1.º Por no asentar en el Diario, no inscribir o no anotar preventivamente en el término señalado en la Ley los títulos que se presenten en el Registro.

2.º Por error o inexactitud cometidos en inscripciones, cancelaciones, anotaciones preventivas o notas marginales.

3.º Por no cancelar sin fundado motivo alguna inscripción o anotación, u omitir el asiento de alguna nota marginal, en el término correspondiente.

4.º Por cancelar alguna inscripción, anotación preventiva o nota marginal, sin el título y los requisitos que exige esta Ley.

5.º Por error u omisión en las certificaciones de inscripción o de libertad de los inmuebles o derechos reales, o por no expedir dichas certificaciones en el término señalado en esta Ley.

Artículo 297.– Los errores, inexactitudes u omisiones expresadas en el artículo anterior no serán imputables al Registrador cuando tengan su origen en algún defecto del título inscrito y no sea de los que notoriamente deberían haber motivado la denegación o la suspensión de la inscripción, anotación o cancelación.

Artículo 298.– La rectificación de errores cometidos en asientos de cualquiera especie, y que no traigan su origen de otros cometidos en los respectivos títulos, no librará al Registrador de la responsabilidad en que pueda incurrir por los perjuicios que hayan ocasionado los mismos asientos antes de ser rectificados.

Artículo 299.– El Registrador será responsable, con su fianza y con sus bienes, de las indemnizaciones y multas a que pueda dar lugar la actuación de su sustituto en el Registro mientras esté a su cargo.

Artículo 300.– El que por error, malicia o negligencia del Registrador perdiere un derecho real o la acción para reclamarlo podrá exigir, desde luego, del mismo Registrador el importe de lo que hubiere perdido.

El que por las mismas causas pierda sólo la hipoteca que asegure una obligación, podrá exigir que el Registrador, a su elección, le proporcione otra hipoteca igual a la perdida o deposite, desde luego, la cantidad asegurada para responder en su día de dicha obligación.

Artículo 301.– El que por error, malicia o negligencia del Registrador quede libre de alguna carga o limitación inscritas será responsable solidariamente con el mismo Registrador del pago de las indemnizaciones a que éste sea condenado por su falta.

Artículo 302.– Siempre que en el caso del artículo anterior indemnice el Registrador al perjudicado, podrá repetir la cantidad que por tal concepto pagare contra el que por su falta haya resultado favorecido.

Cuando el perjudicado dirigiere su acción contra el favorecido por dicha falta, no podrá repetir contra el Registrador sino en el caso de que no llegue a obtener la Indemnización reclamada o alguna parte de ella.

Artículo 303.– Toda demanda que se deduzca contra el Registrador para exigirle la responsabilidad se presentará y sustanciará ante el Juzgado o Tribunal a que corresponda el Registro en que se haya cometido la falta.

Artículo 304.– Cuando por sentencia ejecutoria se condene a un Registrador a la indemnización de daños y perjuicios, se publicarán edictos en el Boletín Oficial del Estado y en el de la provincia correspondiente, si hubieren de hacerse efectivas las responsabilidades con la fianza, por no satisfacer el condenado el importe de la indemnización.

En virtud de este edicto podrán deducir sus respectivas demandas los que se crean perjudicados por otros actos del mismo Registrador, y si no lo hicieren en el término de noventa días se llevará a efecto la sentencia.

Artículo 305.– Si se dedujeren dentro del término de los noventa días algunas reclamaciones, continuará suspendida la ejecución de la sentencia hasta que recaiga sobre ellas resolución firme, a no ser que la fianza bastare notoriamente para cubrir el importe de dichas reclamaciones después de cumplida la ejecutoria.

Artículo 306.– Cuando la fianza no alcanzare a cubrir todas las reclamaciones que se declaren procedentes, se prorrateará su importe entre los que las hayan formulado.

Lo dispuesto en el párrafo anterior se entenderá sin perjuicio de la responsabilidad de los demás bienes del Registrador.

Artículo 307.– La Dirección General de los Registros y del Notariado suspenderá, desde luego, al Registrador condenado por ejecutoria a la indemnización de daños y perjuicios, si en el término de diez días no completare o repusiere su fianza o no asegurase a los reclamantes las resultas de los respectivos juicios.

Artículo 308.– El perjudicado por los actos de un Registrador que no deduzca su demanda en el término de los noventa días señalados en el artículo 304 deberá ser Indemnizado con lo que restare de la fianza o de los bienes del mismo Registrador y sin perjuicio de lo dispuesto en el artículo 301.

Artículo 309.– Si admitida la demanda de indemnización no pareciere bastante para asegurar su importe el de la fianza, deberá el Juez o Tribunal decretar, a instancia del actor, una anotación preventiva sobre los bienes del Registrador.

Artículo 310.– Cuando un Registrador fuere condenado a la vez a la indemnización de daños y perjuicios y al pago de multas se abonarán con preferencia los primeros.

Artículo 311.– La acción para pedir la indemnización de los daños y perjuicios causados por los actos de los Registradores prescribirá al año de ser conocidos los mismos perjuicios por el que pueda reclamarlos y no durará en ningún caso más tiempo que el señalado por el Código Civil para

la prescripción de las acciones personales, contándose desde la fecha en que la falta haya sido cometida.

Artículo 312.– El Juez o Tribunal ante quien fuere demandado un Registrador para la indemnización de perjuicios causados por sus actos dará inmediatamente conocimiento de la demanda a la Dirección General de los Registros y del Notariado y, en su día, de la sentencia que recaiga.

SECCIÓN II
DEL RÉGIMEN DISCIPLINARIO DE LOS REGISTRADORES

Artículo 313.– El régimen disciplinario de los Registradores de la Propiedad, Mercantiles y de Bienes Muebles se regirá por lo establecido en los artículos siguientes y en las restantes normas de desarrollo. Supletoriamente, a falta de normas especiales, se aplicará lo dispuesto en las normas reguladoras del régimen disciplinario de los funcionarios civiles del Estado, excepto en lo referente a la tipificación de las infracciones.

Se considerarán infracciones muy graves, graves o leves de los Registradores de la Propiedad, Mercantiles y de Bienes Muebles, las siguientes:

A. Son infracciones muy graves:

a) El abandono del servicio.

b) Las conductas constitutivas de delito doloso relacionadas con la prestación de la fe pública registral que causen daño a la Administración o a los particulares declaradas en sentencia firme.

c) Las conductas que hayan acarreado sanción administrativa, en resolución firme, por infracción grave de disposiciones en materia de prevención de blanqueo de capitales, tributaria, de mercado de valores u otras previstas en la legislación especial que resulte aplicable, siempre que dicha infracción esté directamente relacionada con el ejercicio de su profesión.

d) La inscripción de títulos contrarios a lo dispuesto en las Leyes o sus Reglamentos o a sus formas y reglas esenciales, siempre que se deriven perjuicios graves para el presentante, para terceros o para la Administración y que no se trate de meras cuestiones interpretativas u opinables en Derecho.

d) La reincidencia en la comisión de infracciones graves en el plazo de dos años siempre que hubieran sido sancionadas por resolución firme.

f) El incumplimiento grave de las normas sobre incompatibilidades contenidas en la Ley 12/1995, de 11 de mayo, de incompatibilidades de los Miembros del Gobierno de la Nación y de los Altos Cargos de la Administración General del Estado, y en la Ley 53/1984, de 26 de diciembre, de incompatibilidades del personal al servicio de las Administraciones públicas.

g) La percepción de derechos arancelarios con infracción de las disposiciones por las que aquéllos se rijan.

h) El retraso injustificado y generalizado en la inscripción de los títulos presentados. A estos efectos, se considera generalizado aquel retraso que afecta a un diez por ciento o más de los títulos atendiendo al número de los presentados trimestralmente.

i) El incumplimiento de las obligaciones de custodia y uso de la firma electrónica avanzada del Registrador, así como la obligación de denunciar la pérdida, extravío o deterioro o situación que ponga en riesgo el secreto o la unicidad del dispositivo seguro de creación de firma electrónica.

j) Asimismo, son infracciones muy graves las siguientes:

1. El incumplimiento del deber de fidelidad a la Constitución en el ejercicio de la profesión.

2. Toda actuación profesional que suponga discriminación por razón de raza, sexo, religión, lengua opinión, lugar de nacimiento, vecindad o cualquier otra condición o circunstancia personal o social.

3. La violación de neutralidad o independencia políticas, utilizando las facultades atribuidas para influir en procesos electorales de cualquier naturaleza y ámbito así como la obstaculización al ejercicio de las libertades públicas y derechos sindicales.

B. Son infracciones graves:

a) Las conductas que hayan acarreado sanción administrativa, en resolución firme, por infracción de disposiciones en materia de prevención de blanqueo de capitales, tributaria, de mercado de valores, u otras previstas en la legislación especial que resulte aplicable, siempre que dicha infracción esté directamente relacionada con el ejercicio de su profesión y no constituyan faltas muy graves.

b) La negativa injustificada a la prestación de funciones requeridas, así como la ausencia injustificada por más de dos días del lugar de su residencia, siempre que cause daño a tercero; en particular se considerará a los efectos de esta infracción de negativa injustificada a la prestación de

funciones requeridas, la denegación injustificada del registrador a extender asiento de presentación, a inscribir, a expedir nota, a motivar sus actuaciones, en particular su calificación negativa, a notificar en los términos legal o reglamentariamente previstos, a practicar los asientos o a elevar el expediente en los plazos y forma establecidos.

c) Las conductas que impidan prestar con imparcialidad, dedicación y objetividad las obligaciones de calificación que la vigente legislación atribuye a los Registradores de la Propiedad, Mercantiles y de Bienes Muebles o que pongan en peligro los deberes de honradez e independencia necesarios para el ejercicio público de su función.

d) Los enfrentamientos graves y reiterados del Registrador con autoridades, interesados u otros Registradores, en el lugar, zona o distrito donde ejerza su función debida a actitudes no justificadas de aquel.

d) El incumplimiento grave y reiterado de cualesquiera deberes impuestos por la legislación registral o por acuerdo corporativo vinculante así como el impago de los gastos colegiales acordados reglamentariamente.

f) El incumplimiento reiterado de facilitar el acceso telemático a los datos del Registro

g) El incumplimiento reiterado de la obligación de atención al público en las horas determinadas.

h) La reincidencia por la comisión de infracciones leves en el plazo de dos años siempre que hubieran sido sancionadas por resolución firme.

i) Asimismo, son infracciones graves las siguientes:

1. La falta de rendimiento que afecte al normal funcionamiento del servicio y no constituya falta muy grave.

2. La falta de obediencia debida al Colegio de Registradores de la Propiedad y Mercantiles.

j) El incumplimiento reiterado de los plazos establecidos en el artículo 134 de la Ley 2/1995, de 13 de marzo, de Sociedades de Responsabilidad Limitada.

j) El retraso injustificado en la inscripción de los títulos presentados.

k) El incumplimiento y la falta de obediencia a las Instrucciones y resoluciones de carácter vinculante de la Dirección General de los Registros y del Notariado, así como la falta de respeto o menosprecio a dicho Centro Directivo.

C. Es infracción disciplinaria leve, si no procediere calificarla como grave o muy grave, el incumplimiento de los deberes y obligaciones impuestos por la legislación registral o, con base en ella, por resolución administrativa o acuerdo corporativo. Tratándose del incumplimiento de un acuerdo corporativo será necesario que el registrador previamente haya sido requerido para su observancia por el Colegio de Registradores de la Propiedad y Mercantiles de España.

El requerimiento citará expresamente el precepto, dará un plazo para cumplirlo y apercibirá al Registrador de que, si no lo hace, podrá incurrir en infracción disciplinaria leve.

Los miembros de los órganos de gobierno del Colegio de Registradores de la Propiedad y Mercantiles de España podrán ser sancionados por el Ministro de Justicia o por el Director general de los Registros y del Notariado, en los supuestos siguientes, que tendrán la consideración de infracción grave, salvo que fuere reiterada en el transcurso de su mandato, en cuyo caso será infracción muy grave:

a) El incumplimiento grave o reiterado de sus deberes, siempre que suponga infracción de un precepto legal, reglamentario o corporativo.

b) La negativa o resistencia a cumplir instrucciones, circulares, resoluciones o actos administrativos de obligado cumplimiento y las graves insuficiencias o deficiencias en su cumplimiento.

c) El incumplimiento o cumplimiento defectuoso de acuerdos corporativos regularmente adoptados, si mediara dolo o negligencia grave.

Artículo 314.– Las sanciones que pueden ser impuestas a los Registradores, sin perjuicio de lo previsto en la legislación registral en relación a la traba de su fianza, son las siguientes:

a) Apercibimiento.

b) Multa.

c) Suspensión de los derechos de ausencia, licencia o traslación voluntaria hasta dos años.

d) Postergación en la antigüedad en la carrera cien puestos.

d) Traslación forzosa.

f) Suspensión defunciones hasta cinco años.

g) Separación del servicio.

En la sanción de multa existirá una escala de tres tramos: menor, entre 600 y 3.000 euros; media, entre 3.001 y 12.000 euros y mayor entre 12.001 y 30.000 euros. En caso de reiteración podrá multiplicarse dicha cuantía hasta un máximo del 100 % de la multa a pagar.

Las infracciones muy graves se sancionarán con multa en el último tramo, traslación forzosa, suspensión de funciones y separación del servicio.

Las infracciones graves con multa a partir del tramo medio de la escala, con suspensión de los derechos reglamentarios de ausencia, licencia o traslación voluntaria y con postergación.

Las infracciones leves sólo podrán ser sancionadas con apercibimiento, con multa de tramo menor o con suspensión de los derechos reglamentarios de ausencia, licencia o traslación voluntaria.

Las sanciones se graduarán atendiendo en cada caso concreto, esencialmente, a la trascendencia que para la prestación de la función registral tenga la infracción cometida, la existencia de intencionalidad o reiteración y la entidad de los perjuicios ocasionados.

La imposición de una sanción por infracción grave o muy grave llevará aneja, como sanción accesoria, la privación de la aptitud para ser elegido miembro de los órganos de gobierno del Colegio Nacional de Registradores de la Propiedad y Mercantiles de España mientras no se haya obtenido rehabilitación.

El Registrador separado del servicio causará baja en el escalafón y perderá todos sus derechos, excepto los derivados de la previsión, en los casos en que correspondan.

Artículo 315.– Son órganos competentes en la imposición de la sanción, el Colegio de Registradores de la Propiedad y Mercantiles de España, a través de la Junta de Gobierno o de las Juntas Territoriales o Autonómicas, la Dirección General de los Registros y del Notariado y el Ministro de Justicia.

El Colegio de Registradores de la Propiedad y Mercantiles de España, a través de la Junta de Gobierno o de las Juntas Territoriales y Autonómicas, podrá imponer las sanciones de apercibimiento y multa en los tramos menor y medio.

La Dirección General de los Registros y del Notariado será el órgano competente para imponer las sanciones no reservadas a la Juntas Territoriales y Autonómicas excepto la separación del servicio.

La separación del servicio sólo podrá ser impuesta por el Ministro de Justicia.

Artículo 316.– Las infracciones prescribirán a los cuatro meses, en el caso de infracciones leves; a los dos años las infracciones graves y a los cuatro años las infracciones muy graves computados desde su comisión.

Los mismos plazos serán necesarios en los mismos supuestos, para la prescripción de las sanciones computados desde el día siguiente al que adquiera firmeza la resolución en que se impongan.

La incoación de procedimiento penal no será obstáculo para la iniciación de un expediente disciplinario por los mismos hechos, mas no se dictará resolución en éste en tanto no haya recaído sentencia o auto de sobreseimiento firmes en la causa penal.

En todo caso, la declaración de hechos probados contenida en la resolución que pone término al procedimiento penal vinculará a la que se dicte en el expediente disciplinario, sin perjuicio de la distinta calificación jurídica que puedan merecer en una y otra vía.

Sólo podrá recaer sanción penal y disciplinaria sobre los mismos hechos cuando no hubiere identidad de fundamento jurídico y de bien jurídico protegido.

Artículo 317.– A salvo las medidas cautelares que puedan adoptar los juzgados o tribunales competentes, las sanciones disciplinarias de apercibimiento y multa se ejecutarán cuando quede agotada la vía administrativa. Las sanciones de postergación, traslación, suspensión de funciones y separación de servicio, se ejecutarán cuando sean firmes.

El Ministro de Justicia, en el supuesto de la separación del servicio, o el Director general de los Registros y del Notariado en los restantes casos, podrán suspender provisionalmente en el ejercicio de sus funciones a cualquier Registrador respecto del que se haya ordenado incoar procedimiento disciplinario por infracción muy grave o grave, si ello fuere necesario para asegurar la debida instrucción del expediente o para impedir que continúe el daño al interés público o de terceros. La resolución acordando la

suspensión provisional, que agotará la vía administrativa, será recurrible independientemente.

Los Registradores sancionados podrán obtener la cancelación en sus expedientes personales de las sanciones anotadas cuando haya transcurrido un año desde que ganó firmeza la orden, resolución o acuerdo sancionador si la falta fue leve, dos años si fue grave y cuatro años si fue muy grave, salvo si los efectos de la sanción se extendieren a plazos superiores, en cuyo caso será necesario el transcurso de éstos.

Artículo 318.– No podrán imponerse sanciones por infracciones graves o muy graves sino en virtud del procedimiento ordinario que establezca el Reglamento Hipotecario. El plazo máximo para dictar y notificarla resolución será de nueve meses, ampliables por otros tres mediante acuerdo motivado del órgano que decidió la iniciación del procedimiento.

La imposición de sanciones por infracción leve se hará en procedimiento abreviado que sólo requerirá la previa audiencia del inculpado. En estos casos, el plazo máximo para dictar y notificar la resolución será de tres meses.

Transcurridos los expresados plazos máximos, el procedimiento quedará caducado, pero la caducidad no producirá por sí sola la prescripción de la infracción.

TÍTULO XIII
DE LOS DOCUMENTOS NO INSCRITOS

Artículo 319.– Los Juzgados y Tribunales ordinarios y especiales, los Consejos y las Oficinas del Estado no admitirán ningún documento o escritura de que no se haya tomado razón en el Registro por los cuales se constituyan, reconozcan, transmitan, modifiquen o extingan derechos reales sujetos a inscripción, si el objeto de la presentación fuere hacer efectivo, en perjuicio de tercero un derecho que debió ser inscrito. Si tales derechos hubieran tenido ya acceso al Registro, la inadmisión procederá, cualquiera que sea la persona contra quien se pretenda hacerlos valer ante los Tribunales, Consejos y Oficinas expresados.

Se exceptúa de dicha prohibición la presentación de documentos o escrituras a los efectos fiscales o tributarios.

En los expedientes de expropiación forzosa que se sigan contra el que tenga los bienes en concepto de poseedor no será necesario que éstos tengan tomada razón de dicha situación en el Registro.

Artículo 320.– No obstante lo dispuesto en el artículo anterior, podrá admitirse el documento no inscrito y que debió serlo si el objeto de la presentación fuere únicamente corroborar otro título posterior inscrito o ejercitar la acción de rectificación del Registro.

Artículo 321.– También podrá admitirse el documento expresado en el artículo anterior cuando se presente para pedir la declaración de nulidad y consiguiente cancelación de algún asiento que impida verificar la inscripción de aquel documento.

TÍTULO XIV
RECURSOS CONTRA LA CALIFICACIÓN

Artículo 322.– La calificación negativa del documento o de concretas cláusulas del mismo deberá notificarse al presentante y al Notario autorizante del título presentado y, en su caso, a la autoridad judicial o al funcionario que lo haya expedido.

Dicha notificación se efectuará de conformidad con lo previsto en los artículos 58 y 59 de la Ley 30/1992, de 26 de noviembre, de Régimen Jurídico de las Administraciones Públicas y del Procedimiento Administrativo Común. A tal efecto, será válida la notificación practicada por vía telemática si el interesado lo hubiere manifestado así al tiempo de la presentación del título y queda constancia fehaciente.

Igualmente deberá notificarse la calificación negativa de cláusulas concretas cuando la calificación suspensiva o denegatoria no afecte a la totalidad del título, el cual podrá inscribirse parcialmente a solicitud del interesado. En este caso, podrán practicarse asientos posteriores, siempre que no impidan en su día la inscripción de las cláusulas suspendidas o denegadas en el caso de que se recurra la calificación y se estime la impugnación.

Interpuesto el recurso, el registrador hará constar por nota al margen del asiento correspondiente,una relación sucinta pero suficiente del contenido de los pactos o cláusulas rechazadas.

A tal fin, se entenderá que es domicilio hábil a efecto de notificaciones el designado por el presentante al tiempo de la presentación, salvo que en el título se haya consignado otro a tal efecto. Respecto del Notario autorizante o de la autoridad judicial o funcionario que lo expidió, la notificación se practicará en su despacho, sede o dependencia administrativa.

Artículo 323.- Si la calificación fuere negativa o el registrador denegare la práctica de la inscripción de los títulos no calificados en plazo, se entenderá prorrogado automáticamente el asiento de presentación por un plazo de sesenta días contados desde la fecha de la última notificación a que se refiere el artículo anterior. De esta fecha se dejará constancia por nota al margen del asiento de presentación.

La duración de la prórroga y del plazo para interponer recurso gubernativo empezará a contar, en el caso de que se vuelva a presentar el título calificado durante la vigencia del asiento de presentación sin haberse subsanado los defectos en los términos resultantes de la nota de calificación,desde la notificación de ésta.

Vigente el asiento de presentación, el interesado o el Notario autorizante del título y, en su caso, la autoridad judicial o el funcionario que lo hubiere expedido, podrán solicitar dentro del plazo de sesenta días a que se refiere el párrafo anterior que se practique la anotación preventiva prevista en el artículo 42.9 de la Ley Hipotecaria.

Artículo 324.- Las calificaciones negativas del registrador podrán recurrirse potestativamente ante la Dirección General de los Registros y del Notariado en la forma y según los trámites previstos en los artículos siguientes, o ser impugnadas directamente ante los juzgados de la capital de la provincia a la que pertenezca el lugar en que esté situado el inmueble, siendo de aplicación las normas del juicio verbal y observándose, en la medida en que le sean aplicables, las disposiciones contenidas en el artículo 328 de esta Ley.

Cuando el conocimiento del recurso esté atribuido por los Estatutos de Autonomía a los órganos jurisdiccionales radicados en la Comunidad

Autónoma en que esté demarcado el Registro de la Propiedad, el recurso se interpondrá ante el órgano jurisdiccional competente. Si se hubiera interpuesto ante la mencionada Dirección General, ésta lo remitirá a dicho órgano.

Artículo 325.– Estarán legitimados para interponer este recurso:

a) La persona, natural o jurídica, a cuyo favor se hubiera de practicar la inscripción, quien tenga interés conocido en asegurar los efectos de ésta, como transferente o por otro concepto, y quien ostente notoriamente o acredite en forma auténtica la representación legal o voluntaria de unos y otros para tal objeto; el defecto o falta de acreditación de la representación se podrá subsanar en el plazo que habrá de concederse para ello, no superior a diez días, salvo que las circunstancias del caso así lo requieran;

b) El Notario autorizante o aquel en cuya sustitución se autorice el título, en todo caso;

c) La autoridad judicial o funcionario competente de quien provenga la ejecutoria, mandamiento o el título presentado;

d) el Ministerio Fiscal, cuando la calificación se refiera a documentos expedidos por los Jueces, Tribunales o Secretarios judiciales en el seno de los procesos civiles o penales en los que deba ser parte con arreglo a las leyes, todo ello sin perjuicio de la legitimación de quienes ostenten la condición de interesados conforme a lo dispuesto en este número.

Artículo 326.– El recurso deberá recaer exclusivamente sobre las cuestiones que se relacionen directa e inmediatamente con la calificación del Registrador, rechazándose cualquier otra pretensión basada en otros motivos o en documentos no presentados en tiempo y forma.

El plazo para la interposición será de un mes y se computará desde la fecha de la notificación de la calificación.

El escrito del recurso deberá expresar, al menos:

a) El órgano al que se dirige el recurso.

b) El nombre y apellidos del recurrente y, en su caso, cargo y destino del mismo.

c) La calificación que se recurre, con expresión del documento objeto de la misma y de los hechos y fundamentos de derecho.

d) Lugar, fecha y firma del recurrente y, en su caso, identificación del medio y del lugar que se señale a efectos de notificaciones.

d) En el supuesto de presentación en los términos previstos en el artículo 327 párrafo tercero de la presente ley, deberá constar el domicilio del Registro del que se recurre la calificación del registrador, a los efectos de que sea inmediatamente remitido por el órgano que lo ha recibido a dicho Registrador.

El cómputo de los plazos a los que se refiere el presente capítulo se hará de acuerdo con lo dispuesto en la Ley 30/1992, de 26 de noviembre, de Régimen Jurídico de las Administraciones Públicas y del Procedimiento Administrativo Común.

Artículo 327.– El recurso, en el caso de que el recurrente opte por iniciarlo ante la Dirección General de los Registros y del Notariado, se presentará en el registro que calificó para dicho Centro Directivo, debiéndose acompañar a aquél el título objeto de la calificación, en original o por testimonio, y una copia de la calificación efectuada.

Al recibir el recurso, el titular del Registro que calificó deberá expedir recibo acreditativo con expresión de la fecha de presentación del mismo o, en su caso, sellar la copia que le presente el recurrente, con idéntico contenido.

Asimismo, podrá presentarse en los registros y oficinas previstos en el artículo 38.4 de la Ley 30/1992, de 26 de noviembre, de Régimen Jurídico de las Administraciones Públicas y del Procedimiento Administrativo Común, o en cualquier Registro de la Propiedad para que sea inmediatamente remitido al Registrador cuya calificación o negativa a practicar la inscripción se recurre. Al recibirse el recurso en este último, deberá procederse de conformidad con lo dispuesto en el párrafo anterior.

A efectos de la prórroga del asiento de presentación se entenderá como fecha de interposición del recurso la de su entrada en el Registro de la Propiedad cuya calificación o negativa a practicar la inscripción se recurre.

Si no hubiera recurrido el notario autorizante, autoridad judicial o funcionario que expidió el título, el registrador, en el plazo de cinco días, deberá trasladar a éstos el recurso para que, en los cinco días siguientes a contar desde su recepción realicen las alegaciones que consideren oportunas.

Igualmente lo trasladará a los titulares cuyos derechos consten presentados, inscritos, anotados o por nota al margen en el Registro y que puedan resultar perjudicados por la resolución que recaiga en su día. Cuando la nota desestimatoria se funde en la falta u omisión de una licencia o autorización de cualquier autoridad u organismo público o de la falta u omisión del consentimiento de una persona física o jurídica, el Registrador les notificará la interposición, en su caso, del recurso.

El Registrador que realizó la calificación podrá, a la vista del recurso y, en su caso, de las alegaciones presentadas, rectificar la calificación en los cinco días siguientes a que hayan tenido entrada en el Registro los citados escritos, accediendo a su inscripción en todo o en parte, en los términos solicitados, debiendo comunicar su decisión al recurrente y, en su caso, al Notario, autoridad judicial o funcionario en los diez días siguientes a contar desde que realizara la inscripción.

Si mantuviera la calificación formará expediente conteniendo el título calificado, la calificación efectuada, el recurso, su informe y, en su caso, las alegaciones del Notario, autoridad judicial o funcionario no recurrente, remitiéndolo, bajo su responsabilidad, a la Dirección General en el inexcusable plazo de cinco días contados desde el siguiente al que hubiera concluido el plazo indicado en el número anterior.

La falta de emisión en plazo de los informes previstos en este precepto no impedirá la continuación del procedimiento hasta su resolución, sin perjuicio de la responsabilidad a que ello pudiera dar lugar.

La Dirección General deberá resolver y notificar el recurso interpuesto en el plazo de tres meses, computados desde que el recurso tuvo su entrada en Registro de la Propiedad cuya calificación se recurre. Transcurrido este plazo sin que recaiga resolución se entenderá desestimado el recurso quedando expedita la vía jurisdiccional, sin perjuicio de la responsabilidad disciplinaria a que ello diere lugar.

Publicada en el «Boletín Oficial del Estado» la resolución expresa por la que se estime el recurso, tendrá carácter vinculante para todos los registradores mientras no se anule por los Tribunales. La anulación de aquélla, una vez firme, será publicada del mismo modo.

Habiéndose estimado el recurso, el registrador practicará la inscripción en los términos que resulten de la resolución. El plazo para practicar los asientos procedentes, si la resolución es estimatoria, o los pendientes,

si es desestimatoria,empezará a contarse desde que hayan transcurrido dos meses desde su publicación en el «Boletín Oficial del Estado», a cuyo efecto, hasta que transcurra dicho plazo, seguirá vigente la prórroga del asiento de presentación. En caso de desestimación presunta por silencio administrativo, la prórroga del asiento de presentación vencerá cuando haya transcurrido un año, y un día hábil, desde la fecha de la interposición del recurso gubernativo. En todo caso será preciso que no conste al registrador interposición del recurso judicial a que se refiere el artículo siguiente.

Si se hubieran inscrito los documentos calificados en virtud de subsanación de los defectos expresados en la calificación, la rectificación del asiento precisará el consentimiento del titular del derecho inscrito y surtirá sus efectos sin perjuicio de lo establecido en el artículo 34 de la Ley Hipotecaria.

Artículo 328.– Las calificaciones negativas del registrador y en su caso, las resoluciones expresas y presuntas de la Dirección General de los Registros y del Notariado en materia del recurso contra la calificación de los registradores serán recurribles ante los órganos del orden jurisdiccional civil, siendo de aplicación las normas del juicio verbal.

La demanda deberá interponerse dentro del plazo de dos meses, contados de la notificación de la calificación o, en su caso, de la resolución dictada por la Dirección General, o, tratándose de recursos desestimados por silencio administrativo, en el plazo de cinco meses y un día desde la fecha de interposición del recurso, ante los juzgados de la capital de la provincia a la que pertenezca el lugar en que esté situado el inmueble y, en su caso, los de Ceuta o Melilla.

Están legitimados para la interposición de la misma los que lo estuvieren para recurrir ante la Dirección General de los Registros y del Notariado. A este fin, recibido el expediente, el Secretario Judicial a la vista de cuantos aparezcan como interesados en el mismo, les emplazará para que puedan comparecer y personarse en los autos en el plazo de nueve días.

Carecen de legitimación para recurrir la resolución de la Dirección General el Colegio de Registradores de la Propiedad y Mercantiles de España, el Consejo General del Notariado y los Colegios Notariales. El notario autorizante del título o su sucesor en el protocolo, así como el registrador

de la propiedad, mercantil y de bienes muebles cuya calificación negativa hubiera sido revocada mediante resolución expresa de la Dirección General de los Registros y del Notariado podrán recurrir la resolución de ésta cuando la misma afecte a un derecho o interés del que sean titulares. El Juez que conozca del recurso interpuesto podrá exigir al recurrente la prestación de caución o fianza para evitar cualquier perjuicio al otorgante del acto o negocio jurídico que haya sido calificado negativamente.

La Administración del Estado estará representada y defendida por el Abogado del Estado. No obstante, cuando se trate de la inscripción de derechos en los que la Administración ostente un interés directo, la demanda deberá dirigirse contra el Ministerio Fiscal.

Lo establecido en este artículo se entiende sin perjuicio del derecho que asiste a los interesados a contender entre sí acerca de la eficacia o ineficacia del acto o negocio contenido en el título calificado o la de este mismo. El procedimiento judicial en ningún caso paralizará la resolución definitiva del recurso. Quien propusiera la demanda para que se declare la validez del título podrá pedir anotación preventiva de aquélla, y la que se practique se retrotraerá a la fecha del asiento de presentación; después de dicho término no surtirá efecto la anotación preventiva de la demanda sino desde su fecha.

Artículo 329.– Derogado.

DISPOSICIONES ADICIONALES

Primera. Adaptación e incorporación de los principios de la administración electrónica a los procedimientos y actuaciones previstos en la legislación hipotecaria y aplicación a los Registros Mercantiles y Registros de Bienes Muebles de los procedimientos electrónicos.– 1. Los Registradores de la Propiedad y Mercantiles utilizarán las tecnologías de la información, garantizando la seguridad, la disponibilidad, el acceso, la integridad, la autenticidad, la interoperabilidad, la confidencialidad y la conservación de los datos, informaciones y servicios que gestionen en el ejercicio de sus competencias.

2. Las personas naturales y jurídicas tendrán en relación con la utilización de los medios electrónicos en la actividad registral, y en los términos previstos en esta ley, los siguientes derechos:

a) A relacionarse directamente con el Registro de la Propiedad y con el Registro Mercantil y de Bienes Muebles por medios electrónicos y así podrán presentar documentos, obtener informaciones y certificaciones, realizar consultas, formular solicitudes, manifestar consentimientos, efectuar pagos, y recurrir los actos registrales de acuerdo con lo dispuesto en esta ley.

b) A no aportar los datos y documentos que obren en otros registros jurídicos, pudiendo los Registradores, en interés y por cuenta de los interesados, utilizar medios electrónicos para recabar dicha información, la cual sólo podrá ser utilizada en el concreto ámbito del procedimiento registral para el que haya sido obtenida y con la finalidad a que legalmente responda tal procedimiento. Lo dispuesto en esta letra no afectará al propio título o documento inscribible, que deberá ser aportado al Registro en todo caso para su presentación e inicio del procedimiento registral.

c) A la igualdad en el acceso electrónico a los servicios de los Registros de la Propiedad, Mercantiles y de Bienes Muebles.

d) A conocer por medios electrónicos el estado de tramitación de los procedimientos registrales en los que sean interesados, salvo en los supuestos en que la normativa de aplicación establezca restricciones al acceso a la información sobre aquéllos.

e) A obtener certificaciones electrónicas de los documentos que formen parte de procedimientos registrales en los que tengan la condición de interesado y a solicitar información por medios telemáticos de cuantas vicisitudes afecten a sus derechos inscritos.

f) A la conservación en formato electrónico por los Registros de la Propiedad, Mercantiles y de Bienes Muebles de los documentos electrónicos que formen parte de un procedimiento registral, por el tiempo y en los términos que, de acuerdo con la normativa, señale la Dirección General de Seguridad Jurídica y Fe Pública.

g) A la utilización de sistemas que resulten adecuados para garantizar la identificación de los interesados y, en su caso, la autenticidad, integridad, confidencialidad y no repudio de los documentos electrónicos suscritos o para cualquier trámite electrónico con cualquier Registro de la

Propiedad, Mercantil o de Bienes Muebles, pudiendo las personas físicas utilizar en todo caso los sistemas de firma electrónica previstos en la legislación vigente.

h) A la garantía de la seguridad y confidencialidad de los datos que figuren en los ficheros, sistemas y aplicaciones de los Registros, sin perjuicio de la publicidad registral en los términos previstos por la normativa vigente.

i) A que se garantice la accesibilidad universal a la información y a los servicios registrales electrónicos en los términos establecidos por la normativa vigente en esta materia, con objeto de que todas las personas puedan ejercer sus derechos en igualdad de condiciones, incorporando las características necesarias para garantizar la accesibilidad de aquellos colectivos que lo requieran.

3. Las previsiones recogidas en los artículos 19 bis, 222.2 y 9, y 238 a 252 así como en esta disposición adicional se aplicarán igualmente a los Registros Mercantiles y a los Registros de Bienes Muebles, en cuanto sean adecuadas a la naturaleza de los citados registros.

> Redacción dada por el art. 36-18 de la Ley 11/2023, de 8 de mayo, de trasposición de Directivas de la Unión Europea en materia de accesibilidad de determinados productos y servicios, migración de personas altamente cualificadas, tributaria y digitalización de actuaciones notariales y registrales; y por la que se modifica la Ley 12/2011, de 27 de mayo, sobre responsabilidad civil por daños nucleares o producidos por materiales radiactivos.
> Entrada en vigor el 9 de mayo de 2024, de acuerdo con la Disposición Final 18-6 de la citada Ley 11/2023, de 8 de mayo.

Segunda. Los sistemas electrónicos registrales serán interoperables con los sistemas de la Administración de Justicia para el cumplimiento de las disposiciones previstas en las leyes procesales.–

> Redacción dada por el art. 36-19 de la Ley 11/2023, de 8 de mayo, de trasposición de Directivas de la Unión Europea en materia de accesibilidad de determinados productos y servicios, migración de personas altamente cualificadas, tributaria y digitalización de actuaciones notariales y registrales; y por la que se modifica la Ley 12/2011, de 27 de mayo, sobre responsabilidad civil por daños nucleares o producidos por materiales radiactivos.
> Entrada en vigor el 9 de mayo de 2024, de acuerdo con la Disposición Final 18-6 de la citada Ley 11/2023, de 8 de mayo.

DISPOSICIONES TRANSITORIAS

Primera.– Caducarán y no surtirán efecto alguno, siendo canceladas de oficio o a instancia de parte, aunque hubiesen sido relacionadas o referidas en títulos o inscripciones posteriores:

a) Las menciones de cualquier clase que en 1 de julio de 1945 tuvieren quince o más años de fecha.

Cuando las menciones de derechos susceptibles de inscripción especial y separada tengan menos de quince años de fecha y dentro del plazo de dos años, a contar desde el 1 de enero de 1945, no hubieren sido inscritas o anotadas en la forma procedente, así como las de derechos personales que existan en los Registros de la Propiedad en la expresada fecha de 1 de enero de 1945, caducarán y no surtirán efecto alguno una vez transcurrido el citado plazo de dos años, pasado el cual deberán ser canceladas por los Registradores, de oficio o a instancia de parte.

b) Las menciones de legítima o afecciones por derechos legitimarios que se refieran a sucesiones causadas con más de treinta años de antigüedad en 1 de enero de 1945. Para las menciones de esta clase, de origen más reciente, el plazo de caducidad establecido en el artículo 15 comenzará a contarse desde el 1 de julio de 1945, sin que en ningún caso exceda de treinta años, contados desde la fecha de defunción del causante.

Segunda.– Habrán incurrido en caducidad y, por tanto, se cancelarán a instancia de parte interesada, las anotaciones preventivas que en 1 de julio de 1945 cuenten quince años o más de fecha. Las anotaciones preventivas que en el mismo día tengan dos o más años y menos de quince de fecha podrán ser objeto de una prórroga cuatrienal única, dentro de los dos años siguientes, y, transcurrido este plazo o la prórroga en su caso, caducarán y serán canceladas a instancia de parte interesada. Las anotaciones preventivas de menos de dos años de fecha al entrar en vigor esta Ley se regirán por las prescripciones del artículo 76 de la misma.

Tercera.– Caducarán las inscripciones de hipoteca que en 1 de enero de 1945 cuenten con más de treinta años de antigüedad a partir de la fecha del vencimiento del crédito sin haber sufrido modificación, si dentro del plazo de dos años, contados desde el referido día 1 de enero de 1945, no

han sido renovadas, interrumpida su prescripción o ejercitada debidamente la acción hipotecaria, y asimismo, las que, constituidas con anterioridad a dicho día, vayan cumpliendo en lo sucesivo los treinta años de antigüedad, con las mismas condiciones y requisitos.

Cuarta.– Surtirán todos los efectos determinados por la legislación anterior las inscripciones de posesión existentes en 1 de enero de 1945 o las que se practiquen en virtud de informaciones iniciadas antes de dicha fecha.

Quinta.– Los procedimientos ejecutivos por razón de hipotecas iniciados con posterioridad a 1 de enero de 1945, aunque se refieran a hipotecas inscritas con anterioridad a dicha fecha, se regirán por la presente Ley, incluso aquellos en los que se hubiere pactado cualquier procedimiento especial para la ejecución.

En todo caso podrá utilizarse el procedimiento ejecutivo ordinario o el admitido por leyes especiales cuando proceda.

Las resoluciones judiciales recaídas en los procedimientos ejecutivos por razón de hipotecas, incoados con anterioridad a la indicada fecha, serán inscribibles con arreglo a la legislación anterior.

Sexta.– A los actuales funcionarios del Cuerpo Facultativo de la Dirección General de los Registros y del Notariado se les reconoce exclusivamente la asimilación a Notarios de primera con cinco años de antigüedad en la clase, a partir de la fecha en que cumplieron los quince años de servicios conforme al Decreto de 5 de julio de 1945, e igualmente se les reconoce la asimilación a Registradores de la Propiedad con la antigüedad desde la toma de su posesión.

Séptima.– La limitación de efectos de las inscripciones de herencia establecida en el artículo 28 sólo se computará en la forma establecida por el mismo en las inscripciones practicadas a partir del 1 de julio de 1945. En las practicadas con anterioridad, dicha limitación se regirá por lo establecido en la legislación anterior.

Octava.– Los Registradores que al publicarse esta Ley sirvan Registro que, conforme a la anterior clasificación de los mismos, sean de categoría

superior a la personal que a aquéllos corresponda por su número en el Escalafón, la conservarán para todos los efectos, salvo los del turno de clase, después del 31 de diciembre de 1946.

Novena.– Los concursos que para la provisión de Registros vacantes se convoquen hasta el 31 de diciembre de 1946, se regirán por las normas de la ley de 16 de diciembre de 1909 y disposiciones posteriores complementarias.

El cómputo de la antigüedad de los Registradores que sirvan en las posesiones del Golfo de Guinea y lleven dos años completos de servicio en las mismas, a que se refiere el artículo 285, no empezará a efectuarse hasta el 1 de enero de 1947.

Décima.– En 31 de diciembre de 1946 quedarán caducadas, sin excepción, todas las comisiones de servicio concedidas a los Registradores en la Dirección General de los Registros y del Notariado y en los demás Centros ministeriales, no pudiéndose en lo sucesivo ordenar nuevas comisiones de servicio sino en los términos y con las limitaciones taxativamente señalados por esta Ley.

DISPOSICIÓN FINAL DEROGATORIA

Única.– Con la publicación de esta Ley quedan derogadas la Ley 16 de diciembre de 1909, salvo lo prescrito en el primer párrafo de la disposición transitoria novena; la de Reforma de 30 de diciembre de 1944; el Decreto del Ministerio de Justicia de 24 de mayo de 1945, el de 5 de junio de igual año y la Orden de 14 del mismo mes, dictada para la ejecución de este último.

DECRETO DE 14 DE FEBRERO DE 1947, DEL REGLAMENTO HIPOTECARIO
(BOE núm 106)

EXPOSICIÓN DE MOTIVOS

La Ley 30 diciembre 1944 introdujo modificaciones considerables en el ordenamiento legislativo anterior, referentes no sólo a las normas sustantivas del régimen inmobiliario, sino también al Estatuto Orgánico de los Registradores, a la organización territorial de los Registros y a la simplificación de sus asientos. Tales reformas fueron escrupulosamente recogidas en el texto refundido de 8 febrero 1946, el cual, además de armonizar las Leyes de 1909 y de 1944, introdujo una nueva ordenación de materias, distribuyendo sistemáticamente los títulos de la Ley, y utilizó con ponderada mesura las autorizaciones concedidas por las Cortes al Ministerio de Justicia en orden a la organización territorial de los Registros y al estatuto personal de los Registradores.

Mas al promulgarse el vigente texto refundido, con innovaciones y reformas tan acusadas, surgió inmediata y urgente la necesidad de un reglamento que desarrollase los preceptos nuevos de la Ley, regulase las materias atribuidas por ésta a la facultad reglamentaria, pusiese término, al mismo tiempo, a las dificultades prácticas que forzosamente había de ofrecer la coexistencia de un texto legal novísimo y de un Reglamento ajustado a la Ley anterior y que, por añadidura, estaba ya anticuado y había sido objeto de numerosas reformas fragmentarias.

A tan patente necesidad acudió al Ministerio de Justicia, designando al efecto una comisión de juristas, que, siguiendo el ejemplo de la que redactó el texto legal refundido, ha dado cima en breve tiempo, y con el esfuerzo que su obra pone de relieve, al adjunto Reglamento.

En él se ha mantenido el plan utilizado en el que rigió en las antiguas provincias españolas de ultramar y que siguió después el de 5 agosto 1915, o sea el de contener los mismos títulos que la Ley, con idéntica denominación y por el mismo orden con que en aquélla se exponen, pues así se facilita, en grado extraordinario, la confrontación del texto legal con el

reglamentario correspondiente. En este aspecto, puramente formal, se ha introducido la novedad, empleada ya en otros reglamentos de la Administración, de acotar los artículos relativos a una misma materia con rúbricas o epígrafes marginales, que sirven para simplificar la consulta de aquéllos.

Se ha incluido un anexo, que ya figuraba en los anteriores reglamentos, comprensivo de los modelos a que, por regla general y dejando a salvo las particularidades de cada caso, deben ajustarse los asientos, certificaciones, índices y estadísticas de los Registros, con la finalidad no sólo de uniformar la práctica de estas oficinas, sino también la de abreviar y simplificar las fórmulas de sus asientos y operaciones, conforme al deseo expresado de modo taxativo por el legislador, al satisfacer en esta materia una necesidad acreditada por la experiencia.

Fuera del aspecto puramente formal, y dentro del terreno sustantivo, resultaría prolija en demasía la exposición de todas y cada una de las innovaciones y modificaciones que el nuevo reglamento introduce en el anterior, que son múltiples y algunas profundas, toda vez que en él se han recogido no sólo las normas de desenvolvimiento de las nuevas instituciones jurídicas sancionadas en el texto legal refundido y las contenidas en numerosas disposiciones dispersas posteriores a 1915, sino también las dimanantes de la doctrina establecida por la jurisprudencia del Tribunal Supremo y de la Dirección General de los Registros y del Notariado. Bastará para destacar su importancia enumerar algunas de las de mayor relieve. Se ha procurado simplificar y sistematizar en el nuevo Reglamento la regulación registral de las concesiones administrativas, sobre la base de la inscripción de la unidad de la obra pública, incluyéndose también en la regulación las explotaciones industriales destinadas a la producción o distribución de energía eléctrica que hayan sido objeto de la correspondiente concesión administrativa.

Y es novedad importante la de haberse arbitrado un procedimiento idóneo para la inscripción de los aprovechamientos de aguas públicas adquiridos por prescripción, dando satisfacción a una necesidad apremiante de la Administración pública y de los propietarios interesados desde que fueron suprimidas las informaciones posesorias, que antes servían de título de los referidos aprovechamientos, conforme al Real Decreto Ley de 7 de enero 1927.

En el orden privado, de las relaciones patrimoniales familiares en cuanto repercuten en el Registro de la Propiedad, se han consignado reglas

claras y precisas para la inscripción de los inmuebles y derechos reales adquiridos por mujeres casadas a título oneroso durante el matrimonio, así como para la inscripción de los actos y contratos dispositivos de tales bienes y derechos, procurando con las nuevas normas, que se ajustan rigurosamente a los principios básicos de la legislación civil, resolver las frecuentes dudas y dificultades que una copiosa jurisprudencia, no siempre concorde, había puesto de relieve.

Dentro del orden procesal, tan íntimamente relacionado con el régimen del Registro, se han dictado normas minuciosas para el procedimiento especial de ejecución de los derechos reales inscritos, establecido por el art. 41 texto legal refundido conforme a la trascendental innovación introducida por la Ley de 1944, encaminada a favorecer el prestigio y eficacia de la institución jurídica del Registro, y se ha reformado, de acuerdo con las enseñanzas experimentales, la tramitación de los recursos gubernativos contra la calificación de los Registradores, a fin de abreviarla y de conceder personalidad para interponer el recurso, en todo caso, al funcionario autorizante del documento rechazado por la calificación registral. Asimismo, cumpliendo inexcusable mandato legal, se ha desarrollado, con la perfección posible, el procedimiento extrajudicial para ejecución del crédito hipotecario, teniendo presentes las enseñanzas derivadas del procedimiento regulado ad exemplum en el artículo 201 reglamento anterior.

En orden al derecho de hipoteca, se han dictado normas complementarias para la regulación de las nuevas modalidades introducidas por el texto legal, como son la que garantiza rentas o prestaciones periódicas, la constituida por acto unilateral y la de responsabilidad limitada, tendiendo en su reglamentación a facilitar su constitución y su régimen para que lleguen a adquirir realidad práctica, según se propuso el legislador al darles carta de naturaleza en nuestra legislación.

Asimismo se ha facilitado, en armonía con la pauta iniciada por la Ley de 1944 y reflejada en el texto refundido, el acceso de la propiedad no inscrita al Registro, regulando minuciosamente los diferentes medios de inmatriculación admitidos por la Ley, a fin de que puedan utilizarse por la pequeña y la mediana propiedad, si bien con las garantías necesarias para evitar posibles fraudes y para que, en ningún caso, los resortes del sistema puedan actuar en favor de usurpadores del patrimonio común, especialmente del forestal del Estado.

Y, finalmente, se han dictado las oportunas normas relativas a la inadmisión de documentos no inscritos en Juzgados, Tribunales y Oficinas, con sujeción estricta a lo prevenido en el art. 313 de la Ley, y con el saludable propósito de que la prohibición ordenada por el legislador llegue ahora a ser eficaz y no se convierta en letra muerta, según sucedió anteriormente en preceptos análogos.

Todas estas disposiciones y otras muchas que se omiten, aconsejan que el nuevo reglamento se publique con carácter definitivo no sólo para evitar, como ocurrió con el anterior, que, promulgado como provisional, ha regido más de 30 años, sino también porque en esa forma ha de robustecerse su autoridad con el dictamen previo del más alto Cuerpo Consultivo del Estado, que si siempre sería conveniente al regular institución tan importante como es el Registro de la Propiedad Inmueble, resulta inexcusable para corroborar que el nuevo ordenamiento no ha rebasado el estricto marco legal dentro del cual debe desenvolver la Administración su facultad reglamentaria.

En su virtud, a propuesta del Ministro de Justicia, de conformidad con el dictamen del Consejo de Estado y previa deliberación del Consejo de Ministros, dispongo:

Artículo 1.– Se aprueba, con el carácter de definitivo, el adjunto Reglamento para la ejecución de la Ley Hipotecaria de 8 febrero 1946.

Artículo 2.– Este reglamento empezará a regir en la Península, islas adyacentes, Canarias y territorios de África no sujetos a legislación hipotecaria especial a los veinte días de terminarse su publicación en el Boletín Oficial del Estado.

TÍTULO PRIMERO
DEL REGISTRO DE LA PROPIEDAD Y DE LOS TÍTULOS SUJETOS A INSCRIPCIÓN

DEL REGISTRO DE LA PROPIEDAD

Artículo 1.– Los Registros de la Propiedad tendrán la circunscripción territorial, capitalidad y denominación actuales, las cuales podrán modifi-

carse cuando el interés público lo aconseje, de acuerdo con lo establecido en las Leyes y en este Reglamento.

Artículo 2.— Conforme a lo dispuesto en el párrafo segundo del artículo primero de la Ley, las inscripciones o anotaciones se harán en el registro en cuya circunscripción territorial radiquen los inmuebles.

Si alguna finca radicase en territorio perteneciente a dos o más registros, será íntegramente competente aquél en cuya circunscripción se ubique la mayor parte de la finca.

2. Cualquier alteración de la demarcación registral deberá ir acompañada de la delimitación geográfica georreferenciada de los distritos registrales resultantes..

Artículo 3.— Cuando, indebidamente, una finca figurase inscrita en un Ayuntamiento o Sección distinto del que le correspondiere, dentro del mismo Registro, el interesado podrá solicitar del Registrador la traslación del asiento o asientos, acompañando a la petición el título inscrito y certificación administrativa que acredite el hecho. Si el Registrador estimase justificada la traslación, la efectuará sin más trámites que comunicar la solicitud a los restantes interesados a quienes pueda afectar la traslación, si los hubiere, consignando las oportunas notas de referencia en los asientos trasladados y en los que nuevamente practique.

La traslación se efectuará copiando íntegramente los asientos y notas de la finca en el folio y bajo el nuevo número que le corresponda, clausurándose su historial antiguo y expresándose en el libro y folio el motivo de la traslación, mediante las oportunas notas marginales.

Cuando la Sección o Ayuntamiento en que deba inscribirse la finca perteneciera a otro Registro, será necesaria, además, la conformidad de ambos Registradores, y se acompañará a la solicitud certificación literal de todos los asientos y notas de la finca indebidamente inscrita, que se copiará íntegramente en el folio que corresponda, extendiéndose igualmente las diligencias prevenidas en el párrafo anterior.

En todos los casos se practicarán las operaciones que fueren pertinentes en los índices.

En cualquier supuesto de negativa o disconformidad, podrá el interesado recurrir a la Dirección General, la cual, con los informes de las personas

o Entidades que estime necesarios, resolverá lo procedente y dictará, en su caso, las reglas precisas para que la traslación se practique.

BIENES Y DERECHOS INSCRIBIBLES Y TÍTULOS SUJETOS A INSCRIPCIÓN

Artículo 4.– Serán inscribibles los bienes inmuebles y los derechos reales sobre los mismos, sin distinción de la persona física o jurídica a que pertenezcan, y por tanto, los de las Administraciones públicas y los de las entidades civiles o eclesiásticas.

Artículo 5.– Los bienes inmuebles de dominio público también podrán ser objeto de inscripción, conforme a su legislación especial.

Artículo 6.– Anulado.

> La STS (Sala 3.ª) de 31 de enero de 2001 ha declarado nula de pleno derecho la modificación del art. 6 RH, introducida por el art. 1º del Real Decreto 1867/1998, de 4 de septiembre.
>
> En su redacción anterior, el artículo 6 RH establecía lo siguiente:
>
> «Si alguno de los bienes comprendidos en el artículo anterior, o una de sus partes, cambiare de destino y adquiriere el carácter de inscribible, se llevará a efecto su inscripción con arreglo a lo dispuesto en este Reglamento. Si un inmueble de propiedad privada, o parte del mismo, adquiere la naturaleza de alguno de los enumerados en el artículo anterior, se hará constar esta circunstancia por nota marginal».

Artículo 7.– Conforme a lo dispuesto en el artículo 2 de la Ley, no sólo deberán inscribirse los títulos en que se declare, constituya, reconozca, transmita, modifique o extinga el dominio o los derechos reales que en dichos párrafos se mencionan, sino cualesquiera otros relativos a derechos de la misma naturaleza, así como cualquier acto o contrato de trascendencia real que, sin tener nombre propio en derecho, modifique, desde luego o en lo futuro, algunas de las facultades del dominio sobre bienes inmuebles o inherentes a derechos reales.

Artículo 8.– Los actos y contratos que con diferentes nombres se conocen en las provincias en que rigen fueros especiales, y producen, respecto a los bienes inmuebles o derechos reales, cualquiera de los efectos indicados en el artículo anterior, estarán también sujetos a inscripción.

Para inscribir dichos actos y contratos se presentarán en el Registro los documentos necesarios, según las disposiciones forales, y, en su caso, los que acrediten haberse empleado los medios que establece la legislación supletoria.

Artículo 9.– No son inscribibles la obligación de constituir, transmitir, modificar o extinguir el dominio o un derecho real sobre cualquier inmueble, o la de celebrar en lo futuro cualquiera de los contratos comprendidos en los artículos anteriores, ni en general cualesquiera otras obligaciones o derechos personales, sin perjuicio de que en cada uno de estos casos se inscriba la garantía real constituida para asegurar su cumplimiento o se tome anotación cuando proceda, de conformidad con el artículo 42 de la Ley.

Artículo 10.– Las resoluciones judiciales que deben inscribirse conforme a lo dispuesto en el número 4º del artículo 2º de la Ley, no son sólo las que expresamente declaren la incapacidad de alguna persona para administrar sus bienes o modifiquen con igual expresión su capacidad civil en cuanto a la libre disposición de su caudal, sino también todas aquellas que produzcan legalmente una u otra incapacidad, aunque no la declaren de un modo terminante.

Artículo 11.– No serán inscribibles los bienes inmuebles y derechos reales a favor de entidades sin personalidad jurídica.

La STS (Sala 3.ª) de 31 de enero de 2001 ha declarado nula de pleno derecho la modificación de los párrafos segundo, tercero, cuarto y quinto del art. 11 RH, introducida por el art. 1º del Real Decreto 1867/1998, de 4 de septiembre.

En su redacción anterior, el artículo 11 RH establecía lo siguiente:

«Serán inscribibles las sentencias declarando la propiedad de los bienes inmuebles de capellanías colativas extinguidas o el mejor derecho para la conmutación de las existentes, y las actas de la misma conmutación expedidas por el Diocesano respectivo. En dichos casos se acompañará escritura describiendo los inmuebles, a no ser que hubiere recaído sentencia y en ella se describan, y traslado de la Orden ministerial, exceptuando a aquellos de la desamortización, mientras se exija por las disposiciones de Hacienda y cuanto en el juicio no se haya oído a la representación del Estado. Deberá asimismo presentarse dicho traslado cuando se transmitan los bienes a censo reservativo. También será inscribible el auto declarativo del derecho a la conmutación dictado en el procedimiento especial del Real Decreto de 17 de abril de 1925, en unión del acta de conmutación antes referida, y sin que las inscripciones practicadas en este caso surtan efecto respecto de tercero hasta después de transcurridos dos años desde la fecha en que fueron

extendidas. Cuando los bienes conmutados o dados a censo no consten inscritos, habrá de presentarse, además, la escritura de fundación o el certificado de dominio expedido por el Diocesano, salvo lo dispuesto en el artículo 205 de la Ley».

Artículo 12.– Serán igualmente inscribibles, sin perjuicio de lo dispuesto en el artículo 20, y al amparo, en su caso, del 205 de la Ley:

1°) Las copias notariales de las actas judiciales protocolizadas de deslinde y amojonamiento de fincas, cuando hayan sido citados en el expediente los propietarios colindantes.

2°) Los deslindes administrativos debidamente aprobados.

Artículo 13.– El régimen previsto en este artículo no será aplicable cuando los contratantes hayan configurado la contraprestación a la cesión de forma distinta a lo contemplado en el párrafo primero o como meramente obligacional. En este caso se expresará de forma escueta en el cuerpo del asiento que la contraprestación a la cesión es la obra futura, pero sin detallar ésta. En el acta de inscripción y en la nota al pie del documento se hará constar que el derecho a la obra futura no es objeto de inscripción.

No obstante, si se hubiera garantizado la contraprestación con condición resolutoria u otra garantía real, se inscribirán estas garantías conforme al artículo 11 de la Ley Hipotecaria.

> Anulados los párrafos primero a tercero del art. 13. La STS (Sala 3.ª) de 31 de enero de 2001 ha declarado nula de pleno derecho la modificación de los párrafos primero, segundo y tercero del art. 13 RH, introducida por el art. 1º del Real Decreto 1867/1998, de 4 de septiembre. Se mantienen vigentes los párrafos cuarto y quinto, no modificados por el citado Real Decreto 1867/1998, de 4 de septiembre.

Artículo 14.– Será inscribible el contrato de opción de compra o el pacto o estipulación expresa que lo determine en algún otro contrato inscribible, siempre que además de las circunstancias necesarias para la inscripción reúna las siguientes:

1ª) Convenio expreso de las partes para que se inscriba.

2ª) Precio estipulado para la adquisición de la finca y, en su caso, el que se hubiere convenido para conceder la opción.

3ª) Plazo para el ejercicio de la opción, que no podrá exceder de cuatro años.

En el arriendo con opción de compra, la duración de la opción podrá alcanzar la totalidad del plazo de aquél, pero caducará necesariamente en caso de prórroga, tácita o legal, del contrato de arrendamiento.

Artículo 15.– Los inquilinos y arrendatarios que tengan derecho de retorno al piso o local arrendado, ya sea por disposición legal o por convenio con el arrendador, podrán hacerlo constar en el Registro de la Propiedad mediante nota al margen de la inscripción de dominio de la finca que se reedifique. Sin esta constancia no perjudicará a terceros adquirentes el expresado derecho. Para extender la nota bastará solicitud del interesado, acompañada del contrato de inquilinato o arriendo y el título contractual, judicial o administrativo del que resulte el derecho de retorno. Transcurridos cinco años desde su fecha, las expresadas notas se cancelarán por caducidad.

Artículo 16.– Anulado.

2. El derecho de elevar una o más plantas sobre un edificio o el de realizar construcciones bajo su suelo, haciendo suyas las edificaciones resultantes, que, sin constituir derecho de superficie, se reserve el propietario en caso de enajenación de todo o parte de la finca o transmita a un tercero, será inscribible conforme a las normas del apartado 3.º del artículo 8 de la Ley y sus concordantes. En la inscripción se hará constar:

a) Las cuotas que hayan de corresponder a las nuevas plantas en los elementos y gastos comunes o las normas para su establecimiento.

b) Anulado.

c) Anulado.

d) Las normas de régimen de comunidad, si se señalaren, para el caso de hacer la construcción.

Las SSTS (Sala 3.ª) de 24 de febrero de 2000 y 31 de enero de 2001 han declarado nula de pleno derecho la modificación del artículo 16.1 y 2. b) y c) RH, introducida por el art. 1º del Real Decreto 1867/1998, de 4 de septiembre, manteniendo vigente el resto del artículo 16 RH.

En su redacción anterior, el citado art. 16 RH establecía lo siguiente:

«1.º Para su eficaz constitución deberá inscribirse a favor del superficiario el derecho de construir edificios en suelo ajeno y el de levantar nuevas construcciones sobre el vuelo o efectuarlas bajo el suelo de fundos ajenos. Los títulos públicos en que se establezca dicho derecho de superficie deberán reunir, además de las circunstancias generales necesarias para la inscripción, las siguientes: A) Plazo

de duración del derecho de superficie, que no excederá de 50 años. Transcurrido el plazo, lo edificado pasará a ser propiedad del dueño del suelo, salvo pacto en contrario. B) Determinación del canon o precio que haya de satisfacer el superficiario, si el derecho se constituyere a título oneroso, pudiéndose estipular la reversión del todo o parte de lo edificado a favor del dueño del suelo al expirar el plazo convenido. C) Plazo señalado para realizar la edificación, que no podrá exceder de cinco años; sus características generales, destino y costo del presupuesto. D) Pactos relativos a la realización de actos de disposición por el superficiario. E) Garantías de trascendencia real con que se asegure el cumplimiento de los pactos del contrato. No serán inscribibles las estipulaciones que sujeten el derecho de superficie a comiso. 2.º El derecho de elevar una o más plantas sobre un edificio o el de realizar construcciones bajo su suelo, haciendo suyas las edificaciones resultantes, que, sin constituir derecho de superficie, se reserve el propietario en caso de enajenación de todo o parte de la finca o transmita a un tercero, será inscribible conforme a las normas del número 3.º del artículo 8.º de la Ley y sus concordantes. En la inscripción se hará constar: a) Las cuotas que hayan de corresponder a las nuevas plantas en los elementos y gastos comunes o las normas que se establezcan para su determinación. b) Las normas de régimen de comunidad, si se establecieren, para el caso de hacerse la construcción».

Artículo 17.– Anulado.

La STS (Sala 3.ª) de 31 de enero de 2001 ha declarado nula de pleno derecho la modificación del art. 17 RH, introducida por el art. 1º del Real Decreto 1867/1998, de 4 de septiembre.

En su redacción anterior, el citado art. 7 RH establecía lo siguiente:

«Los bienes inmuebles y los derechos reales que pertenezcan al Estado y a las Corporaciones civiles y se hallen exceptuados o deban exceptuarse de la venta con arreglo a la legislación desamortizadora, se inscribirán en los Registros de la Propiedad de los partidos en que radiquen. Por los Ministerios de que dependan las Corporaciones, las oficinas o las personas que disfruten o a cuyo cargo estén los bienes expresados, se comunicarán a las mismas las órdenes oportunas, a fin de que reclamen las inscripciones correspondientes, y se les facilitarán los documentos y noticias que para ello sean necesarios. En la inscripción a favor del Estado podrá hacerse constar el Organismo o Servicio a que se hallaren adscritos los bienes. Si aquéllos tienen personalidad jurídica y los bienes pertenecen a su patrimonio independiente, se inscribirán a favor de los mismos».

Artículo 18.– Anulado.

La STS (Sala 3.ª) de 31 de enero de 2001 ha declarado nula de pleno derecho la modificación del art. 18 RH, introducida por el art. 1º del Real Decreto 1867/1998, de 4 de septiembre.

En su redacción anterior, el citado art. 18 RH establecía lo siguiente:

«Siempre que exista título inscribible de la propiedad del Estado o de la Corporación sobre los bienes que deban ser inscritos con arreglo a los artículos 4.º, 6.º y 17 de este Reglamento, se presentará en el Registro respectivo, y se exigirá,

en su virtud, una inscripción de dominio a favor del que resulte dueño, la cual deberá verificarse con sujeción a las reglas establecidas para la de los particulares y a las normas del artículo anterior. Cuando no exista título inscribible para practicar la inscripción, se estará a lo dispuesto en los artículos 206 de la Ley y concordantes de este Reglamento. Los cambios de adscripción de los bienes del Estado a distinto Ministerio por reorganización o alteración administrativa o por cualquier otra causa, y los que se produzcan a otro Organismo o Servicio del mismo Departamento, podrán inscribirse mediante el traslado de la disposición administrativa correspondiente».

Artículo 19.– En la misma forma se inscribirán los bienes que pertenezcan a la Iglesia o a las Entidades eclesiásticas, o se les devuelvan, y deban quedar amortizados en su poder.

Artículo 20.– Los bienes inmuebles o derechos reales que pertenezcan al Estado o a las Corporaciones civiles o eclesiásticas y deban enajenarse con arreglo a la legislación desamortizadora, no se inscribirán en el Registro de la Propiedad hasta que llegue el caso de su venta o redención a favor de los particulares, aunque entre tanto se transfiera al Estado la propiedad de ellos por efecto de la permutación acordada con la Santa Sede.

La legislación desamortizadora sobre bienes del Estado ha sido derogada por la Ley de Patrimonio del Estado de 15 de abril de 1954.

Artículo 21.– Cuando haya de ponerse en venta alguno de los bienes a que se refiere el artículo anterior, o redimirse alguno de los derechos comprendidos en el mismo, el funcionario a cuyo cargo esté la administración de Propiedades y Derechos del Estado en la provincia donde radiquen los bienes buscará y unirá al expediente de venta o redención los respectivos títulos de dominio.

Si éstos no existieren o no pudieren ser hallados, se procederá en la forma establecida en los artículos 206 de la Ley y concordantes de este Reglamento.

Artículo 22.– Al otorgarse la escritura de venta o redención se entregarán al comprador o redimente los títulos de propiedad o documentos que hubieran originado la inscripción.

Artículo 23.– Los compradores de bienes desamortizados y los redimentes de censos también desamortizados podrán inscribir su derecho

conforme al artículo 205 de la Ley, a cuyo efecto tendrán derecho a exigir los correspondientes títulos de los mismos y, en defecto de ellos, la certificación expresada en el artículo 206 de la misma Ley, en la nota del Registrador de haberse practicado la inscripción correspondiente. En su consecuencia, los funcionarios a cuyo cargo esté la administración de Propiedades y Derechos del Estado harán inscribir, desde luego, todos los bienes o derechos que se encuentren en tal caso, remitiendo al Registro los títulos respectivos o las certificaciones correspondientes, a los cuales será aplicable, en su caso, lo dispuesto en el artículo 306.

La legislación desamortizadora fue derogada por la Ley de Patrimonio del Estado de 15 de abril de 1954.

Artículo 24.– Siempre que el Estado o las Corporaciones civiles adquieran algún inmueble o derecho real, los Delegados de Hacienda, Autoridades o Directores generales de los ramos bajo cuya dependencia hayan de administrarse, cuidarán de que se recojan los títulos de propiedad, si los hubiere, y de que en todo caso se verifique su inscripción.

Artículo 25.– Las autoridades que decreten embargos o adjudicaciones de bienes inmuebles o derechos reales en expedientes gubernativos procurarán su inscripción o anotación a favor del Estado o de las Corporaciones civiles, con arreglo a las disposiciones vigentes sobre recaudación de contribuciones e impuestos y apremios administrativos que no contradigan a la Ley Hipotecaria.

Artículo 26.– Las inscripciones derivadas de procedimientos de apremio de carácter fiscal se practicarán en virtud de escritura pública que en favor del adjudicatario otorgará el deudor o el Agente ejecutivo que lo sustituya por rebeldía, y en la que se consignarán los trámites o incidencias más esenciales del expediente de apremio, especialmente la citación al deudor y las notificaciones a terceros poseedores o acreedores hipotecarios, si los hubiere, así como también que queda extinguida la anotación preventiva de embargo practicada a favor de la Hacienda.

Cuando por haber quedado desierta la subasta se adjudicase la finca al Estado, Provincia, Municipio o Entidad a la que se hubiere concedido la facultad de utilizar el procedimiento administrativo de apremio, será título

bastante la certificación expedida por el Tesorero de Hacienda, Presidente de la Diputación, Alcalde o funcionario a quien corresponda según los casos, y en la que se hará constar: la presencia íntegra de adjudicación, el nombre y apellidos del deudor y la naturaleza, situación, linderos, cabida y gravámenes que pesaren sobre la finca adjudicada.

Cuando la Hacienda pública ceda los inmuebles que le hubieren sido adjudicados, será título inscribible, y, en su caso, inmatriculable, a favor del adquirente, la certificación del acuerdo de cesión expedida por duplicado por el Administrador de Propiedades y Contribución Territorial o funcionario a quien corresponda, en la que consten, conforme a lo prevenido en los párrafos anteriores, los particulares de la previa adjudicación por débitos fiscales y de los de la cesión.

Los títulos a que se refieren los tres párrafos anteriores contendrán las circunstancias generales exigidas por la Ley, y las inscripciones, además, sucintamente las singulares que consten en los documentos.

Los expedientes a que se refieren este artículo y el anterior deberán ser examinados por el Abogado del Estado a quien corresponda antes de la presentación de los títulos en el Registro.

Artículo 27.– Si después de enajenada una finca o redimido un censo y de otorgada la correspondiente escritura se incoare expediente para que se rescinda o anule la venta o la redención, la autoridad o funcionario que instruya el expediente pedirá anotación preventiva, presentando por duplicado una certificación en que conste aquella circunstancia y las necesarias para la anotación, según el artículo 72 de la Ley.

Si la resolución en que se rescinda o anule la venta o redención adquiere el carácter de firme, la autoridad a quien corresponda dispondrá la inscripción de dominio a favor del Estado o la cancelación de la inscripción, según los casos. Si se tratare de bienes de las Corporaciones locales la certificación del acuerdo deberá expedirse por el Secretario, con el visto bueno del Presidente. En las certificaciones expedidas para la inscripción o cancelación se consignará literalmente la resolución firme respectiva en la que conste la citación al adquirente, los demás trámites esenciales del procedimiento y, si se trata de bienes del Estado, el informe a que se refiere el último párrafo del artículo anterior. Cuando los bienes o derechos se hallen inscritos a favor de tercero se estará a lo dispuesto en el artículo 82 de la Ley.

Artículo 28.– Declarada la quiebra de una subasta por no haber pagado el comprador de una finca o derecho su precio en los plazos correspondientes, se anotará preventivamente esta declaración, procediéndose para ello del modo establecido en el artículo anterior.

La cancelación del asiento principal respectivo podrá verificarse mediante certificación de la oficina de Hacienda competente en que conste el acuerdo firme de nulidad.

Artículo 29.– Para inscribir el retracto administrativo, cuando sea ejercitado por el contribuyente deudor, o por sus representantes legítimos, bastará la certificación librada por la Administración en que se inserte literal el acuerdo o resolución fiscal. En los demás casos será necesaria escritura pública otorgada por los Delegados de Hacienda o funcionarios administrativos en quienes dicha Autoridad delegue expresamente.

Artículo 30.– 1º) El dominio de los montes de utilidad pública se inscribirá en el Registro a favor del Estado, de los entes públicos territoriales o de los establecimientos a que pertenezcan. La inscripción principal se practicará en el libro del Ayuntamiento donde radique la finca o en el que se halle su mayor extensión si perteneciere a varios, y en ella se harán constar las particularidades del monte, indicando el organismo o servicio a que estuviere adscrito; en su caso, se practicarán inscripciones de referencia en los demás Registros, Ayuntamientos o Secciones. De igual modo deberán inscribirse las actas de deslinde de dichos montes.

2º) Las roturaciones legitimadas, los títulos de concentración parcelaria y las concesiones de fincas o derechos reales otorgadas por la Administración para colonización u otros fines análogos de carácter social se inscribirán en el Registro.

3º) El derecho real de vuelo sobre fincas rústicas ajenas se inscribirá en el folio de aquella sobre la que se constituya; en la inscripción se harán constar: su duración, la plantación o siembra en que consista, así como el destino de éstas y el de las mejoras en el momento de la extinción del derecho, los convenios y prestaciones estipulados, y, si las hubiere, las garantías pactadas con carácter real. Iguales circunstancias deberán constar en las inscripciones de consorcios a favor de la Administración Forestal o de los particulares.

Los títulos a que se refiere este artículo se inscribirán conforme a los preceptos de este Reglamento, en relación con las disposiciones vigentes sobre la materia.

Artículo 31.– Las concesiones administrativas que afecten o recaigan sobre bienes inmuebles, se inscribirán a favor del concesionario con la extensión y condiciones que resulten del título correspondiente.

La adquisición por expropiación forzosa o por cualquier otro título de fincas o derechos inscritos que hayan quedado afectos a la concesión se inscribirá a favor del concesionario, haciéndose constar en las inscripciones respectivas su afectación, y en la inscripción de la concesión la incorporación de aquéllos, por nota marginal. También se hará constar en las inscripciones y notas marginales respectivas que las fincas incorporadas quedan gravadas con las cargas a que esté sujeta o se sujete en el futuro la concesión.

Sobre las fincas o derechos inscritos afectos a una concesión, no se podrán inscribir otras cargas o gravámenes que los que recaigan sobre ésta y hayan sido autorizados por la Administración concedente.

Extinguida la concesión, si las fincas deben revertir a la Administración concedente, se inscribirán a favor de ésta, cancelándose los asientos contradictorios, sin perjuicio de lo establecido en el art. 175.

Cuando resultasen parcelas o fincas sobrantes de una concesión y no deban revertir al concedente, el concesionario podrá hacer constar en el Registro aquella circunstancia y su desafectación de la concesión mediante certificación librada por el Organismo que otorgó la concesión, en la que se exprese la fecha de la resolución que haya declarado la desafectación, la circunstancia de no haber lugar a la reversión y el derecho del concesionario a disponer libremente de la finca. Si la parcela o finca hubiese sido adquirido en virtud de expropiación forzosa, la constancia registral de la desafectación no perjudicará el derecho de reversión que asista al propietario expropiado, y en caso de practicarse segregación se hará constar en la nueva inscripción la adquisición originaria por expropiación.

Artículo 32.– Los asientos derivados de procedimientos de expropiación forzosa se practicarán conforme a las normas establecidas en la legislación especial y a las siguientes:

1ª) Los Registradores harán constar, en su caso, por nota al margen de las inscripciones correspondientes, que han expedido la certificación de dominio y cargas a efectos de la expropiación e indicarán su fecha y el procedimiento de que se trate. Estas notas se cancelarán por su caducidad transcurridos tres años desde su fecha, si en el Registro no consta algún nuevo asiento relacionado con el mismo expediente.

2ª) Para que los títulos de expropiación puedan inscribirse, si se trata de fincas o derechos inscritos, el expediente deberá entenderse con el titular registral o quien justifique ser su causahabiente, por sí o debidamente representado, en la forma prevenida por la legislación especial, sin perjuicio de la intervención de otros interesados, si los hubiere.

3ª) Podrá extenderse anotación preventiva a favor del expropiante o beneficiario mediante el acta previa a la ocupación y el resguardo de depósito provisional. La anotación tendrá la duración señalada en el artículo 86 de la Ley y se convertirá en inscripción mediante el documento que acredite el pago o la consignación del justo precio, con el acta de ocupación.

4ª) Será título inscribible a favor del expropiante o beneficiario el acta en que consten el pago y la ocupación, o solamente el acta de ocupación, acompañada en este caso del documento que acredite la consignación del justo precio o del correspondiente resguardo de depósito del mismo. En virtud de dichos títulos se practicará, en su caso, la inmatriculación.

A los efectos de la inscripción, se entenderá fijado definitivamente el justo precio cuando, por no haber acuerdo, haya sido determinado aquél por el Jurado Provincial de Expropiación, o el organismo competente con arreglo a las disposiciones especiales.

5ª) El dominio y las cargas, gravámenes, derechos reales y limitaciones de toda clase, inscritos con posterioridad a la fecha de la nota marginal a que se refiere este artículo, se cancelarán al practicarse la inscripción a favor del expropiante o beneficiario y en virtud del mismo título, aunque los interesados no hayan sido parte en el expediente, para cuya cancelación bastará su expresión genérica.

Para que puedan cancelarse los asientos de fecha anterior a dicha nota deberá constar que los interesados han sido citados en forma legal y que concurrieron por sí o debidamente representados al pago, o que se consignó el precio o la parte necesaria del mismo, según los casos. En el título se

determinarán los asientos que deban cancelarse y subsistir con referencia a los datos registrales.

6ª) Los asientos contendrán las circunstancias prevenidas para la inscripción en la legislación hipotecaria y las necesarias según la legislación especial. Si no pudiera hacerse constar alguna circunstancia se expresará así en el título, y, en su caso, en la inscripción.

Artículo 33.– Se entenderá por título, para los efectos de la inscripción, el documento o documentos públicos en que funde inmediatamente su derecho la persona a cuyo favor haya de practicarse aquélla y que hagan fe, en cuanto al contenido que sea objeto de la inscripción, por sí solos o con otros complementarios, o mediante formalidades cuyo cumplimiento se acredite.

DOCUMENTOS AUTÉNTICOS

Artículo 34.– Se considerarán documentos auténticos para los efectos de la Ley los que, sirviendo de títulos al dominio o derecho real o al asiento practicable, estén expedidos por el Gobierno o por Autoridad o funcionario competente para darlos y deban hacer fe por sí solos.

Artículo 35.– Los documentos Pontificios expedidos con el fin de acreditar el cumplimiento de requisitos prescritos en el Derecho Canónico para el otorgamiento de actos y contratos en que esté interesada la Iglesia, traducidos y testimoniados por los Ordinarios Diocesanos, son documentos auténticos, sin necesidad de estar legalizados.

Artículo 36.– Los documentos otorgados en territorio extranjero podrán ser inscritos si reúnen los requisitos exigidos por las normas de Derecho Internacional Privado, siempre que contengan la legalización y demás requisitos necesarios para su autenticidad en España.

La observancia de las formas y solemnidades extranjeras y la aptitud y capacidad legal necesarias para el acto podrán acreditarse, entre otros medios, mediante aseveración o informe de un Notario o Cónsul español o de Diplomático, Cónsul o funcionario competente del país de la legislación que sea aplicable. Por los mismos medios podrá acreditarse la capacidad

civil de los extranjeros que otorguen en territorio español documentos inscribibles.

El Registrador podrá, bajo su responsabilidad, prescindir de dichos medios si conociere suficientemente la legislación extranjera de que se trate, haciéndolo así constar en el asiento correspondiente.

Artículo 37.– Los documentos no redactados en idioma español podrán ser traducidos, para los efectos del Registro, por la Oficina de Interpretación de Lenguas o por funcionarios competentes autorizados en virtud de Leyes o convenios internacionales, y, en su caso, por un Notario, quien responderá de la fidelidad de la traducción.

Los extendidos en latín y dialectos de España o en letra antigua, o que sean ininteligibles para el Registrador, se presentarán acompañados de su traducción o copia suficiente hecha por un titular del Cuerpo de Archiveros y Bibliotecarios o por funcionario competente, salvo lo dispuesto en el artículo 35.

El Registrador podrá, bajo su responsabilidad, prescindir del documento oficial de traducción cuando conociere el idioma, el dialecto o la letra antigua de que se trate.

Artículo 38.– Las resoluciones judiciales o laudos arbitrales dados en el extranjero serán inscribibles cuando hayan sido reconocidos por Tribunal o Autoridad competente, con arreglo a las Leyes y convenios internacionales.

TÍTULO II
DE LA FORMA Y EFECTOS DE LA INSCRIPCIÓN

SOLICITUD DE INSCRIPCIÓN

Artículo 39.– Se considerará comprendido en el apartado d) del artículo 6 de la Ley a quien presente los documentos correspondientes en el Registro con objeto de solicitar la inscripción.

Artículo 40.– Los Oficiales, Auxiliares y dependientes del Registro de la Propiedad no podrán presentar ningún documento para su inscripción en el Registro, salvo cuando estén comprendidos en los tres primeros apartados del art. 6 de la Ley.

CLASES Y ORDEN DE LOS ASIENTOS

Artículo 41.– En los libros de los Registros de la Propiedad se practicarán las siguientes clases de asientos o inscripciones: Asientos de presentación, inscripciones propiamente dichas, extensas o concisas, principales y de referencia; anotaciones preventivas, cancelaciones y notas marginales.

Artículo 42.– Para enumerar las fincas que se inscriban conforme a lo dispuesto en el artículo 8 de la Ley se señalará con el número 1 la primera que se inscriba en cada Ayuntamiento o Sección y con los números siguientes, por orden riguroso de fechas, las que sucesivamente se vayan inscribiendo.

Artículo 43.– Las inscripciones propiamente dichas y las cancelaciones relativas a cada finca se numerarán también por el orden en que se hicieren.

Las anotaciones preventivas y sus cancelaciones se señalarán al margen con letras en lugar de números, guardándose un orden rigurosamente alfabético. Si se agotasen las letras del alfabeto se volverá a empezar por la primera duplicada, siguiendo en esta norma todas las demás. En el margen destinado a la numeración de las inscripciones se escribirá en estos casos: «Anotación (o cancelación) letra ».

INSCRIPCIÓN, AGRUPACIÓN, DIVISIÓN Y SEGREGACIÓN DE FINCAS

Artículo 44.– Se inscribirán bajo un solo número, si los interesados lo solicitaren, considerándose como una sola finca con arreglo al artículo 8 de la Ley y para los efectos que el mismo expresa, siempre que pertenezca a un solo dueño o a varios pro indiviso:

1º) Las fincas rústicas y los solares colindantes, aunque no tengan edificación alguna, y las urbanas, también colindantes, que físicamente constituyan un solo edificio o casa-habitación.

2º) Los cortijos, haciendas, labores, masías, dehesas, cercados, torres, caseríos, granjas, lugares, casales, cabañas y otras propiedades análogas que formen un cuerpo de bienes dependientes o unidos con uno o más edificios y una o varias piezas de terreno, con arbolado o sin él, aunque no linden entre sí ni con el edificio, y con tal de que en este caso haya unidad

orgánica de explotación o se trate de un edificio de importancia al cual estén subordinadas las fincas o construcciones.

3º) Las explotaciones agrícolas, aunque no tengan casa de labor y estén constituidas por predios no colindantes, siempre que formen una unidad orgánica, con nombre propio, que sirva para diferenciarlas y una organización económica que no sea la puramente individual, así como las explotaciones familiares agrarias.

4º) Toda explotación industrial situada dentro de un perímetro determinado o que forme un cuerpo de bienes unidos o dependientes entre sí.

5º) Todo edificio o albergue situado fuera de poblado con todas sus dependencias y anejos, como corrales, tinados o cobertizos, paneras, palomares, etc.

6º) Las concesiones administrativas, excepto las que sean accesorias de otras fincas o concesiones.

Lo dispuesto en este artículo será aplicable aun cuando las propiedades se hallen enclavadas en diferentes Secciones, Ayuntamientos o Registros.

Artículo 45.– Cuando, en virtud de lo dispuesto en el artículo anterior, se reúnan dos o más fincas inscritas para formar una sola, con una nueva descripción, se inscribirá con número diferente haciéndose mención de ello al margen de cada una de las inscripciones de propiedad de las fincas reunidas.

Si las fincas agrupadas no fueren colindantes, se describirán individualmente las parcelas que las constituyan y, con la mayor precisión posible, las características de la agrupación o causas que den lugar a ella.

No obstante lo dispuesto en el artículo anterior, podrán agruparse fincas pertenecientes a distintos propietarios, siempre que se determine, de acuerdo con lo que resulte del título, la participación indivisa que a cada uno de ellos corresponda en la finca resultante de la agrupación.

Artículo 46.– En el caso de que la totalidad de una finca inscrita se divida en dos o más suertes o porciones, se inscribirá cada una de éstas como finca nueva y bajo número diferente, haciéndose breve mención de esta circunstancia al margen de la inscripción de propiedad de la finca que se divida. En las nuevas inscripciones se expresará la procedencia de las fincas, así como los gravámenes que tuvieran antes de la división.

Artículo 47.– Siempre que se segregue parte de una finca inscrita para formar una nueva, se inscribirá la porción segregada con número diferente, expresándose esta circunstancia al margen de la inscripción de propiedad de la finca matriz, así como la descripción de la porción restante, cuando esto fuere posible o, por lo menos, las modificaciones en la extensión y lindero o linderos por donde se haya efectuado la segregación. En la inscripción de la nueva finca se expresará la procedencia de ésta y los gravámenes vigentes de la finca matriz.

No será obstáculo para la inscripción de cualquier segregación el que no hayan tenido acceso al Registro otras previamente realizadas. En estos casos, en la nota al margen de la finca matriz se expresará la superficie del resto según el Registro.

Los actos o contratos que afecten al resto de una finca, cuando no hayan accedido al Registro todas las segregaciones escrituradas, se practicarán en el folio de la finca matriz, haciéndose constar en la inscripción la superficie sobre la que aquéllos recaigan. Al margen de la inscripción de propiedad precedente se pondrá nota indicativa de la inscripción del resto, así como de la superficie pendiente de segregación.

Artículo 48.– La agregación de una o varias fincas inscritas o de una o varias partes que se segreguen, a otra también inscrita, podrá realizarse siempre que ésta tenga una extensión que represente, por lo menos, el quíntuplo de la suma de las que se agreguen.

La inscripción correspondiente se practicará en el folio de la finca mayor, sin alterar su numeración, pero expresándose en ella la nueva descripción resultante y la procedencia de las unidas, con las cargas que las afecten. Se harán, además, las oportunas notas marginales de referencia.

Artículo 49.– Cuando en el título presentado se forme una finca de dos o más, o se segregue parte de alguna con objeto de enajenarla, se practicará una sola inscripción en la que se comprendan la agrupación o segregación y su enajenación.

Artículo 50.– Todas las operaciones de agrupación, división, agregación y segregación se practicarán en el Registro en virtud de escritura pública en que se describan las fincas a que afecten, así como las resultantes

de cualquiera de dichas operaciones y las porciones restantes, cuando fuere posible, o, por lo menos, las modificaciones en la extensión y los linderos por donde se haya efectuado la segregación. Si no constare en el Registro la cabida total de las fincas, deberá expresarse en las notas marginales en que se indique la operación realizada.

CIRCUNSTANCIAS DE LAS INSCRIPCIONES

Artículo 51.– Las inscripciones extensas a que se refiere el artículo 9.º de la Ley contendrán los requisitos esenciales que para cada una de ellas determina este Reglamento, y se practicarán con sujeción a las reglas siguientes:

1.ª La naturaleza de la finca se determinará expresando si es rústica o urbana, el nombre con las que las de su clase sean conocidas en la localidad, y en aquéllas, si se dedican a cultivo de secano o de regadío y, en su caso, la superficie aproximada destinada a uno y a otro.

Si se aporta cédula, certificación o licencia administrativa que lo acredite se hará constar, además, la calificación urbanística de la finca.

2.ª La situación de las fincas rústicas se determinará expresando el término municipal, pago o partido o cualquier otro nombre con que sea conocido el lugar en que se hallaren; sus linderos por los cuatro puntos cardinales; la naturaleza de las fincas colindantes; y cualquier circunstancia que impida confundir con otra la finca que se inscriba, como el nombre propio si lo tuviere. En los supuestos legalmente exigibles se hará constar la referencia catastral del inmueble.

3.ª La situación de las fincas urbanas se determinará expresando el término municipal y pueblo en que se hallaren; el nombre de la calle o sitio; el número si lo tuvieren, y los que hayan tenido antes; el nombre del edificio si fuere conocido por alguno propio; sus linderos por la izquierda (entrando), derecha y fondo; la referencia catastral en los supuestos legalmente exigibles; y cualquier otra circunstancia que sirva para distinguir de otra la finca descrita. Lo dispuesto en este número no se opone a que las fincas urbanas cuyos linderos no pudieran determinarse en la forma expresada se designen por los cuatro puntos cardinales.

4.ª La medida superficial se expresará en todo caso y con arreglo al sistema métrico decimal, sin perjuicio de que también se haga constar la equivalencia a las medidas del país.

La descripción de las fincas rústicas y urbanas será preferentemente perimetral, sobre la base de datos físicos referidos a las fincas colindantes o datos catastrales de las mismas tomados de plano oficial.

5.ª La naturaleza del derecho que se inscriba se expresará con el nombre que se le dé en el título, y si no se le diere ninguno, no se designará tampoco en la inscripción.

6.ª Para dar a conocer la extensión del derecho que se inscriba se hará expresión circunstanciada de todo lo que, según el título, determine el mismo derecho o limite las facultades del adquirente, copiándose literalmente las condiciones suspensivas resolutorias, o de otro orden, establecidas en aquél. No se expresarán, en ningún caso, las estipulaciones, cláusulas o pactos que carezcan de trascendencia real.

7.ª Las cargas y limitaciones de la finca o derecho que se inscriba se expresarán indicando brevemente las que consten inscritas o anotadas con referencia al asiento donde aparezcan. En ningún caso se indicarán los derechos expresados en el artículo 98 de la Ley, ni los aplazamientos de precio no asegurados especialmente.

Las cargas relacionadas en el título que no resulten inscritas o anotadas no se harán constar en la inscripción. Si no existieran cargas se expresará así.

8.ª El valor de la finca o derecho inscrito se designará, si constare en el título, en la misma forma que apareciere en él.

9.ª La persona a cuyo favor se practique la inscripción y aquélla de quien proceda el bien o derecho que se inscriba se determinarán conforme a las siguientes normas:

a) Si se trata de personas físicas, se expresarán el nombre y apellidos; el documento nacional de identidad; si es mayor de edad o, en otro caso, la edad que tuviera, precisando, de estar emancipado, la causa; si el sujeto es soltero, casado, viudo, separado o divorciado y, de ser casado y afectar al acto o contrato que se inscriba a los derechos presentes o futuros de la sociedad conyugal, el régimen económico matrimonial y el nombre y apellidos y domicilio del otro cónyuge; la nacionalidad y la vecindad civil del

sujeto si se acreditan o manifiestan; y el domicilio con las circunstancias que lo concreten.

b) Si se trata de personas jurídicas, se consignarán su clase; su denominación; el número de identificación fiscal; la inscripción, en su caso, en el Registro correspondiente; la nacionalidad, si fuere una entidad extranjera, y el domicilio con las circunstancias que lo concreten.

c) Se expresarán también, en su caso, las circunstancias de la representación legal o voluntaria, las personales que identifiquen al representante, el poder o nombramiento que confieran la representación y, cuando proceda, su inscripción en el Registro correspondiente.

d) Cuando las circunstancias de la persona constaren en otro asiento del mismo folio registral, podrá consignarse en el nuevo asiento sólo el nombre y apellidos si se trata de persona física o la clase y denominación si es persona jurídica y, en uno y otro caso, la referencia, para las demás circunstancias, al asiento anterior, expresando las variaciones que resulten de los documentos presentados.

e) En cualquier momento, el titular inscrito podrá instar directamente del Registrador que por nota marginal se hagan constar las circunstancias de un domicilio a efectos de recibir comunicaciones relativas al derecho inscrito.

10.ª En todo caso se hará constar el acta de inscripción, que expresará: el hecho de practicarse la inscripción, la persona a cuyo favor se practica, el título genérico de su adquisición y el derecho que se inscribe.

11.ª Se hará constar la clase del título en cuya virtud se practique la inscripción, la fecha de su otorgamiento, autorización o expedición, y el Juez, Tribunal, Notario o funcionario que lo autorice y el Notario en cuyo protocolo se encuentre o Juzgado o Tribunal del que proceda, cuando no sea el mismo que lo autorizó. Tratándose de documentos complementarios no notariales bastará consignar el funcionario que lo autorice y su residencia. Cuando proceda se indicará que el documento se archiva.

12.ª Al día y la hora de la presentación del título en el Registro se añadirán el número del asiento y el tomo del Diario correspondiente.

13.ª Cuando los actos o contratos sujetos a inscripción hayan devengado derechos a favor del Estado se expresará esta circunstancia y que la carta de pago ha quedado archivada en el legajo. Si estuvieren exentos

del pago o hubiere prescrito la acción administrativa se consignará dicha circunstancia.

14.ª Al final de toda inscripción se consignará la fecha de la misma. La inscripción será autorizada por el Registrador con su firma, que implicará la conformidad de aquélla con el título presentado y documentos complementarios, sin que sea necesario hacer constar expresamente tal conformidad.

> La STS (Sala 3.ª) de 31 de enero de 2001 ha declarado nula de pleno derecho la modificación de la regla cuarta, párrafos tercero a último inclusive del art. 51 RH, introducida por el art. 1º del Real Decreto 1867/1998, de 4 de septiembre. En su redacción anterior, la citada regla 4ª del art. 51 RH establecía lo siguiente: «4.ª La medida superficial se expresará en todo caso y con arreglo al sistema métrico decimal sin perjuicio de que pueda también constar la equivalencia a las medidas del país. Cuando la identificación de la finca se complemente con la referencia a un plano incorporado a la escritura se acompañará una copia autenticada de éste para su archivo en el Registro. Cuando los requisitos de los números anteriores constaren ya en inscripciones o anotaciones precedentes al asiento que se haya de extender, no se repetirán en éste si resultaren conformes con los consignados en los títulos que lo motiven. En caso de disconformidad, se expresarán las diferencias que resultaren entre el Registro y el título».

Artículo 52.– El artículo 30 de la Ley es aplicable en general a las inscripciones extensas, pero no a las concisas ni a las que por su índole hubieran sido objeto de alguna excepción legal o reglamentaria.

Las inscripciones y anotaciones concisas que deberán hacerse en cumplimiento de lo que ordena el artículo 245 de la Ley sólo contendrán las circunstancias siguientes:

1ª) La descripción y cargas de la finca.

2ª) Nombre y apellidos del transferente y título de su adquisición e inscripción de la misma.

3ª) Circunstancias especiales relativas a la finca y responsabilidades con que, en su caso, queda gravada por hipoteca u otros conceptos.

4ª) Acta de inscripción.

5ª) Referencia a la extensa, fecha y firma.

Artículo 53.– Declarada la nulidad de un asiento mandará el Juez o Tribunal cancelarlo y, en su caso, extender otro nuevo en la forma que proceda, según la Ley.

Este nuevo asiento surtirá efecto desde la fecha en que deba producirlo, según sus respectivos casos.

Artículo 54.– 1. Las inscripciones de partes indivisas de una finca o derecho precisarán la porción ideal de cada condueño con datos matemáticos que permitan conocerla indudablemente.

2. Esta regla se aplicará cuando las partes de un mismo bien, aun perteneciendo a un solo titular, tengan distinto carácter o distinto régimen.

3. No se considerará cumplido este requisito si la determinación se hiciere solamente con referencia a unidades de moneda, de medida superficial u otra forma análoga.

Artículo 55.– Para los efectos del número 4º del artículo 2 de la Ley, la inscripción de las resoluciones judiciales en que se declare la incapacidad se ajustará a las reglas generales que sean aplicables y además contendrá las circunstancias siguientes:

1ª) Nombre, apellidos y vecindad del incapacitado.

2ª) Declaración de la incapacidad, especie y extensión de la misma y designación de la persona a quien se haya autorizado para administrar, si la resolución la determinare.

3ª) Parte dispositiva de la resolución judicial, con expresión de su clase, Juzgado o Tribunal que la hubiere dictado y su fecha.

Artículo 56.– Las notas marginales a que se refiere el artículo 23 de la Ley expresarán el hecho que se trate de acreditar, el nombre y apellidos de la persona o personas que lo hubieren realizado, el documento en virtud del cual se extiendan, el pago o la exención del impuesto, y contendrán referencia al asiento de presentación del indicado documento, fecha y media firma.

Artículo 57.– Cuando mediante hipoteca se asegure el cumplimiento de las prohibiciones de disponer, a que se refiere el artículo 27 de la Ley, se inscribirán en un solo asiento el acto o contrato que las contenga y la hipoteca que se constituya, y se hará constar que se deniega la inscripción de la prohibición de disponer.

DEL PRECIO APLAZADO

Artículo 58.– 1. Se hará constar por medio de una nota marginal, siempre que los interesados lo reclamen o el Juez o el Tribunal lo

mande, el pago de cualquier cantidad que haga el adquirente después de la inscripción por cuenta o saldo del precio en la venta o de abono de diferencias en la permuta o adjudicación en el pago. Igualmente bastará la extensión de una nota marginal cuando así especialmente lo establezca alguna Ley.

2. Bastará el consentimiento de un solo cónyuge para la extensión de la nota marginal a que se refiere el párrafo anterior, cuando el inmueble ganancial transmitido se hubiera inscrito en su día solamente a nombre de aquél.

Artículo 59.– Si en la venta de bienes inmuebles o derechos reales se hubiere estipulado que por falta de pago del precio en el tiempo convenido tenga lugar de pleno derecho la resolución del contrato, será necesario para verificar la nueva inscripción a favor del vendedor o de su causahabiente que se haga constar la notificación judicial o notarial hecha al comprador por el vendedor de quedar resuelta la venta y se acompañe el título del vendedor.

INSCRIPCIÓN DE CONCESIONES Y OTRAS FINCAS ESPECIALES

Artículo 60.– La inscripción de concesiones administrativas se practicará en virtud de escritura pública, y en los casos en que no se requiera el otorgamiento de ésta, mediante el título mismo de concesión, y deberá expresar literalmente el pliego de condiciones generales el traslado de la Ley o resolución administrativa de concesión y las condiciones particulares y económicas.

También se inscribirán los títulos que acrediten el replanteo, la construcción, suspensión o recepción de las obras, las modificaciones de la concesión y del proyecto, la rescisión de las contratas y cualesquiera otras resoluciones administrativas o jurisdiccionales que afecten a la existencia o extensión de la concesión inscrita.

Artículo 61.– La inscripción de la concesión se practicará en el Registro donde radique dicha concesión o, en su caso, el punto de arranque designado por la Administración concedente. Esta inscripción principal expresará singularmente, además de lo previsto en el artículo anterior,

la naturaleza y denominación de la concesión, su plazo de duración, condiciones sobre reversión y, en su caso, puntos de arranque y término o términos municipales que atraviese la obra o servicio público.

También se practicará inscripción de referencia en los demás Registros, Ayuntamientos y Secciones a que se extienda la concesión o en los que existan fincas o derechos afectos a ella. En estas inscripciones se consignará la naturaleza de la concesión y su denominación, la fecha del título con las particularidades de su autorización y el libro, folio, número y Registro en que la inscripción principal se haya practicado. Estas inscripciones de referencia se practicarán en virtud de certificación literal de la inscripción principal, que quedará archivada en el último Registro, conservándose copia simple de la misma en los demás donde dicha certificación sea presentada.

Los derechos reales en que cada término municipal graven la concesión se inscribirán bajo el mismo número que lleve la inscripción principal o la de referencia.

Artículo 62.– La inscripción de las minas en el Registro de la Propiedad se extenderá en el libro del Ayuntamiento o Sección correspondiente al punto de partida de la demarcación del perímetro de las cuadrículas mineras que las constituyan, mediante el título de concesión, complementado por la copia certificada del plano de demarcación, y contendrá, además de las circunstancias generales, en cuanto sean aplicables, las especiales contenidas en el propio título de la concesión.

Si el perímetro de la concesión comprendiere territorios de dos o más Registros, Ayuntamientos o Secciones se expresará así en la inscripción principal y en las demás se practicará una inscripción de referencia en la que conste: Nombre y número de la mina o concesión, su descripción y extensión, circunstancias del concesionario, fecha del título y referencia a la inscripción principal.

Para hacer constar las modificaciones objetivas de las concesiones mineras se aplicarán las reglas referentes a las fincas normales, en cuanto sean pertinentes en relación con la legislación minera y, en especial, las siguientes:

1ª) Si la modificación se produce como consecuencia del otorgamiento de una demasía, la inscripción se practicará en el folio abierto a las conce-

siones que amplíe o las que se agreguen en virtud de la resolución administrativa correspondiente, acompañada de copia del plano de demarcación.

2ª) Si se produjese como consecuencia de la transmisión parcial de la concesión se procederá a la división de la misma, con apertura de nuevo folio a las concesiones resultantes, mediante escritura pública y resolución administrativa.

3ª) Los cotos mineros se inscribirán bajo nuevo número en virtud del título administrativo que corresponda, haciéndose constar en la inscripción, si se constituyese un consorcio de aprovechamiento del coto, los Estatutos por los que el mismo haya de regirse. En cualquier caso, en el folio de las concesiones afectadas se harán constar los convenios entre los interesados y los Estatutos que lo regulen.

Los permisos y autorizaciones de explotación de investigación podrán ser objeto de anotación preventiva en virtud del título correspondiente de otorgamiento acompañado de copia certificada del plano de demarcación.

La cancelación de las inscripciones y anotaciones, en su caso, se verificará mediante la resolución ministerial en que se acuerde la caducidad de los mismos.

Artículo 63.– Los actos de transmisión y gravamen de permisos, autorizaciones y concesiones de derechos mineros a favor del que acredite condiciones para su titularidad serán objeto de inscripciones o anotaciones preventivas sucesivas, según los casos, que se practicarán mediante la correspondiente escritura pública, acompañada de autorización administrativa, si la cesión es parcial, y acreditando la notificación de la transmisión mortis causa a la Administración competente.

Artículo 64.– Las inscripciones de los aprovechamientos de aguas públicas, obtenidos mediante concesión administrativa, se inscribirán en la forma que determina el artículo 31, debiéndose acompañar a los respectivos documentos certificado en que conste hallarse inscritos en el correspondiente Registro administrativo de los organizados por el Real Decreto de 12 abril 1901.

Si no se acompañase el certificado, podrá tomarse anotación preventiva por defecto subsanable.

Los aprovechamientos colectivos se inscribirán a favor de la comunidad de regantes en el Registro de la Propiedad a que corresponda la toma de aguas en cauce público. En la inscripción se harán constar, además de las circunstancias generales que sean aplicables, los datos de aprovechamiento, su regulación interna, las tandas, turnos u horas en que se divida la comunidad; las obras de toma de aguas y las principales accesorias de conducción y distribución. Bajo el mismo número, y en sucesivos asientos, se consignarán los derechos o cuotas de los distintos partícipes, mediante certificaciones expedidas en relación a los antecedentes que obren en la comunidad con los requisitos legales. En los folios de las fincas que disfruten del riego se inscribirá también el derecho en virtud de los mismos documentos, extendiéndose las oportunas notas marginales de referencia.

Las mismas normas se aplicarán cuando la adquisición del aprovechamiento colectivo se acredite conforme a lo dispuesto en el artículo siguiente.

Artículo 65.– Los aprovechamientos a que se refiere el artículo anterior, adquiridos por prescripción, serán inscribibles mediante acta notarial tramitada con sujeción a las reglas establecidas en la legislación notarial y a lo prescrito en las siguientes:

1ª) Será Notario hábil para autorizarla el que lo sea para actuar en el lugar donde exista el aprovechamiento.

2ª) El requerimiento para la autorización del acta se hará al Notario por persona que demuestre interés en el hecho que se trate de acreditar y que asevere bajo juramento la certeza del hecho mismo, so pena de falsedad en documento público.

3ª) Iniciada el acta, el Notario, constituido en el sitio del aprovechamiento, consignará, en cuanto fuere posible, en la misma, según resulte de su apreciación directa, de las manifestaciones del requirente y de dos o más testigos, vecinos y propietarios del término municipal a que corresponda el aprovechamiento, las circunstancias siguientes: Punto donde se verifica la toma de aguas y situación del mismo, cauce de donde derivan éstas, volumen del agua aprovechable, horas y minutos y días en que, en su caso, se utilice el derecho, objeto o destino del aprovechamiento, altura del salto, si lo hubiere, y tiempo que el interesado llevare en posesión en concepto de dueño, determinando el día de su comienzo, a ser posible.

Los testigos justificarán tener las cualidades expresadas en el párrafo anterior presentando los documentos que lo acrediten, a menos que le constaren directamente al Notario, y serán responsables de los perjuicios que puedan causar con la inexactitud de sus manifestaciones.

4ª) Por medio de edictos, que se publicarán en los tablones de anuncios del Ayuntamiento a cuyo territorio corresponda el aprovechamiento y en el Boletín Oficial de la provincia, se notificará genéricamente la pretensión del requirente a cuantas personas puedan ostentar algún derecho sobre el aprovechamiento.

5ª) Dentro de los treinta días hábiles siguientes al de la publicación de los edictos, los que se consideren perjudicados podrán comparecer ante el Notario para exponer y justificar sus derechos; y si acreditasen haber interpuesto demanda ante el Tribunal competente en juicio declarativo, se suspenderá la tramitación del acta hasta que recaiga ejecutoria.

6ª) El Notario, practicadas estas diligencias y las pruebas que estime convenientes para la comprobación de los hechos, hayan sido o no propuestas por el requirente, dará por terminada el acta, haciendo constar si a su juicio están o no suficientemente acreditados.

7ª) En caso afirmativo, la copia total autorizada de dicha acta será título suficiente para que se extienda anotación preventiva en el Registro de la Propiedad y se pueda iniciar, después de practicada ésta, el expediente administrativo. La anotación preventiva caducará en el plazo establecido en el artículo 86 de la Ley o se convertirá en inscripción cuando se presente el certificado prevenido en el artículo anterior. Si fuere presentado después de la vigencia de la anotación, se extenderá la inscripción correspondiente.

Artículo 66.– Las aguas de dominio privado que, conforme a lo dispuesto en el número 8º del artículo 334 del Código Civil, tengan la consideración de bienes inmuebles, podrán constituir una finca independiente e inscribirse con separación de aquella que ocuparen o en que nacieren. En la inscripción se observarán las reglas generales, expresándose técnicamente la naturaleza de las aguas y su destino, si fuere conocido; la figura regular o irregular del perímetro de las mismas, en su caso; la situación por los cuatro puntos cardinales cuando resultare posible, o, en otro supuesto,

con relación a la finca o fincas que las rodeen o al terreno en que nazcan, y cuantas circunstancias contribuyan a individualizar las aguas en cada caso.

Sin perjuicio de lo preceptuado en el párrafo anterior, podrá hacerse constar la existencia de las aguas en la inscripción de la finca de que formen parte, como una cualidad de la misma.

El derecho de las fincas a beneficiarse de aguas situadas fuera de ellas, aunque pueda hacerse constar en la inscripción de dichas fincas como una cualidad determinante de su naturaleza, no surtirá efecto respecto a tercero mientras no conste en la inscripción de las mismas aguas o, en el supuesto del párrafo anterior, en la de la finca que las contenga.

Cuando en una finca existan aguas no inscritas, cuya existencia no figure en la inscripción de propiedad de aquélla o surjan después de practicada ésta, podrán hacerse constar en la misma finca, si el dueño lo solicitare, por medio de una nueva inscripción basada en acta notarial de presencia o por descripción de las aguas en los títulos referentes al inmueble.

Las aguas privadas pertenecientes a heredades, heredamientos, dulas, acequias u otras comunidades análogas se inscribirán en el Registro de la Propiedad correspondiente al lugar en que nazcan o se alumbren aquéllas o su parte principal, a favor de la Entidad correspondiente. En la inscripción se hará constar además de las circunstancias generales que sean aplicables: el volumen del caudal, los elementos inmobiliarios indivisibles y accesorios de uso común, como los terrenos en que nazcan las aguas, galerías, pozos, maquinarias, estanques, canales y arquillas de distribución, número de participaciones o fracciones en que se divida el caudal; las normas o principios básicos de organización y régimen y los pactos que modifiquen el contenido o ejercicio de los derechos reales a que la inscripción se refiera. En los demás Registros, Ayuntamientos o Secciones se practicarán las oportunas inscripciones de referencia.

Sin perjuicio de lo dispuesto en el párrafo anterior, cada copartícipe o comunero podrá inscribir a su nombre como finca independiente o, en su caso, en el folio de la finca que disfrute del riego, la cuota o cuotas que le correspondan en el agua y demás bienes afectos a la misma con referencia a la inscripción principal.

Sin embargo, deberá abrirse siempre folio especial cuando se inscriban las sucesivas transmisiones de cuotas o la constitución de derechos reales sobre las mismas.

Se extenderán, en todo caso, las notas marginales de referencia.

Artículo 67.– Las explotaciones industriales destinadas a la producción o distribución de energía eléctrica que disfruten de la correspondiente concesión administrativa se inscribirán en una hoja especial, y bajo un solo número, conforme al artículo 31. Bajo el mismo número se expresarán las concesiones, presas, pantanos o saltos de agua que exploten o les pertenezcan; las centrales térmicas o hidráulicas de que dispongan; las líneas aéreas o subterráneas de transmisión o distribución de corriente y sus características; las casetas distribuidoras o transformadoras y demás elementos de la explotación, así como las servidumbres de paso de energía establecidas voluntaria o forzosamente y las autorizaciones, permisos o licencias que disfruten para la explotación, con arreglo a las Leyes y Reglamentos administrativos sobre la materia.

Si las diversas suertes de tierra estuvieren situadas en territorio de dos o más Registros, se hará una inscripción principal en aquel en que estuviere situada la central productora y distribuidora, e inscripciones de referencia en los demás, observándose en cuanto fuera posible lo dispuesto en el artículo 62.

Artículo 68.– La inscripción de la transmisión de una cuota indivisa de finca destinada a garaje o estacionamiento de vehículos, podrá practicarse en folio independiente que se abrirá con el número de la finca matriz y el correlativo de cada cuota.

La apertura de folio se hará constar por nota al margen de la inscripción de la finca matriz.

La STS (Sala 3.ª) de 31 de enero de 2001 ha declarado nula de pleno derecho la modificación de los párrafos tercero y cuarto del art. 68 RH, introducida por el art. 1º del Real Decreto 1867/1998, de 4 de septiembre.

En su redacción anterior, el art. 68 RH establecía lo siguiente:

«La inscripción de la transmisión de cuota indivisa de finca destinada a garaje o estacionamiento de vehículos, que lleve adscrita el uso de una o más plazas determinadas, podrá practicarse en folio independiente que se abrirá con el número de la finca matriz y el correlativo de cada cuota. Dicha inscripción se realizará a solicitud del titular registral o del adquirente, o cuando el Registrador lo considere necesario para mayor claridad de los asientos. La apertura de folio se hará constar por nota al margen de la inscripción de la finca matriz».

INSCRIPCIÓN DE FOROS, SUBFOROS Y OTROS DERECHOS ANÁLOGOS

Artículo 69.– El dueño directo o el útil podrán obtener la inscripción de los foros, subforos y demás derechos reales de igual naturaleza, así como la de su dominio directo o útil respectivo, mediante la presentación de las escrituras públicas de constitución o reconocimiento del foro, o de los testimonios de los actos de conciliación y de los deslindes, apeos y prorrateos realizados judicialmente, o mediante la de los documentos privados, aprobados por convenio ante Notario, en los que se establezca o reconozca el foro o consten los deslindes, apeos y prorrateos extrajudiciales.

En las inscripciones que se practiquen se describirán las fincas tal como figuren en los títulos, expresándose, por lo menos, la situación de los bienes del foro, los nombres de los pagadores y la renta que satisfaga cada uno, con expresión genérica de estar gravadas con ella las tierras que éstos poseyeren afectas al foral.

Artículo 70.– Si los títulos expresados en el artículo anterior fueren antiguos o defectuosos podrán describirse las fincas mediante solicitud suscrita por el dueño directo o el útil que pida la inscripción, y que será ratificada ante el Registrador.

Si las fincas no estuvieren inscritas, dicha solicitud deberá ir firmada, además, por el otro partícipe o interesado que no hubiere solicitado la inscripción; en su defecto, se notificará a éste la petición de inscripción, bien por el propio Registrador, que le entregará copia literal, bien por acta notarial, y si no se opusiere a ella en el plazo de 30 días, contados desde aquél en que la notificación hubiere tenido lugar, se llevará a cabo la inscripción con todos los efectos legales.

Cuando el notificado acreditase su oposición en forma auténtica, se denegará la inscripción solicitada y se ventilará aquélla en el juicio declarativo correspondiente, sin que este juicio deba promoverlo necesariamente el que se oponga a la inscripción.

Artículo 71.– También podrán inscribirse los derechos expresados en el artículo 69 cuando se careciere de título, por medio de expediente de dominio o acta de notoriedad tramitados con arreglo a la Ley, en los que se citará a los titulares que los promuevan.

Artículo 72.– La inscripción de los títulos en que se transmita la propiedad y parte del dominio y se constituya a la vez el canon o renta, se verificará a favor de ambos otorgantes o interesados en un solo asiento para cada finca, lugar acasarado o grupo de suerte de tierra que, según el artículo 8 de la Ley, pueda comprenderse bajo un solo número, surtiendo esta inscripción los respectivos efectos legales que para cada uno se deriven del contrato.

Las inscripciones sucesivas que motiven los derechos o participaciones especiales del dominio útil o directo se harán precisamente a continuación o con referencia a la de constitución del foro o gravamen.

Artículo 73.– Cuando las fincas afectas a la pensión consten inscritas a favor de los foreros, el dueño perceptor del canon podrá inscribir el título de su derecho sobre las mismas en la forma, proporción y condiciones correspondientes, sin que por ello se entienda quebrantada la solidaridad.

Si todas o algunas de las referidas fincas aparecieren inscritas sin expresar el gravamen, o con diferencias en cuanto a su extensión o condiciones, se denegará o suspenderá la inscripción, según los casos, a no ser que se acredite que la persona o personas que la soliciten están conformes con que no se extienda el derecho inscribible a las fincas que no aparezcan gravadas en debida forma. Esta circunstancia se hará constar en la inscripción que se practique. La sujeción de tales fincas al foro se dilucidará, en defecto de conformidad de los interesados, en el juicio declarativo correspondiente.

Artículo 74.– La inscripción de las redenciones de foros, subforos y demás derechos reales de naturaleza análoga se verificará en virtud de los convenios otorgados por los perceptores y pagadores o de la sentencia dictada por el Tribunal especial competente.

INSCRIPCIONES DE CAPITULACIONES MATRIMONIALES, DE HERENCIA Y DE CONTRATO SUCESORIO

Artículo 75.– De conformidad con el artículo 1.333 del Código Civil, serán inscribibles en el Registro de la Propiedad las capitulaciones matrimoniales en cuanto contengan respecto a bienes inmuebles o derechos

reales determinados, alguno de los actos a que se refieren los artículos. 2 de la Ley y 7 de este Reglamento.

Si, en tal caso, el matrimonio no se hubiere contraído, se suspenderá la inscripción y podrá tomarse anotación preventiva de suspensión, que se convertirá en inscripción cuando se acredite la celebración de aquél o se cancelará a solicitud de cualquiera de los otorgantes si, transcurridos un año y dos meses desde la fecha de las capitulaciones, no se hubiere acreditado que el matrimonio se celebró dentro del plazo de un año desde dicha fecha.

Artículo 76.– En la inscripción de bienes adquiridos por herencia testada se harán constar las disposiciones testamentarias pertinentes, la fecha del fallecimiento del causante, tomada de la certificación respectiva, y el contenido del certificado del Registro General de Actos de Ultima Voluntad.

En la inscripción de bienes adquiridos por herencia intestada se consignarán los particulares de la declaración judicial de herederos.

Artículo 77.– 1. En la inscripción de bienes adquiridos o que hayan de adquirirse en el futuro en virtud de contrato sucesorio se consignarán, además de la denominación que en su caso tenga la institución en la respectiva legislación que la regule o admita, las estipulaciones pertinentes de la escritura pública, la fecha del matrimonio, si se trata de capitulaciones matrimoniales, y, en su caso, la fecha del fallecimiento de la persona o personas que motiven la transmisión, el contenido de la certificación del Registro General de Actos de Ultima Voluntad, cuando fuere necesaria su presentación, y las particularidades de la escritura, testamento o resolución judicial en que aparezca la designación del heredero.

2. Si se tratase de adquisiciones bajo supuesto de futuro matrimonio y éste no se hubiese contraído, se suspenderá la inscripción y podrá tomarse anotación preventiva de suspensión, que se convertirá en inscripción cuando se acredite la celebración de aquél, o, si fuese aplicable el artículo 1334 del Código Civil, se estará a lo dispuesto en el apartado 2º del artículo 75.

3. Cuando, por implicar el contrato sucesorio, heredamiento o institución de que se trate, la transmisión de presente de bienes inmuebles, se

hubiera practicado la inscripción de éstos antes del fallecimiento del causante o instituyente, se hará constar en su día tal fallecimiento por medio de nota al margen de la inscripción practicada, si bien habrá de extenderse el correspondiente asiento principal para la cancelación de las facultades o derechos reservados por el fallecido, en su caso.

Artículo 78.– En los casos de los dos artículos anteriores se considerará defecto que impida la inscripción el no presentar los certificados que se indican en los mismos, o no relacionarse en el título o resultar contradictorios en éste. No se considerará contradictorio el certificado del Registro General de Actos de Ultima Voluntad cuando fuere negativo u omitiere el título sucesorio en que se base el documento presentado, si este título fuera de fecha posterior a los consignados en el certificado.

Artículo 79.– Podrán inscribirse a favor del heredero único y a su instancia, mediante la presentación de los documentos referidos en el artículo 76, los bienes y derechos que estuvieren inscritos a nombre del causante, cuando no exista legitimario ni persona autorizada, según el título sucesorio, para adjudicar la herencia, salvo que en este segundo supuesto la única persona interesada en la herencia resultare ser dicho heredero.

Artículo 80.– 1. Para obtener la inscripción de adjudicación de bienes hereditarios o cuotas indivisas de los mismos se deberán presentar, según los casos:

a) Escritura de partición; escritura o, en su caso, acta de protocolización de operaciones particionales formalizadas con arreglo a las Leyes; o resolución judicial firme en la que se determinen las adjudicaciones a cada interesado, cuando fuesen varios los herederos.

b) Escritura de manifestación de herencia, cuando en caso de heredero único sea necesario con arreglo al artículo anterior.

c) Escritura pública, a la cual hayan prestado su consentimiento todos los interesados, si se adjudicare solamente una parte del caudal y éste fuera de su libre disposición.

2. La inscripción de las adjudicaciones de bienes hereditarios a alguno o algunos de los hijos o descendientes con obligación de pago en metálico de la porción hereditaria de los demás legitimarios, expresará que las

adjudicaciones se verifican con arreglo al artículo 844 del Código Civil, y se llevarán a cabo:

a) Si se trata de adjudicación practicada por el testador, en virtud del testamento de éste si la contuviere, y, en otro caso, se acompañará, además, la escritura pública en que se contenga.

b) Si se trata de adjudicación practicada por contador-partidor, en virtud del testamento del causante, de la escritura pública otorgada por aquel en que se contenga la adjudicación con fijación de la cuantía de los haberes de los legitimarios y, en su caso, del documento público acreditativo de haberse conferido al contador dativo tal facultad.

En ambos supuestos deberá acompañarse el documento en que conste la aceptación del adjudicatario o adjudicatarios y el que acredite la confirmación de los demás hijos o descendientes o la aprobación judicial.

El pago de la porción hereditaria de los legitimarios se hará constar por nota marginal mediante el documento público que lo acredite.

Artículo 81.– La inscripción a favor del legatario de inmuebles específicamente legados se practicará en virtud de:

a) Escritura de manifestación de legado otorgada por el propio legatario, siempre que no existan legitimarios y aquél se encuentre facultado expresamente por el testador para posesionarse de la cosa legada.

b) Escritura de partición de herencia o de aprobación y protocolización de operaciones particionales formalizada por el contador-partidor en la que se asigne al legatario el inmueble o inmuebles legados.

c) Escritura de entrega otorgada por el legatario y contador-partidor o albacea facultado para hacer la entrega o, en su defecto, por el heredero o herederos.

d) Solicitud del legatario cuando toda la herencia se hubiere distribuido en legados y no existiere contador-partidor, ni se hubiere facultado al albacea para la entrega.

Cuando toda la herencia se distribuya en legados, los que no sean de inmuebles determinados se inscribirán mediante escritura de liquidación y adjudicación otorgada por el contador-partidor o albacea facultado para la entrega o, en su defecto, por todos los legatarios.

Artículo 82.– En las inscripciones de herencia o legado con sustitución fideicomisaria que se practiquen a favor de los fiduciarios, se hará constar la cláusula de sustitución.

Cuando los bienes pasen al fideicomisario se practicará la inscripción a favor de éste en virtud del mismo título sucesorio y de los que acrediten que la transmisión ha tenido lugar.

En las sustituciones hereditarias de cualquier clase, cuando no estuvieren designados nominativamente los sustitutos, podrán determinarse por acta de notoriedad tramitada conforme al Reglamento Notarial, siempre que de las cláusulas de sustitución o de la Ley no resulte la necesidad de otro medio de prueba.

El acta de notoriedad también será título suficiente para hacer constar la extinción de la sustitución, o la ineficacia del llamamiento sustitutorio, por cumplimiento o no cumplimiento de condición, siempre que los hechos que los produzcan sean susceptibles de acreditarse por medio de ella.

El adquirente de bienes sujetos a sustitución fideicomisaria podrá obtener, en su caso, a través del expediente de liberación de gravámenes regulado en los artículos 209 y 210 de la Ley, la cancelación del gravamen fideicomisario si han transcurrido treinta años desde la muerte del fiduciario que le transmitió los bienes sin que conste actuación alguna del fideicomisario o fideicomisarios.

Artículo 83.– No se practicarán las menciones que establece el artículo 15 de la Ley, relativas a derechos de los legitimarios, cuando antes de inscribirse los bienes a favor de los herederos hubieren aquéllos percibido o renunciado su legítima o se hubieren declarado satisfechos de la misma.

Artículo 84.– Los derechos de los legitimarios no perjudicarán a terceros que adquieran a título oneroso los bienes hereditarios, sino cuando tales derechos consten previamente por mención, nota marginal o anotación preventiva no cancelada, y en los términos resultantes de las mismas.

Artículo 85.– Si se hubieren asignado bienes ciertos para el pago de las legítimas, se inscribirán a nombre de los respectivos asignatarios.

Si la mención legitimaria se hubiere concretado sobre inmuebles determinados, se hará constar mediante nota al margen de las correspondientes inscripciones.

En ambos casos, si no mediare la expresa aceptación que previene el último párrafo de la regla a) del artículo 15 de la Ley, se practicará, asimismo, la mención por derechos legitimarios sobre los demás bienes de la herencia. Dicha mención caducará de derecho y será cancelada después de cinco años de su fecha, con la única excepción de que esté subsistente anotación de demanda promovida por algún legitimario impugnando por insuficiente la asignación de bienes o la concreción de la garantía.

Artículo 86.– Las menciones de legítimas y las notas marginales de afección en garantía de las mismas se cancelarán, en cualquier tiempo, respecto del legitimario que expresamente lo consienta, se declare satisfecho de su legítima, la perciba o la renuncie.

Artículo 87.– Caducará la mención y será cancelada transcurrido el quinquenio fijado por la Ley, cuando los bienes especialmente asignados o afectos a la garantía fueren valores mobiliarios y se acredite su depósito en la forma y a los fines expresados en el número 2º de la regla b) del artículo 15 de la Ley. Los efectos depositados podrán ser retirados por los herederos en las circunstancias determinadas en el párrafo antepenúltimo del citado artículo.

La aceptación o reclamación de los legitimarios no obligará al depositario mientras no le haya sido notificada en forma auténtica.

Todos los referidos depósitos podrán ser alzados en cualquier tiempo si los legitimarios lo consintieren expresamente o si se acreditare que se declararon satisfechos de su legítima, la percibieron o la renunciaron.

Artículo 88.– Las cancelaciones de menciones y notas de derechos legitimarios dimanantes de lo dispuesto en el artículo 15 de la Ley o en sus concordantes de este Reglamento, se efectuarán por nota marginal, a petición del heredero, de sus causahabientes o representantes o del dueño de la finca o titular del derecho real a que afecten.

INSCRIPCIÓN DE BIENES DE AUSENTES, DE LOS CÓNYUGES Y DE LA SOCIEDAD CONYUGAL

Artículo 89.– Los documentos inscribibles relativos a actos y contratos en que estén interesadas personas que hubiesen desaparecido de su domicilio o del lugar de su última residencia, sin saberse su paradero y sin dejar apoderado con facultad de administración de todos sus bienes, deberán otorgarse por el representante nombrado al efecto a instancia de parte legítima o del Ministerio Fiscal, con arreglo a los artículos 181 y siguientes del Código Civil.

En la inscripción de bienes que acrezcan a los coherederos o colegatarios de un ausente o que se practiquen a favor de persona con derecho a reclamar la parte de aquél, y en las de los bienes del declarado fallecido realizadas a favor de sus herederos, se hará constar que quedan sujetos a lo que disponen los artículos 191 y 192 del Código Civil ó 196.2 del mismo cuerpo legal, según proceda.

Artículo 90.– 1. Los bienes que con arreglo al Derecho Foral o especial aplicable correspondan a una comunidad matrimonial, se inscribirán a nombre del cónyuge o de los cónyuges adquirentes, expresándose, cuando proceda, el carácter común y, en su caso, la denominación que aquélla tenga.

Si los bienes estuvieren inscritos a favor de uno de los cónyuges y procediera legalmente, de acuerdo con la naturaleza del régimen matrimonial, la incorporación o integración de los mismos a la comunidad, podrá hacerse constar esta circunstancia por nota marginal.

2. Los bienes adquiridos por ambos cónyuges, sujetos a cualquier régimen de separación o participación, se inscribirán a nombre de uno y otro, en la proporción indivisa en que adquieran conforme al artículo 54 de este Reglamento.

3. Si el régimen económico-matrimonial vigente fuera el de participación se hará constar el consentimiento del cónyuge del disponente si resultare del título y la disposición fuera a título gratuito.

Artículo 91.– 1. Cuando la Ley aplicable exija el consentimiento de ambos cónyuges para disponer de derechos sobre la vivienda habitual de

la familia, será necesario para la inscripción de actos dispositivos sobre una vivienda perteneciente a uno sólo de los cónyuges que el disponente manifieste en la escritura que la vivienda no tiene aquel carácter.

2. El posterior destino a vivienda familiar de la comprada a plazos por uno de los cónyuges antes de comenzar la sociedad, no alterará la inscripción a favor de éste, si bien, en las notas marginales en las que se hagan constar con posterioridad los pagos a cuenta del precio aplazado se especificará el carácter ganancial o privativo del dinero entregado.

3. La determinación de la cuota indivisa de la vivienda familiar habitual que haya de tener carácter ganancial, en aplicación del artículo 1357.2 del Código Civil, requerirá el consentimiento de ambos cónyuges, y se practicará mediante nota marginal.

Artículo 92.– Cuando el régimen económico-matrimonial del adquirente o adquirentes casados estuviere sometido a legislación extranjera, la inscripción se practicará a favor de aquél o aquéllos haciéndose constar en ella que se verifica con sujeción a su régimen matrimonial, con indicación de éste, si constare.

Artículo 93.– 1. Se inscribirán a nombre de marido y mujer, con carácter ganancial, los bienes adquiridos a título oneroso y a costa del caudal común por ambos cónyuges para la comunidad o atribuyéndoles de común acuerdo tal condición o adquiriéndolos en forma conjunta y sin atribución de cuotas. En la misma forma se inscribirán los bienes donados o dejados en testamento a los cónyuges conjuntamente y sin especial designación de partes, siempre que la liberalidad fuere aceptada por ambos y el donante o testador no hubiere dispuesto lo contrario.

2. Para la inscripción de los actos de administración o de disposición, a título oneroso, de estos bienes será preciso que se hayan realizado conjuntamente por ambos cónyuges, o por uno cualquiera de ellos con el consentimiento del otro o con la autorización judicial supletoria.

3. Los actos de disposición a título gratuito de estos bienes se inscribirán cuando fueren realizados por ambos cónyuges conjuntamente, o por uno de ellos concurriendo el consentimiento del otro.

4. Los bienes adquiridos a título oneroso por uno solo de los cónyuges para la sociedad de gananciales se inscribirán, con esta indicación, a nom-

bre del cónyuge adquirente. Para la inscripción de los actos de disposición de estos bienes se estará a lo dispuesto en los apartados 2 y 3 de este artículo y para la de los actos enumerados en el apartado 2 del artículo siguiente, se estará a lo que en él se dispone.

Artículo 94.– 1. Los bienes adquiridos a título oneroso por uno solo de los cónyuges, sin expresar que adquiere para la sociedad de gananciales, se inscribirán a nombre del cónyuge adquirente con carácter presuntivamente ganancial.

2. Serán inscribibles las agrupaciones, segregaciones o divisiones de estas fincas, las declaraciones de obra nueva sobre ellas, la constitución de sus edificios en régimen de propiedad horizontal y cualesquiera otros actos análogos realizados por sí solo por el titular registral.

3. Para la inscripción de los actos de disposición a título oneroso de los bienes inscritos conforme al apartado 1 de este artículo, será necesario que hayan sido otorgados por el titular registral con el consentimiento de su consorte o, en su defecto, con autorización judicial.

4. Los actos a título gratuito se regirán por lo dispuesto en el apartado 3 artículo anterior.

Artículo 95.– 1. Se inscribirán como bienes privativos del cónyuge adquirente los adquiridos durante la sociedad de gananciales que legalmente tengan tal carácter.

2. El carácter privativo del precio o de la contraprestación del bien adquirido deberá justificarse mediante prueba documental pública.

3. Todos los actos inscribibles relativos a estos bienes se llevarán a cabo exclusivamente por el cónyuge adquirente aun antes de proceder a la liquidación de la sociedad conyugal disuelta.

4. Si la privatividad resultare sólo de la confesión del consorte, se expresará dicha circunstancia en la inscripción y ésta se practicará a nombre del cónyuge a cuyo favor se haga aquélla. Todos los actos inscribibles relativos a estos bienes se realizarán exclusivamente por el cónyuge a cuyo favor se haya hecho la confesión, quien no obstante necesitará para los actos de disposición realizados después del fallecimiento del cónyuge confesante el consentimiento de los herederos forzosos de éste, si los

tuviere, salvo que el carácter privativo del bien resultare de la partición de la herencia.

5. Si la justificación o confesión de privatividad se refiriese solamente a una parte del precio o contraprestación, la inscripción se practicará a nombre del cónyuge a cuyo favor se haga aquélla en la participación indivisa que se indique en el título y a nombre de uno o ambos cónyuges, según proceda, para su sociedad de gananciales, en la participación indivisa restante del bien adquirido.

6. La justificación o confesión de la privatividad hechas con posterioridad a la inscripción se harán constar por nota marginal. No se consignará la confesión contraria a una aseveración o a otra confesión previamente registrada de la misma persona.

Artículo 96.– 1. Lo dispuesto en los artículos 93, 94 y 95 se entiende sin perjuicio de lo establecido por la Ley para casos especiales y de lo válidamente pactado en capitulaciones matrimoniales.

2. Las resoluciones judiciales que afecten a la administración o disposición de los bienes de los cónyuges se harán constar por nota marginal.

PLAZO PARA VERIFICAR LA INSCRIPCIÓN

Artículo 97.– Las inscripciones se practicarán, si no mediaren defectos, dentro de los quince días siguientes a la fecha del asiento de presentación, o de los treinta si existiese justa causa, y, en todo caso, dentro del plazo de vigencia de dicho asiento a que se refiere el artículo 17 de la Ley.

El plazo de despacho de los títulos retirados por defectos subsanables, quedará prorrogado nuevamente por un período igual hasta completar los quince días, en el caso de que la subsanación hubiera sido aportada dentro del plazo de la prórroga anterior y fuera suficiente a juicio del Registrador para permitir su inscripción.

La devolución o aportación de los títulos o de los documentos subsanatorios y la prórroga de los asientos de presentación se harán constar por nota al margen de éstos.

Si se hubiere interpuesto recurso judicial o gubernativo, el plazo para practicar la inscripción comenzará a contarse desde la fecha en que se notifique al Registrador la resolución que se dicte.

Si transcurriesen los indicados plazos sin efectuar la inscripción, podrá el interesado acudir en queja al Juez de Primera Instancia, el cual, si el Registrador no justificare haber existido algún impedimento material o legal para practicarla, podrá imponer a éste la corrección correspondiente, sin perjuicio de que el interesado pueda exigir del Registrador, en el procedimiento que corresponda, la indemnización de los perjuicios que se deriven de la falta de inscripción dentro del plazo.

> La STS (Sala 3.ª) de 31 de enero de 2001 ha declarado nula de pleno derecho la modificación del párrafo segundo, salvo su inciso último, del art. 97 RH, introducida por el art. 1º del Real Decreto 1867/1998, de 4 de septiembre.
>
> El párrafo suprimido del art. 97 RH establecía lo siguiente:
>
> «Si el título hubiera sido retirado antes de la inscripción, tuviere defectos subsanables o existiera pendiente de despacho un título presentado con anterioridad, los plazos de calificación e inscripción se contarán desde la devolución del título, desde su aportación una vez subsanado, o desde el despacho del título previo, respectivamente. En tales casos, si los documentos se aportaran o el despacho del título previo se produjera dentro de los quince últimos días de vigencia del asiento de presentación, se entenderán prorrogados dichos plazos y el asiento por un período igual al que falte para completar los quince días. Dicha prórroga implicará la de los asientos contradictorios o conexos, anteriores o posteriores».

CALIFICACIÓN REGISTRAL Y SUS EFECTOS

Artículo 98.– El Registrador considerará, conforme a lo prescrito en el artículo 18 de la Ley, como faltas de legalidad en las formas extrínsecas de los documentos de toda clase, en cuya virtud se solicite la inscripción, las que afecten a la validez de los mismos, según las Leyes que determinan la forma de los instrumentos, siempre que resulten del texto de dichos documentos o puedan conocerse por la simple inspección de ellos.

Del mismo modo apreciará la no expresión, o la expresión sin la claridad suficiente, de cualquiera de las circunstancias que, según la Ley y este Reglamento, debe contener la inscripción, bajo pena de nulidad.

Artículo 99.– La calificación registral de documentos administrativos se extenderá, en todo caso, a la competencia del órgano, a la congruencia de la resolución con la clase de expediente o procedimiento seguido, a las formalidades extrínsecas del documento presentado, a los trámites e incidencias esenciales del procedimiento, a la relación de éste con el titular registral y a los obstáculos que surjan del Registro.

Artículo 100.– La calificación por los Registradores de los documentos expedidos por la autoridad judicial se limitará a la competencia del Juzgado o Tribunal, a la congruencia del mandato con el procedimiento o juicio en que se hubiere dictado, a las formalidades extrínsecas del documento presentado y a los obstáculos que surjan del Registro.

Artículo 101.– La calificación de los documentos presentados en el Registro se entenderá limitada a los efectos de extender, suspender o denegar la inscripción, anotación, nota marginal o cancelación solicitada, y no impedirá el procedimiento que pueda seguirse ante los Tribunales sobre la validez o nulidad del título o sobre la competencia del Juez o Tribunal, ni prejuzgará los resultados del mismo procedimiento.

Si la ejecutoria que en éste recayere resultare contraria a la calificación, el Registrador practicará el asiento solicitado, el cual surtirá sus efectos desde la fecha del de presentación del título, si se hubiere tomado la correspondiente anotación preventiva y ésta estuviese vigente.

Artículo 102.– Los Registradores no podrán calificar por sí los documentos de cualquier clase que se les presenten cuando ellos, sus cónyuges o parientes, dentro del segundo grado de consanguinidad o afinidad o sus representados o clientes, por razón del asunto a que tales documentos se refieran, tengan algún interés en los mismos. A estos efectos se considerará como interesados a los Notarios autorizantes.

Los citados documentos se calificarán y despacharán por el Registrador de la Propiedad que corresponda con arreglo al cuadro de sustituciones, a quien oficiará al efecto el Registrador incompatible. Se exceptúa el caso previsto en el artículo 485 y cuando existan en el mismo término municipal dos o más Registros de la Propiedad, en cuyo caso lo verificará un Registrador no incompatible.

El Registrador que accidentalmente deba calificar los documentos percibirá por su calificación y despacho solamente los honorarios que señala el Arancel, sin indemnización alguna por dietas y gastos de viaje y con deducción de lo que corresponda por razón de gastos de personal y de material.

Artículo 103.– Lo dispuesto en el artículo anterior no es aplicable a la extensión del asiento de presentación en el Libro Diario, pero sí lo será a la expedición de certificaciones.

Artículo 104.– Los Registradores no sólo denegarán o suspenderán la inscripción de todo título cuando así proceda, tomando o no anotación preventiva, sino que, cuando resultare del mismo título haberse cometido algún delito, darán parte a la correspondiente autoridad judicial, con remisión del documento respectivo y harán constar esta circunstancia al margen del asiento de presentación sin que ello implique suspensión o prórroga de la vigencia de dicho asiento.

Artículo 105.– No obstante lo dispuesto en el párrafo 2º del artículo 20 de la Ley, los Registradores podrán suspender la inscripción de los documentos en los que se declare, transfiera, grave, modifique o extinga el dominio y demás derechos reales sobre bienes inmuebles en el caso de que la persona que otorgue el acto o contrato alegase en el documento presentado ser causahabiente del titular inscrito o resultar tal circunstancia del Registro y del referido documento, y a solicitud del presentante extenderá anotación preventiva por defecto subsanable.

Artículo 106.– Si el Registrador no hiciere la inscripción solicitada por defecto subsanable y el interesado pidiere que en su lugar se tome anotación preventiva, con arreglo al número 9º del artículo 42 de la Ley, se hará constar por nota al margen del asiento de presentación.

Artículo 107.– Sin perjuicio de lo dispuesto en el artículo 254 de la Ley, una vez acreditado el pago de la liquidación de los impuestos con la presentación, en su caso, de la carta de pago, o la exención, no sujeción o prescripción mediante la nota de la Oficina correspondiente, los Registradores se abstendrán de calificar cuanto se relacione con la liquidación o nota indicadas, sin perjuicio de poner en conocimiento de la Delegación de Hacienda respectiva los errores o deficiencias que advirtieren, si lo estimaren procedente.

Artículo 108.– Transcurridos los plazos durante los cuales producen sus efectos los asientos de presentación o las anotaciones preventivas de

suspensión, sin haberse practicado el asiento solicitado, podrán presentarse de nuevo los títulos correspondientes, los cuales serán objeto de nueva calificación.

También podrán presentarse los mismos títulos antes de haber transcurrido el plazo de vigencia del asiento de presentación, mediante otro asiento independiente del anterior, cuando el objeto de la nueva presentación se refiera a fincas o actos que hubieran sido expresamente excluidos de la precedente.

Artículo 109– Los plazos señalados por días en este reglamento se computarán por días hábiles, excepto los establecidos para concursar Registros o tomar posesión de los mismos, que contarán por días naturales.

Si los plazos estuvieren fijados por meses o años, se computarán de fecha a fecha. Cuando en el mes del vencimiento no hubiese día equivalente al inicial del cómputo, se entenderá que el plazo expira el último del mes. Si el último día del plazo fuese inhábil, su vencimiento tendrá lugar el primer día hábil siguiente.

Artículo 110.– Las faltas subsanables, cualquiera que sea su procedencia podrán subsanarse por instancia de los interesados, que se archivará en el Registro, siempre que no fuere necesario un documento público u otro medio especialmente adecuado.

Artículo 111– En los casos del artículo 19 de la Ley, los interesados podrán recoger el documento y subsanar la falta dentro del plazo de vigencia del asiento de presentación; pedir la anotación preventiva, que durará el tiempo señalado en el artículo 96 de dicha Ley; recurrir contra la calificación del Registrador gubernativamente o formular la correspondiente demanda ante los Tribunales de Justicia, con arreglo al artículo 66 de la misma Ley.

Cuando la devolución del documento defectuoso, una vez subsanados los defectos, tenga lugar después de caducado el asiento de presentación o la anotación preventiva, en su caso, requerirá nueva presentación, que surtirá sus efectos desde la fecha del nuevo asiento.

La prórroga del plazo de vigencia de los asientos de presentación y, en su caso, de las anotaciones preventivas llevará consigo la prórroga del plazo de vigencia de los asientos de presentación relativos a títulos con-

tradictorios o conexos, anteriores o posteriores. El Registrador hará constar esta circunstancia por nota al margen de los asientos de presentación.

DEL RECURSO GUBERNATIVO

Artículo 112.– El recurso gubernativo a que se refiere el artículo anterior podrá ser entablado:

1.º Por la persona, individual o jurídica, a cuyo favor se hubiera de practicar la inscripción; por quien tenga interés conocido en asegurar los efectos de ésta, como transferente o por otro concepto, y por quien ostente notoriamente o acredite en forma auténtica la representación legal o voluntaria de unos u otros para tal objeto.

2.º Por el Fiscal de la respectiva Audiencia, cuando se trate de suspensiones o negativas a inscribir documentos expedidos por las Autoridades judiciales; pero solamente en los asuntos criminales o civiles en los cuales deba ser parte con arreglo a las leyes, e independientemente y sin perjuicio del derecho de los interesados, conforme a lo dispuesto en el número anterior.

La STS (Sala 3.ª) de 22 de mayo de 2000 ha declarado nula de pleno derecho la modificación del art. 112-3º y último párrafo RH, introducida por el art. 1º del Real Decreto 1867/1998, de 4 de septiembre. En el mismo sentido, la STS de 31 de enero de 2001.

En su redacción anterior, las citadas normas del art. 112 RH establecían lo siguiente:

«3.º Por el Notario autorizante del título, en todo caso, y si se resolviese que el título es inscribible, el interesado obtendrá la inscripción sin necesidad de promover nuevo recurso, siempre que no mediaren obstáculos de distinta naturaleza. Podrá recurrirse contra la calificación del Registrador a efectos exclusivamente doctrinales, aun cuando se hubieren inscrito los documentos calificados en virtud de subsanación de los efectos alegados en la nota por el Registrador».

Artículo 113.– Anulado.

La STS (Sala 3.ª) de 22 de mayo de 2000 ha declarado nula de pleno derecho la modificación del art. 113 RH, introducida por el art. 1º del Real Decreto 1867/1998, de 4 de septiembre. En el mismo sentido, la STS de 31 de enero de 2001.

En su redacción anterior, el art. 113 RH establecía lo siguiente:

«El recurso gubernativo se promoverá dentro de plazo de cuatro meses, a contar de la fecha de la nota contra la cual se recurra, por medio de escrito dirigido al Presidente de la Audiencia Territorial respectiva, directamente o por conducto del Juez de Primera Instancia del partido a que corresponda el Registro, en el que se expresarán sucintamente los hechos y fundamentos de derecho, se determina-

rán con claridad y precisión los extremos de la nota del Registrador que van a ser objeto de la reclamación, y se indicará la persona, con domicilio en territorio de la Audiencia, a quien deban notificarse las providencias que recaigan. Al escrito se acompañarán los documentos calificados por el Registro o testimonio bastante de los mismos».

Artículo 114.– Anulado.

La STS (Sala 3.ª) de 22 de mayo de 2000 ha declarado nula de pleno derecho la modificación del art. 114 RH, introducida por el art. 1º del Real Decreto 1867/1998, de 4 de septiembre. En el mismo sentido, la STS de 31 de enero de 2001.

En su redacción anterior, el art. 114 RH establecía lo siguiente:

«Admitido el recurso, el Presidente de la Audiencia, en un plazo de tres días, lo pondrá en conocimiento del Registrador, ordenándole que extienda las correspondientes notas marginales a los efectos del último párrafo del artículo 66 de la Ley. El Registrador extenderá dichas notas si no hubieran caducado los asientos respectivos, y comunicará a aquella Autoridad, en otro plazo igual, el cumplimiento de su orden o las causas que lo hayan impedido».

Artículo 115.– Anulado.

La STS (Sala 3.ª) de 22 de mayo de 2000 ha declarado nula de pleno derecho la modificación del art. 115 RH, introducida por el art. 1º del Real Decreto 1867/1998, de 4 de septiembre. En el mismo sentido, la STS de 31 de enero de 2001.

En su redacción anterior, el art. 115 RH establecía lo siguiente:

«Dentro del plazo de 10 días de la admisión del recurso, el Presidente deberá pedir informe: al Registrador, en todo caso; al Notario autorizante no recurrente, cuando la nota recurrida atribuyese al instrumento defectos de redacción o autorización y, en su caso, al Juez, Tribunal o funcionario que conociere de los autos o del expediente en que se hubiere acordado el asiento suspendido o denegado. Dichos funcionarios remitirán su informe dentro de los 15 días siguientes al en que hayan recibido el expediente original».

Artículo 116.– Anulado.

La STS (Sala 3.ª) de 22 de mayo de 2000 ha declarado nula de pleno derecho la modificación del art. 116 RH, introducida por el art. 1º del Real Decreto 1867/1998, de 4 de septiembre. En el mismo sentido, la STS de 31 de enero de 2001.

En su redacción anterior, el art. 116 RH establecía lo siguiente:

«El Registrador a quien se pida el informe, sea o no el mismo que hizo la calificación recurrida, podrá rectificar ésta en todo o en parte. Si se conformase con la petición del recurrente, lo comunicará al Presidente de la Audiencia con devolución del expediente, previo desglose de los documentos que hubieran sido

objeto de la calificación, que se retendrán en el Registro, para la práctica de las operación.

Artículo 117.– Sólo podrán ser discutidas en el recurso gubernativo las cuestiones que se relacionen directa e inmediatamente con la calificación del Registrador, rechazándose de plano las peticiones basadas en otros motivos o en documentos no presentados en tiempo y forma.

Artículo 118.– Anulado.

La STS (Sala 3.ª) de 22 de mayo de 2000 ha declarado nula de pleno derecho la modificación del art. 118 RH, introducida por el art. 1º del Real Decreto 1867/1998, de 4 de septiembre. En el mismo sentido, la STS de 31 de enero de 2001.

En su redacción anterior, el art. 118 RH establecía lo siguiente:

«La resolución del Presidente de la Audiencia se dictará en forma de auto, observándose lo dispuesto en el artículo 371 de la Ley de Enjuiciamiento Civil. Dicha resolución deberá ser clara, precisa y congruente con las pretensiones deducidas en el procedimiento; ordenará, denegará o suspenderá la inscripción y, cuando procediere, impondrá las costas al recurrente o al Registrador, con arreglo al artículo 130».

Actualmente, vid. Art. 208-2 LEC.

Artículo 119.– Anulado.

La STS (Sala 3.ª) de 22 de mayo de 2000 ha declarado nula de pleno derecho la modificación del art. 119 RH, introducida por el art. 1º del Real Decreto 1867/1998, de 4 de septiembre. En el mismo sentido, la STS de 31 de enero de 2001.

En su redacción anterior, el art. 119 RH establecía lo siguiente:

«Cuando sin entrar en el fondo del asunto se hubiese alegado por el Registrador la falta de personalidad del recurrente u otra causa que impida tramitar el recurso y el Presidente de la Audiencia no hubiere estimado la excepción, acordará que aquel funcionario emita dictamen sobre las cuestiones que hubieran motivado el recurso, fijándole al efecto un plazo que no exceda de 15 días. Si apreciare la falta de personalidad en el recurrente, limitará a este punto su resolución, cualesquiera que hubieran sido las peticiones formuladas en el expediente».

Artículo 120.– Anulado.

La STS (Sala 3.ª) de 22 de mayo de 2000 ha declarado nula de pleno derecho la modificación del art. 120 RH, introducida por el art. 1º del Real Decreto 1867/1998, de 4 de septiembre. En el mismo sentido, la STS de 31 de enero de 2001.

En su redacción anterior, el art. 120 RH establecía lo siguiente:

«El Presidente resolverá el recurso en el término de 30 días, contados desde que hayan sido unidos al expediente los documentos en que hubiere de fundar su decisión. Transcurrido el plazo sin recaer acuerdo, el interesado podrá ponerlo en conocimiento de la Dirección General de los Registros y del Notariado, la cual, si procediere, oficiará al Presidente de la Audiencia para que cumpla lo ordenado en el presente artículo, y si persistiere en la demora, aquélla lo comunicará al Ministro de Justicia, a los efectos oportunos».

Artículo 121.– Anulado.

La STS (Sala 3.ª) de 22 de mayo de 2000 ha declarado nula de pleno derecho la modificación del art. 121 RH, introducida por el art. 1º del Real Decreto 1867/1998, de 4 de septiembre. En el mismo sentido, la STS de 31 de enero de 2001.

En su redacción anterior, el art. 121 RH establecía lo siguiente:

«Los Registradores y los recurrentes podrán apelar, para ante la Dirección General de los Registros y del Notariado, de los autos que en los recursos gubernativos dicten los Presidentes de las Audiencias. La apelación deberá interponerse dentro de los 15 días siguientes al en que se hubiera notificado la resolución, por medio de escrito al Presidente que la hubiera dictado, cursado directamente o por conducto del Juez de Primera Instancia. En dicho escrito se expresarán con claridad los extremos del auto contra los cuales se dirija la impugnación».

Artículo 122.– Anulado.

La STS (Sala 3.ª) de 22 de mayo de 2000 ha declarado nula de pleno derecho la modificación del art. 122 RH, introducida por el art. 1º del Real Decreto 1867/1998, de 4 de septiembre. En el mismo sentido, la STS de 31 de enero de 2001.

En su redacción anterior, el art. 122 RH establecía lo siguiente:

«Interpuesta apelación contra dichos autos en tiempo y forma, el Presidente, sin substanciación alguna, la admitirá en ambos efectos, y remitirá el expediente a la Dirección General dentro de seis días. Contra la negativa del Presidente de la Audiencia a admitir la apelación, el interesado podrá recurrir en queja ante la misma Dirección General, preparando el recurso en forma análoga a la establecida por el artículo 398 de la Ley de Enjuiciamiento Civil».

Actualmente, vid. art. 494 LEC.

Artículo 123.– Anulado.

La STS (Sala 3.ª) de 22 de mayo de 2000 ha declarado nula de pleno derecho la modificación del art. 123 RH, introducida por el art. 1º del Real Decreto 1867/1998, de 4 de septiembre. En el mismo sentido, la STS de 31 de enero de 2001.

En su redacción anterior, el art. 123 RH establecía lo siguiente:

«La resolución de la Dirección General se dictará en forma análoga a la determinada en el artículo 118, y se publicará en el Boletín Oficial del Estado, comunicándose al Presidente de la Audiencia el acuerdo recaído, con devolución del

expediente para su archivo. El Presidente devolverá al Registro los documentos calificados. Si en los informes o acuerdos definitivos se alegaren o discutieren hechos que afecten al honor privado, la Dirección General adoptará las medidas acostumbradas para que no se divulguen, y si al resolver el recurso se hiciera alguna advertencia a los funcionarios que en él hubieren intervenido, se omitirá su expresión empleando la frase «y lo demás acordado»».

Artículo 124.– Anulado.

La STS (Sala 3.ª) de 22 de mayo de 2000 ha declarado nula de pleno derecho la modificación del art. 124 RH, introducida por el art. 1º del Real Decreto 1867/1998, de 4 de septiembre. En el mismo sentido, la STS de 31 de enero de 2001.

En su redacción anterior, el art. 124 RH establecía lo siguiente:

«La Dirección General o el Presidente de la Audiencia podrán acordar, para mejor proveer, que se unan al expediente los informes y los documentos que contribuyan al mayor esclarecimiento de las peticiones formuladas y cuya presentación en el Registro no fuere necesaria para la inscripción denegada o suspendida. La Dirección General o el Presidente de la Audiencia podrán acordar, para mejor proveer, que se unan al expediente los informes y los documentos que contribuyan al mayor esclarecimiento de las peticiones formuladas y cuya presentación en el Registro no fuere necesaria para la inscripción denegada o suspendida».

Artículo 125.– Tanto el auto del Presidente como la resolución de la Dirección General, se notificarán por orden de aquél al recurrente y al Registrador, dentro del término de los 8 días.

Artículo 126.– Si la resolución declarase insubsanable el defecto, el Registrador cancelará de oficio las anotaciones o notas marginales preventivas extendidas, y hará constar por nota al margen del asiento de presentación la resolución recaída.

Si la resolución declarase subsanable el defecto, podrá ser subsanado dentro de los quince días siguientes a la fecha en que se hubiere recibido en el Registro el traslado de la misma, salvo si fuera mayor el plazo de vigencia del asiento de presentación o de la anotación o nota preventiva, en su caso. Si en el término expresado no se verificase la subsanación del defecto, el Registrador cancelará de oficio las anotaciones o notas marginales preventivas, y extenderá nota al margen del asiento de presentación expresiva de la resolución recaída y de que se cancela el asiento por haber expirado dicho plazo.

Si se resolviese que procede practicar la inscripción, por no adolecer el título de defecto alguno, el Registrador extenderá el asiento solicitado previa

presentación de los documentos correspondientes, y si estos documentos no le fueren presentados dentro del término expresado en el párrafo anterior, extenderá de oficio las cancelaciones y nota que determina el mismo párrafo.

Artículo 127.– Anulado.

La STS (Sala 3.ª) de 22 de mayo de 2000 ha declarado nula de pleno derecho la modificación del art. 127 RH, introducida por el art. 1º del Real Decreto 1867/1998, de 4 de septiembre. En el mismo sentido, la STS de 31 de enero de 2001.

En su redacción anterior, el art. 127 RH establecía lo siguiente:

«El Registrador deberá incluir en la calificación todos los motivos por los cuales proceda la suspensión o denegación del asiento solicitado. Si así no lo hubiere hecho y se le presentare de nuevo el documento o se acordare su inscripción en el recurso gubernativo correspondiente, podrá alegar defectos no comprendidos en la calificación anterior; pero en tal supuesto deberá ser corregido disciplinariamente, si procediere, según las circunstancias del caso».

Artículo 128.– Anulado.

La STS (Sala 3.ª) de 22 de mayo de 2000 ha declarado nula de pleno derecho la modificación del art. 128 RH, introducida por el art. 1º del Real Decreto 1867/1998, de 4 de septiembre. En el mismo sentido, la STS de 31 de enero de 2001.

En su redacción anterior, el art. 128 RH establecía lo siguiente:

«En la tramitación de los recursos gubernativos en la Audiencia Territorial se devengarán los honorarios señalados en los aranceles judiciales».

Artículo 129.– Anulado.

La STS (Sala 3.ª) de 22 de mayo de 2000 ha declarado nula de pleno derecho la modificación del art. 129 RH, introducida por el art. 1º del Real Decreto 1867/1998, de 4 de septiembre. En el mismo sentido, la STS de 31 de enero de 2001.

En su redacción anterior, el art. 129 RH establecía lo siguiente:

«En los escritos promoviendo los recursos gubernativos deberá usarse el papel timbrado judicial, salvo los casos en que el expediente sea entablado por el Notario autorizante, el Abogado del Estado o Entidades a las cuales esté concedido el mismo beneficio que a quienes disfrutan de la asistencia judicial gratuita, la cuales se extenderán en papel común. Igual clase de papel utilizarán los Registradores y demás funcionarios y organismos al emitir sus informes».

Artículo 130.– Los gastos y costas del recurso deberán ser satisfechos por los interesados que lo hubieren promovido y excepcionalmente por el Notario recurrente o por el Registrador que extendió la nota o sostuvo su

procedencia si el acuerdo definitivo estimase que uno u otro habían procedido con ignorancia inexcusable.

Los interesados, en los casos de excepción a que alude el párrafo anterior, deberán ser reintegrados en el plazo de 10 días, contados desde la notificación, por quien deba pagar los gastos y costas.

Artículo 131.– Anulado.

> La STS (Sala 3.ª) de 22 de mayo de 2000 ha declarado nula de pleno derecho la modificación del art. 131 RH, introducida por el art. 1º del Real Decreto 1867/1998, de 4 de septiembre. En el mismo sentido, la STS de 31 de enero de 2001.
>
> En su redacción anterior, el art. 131 RH establecía lo siguiente:
>
> «Mientras no recaiga resolución definitiva del recurso, los recurrentes podrán desistir de él, mediante solicitud al Presidente o la Dirección General, según que uno u otra tuvieren en su poder el expediente».

Artículo 132.– En los litigios que los interesados promovieren ante los Tribunales con arreglo al artículo 66 de la Ley, para ventilar y contender «entre sí» acerca de la validez o nulidad de los documentos a que se refiera la calificación del Registrador, no será parte éste y los Tribunales no acordarán su citación o emplazamiento, en el caso de que en tales pleitos fuese demandado, así como deberán sobreseer el procedimiento en cuanto a dicho funcionario, en cualquier momento en que de oficio o por gestión de cualquier persona, se haga notar que, contraviniendo la expresada prohibición, se ha entendido el procedimiento con el Registrador.

Artículo 133.– Los Registradores que suspendan o denieguen la extensión de algún asiento ordenado por la Autoridad judicial conservarán uno de los ejemplares del mandamiento y devolverán el otro por el mismo conducto que lo hubieran recibido, con la nota correspondiente, explicando si fuese necesario las razones en que fundaren la negativa o suspensión.

Artículo 134.– El documento calificado se unirá a los autos de que dimanare, y el Juez o Tribunal se limitará a dar traslado, por tres días, al Ministerio Fiscal, si fuera parte, y a los demás interesados, para que, en vista de la calificación, puedan gestionar la subsanación de los defectos observados o promover, si lo estimaren prudente, el correspondiente recurso.

Artículo 135.– La reclamación gubernativa contra la suspensión o negativa de los Registradores a inscribir un documento expedido por la Autoridad judicial, ya se promoviere por el Ministerio Fiscal, ya por otros interesados, deberá entablarse y tramitarse en la forma establecida en los artículos 113 y siguientes.

Artículo 136.– Los Registradores deberán acudir al Presidente de la Audiencia respectiva en queja de los apremios que los Jueces o Tribunales, al conocer de algún negocio civil o criminal les hicieren para practicar cualquier asiento improcedente a juicio de aquellos funcionarios. El Presidente, en vista de la queja del Registrador, pedirá informe al Juez o Tribunal que la hubiere ocasionado, y una vez evacuado, dictará la resolución que proceda, previa audiencia del Ministerio Fiscal.

El Registrador dará cuenta al Juez o Tribunal de la interposición de la queja y éstos suspenderán todo procedimiento contra el Registrador hasta la resolución definitiva del recurso, que se tramitará de oficio, con sujeción, en lo posible, a lo dispuesto en los artículos 113 y siguientes.

Cuando el Juez o Tribunal que hubiere apremiado al Registrador no esté subordinado a la Audiencia Territorial en cuya jurisdicción se halle enclavado el Registro, corresponderá la resolución del recurso de queja al Ministerio de Justicia, a propuesta de la Dirección General de los Registros y del Notariado, elevándose el escrito del Registrador y reclamándose el informe del Juez por conducto de los Presidentes de las Audiencias respectivas, los cuales podrán hacer las manifestaciones que estimen pertinentes.

Contra la resolución del Presidente de la Audiencia podrá apelarse dentro de octavo día para ante el Ministerio de Justicia, que resolverá, como en el caso del párrafo anterior, a propuesta de la Dirección General de los Registros y del Notariado.

PROCEDIMIENTO PARA EL EJERCICIO DE ACCIONES REALES

Artículo 137.– El procedimiento en que podrán ejercitarse las acciones reales, a que se refiere el artículo 41 de la Ley, se ajustará a las siguientes reglas:

1ª) Sólo será Juez competente para conocer del procedimiento el de Primera Instancia del partido en que radique la finca, y si ésta radicare en

más de uno se estará a lo dispuesto en la regla 1ª del artículo 210 de la Ley.

2ª) Se iniciará por un escrito del titular registral en el que se expresará su título adquisitivo y la inscripción del mismo en el Registro, los hechos que se opongan a su derecho o perturben su ejercicio, el nombre, apellidos y domicilio del opositor o perturbador, la cuantía de la caución que se considere adeudada para responder de la devolución de frutos e indemnización de daños y perjuicios y pago de costas, las medidas que solicite para asegurar en todo caso la sentencia que recayere y la súplica con las peticiones correspondientes.

Con este escrito se presentará certificación literal del Registro de la Propiedad que acredite expresamente la vigencia, sin contradicción alguna, del asiento que faculte al titular para incoar el procedimiento. También se acompañará el título adquisitivo.

3ª) Las medidas precautorias o de seguridad que puedan adoptarse en cualquier momento podrán ser las señaladas en los artículos 1419, 1428 y 1663 de la Ley de Enjuiciamiento Civil en cuanto sean aplicables, así como cualquiera otra que fuera procedente según los casos.

4ª) El emplazamiento para comparecer, dentro del término de seis días, a las personas designadas por el titular en el escrito inicial, se verificará conforme a lo establecido en los artículos 270 y siguientes de la Ley procesal. Si el emplazamiento se hubiere practicado por edictos y el emplazado no compareciere en el término señalado se le volverá a emplazar, concediéndole otros doce días y apercibiéndole que de no comparecer se dictará auto acordando la práctica de cuantas diligencias sean necesarias para la plena efectividad del derecho inscrito, incluso el lanzamiento de la finca si procediere.

5ª) Si el emplazado o emplazados no comparecieren en el término señalado, o si compareciendo se allanaren a la demanda, no formularen la de contradicción o no prestaren caución adecuada en el plazo que posteriormente se señala, el Juez dictará auto acordando la práctica de cuantas diligencias sean necesarias para la plena efectividad del derecho inscrito, conforme a lo solicitado por el titular registral y lo dispuesto en los artículos 926 párrafo 1º, y 1596 y siguientes de la Ley de Enjuiciamiento Civil en cuanto fueren aplicables, según las circunstancias del caso.

Si los emplazamientos se hubieran hecho por edictos y el emplazado no hubiere comparecido, el Juez podrá acordar, para mejor proveer, la práctica de las diligencias que considere necesarias para comprobar si se han cumplido los requisitos de la ejecución. El plazo para la práctica de dichas diligencias no podrá exceder de un mes.

6ª) Personados en autos los emplazados, en la misma comparecencia se les requerirá para que presten la caución adecuada exigida por la Ley, en la cuantía solicitada por el titular, si el Juez la encontrara justa. Si la estimare excesiva la reducirá a su prudente arbitrio.

El plazo para constituirla nunca podrá exceder de quince días, y no se exigirá cuando el titular registral renunciase a ella expresamente.

7ª) Presentada la caución suficiente se concederá un plazo de diez días para que se formule la demanda de contradicción, que se sustanciará por los trámites de los incidentes.

8ª) Cuando la demanda de contradicción se base en la causa 3ª del artículo 41 de la Ley, el opositor deberá presentar certificación del Registro de la Propiedad que acredite la vigencia, sin contradicción alguna del asiento correspondiente.

9ª) Los autos de este procedimiento no son acumulables entre sí ni a otro juicio.

10ª) Todos los recursos que se interpongan antes de formular la demanda de contradicción únicamente serán admisibles en un solo efecto.

11ª) Cuando al ejecutar la resolución firme dictada en este procedimiento surja una tercera persona, ocupante de la finca, oponiéndose a la ejecución, se le concederá un plazo de diez días para que comparezca y formalice por escrito su oposición, al que acompañará el título o las pruebas en que funde su derecho, previa prestación de caución suficiente. La oposición se sustanciará por los trámites de los incidentes.

Artículo 138.– El procedimiento regulado por el artículo anterior podrá ejercitarse aunque los perturbadores tengan título inscrito a su favor, si este título no fuese bastante para legitimar los actos en que la perturbación consista.

TÍTULO III
DE LAS ANOTACIONES PREVENTIVAS

DE DEMANDA

Artículo 139.– El que propusiere demanda, en los casos a que se refieren los artículos. 38 y número 1 del artículo 42 de la Ley podrá pedir al mismo tiempo, o después, su anotación preventiva, ofreciendo indemnizar los perjuicios que de ella puedan seguirse al demandado en caso de ser absuelto, a cuyo efecto el Juez podrá exigir la caución que estime adecuada.

El Juez o Tribunal mandará hacer la anotación, si fuere procedente, al admitir la demanda, y si aquélla se pidiese después, en el término del tercer día.

DE EMBARGO Y SECUESTRO

Artículo 140.– Se hará anotación preventiva de todo embargo de bienes inmuebles o derechos reales que se decrete en juicio civil o criminal, aunque el embargo sea preventivo o en procedimiento administrativo de apremio, debiendo observarse las reglas siguientes:

1ª) Si la propiedad de la finca embargada apareciese inscrita a favor de una persona que no sea aquella contra quien se hubiese decretado el embargo, se denegará o suspenderá la anotación, según los casos. Los Registradores conservarán uno de los duplicados del mandamiento judicial y devolverán el otro con arreglo a lo prevenido en el artículo 133.

2ª) Si la propiedad de los bienes embargados no constare inscrita se suspenderá la anotación del embargo, y en su lugar se tomará anotación preventiva de la suspensión del mismo.

3ª) Los interesados en los embargos podrán pedir que se requiera al considerado como dueño, o a su representante en el procedimiento, para que se subsane la falta verificando la inscripción omitida; y caso de negarse, podrán solicitar que el Juez o Tribunal lo acuerde así cuando tuvieren o pudieren presentar los títulos necesarios al efecto.

4ª) Cuando en virtud de sentencia ejecutoria se acuerde la venta de los bienes embargados, podrán también los interesados, si el propietario se

niega a presentar la titulación, suplir su falta por los medios establecidos en el título VI de la Ley.

5ª) Los interesados podrán solicitar, en su caso, que se saquen a subasta los bienes embargados, con la condición de que el rematante verifique la inscripción omitida antes o después del otorgamiento de la escritura de venta, en el término que sea suficiente y el Juez o Tribunal señale, procediendo, al efecto, según lo expresado en las reglas anteriores.

Los gastos y costas que se causen por resistencia del propietario a hacer la inscripción serán de cuenta del mismo.

Estas mismas reglas se aplicarán a las demás anotaciones en cuanto lo permita su respectiva índole.

Artículo 141.– La anotación preventiva de que trata el caso 3º artículo 42 de la Ley no podrá verificarse hasta que, para la ejecución de la sentencia, se mande embargar bienes inmuebles del condenado por ésta, en la forma prevenida respecto al juicio ejecutivo.

DE INCAPACIDAD

Artículo 142.– También procederá la anotación preventiva de que trata el número 4º artículo 42 de la Ley, en los casos de suspensión de pagos, concurso o quiebra, previos los trámites establecidos en las Leyes.

TERCER POSEEDOR DE BIENES ANOTADOS

Artículo 143.– El tercer poseedor, en el caso señalado en el último párrafo artículo 38 de la Ley, tendrá derecho a intervenir en el procedimiento con arreglo al artículo 134 de la misma, pero sólo deberá ser citado, a los efectos del artículo 126 de dicha Ley, cuando hubiere inscrito su derecho con anterioridad a la expedición de la certificación de cargas prevenida en el artículo 1489 de la Ley de Enjuiciamiento Civil.

El Registrador, al expedir la certificación de cargas para cualquier procedimiento de apremio conforme a lo ordenado por el artículo 1489 de la Ley de Enjuiciamiento Civil, hará constar, por nota al margen de la anotación de embargo practicada, o, en su caso, al margen de la correspondiente inscripción de hipoteca, que ha expedido la referida certificación, el procedimiento para el que se expide, las fechas del mandamiento y de

su presentación y la fecha de la certificación. No procederá la extensión de esta nota si antes no se ha hecho la anotación preventiva del embargo correspondiente.

Los asientos ulteriores a la anotación de un embargo que, en cumplimiento de lo dispuesto en las Leyes, el Registrador debe comunicar al órgano que la ordenó practicar serán los que produzcan la cancelación de la anotación o disminuyan el derecho embargado, así como los practicados en virtud de resoluciones judiciales dictadas en procedimientos concursales.

De las vicisitudes relativas a los procedimientos de ejecución de una hipoteca o de un embargo anteriores, solamente comunicará, cuando se produzca, que por el remate o adjudicación se ha cancelado la anotación del embargo.

No tendrá que comunicar la cancelación, por caducidad, de la anotación preventiva al órgano judicial que la mandó practicar.

En ningún caso habrá que comunicar los asientos de presentación.

OTRAS ANOTACIONES DE EMBARGO Y PROHIBICIÓN DE ENAJENAR

Artículo 144.– 1. Para que durante la vigencia de la sociedad conyugal sea anotable en el Registro de la Propiedad el embargo de bienes inscritos conforme a lo previsto en los apartados 1 o 4 del artículo 93 o en el apartado 1 del artículo 94, deberá constar que la demanda ha sido dirigida contra los dos cónyuges o que estando demandado uno de los cónyuges, ha sido notificado al otro el embargo.

2. Cuando se trate de bienes inscritos conforme al número 4 del artículo 95, el embargo será anotable si la demanda se hubiere dirigido contra el cónyuge a cuyo favor aparezcan inscritos los bienes, sea o no el cónyuge deudor.

3. Llegado el caso de enajenación de los bienes embargados, se cumplirá lo pertinente de los artículos 93 y siguientes de este Reglamento.

4. Disuelta la sociedad de gananciales, si no figura en el Registro su liquidación, el embargo será anotable si consta que la demanda se ha dirigido contra ambos cónyuges o sus herederos.

Cuando constare en el Registro su liquidación, el embargo será anotable si el bien ha sido adjudicado al cónyuge contra el que se dirige la

demanda o la ejecución, o del mandamiento resulta la responsabilidad del bien por la deuda que motiva el embargo y consta la notificación del embargo al cónyuge titular, antes del otorgamiento de aquélla.

5. Cuando la Ley aplicable exija el consentimiento de ambos cónyuges para disponer de derechos sobre la vivienda habitual de la familia, y este carácter constare en el Registro, será necesario para la anotación del embargo de vivienda perteneciente a uno solo de los cónyuges que del mandamiento resulte que la vivienda no tiene aquél carácter o que el embargo ha sido notificado al cónyuge del titular embargado.

6. Cuando se trate de bienes inscritos conforme al artículo 92 de este Reglamento, a favor de adquirente o adquirentes casados sometidos a legislación extranjera, con sujeción a su régimen matrimonial, se haya o no indicado dicho régimen, el embargo será anotable sobre el bien o participación indivisa del mismo inscrita en tal modo, siempre que conste que la demanda o el apremio han sido dirigidos contra los dos cónyuges, o que estando demandado o apremiado uno de los cónyuges ha sido notificado al otro el embargo.

Artículo 145.– Las anotaciones preventivas de prohibición de enajenar, comprendidas en el número 2 del artículo 26 y número 4 del artículo 42 de la Ley, impedirán la inscripción o anotación de los actos dispositivos que respecto de la finca o del derecho sobre los que haya recaído la anotación, hubiere realizado posteriormente a ésta su titular, pero no serán obstáculo para que se practiquen inscripciones o anotaciones basadas en asientos vigentes anteriores al de dominio o derecho real objeto de la anotación.

DEL DERECHO HEREDITARIO

Artículo 146.– La anotación preventiva a que se refiere el número 6 del artículo 42 y el artículo 46 de la Ley se practicará mediante solicitud:

1º) De los herederos.

2º) De los legitimarios.

3º) De los legatarios de parte alícuota; y

4°) De los acreedores de la herencia, cuyos créditos no estén garantizados especialmente o afianzados por los herederos, siempre que justifiquen su crédito mediante escritura pública.

En los demás casos, será necesaria providencia judicial, y se observará lo previsto en los artículos 57 y 73 de la Ley, en cuanto sean aplicables.

DE LEGADOS

Artículo 147.– Para hacer la anotación preventiva de los legados por convenio entre las partes, según lo prevenido en el artículo 56 de la Ley, se presentará en el Registro copia autorizada del testamento o por lo menos del encabezamiento, autorización y cláusulas del mismo relativas a la institución de heredero y a la disposición del legado, el certificado de defunción del causante y el del Registro General de Actos de Ultima Voluntad, con una solicitud al Registrador firmada por el legatario y por el heredero, pidiendo dicha anotación y señalando de común acuerdo, los bienes en que haya de verificarse. Deberán ser legitimadas las firmas de dicha solicitud y, si no lo fueren, ésta deberá ratificarse ante el Registrador.

Cuando hubiere de hacerse la anotación en virtud de resolución judicial, se presentará en el Registro el mandamiento, que deberá librar el Juez o Tribunal conforme a lo dispuesto en el artículo 57 de la Ley.

Artículo 148.– Cuando el heredero y el legatario pidan, de común acuerdo, la anotación preventiva de algún legado, expresarán en su solicitud el nombre y apellidos, estado, edad, vecindad y fecha de fallecimiento de su causante, así como las circunstancias de no haberse promovido juicio de testamentaría y estar aceptada la herencia por el heredero.

Si en este caso la finca que ha de ser anotada no estuviere inscrita a favor del testador, deberá pedirse que se inscriba presentando en el Registro la titulación necesaria, según los casos.

Artículo 149.– Para hacer a los legatarios la notificación indicada en el artículo 49 de la Ley acudirá el heredero con su solicitud al Juez o Tribunal que en su caso debería conocer del juicio de testamentaría, presentando la copia del testamento, los certificados de defunción y del Registro General de Actos de Ultima Voluntad y el inventario de los bienes

inmuebles. El Juez o Tribunal mandará hacer la notificación, si procediere, y, verificada, dispondrá que se entreguen al interesado los documentos presentados y testimonio de las diligencias originales.

Artículo 150.– Transcurridos treinta días desde la fecha de la notificación sin que los legatarios acrediten haber instado judicialmente la anotación, podrá pedir el heredero la inscripción de todos los bienes hereditarios, presentando en el Registro, además de su título, testimonio bastante de las diligencias practicadas. Si los legatarios pidiesen la anotación también podrá inscribir el heredero los bienes que se anotaren y no hubieren sido especialmente legados.

La inscripción, tanto en este caso como en el de renunciar los legatarios a su derecho de anotación, deberá hacer referencia, bien a la escritura de renuncia de los legatarios o bien a las diligencias de notificaciones y su resultado.

Artículo 151.– Cuando el legado fuera de bienes inmuebles determinados, o de créditos o pensiones consignados sobre los mismos, los herederos podrán inscribir a su favor los demás bienes hereditarios en cualquier tiempo.

Cuando los herederos estuvieren gravados con legados distintos de los expresados en el párrafo anterior, no podrán inscribir su título sucesorio sino dentro del plazo y con las condiciones que señala el artículo 49 de la Ley, salvo cuando se acredite el pago de los legados o la renuncia de los legatarios.

Artículo 152.– A los efectos de las anotaciones preventivas reguladas por los artículos anteriores, los legatarios de parte alícuota se considerarán asimilados en todo caso a los herederos.

Artículo 153.– Se considerará exigible el legado para los efectos del número 7 del artículo 42 de la Ley y del artículo 87 de la misma, cuando pueda legalmente demandarse en juicio su inmediato pago o entrega.

Los legados que consistan en pensiones o rentas periódicas se considerarán exigibles desde que pueda reclamarse en juicio la primera pensión o renta.

Artículo 154.– La hipoteca de que tratan los artículos 88, 89 y 90 de la Ley deberá constituirse en la escritura de partición en que se adjudique el inmueble gravado por la pensión, y, a falta de ella, en la escritura pública otorgada por el legatario o heredero gravado y el pensionista, o por sentencia, si éstos no se avinieren en la manera de constituir dicha hipoteca.

Cuando se haya promovido juicio de testamentaría, se sustanciará y definirá esta cuestión como incidente del mismo. Cuando no se haya promovido dicho juicio se decidirá en el declarativo correspondiente.

DE CRÉDITOS REFACCIONARIOS

Artículo 155.– Según lo dispuesto en el artículo 59 de la Ley, la anotación preventiva a favor de los acreedores refaccionarios podrá solicitarse en virtud de documento privado que conste por escrito. A este fin deberán concurrir ante el Registrador todos los interesados en la anotación, personalmente o por medio de representante especialmente autorizado, asegurándose aquél de la personalidad de los comparecientes y de la autenticidad de las firmas puestas al pie del contrato, salvo el caso de que éstas estuvieren legitimadas notarialmente, en que no será necesaria dicha concurrencia personal.

También podrá solicitarse en la misma forma la anotación preventiva en virtud de los documentos de concesión de subvenciones públicas o de créditos de entidades públicas destinados a la refacción, reparación, rehabilitación y, en su caso, mejora de los edificios urbanos, sus instalaciones, fachadas y elementos comunes.

Tratándose de edificios en régimen de propiedad horizontal, bastará con la comparecencia del Presidente de la Comunidad autorizado al efecto mediante acuerdo de la Junta de Propietarios adoptado en la forma y con las mayorías establecidas en la Ley de Propiedad Horizontal, aportando la correspondiente certificación acreditativa de la que resulte que los presupuestos de la obra, cuyo importe no podrá ser inferior al del crédito o subvención concedida, han sido aceptados por la Comunidad. La anotación recaerá sobre la totalidad del edificio o finca de que se trate y se practicará en el folio de la finca matriz, con las correspondientes notas de referencia en los folios correspondientes a los elementos independientes.

La STS (Sala 3.ª) de 24 de febrero de 2000 declara nulo el párrafo 4º del art. 155 RH.

Artículo 156.– Si la finca refaccionada no se hallare inscrita a favor del deudor y del título presentado para inscribirla resultare que está afecta a un derecho real, hará el Registrador la inscripción, si procediere, denegando la anotación, hasta que se dicte resolución judicial en el expediente a que se refiere el artículo 61 de la Ley, o medie el oportuno convenio.

Artículo 157.– Para instruir el expediente de que se trata en el artículo 61 de la Ley, dirigirá el deudor una solicitud al Juzgado de Primera Instancia del partido en que esté situada la finca, expresando las obras que ésta necesite, el coste aproximado de ellas y el valor que la misma finca tenga en la actualidad, y pidiendo que se cite a las personas que tengan algún derecho real sobre el inmueble, para que manifiesten su conformidad o aleguen lo que a su derecho convenga. A esta solicitud acompañará una certificación pericial del aprecio y otra del Registro de la Propiedad con los documentos, en su caso, de donde resulten los nombres y los derechos de las personas que deban ser citadas.

El Juez mandará hacer la citación con las formalidades prescritas en los artículos 262 y siguientes de la Ley de Enjuiciamiento Civil.

Artículo 158.– Las personas citadas con arreglo al artículo anterior, podrán conformarse con lo pretendido por el propietario, en cuyo caso dictará el Juzgado resolución autorizando la anotación, o podrán oponerse, tanto al aprecio de la finca como a las obras que se trate de ejecutar, si por efecto de las mismas no hubiesen de quedar suficientemente asegurados sus derechos.

Artículo 159.– Los que se opusieren al aprecio o a las obras nombrarán perito que, en unión con el del propietario, rectifique la tasación o emita su dictamen sobre las mismas obras.

Para el nombramiento de este perito y para dirimir las discordias que ocurrieren, se observará lo establecido en los artículos 613 y siguientes de la Ley de Enjuiciamiento Civil.

Artículo 160.– Concluido el juicio pericial, si la oposición se hubiere hecho al aprecio, dictará el Juez resolución autorizando la anotación y declarando el valor de las fincas refaccionadas. Si la oposición hubiere

recaído sobre las obras, mandará el Juez comparecer en juicio verbal a los interesados y a los peritos, a fin de intentar la avenencia entre los primeros; y si ésta no se consiguiere, dará por terminado el acto, dictando la resolución que proceda, según lo que resulte probado, bien prohibiendo la refacción, o bien autorizándola, si apareciere del dictamen de los peritos que, verificadas las obras, no quedarán menos asegurados que a la sazón lo estuvieren los derechos del opositor, por disminuirse la renta de la finca o su precio en venta.

ASIENTOS POR SUSPENSIÓN DE OTROS

Artículo 161.– Siempre que por circunstancias extraordinarias no existan índices en un Registro y se solicite una inscripción, que requiera la consulta de aquéllos, se tomará anotación preventiva, que subsistirá, no obstante lo dispuesto en el artículo 86 de la Ley, hasta que pueda cancelarse o convertirse en inscripción.

Los Registradores, bajo su responsabilidad, darán cuenta inmediatamente a la Dirección General.

Artículo 162.– Si pedida una cancelación no pudiere hacerse por mediar defecto subsanable, se practicará, a instancia de parte, un asiento análogo al de la cancelación pretendida, indicando el motivo de la suspensión.

La caducidad de este asiento se determinará con arreglo al artículo 96 de la Ley.

Artículo 163.– Si pedida una nota marginal que implique adquisición, modificación o extinción de derechos inscritos, cuando no deba verificarse inscripción o anotación, no pudiera efectuarse por algún defecto subsanable del título, deberá extenderse, a petición de parte interesada, nota marginal preventiva, que expresará el contenido del documento presentado, el objeto de la presentación, la circunstancia de haberse suspendido aquélla y los motivos de la suspensión.

Las notas marginales preventivas caducarán a los sesenta días de su fecha. Este plazo se podrá prorrogar hasta ciento ochenta días, por justa causa y en virtud de providencia judicial.

Artículo 164.– Cuando en mandamiento judicial o administrativo se ordenare tomar una anotación preventiva, y no pueda efectuarse por defecto subsanable, se extenderá el asiento, si los interesados lo solicitaren, en la forma prevenida por el artículo 169.

Cuando se trate de embargos por causas criminales o en que tenga el Estado un interés directo, no será necesaria la solicitud del interesado para que se tome la referida anotación.

CIRCUNSTANCIAS DE LAS ANOTACIONES

Artículo 165.– Toda anotación preventiva que haya de practicarse por mandato judicial se verificará en virtud de presentación en el Registro del mandamiento del Juez o Tribunal, en el que se insertará literalmente la resolución respectiva con su fecha y se hará constar, en su caso, que es firme.

Artículo 166.– Las anotaciones preventivas se practicarán en la misma forma que las inscripciones y contendrán las circunstancias determinadas en general para éstas, haciendo constar, además, las siguientes:

1ª) Si se pidiese anotación preventiva de embargo en procedimientos seguidos contra herederos indeterminados del deudor, por responsabilidades del mismo, se expresará la fecha del fallecimiento de éste. Cuando el procedimiento se hubiese dirigido contra herederos ciertos y determinados del deudor, también por obligaciones de éste, se consignarán, además, las circunstancias personales de aquéllos.

Si las acciones se hubieren ejercitado contra persona en quien concurra el carácter de heredero o legatario del titular, según el Registro, por deudas propias del demandado, se harán constar las circunstancias del testamento o declaración de herederos y de los certificados del Registro General de Actos de Ultima Voluntad y de defunción del causante. La anotación se practicará sobre los inmuebles o derechos que especifique el mandamiento judicial en la parte que corresponda al derecho hereditario del deudor.

2ª) Si se pidiere anotación de demanda de propiedad se expresará la fecha del proveído en que se haya acordado su admisión, el objeto de la demanda y las circunstancias del demandante y las del demandado, si fueren conocidas.

3ª) Si se hiciese a consecuencia de mandamiento de embargo o secuestro, o en cumplimiento de alguna ejecutoria, se expresara así, manifestando el importe de lo que por principal y cuando proceda, por intereses y costas, se trate de asegurar y las circunstancias del que haya obtenido la providencia a su favor y de aquel contra quien se haya dictado.

4ª) Si se hiciese a virtud de resolución judicial, declarando en concurso o en quiebra a una persona, o prohibiendo temporalmente la enajenación de bienes determinados, se hará constar el objeto de dicha resolución y las circunstancias del que la haya obtenido y del respectivo titular.

5ª) Si se hiciere a virtud de demanda en que se solicite alguna de las declaraciones a que se refiere el artículo 10, se expresará la especie de incapacidad, la fecha de la resolución admitiendo la demanda y las circunstancias del demandante y del titular, según el Registro.

6ª) Si la anotación fuere de legado, se determinará: la clase de éste; su importe; sus condiciones; la circunstancia de haber sido o no aceptada la herencia; la de no haberse promovido juicio de testamentaría; la de no haberse hecho partición de bienes; la de haber o no transcurrido hasta la presentación de la solicitud de anotación los 180 días que para hacerlo concede la Ley, y la de practicarse el asiento, bien en virtud de resolución judicial o bien por acuerdo entre el legatario y el heredero.

7ª) Si la anotación tuviera por objeto algún crédito refaccionario se indicará brevemente la clase de obras que se pretende ejecutar; el contrato celebrado con este fin y sus condiciones; la circunstancia de no tener la finca carga alguna real, y, caso de tenerla, el valor que se haya dado a la finca en su estado actual, con citación de los interesados, así como si esto se ha hecho por escritura pública o por expediente judicial.

8ª) Si la anotación fuere de las comprendidas en el párrafo 2º del artículo 45 de la Ley, expresará el título de adquisición y circunstancias del crédito asegurado, las declaraciones de la escritura de adjudicación referentes al mismo y la forma en que la anotación se haya obtenido.

9ª) Expresión de que queda constituida la anotación, clase de ésta y persona a cuyo favor se verifique.

10ª) El documento en cuya virtud se hiciese la anotación y su fecha, y, si fuere mandamiento judicial o administrativo, indicación del Juzgado, Tribunal o funcionario que lo haya dictado y expresión de quedar archivado uno de los ejemplares.

11ª) Si el documento fuese privado, manifestará, además, el Registrador, que las firmas están legitimadas o que las partes han concurrido a su presencia personalmente o por medio de apoderado, dando fe de que las conoce y de que son auténticas las firmas puestas al pie de la solicitud que le hubieren presentado; y si el Registrador no conociese a los interesados o a sus apoderados, firmarán con ellos la solicitud en que se pida la anotación dos testigos conocidos, que concurrirán al acto y asegurarán la legitimidad de las firmas de aquéllos.

12ª) Si se trata de anotaciones a cuyos titulares pueda resultar obligado que el Registrador haga comunicaciones, habrán de expresar, además de las circunstancias de identidad, el domicilio con las circunstancias que lo concreten, si consta en el título.

Artículo 167.– La anotación preventiva de diferentes bienes expresará la cuantía del crédito u obligación de que respondan todos ellos o la especial de cada uno, caso de haberse efectuado la distribución.

Artículo 168.– En las anotaciones preventivas que se tomen por suspensión de las inscripciones propiamente dichas se consignarán, si fuere posible, las circunstancias exigidas para la inscripción correspondiente, haciendo constar que se extiende anotación preventiva por defecto subsanable y determinándose cuál sea éste.

Artículo 169.– Las anotaciones preventivas que se tomen por suspensión de otras anotaciones solicitadas en primer término se extenderán en la forma en que hubieran podido extenderse, en su caso, las principales, añadiendo que se suspende el asiento pretendido por existir defectos subsanables y expresándose cuales sean.

Estas anotaciones caducarán una vez transcurridos los plazos que establece el artículo 96 de la Ley.

Artículo 170.– Se practicarán en el libro de inscripciones las anotaciones de suspensión por defectos subsanables, aunque las fincas o derechos no aparezcan inscritos, cualquiera que sea el procedimiento en el que se hubieran dictado.

Si la finca o derecho aparecieren inscritos a favor de la persona contra la que se dirija el procedimiento o fuese aplicable lo dispuesto en el artículo 105 de este Reglamento, la anotación de suspensión se practicará en el folio ya abierto a aquélla.

Artículo 171.– Siempre que la anotación, por ser de las mencionadas en el párrafo 2º del artículo 73 de la Ley, deba comprender todos los bienes de una persona y el título no contuviera su descripción, se anotarán todos los que aparezcan inscritos a favor de la misma persona, expresándose aquella circunstancia y refiriéndose, en cuanto a la descripción y cargas a las correspondientes inscripciones.

En el ejemplar del mandamiento que se devuelva a la Autoridad que lo hubiere expedido hará constar el Registrador una sucinta reseña de los bienes anotados, determinando el tomo, folio y número de la finca.

Artículo 172.– 1 documento público en que haya de constar la adjudicación de bienes inmuebles que, conforme a lo dispuesto en el párrafo 1º del artículo 45 de la Ley, produzca garantía de naturaleza real en favor de acreedores, determinará la clase de derecho real que se constituya, y contendrá todos los requisitos exigidos por la Ley y por este Reglamento para la inscripción del mismo.

La anotación preventiva a que se refiere el párrafo 2º del mencionado artículo podrá hacerse por convenio entre el adjudicatario y el acreedor, presentando en el Registro la correspondiente solicitud, firmada por los mismos, y los documentos públicos en que consten la adjudicación y los créditos que se trate de asegurar. También podrá hacerse por mandato del Juez o Tribunal competente, aplicándose, en lo posible, las disposiciones del artículo 57 de la Ley.

TÍTULO IV
DE LA EXTINCIÓN DE LAS INSCRIPCIONES Y ANOTACIONES PREVENTIVAS

TÍTULO Y PROCEDIMIENTO CANCELATORIOS

Artículo 173.– Para practicar la cancelación total de las inscripciones y anotaciones preventivas, en los casos a que se refiere el artículo 79 de la Ley, será necesario presentar en el Registro los títulos o documentos que

acrediten la extinción de la finca o derecho, o en que declare la nulidad del título inscrito o de la inscripción.

Las cancelaciones que se hagan por consecuencia de declararse nulos los títulos inscritos surtirán sus efectos sin perjuicio de lo dispuesto en el artículo 34 de la Ley.

Estas disposiciones son igualmente aplicables a las cancelaciones parciales, cuando procedan.

Artículo 174.– La misma escritura en cuya virtud se haya hecho la inscripción será título suficiente para cancelarla si resultare de ella o de otro documento fehaciente que el derecho asegurado ha caducado o se ha extinguido.

Será necesaria nueva escritura para la cancelación, con arreglo al párrafo 1º del artículo 82 de la Ley, cuando, extinguido el derecho inscrito por voluntad de los interesados, deba acreditarse esta circunstancia para cancelar la inscripción.

Las inscripciones o anotaciones preventivas hechas en virtud de mandamiento judicial y las practicadas en virtud de escritura pública, cuando procediere la cancelación y no consintiere en ella aquel a quien ésta perjudique, no se cancelarán sino en virtud de resolución judicial que sea firme, por no admitir recurso alguno o por haber sido desestimado o haber expirado el plazo legal para promoverlo. Se exceptúa el caso de caducidad por ministerio de la Ley.

Artículo 175.– En consecuencia de lo dispuesto en el párrafo 2º del artículo 82 de la Ley, la cancelación de las inscripciones cuya existencia no dependa de la voluntad de los interesados en las mismas se verificará con sujeción a las reglas siguientes:

1ª) Las inscripciones de hipoteca y demás gravámenes sobre el derecho de usufructo se cancelarán a instancia del dueño del inmueble con sólo presentar el documento fehaciente que acredite la conclusión de dicho usufructo por un hecho ajeno a la voluntad del usufructuario.

2ª) Cuando, en virtud del procedimiento de apremio contra bienes inmuebles se enajene judicialmente la finca o derecho embargado, se cancelarán las inscripciones y anotaciones posteriores a la correspondiente anotación de embargo aunque se refieran a enajenaciones o gravámenes

anteriores y siempre que no estén basadas en derechos inscritos o anotados con anterioridad a la anotación del embargo y no afectados por ésta.

La cancelación se practicará a instancia del que resulte ser dueño de la finca o derecho, con sólo presentar mandamiento ordenando la cancelación, expedido de acuerdo con lo previsto en el artículo 1518 de la Ley de Enjuiciamiento Civil.

3ª) Las inscripciones de hipotecas constituidas sobre obras destinadas al servicio público cuya explotación conceda el Gobierno y que estén directa y exclusivamente afectas al referido servicio, se cancelarán, si se declarase resuelto el derecho del concesionario, en virtud del mismo título en que se haga constar esa extinción y del documento que acredite haberse consignado en debida forma, para atender al pago de los créditos hipotecarios inscritos, el importe de la indemnización que en su caso deba percibir el concesionario.

4ª) La inscripción de subhipoteca, constituida sin los requisitos del artículo 149 de la Ley, podrá cancelarse en virtud de la escritura en que conste la resolución del derecho del subhipotecante. En el caso de que se hubieren cumplido dichos requisitos será necesario, además, el consentimiento del subhipotecario o la consignación de la cantidad asegurada por la subhipoteca, si fuere igual o inferior a la garantizada por la hipoteca.

5ª) Las inscripciones de hipotecas constituidas sobre bienes litigiosos, mencionadas en el número. 9º del artículo 107 de la Ley, podrán cancelarse, en cuanto al todo o parte de la finca o derecho, y en el caso de que el deudor haya sido vencido en el juicio, con sólo la presentación de la ejecutoria recaída.

6ª) Las inscripciones de venta, de bienes sujetos a condiciones rescisorias o resolutorias podrán cancelarse, si resulta inscrita la causa de la rescisión o nulidad, presentando el documento que acredite haberse rescindido o anulado la venta y que se ha consignado en un establecimiento bancario o Caja oficial el valor de los bienes o el importe de los plazos que, con las deducciones que en su caso procedan, haya de ser devuelto.

Si sobre los bienes sujetos a condiciones rescisorias o resolutorias se hubieren constituido derechos reales, también deberá cancelarse la inscripción de éstos con el mismo documento, siempre que se acredite la referida consignación.

Artículo 176.– La inscripción de cesión de créditos hipotecarios, cuando no constare en el Registro que se ha dado conocimiento al deudor y éste pagare al cedente, podrá cancelarse con el documento que acredite dicho pago, sin perjuicio de las responsabilidades a que se refiere el artículo 151 de la Ley.

Artículo 177.– Los asientos relativos a derechos que tuviesen un plazo de vigencia para su ejercicio convenido por las partes, se cancelarán por caducidad transcurridos cinco años desde su vencimiento, salvo caso de prórroga legal, y siempre que no conste asiento alguno que indique haberse ejercitado el derecho, modificado el título o formulado reclamación judicial sobre su cumplimiento.

Las inscripciones de arrendamientos urbanos y demás asientos relativos a derechos que se rijan por una normativa específica, se sujetarán a lo dispuesto en ella.

La cancelación practicada conforme a los apartados que preceden, llevará consigo la de los asientos basados en el derecho cuyo asiento se cancela por caducidad, sin necesidad de ulteriores requisitos.

> La STS (Sala 3.ª) de 31 de enero de 2001 ha declarado nulo de pleno derecho el párrafo 2° del art. 177 RH, introducida por el art. 1° del Real Decreto 1867/1998, de 4 de septiembre.

Artículo 178.– 1. A los efectos del párrafo 1° del artículo 82 de la Ley, los representantes legales de la persona a cuyo favor se hubiere hecho la inscripción o anotación necesitarán, para proceder a su cancelación, obtener las autorizaciones y observar las formalidades legales exigidas para la enajenación de bienes inmuebles o derechos reales constituidos sobre los mismos.

2. Para la cancelación por pago de la hipoteca que garantice créditos a favor de un menor bastará el consentimiento del padre o padres que ejerzan la patria potestad.

3. Podrán practicarse las cancelaciones otorgadas exclusivamente por los menores emancipados o que hubieren obtenido judicialmente el beneficio de la mayor edad.

4. Igualmente se practicarán las otorgadas por los herederos fiduciarios o por los usufructuarios, cualquiera que sea el título de constitución del

usufructo, cuando no sean conocidos los fideicomisarios o nudos propietarios respectivos, siempre que se invierta el importe de los derechos reales extinguidos en valores del Estado, depositados en un establecimiento bancario o Caja oficial a favor de quienes puedan tener derecho a tal importe.

5. Bastará el consentimiento del cónyuge a cuyo nombre aparezca constituido el crédito para la cancelación por pago de la hipoteca que lo garantice, aun cuando conste inscrita para la sociedad conyugal de aquél.

Artículo 179.– Aun cuando se haya extinguido por pago el crédito hipotecario, no se cancelará la correspondiente inscripción sino en virtud de escritura pública en la que preste su consentimiento para la cancelación el acreedor o las personas expresadas en el párrafo 1º) del artículo 82 de la Ley, o, en su defecto, en virtud de ejecutoria.

Artículo 180.– Cuando la cancelación de una inscripción deba hacerse en virtud de consignación será preciso el mandamiento judicial a que se refiere el artículo. 1180 del Código Civil, en el cual conste que se ha declarado bien hecha la consignación y se ordene la cancelación referida.

Artículo 181.– Lo dispuesto en los artículos anteriores deja a salvo el derecho de los interesados para hacer valer ante los Tribunales las acciones procedentes.

Artículo 182.– Siempre que se litigue sobre la ineficacia de alguna cancelación podrá tomarse anotación preventiva de la demanda con arreglo a lo dispuesto en el artículo 139.

Artículo 183.– Comenzado a instruir el expediente de caducidad de una concesión minera deberá solicitarse la extensión de una nota que así lo expresa al margen de la última inscripción de aquélla, mediante la presentación en el Registro de la certificación del acuerdo del Delegado de Hacienda que inicia el expediente, en caso de impago del canon de superficie, o de la Jefatura de Minas en los demás supuestos.

Cuando sea el Estado quien solicite esta nota, se presentará la certificación por conducto de la Alcaldía correspondiente, y se extenderá de oficio.

Artículo 184.– A todo expediente de caducidad de concesión deberá incorporarse certificación del Registro de la Propiedad, comprensiva de los asientos vigentes de todas clases o de los extendidos con anterioridad a la fecha de la nota a que se refiere en el artículo anterior, si se hubiere extendido, al efecto de que sean oídos en el expediente los interesados y puedan ejercitar el derecho de subrogación por su orden de prelación registral.

Artículo 185.– Caso de revocarse por cualquier causa la providencia ordenando la instrucción del expediente de caducidad, será título bastante para cancelar la nota extendida en el Registro la certificación del nuevo acuerdo.

Artículo 186.– Las inscripciones de concesiones mineras y las anotaciones de permisos de investigación se cancelarán mediante resolución administrativa firme, anunciada en el Boletín Oficial del Estado, que declare su caducidad y la franquicia del terreno. También será título bastante la declaración de caducidad y reserva para el Estado en las mismas condiciones.

Mediante dichos títulos practicará la cancelación de todos los asientos de fecha posterior a la de la nota marginal a que se refiere el artículo 183 de este reglamento, aun cuando no conste que los interesados en los mismos han sido oídos en el expediente.

Cuando la causa de caducidad o nulidad conste explícitamente en el Registro o hubieren sido oídos los interesados en el expediente, o citados personalmente no hubieren comparecido, también se cancelarán en virtud de los referidos títulos los asientos de fecha anterior a la citada nota marginal; en el traslado de la resolución se determinarán los asientos que deban cancelarse con referencia a los datos registrales.

En los casos en que, de conformidad con la Ley de Minas, el Delegado de Hacienda, el Ministerio de Industria o el de Hacienda dicten resolución firme por la que se subrogue el titular de algún gravamen real inscrito, en los derechos del concesionario incurso en caducidad, la inscripción de transferencia a favor de aquél se practicará en virtud de traslado del acuerdo firme y del título de concesión en que conste la diligencia de subrogación extendida por el Ministerio de Industria. El gravamen del titular subrogado se cancelará, pero los demás gravámenes sobre la concesión subsistirán afectando al nuevo concesionario.

En todos los demás supuestos no comprendidos en este artículo para la cancelación se estará a lo dispuesto en los artículos 82 y siguientes de la Ley Hipotecaria.

Artículo 187.– Para que los compradores de bienes nacionales, una vez satisfechos todos los plazos puedan cancelar las hipotecas constituidas sobre las fincas para responder del precio en que se vendieron, será necesario presentar certificación de su total solvencia expedida por la respectiva oficina de Hacienda.

En dicha certificación se expresará también, clara y terminantemente que a nombre del Estado consiente el Jefe respectivo de Hacienda en que se cancele la hipoteca que exista sobre la finca hasta la total solvencia de las responsabilidades que el comprador contrajo.

Lo dispuesto en este artículo se entiende sin perjuicio de las reglas especiales sobre caducidad de las inscripciones de hipoteca, establecidas en la disposición transitoria 3ª de la Ley.

FORMA DE LAS CANCELACIONES

Artículo 188.– Las notas cancelatorias de gravámenes que sólo estén mencionados en las inscripciones o anotaciones de las fincas a que afecten deberán extenderse al margen del último asiento de la finca en que aparezca hecha la mención, y expresarán la causa de la cancelación y su fecha.

Artículo 189.– Las notas marginales que consignen circunstancias o hechos que impliquen adquisición, modificación o extinción de los derechos inscritos se cancelarán por medio de otra nota marginal, extendida lo más cerca posible de la nota que se cancele.

Artículo 190.– Cuando un derecho inscrito se haya extinguido por confusión de derechos, no será necesario un asiento especial de cancelación y bastará que el Registrador, a solicitud del interesado, practique la cancelación en el mismo asiento del cual resulte la extinción por confusión, extendiendo la oportuna nota de referencia al margen de la inscripción cancelada.

Si la cancelación no se hubiere efectuado en la forma autorizada en el párrafo anterior, se practicará por otro asiento posterior a solicitud de cualquier interesado.

Artículo 191.– La cancelación de las anotaciones de suspensión de mandamientos judiciales dictados en causa criminal o de embargos administrativos por débitos a la Hacienda pública, extendidas en el libro especial a que se refiere el artículo 170, se limitará a expresar los números de los asientos cancelados, la causa de la cancelación y su fecha, y se extenderá en la casilla de Observaciones a continuación del asiento que se cancela.

Si no hubiere espacio suficiente en dicha casilla, se extenderá el asiento en el encasillado del libro especial, después de la última anotación practicada, y se consignará la palabra «Cancelada» al margen de las anotaciones correspondientes, con indicación del folio en que conste la cancelación. Lo mismo se hará mientras no se agoten los folios de los libros actuales.

Artículo 192.– Cuando el usufructo y la nuda propiedad consten inscritos a favor de distintas personas en un solo asiento o en varios, llegado el caso de extinción del usufructo, si no hubiere obstáculo legal, se extenderá una inscripción de cancelación de este derecho y de consolidación del usufructo con la nuda propiedad.

Al margen de la inscripción de nuda propiedad se pondrá la oportuna nota de referencia.

CIRCUNSTANCIAS GENERALES DE LAS CANCELACIONES

Artículo 193.– La cancelación extensa se practicará en el libro y folio correspondientes, según su fecha, y contendrá las circunstancias siguientes:

1ª) Número de la inscripción o letra de la anotación que se cancele.

2ª) Causa o razón de la cancelación.

3ª) Nombre, apellidos y circunstancias personales de los otorgantes o de la persona o personas a cuya instancia o con cuyo consentimiento se verifique la cancelación.

4ª) Clase del documento en cuya virtud se haga la cancelación y su fecha. Si fuese escritura, nombre y residencia del Notario autorizante; si documento judicial o administrativo, se determinará el Tribunal, Juzgado, Autoridad o funcionario público que lo autorice y su residencia, y si solicitud privada, la circunstancia de haberse ratificado los interesados ante el Registrador y fe de conocimiento de éstos o de estar legitimadas las firmas.

5ª) Expresión de quedar cancelado total o parcialmente el asiento correspondiente.

6ª) Día y hora de la presentación en el Registro del documento en cuya virtud se verifique la cancelación, así como el número del asiento de presentación y tomo del Diario.

7ª) Fecha de la cancelación y firma del Registrador.

Cuando tenga que registrarse una escritura de cancelación en diferentes Registros, se presentará en todos ellos, y al pie de la misma pondrán los Registradores, por el orden respectivo, la nota correspondiente.

Artículo 194.– Cuando el título en cuya virtud se pida la cancelación comprenda varios derechos reales o bienes inmuebles situados dentro de un término municipal o sección del mismo, se verificará aquélla, extendiendo el oportuno asiento, con las circunstancias que exige el artículo anterior, en el Registro de la finca en que se hubiere hecho la inscripción extensa.

En las otras fincas se hará un breve asiento expresando las circunstancias señaladas en los números 1º, 2º y 5º de dicho artículo, nombre y apellidos de la persona que consienta la cancelación o, en su caso, Tribunal o funcionario que la ordene, referencia a la cancelación extensa con citación del libro y folio, fecha y media firma.

Artículo 195.– De toda cancelación que se verifique pondrá el Registrador una nota fechada y firmada al margen de la inscripción o anotación anulada, en la cual se haga constar el tomo, folio y número o letra del asiento cancelatorio.

CONVERSIÓN

Artículo 196.– La anotación preventiva podrá convertirse en inscripción cuando la persona a cuyo favor estuviere constituida adquiera definitivamente el derecho anotado.

Esta conversión se verificará haciendo una inscripción de referencia a la anotación misma, en la cual se exprese:

1º) La letra y folio, en su caso, de la anotación.

2º) La manifestación de que la anotación se convierte en inscripción.

3º) La causa de la conversión.

4º) El documento en virtud del cual se verifique dicha conversión, si fuere necesario para practicarla.

5º) Referencia, en su caso, al nuevo asiento de presentación.

6º) Fecha y firma del Registrador.

Artículo 197.– Para convertir las anotaciones preventivas en inscripciones se observarán las reglas siguientes:

1ª) Cuando se trate de anotaciones preventivas por defectos subsanables, se presentarán los documentos acreditativos de la subsanación o, en su caso, los correspondientes documentos complementarios.

2ª) Si la anotación se hubiere extendido por imposibilidad del Registrador, éste procederá a la conversión, de oficio, tan pronto como hubiere cesado la causa o desaparecido el obstáculo que motivó la anotación.

3ª) Si se tratare de anotaciones preventivas constituidas a favor de legatarios de bienes inmuebles determinados propios del testador, se presentará la escritura pública en que conste la entrega de legado o, en su defecto, la resolución judicial correspondiente.

4ª) Cuando la anotación preventiva se hubiese practicado a favor de legatarios de rentas o pensiones periódicas, en los casos del artículo 88 de la Ley, se presentará la escritura de partición en la que se le haya adjudicado el inmueble gravado por la pensión; en su defecto, la correspondiente escritura pública otorgada por el heredero o legatario gravado y el pensionista o, en su caso, la sentencia recaída en el juicio declarativo o en el incidente del juicio de testamentaría a que se refiere el artículo 154.

5ª) Si se tratare de anotaciones preventivas practicadas a favor de acreedores refaccionarios, se presentará la escritura pública otorgada por

el acreedor y el deudor, o, en su defecto, la sentencia recaída en el juicio a que se refiere el artículo 95 de la Ley.

Artículo 198.– Tomada la anotación preventiva de demanda, si ésta prosperase en virtud de sentencia firme, se practicarán las inscripciones o cancelaciones que se ordenen en ésta.

La ejecutoria o el mandamiento judicial será título bastante, no sólo para practicar la inscripción correspondiente, sino también para cancelar los asientos posteriores a la anotación de demanda, contradictorios o limitativos del derecho que se inscriba, extendidos en virtud de títulos de fecha posterior a la de la anotación y que no se deriven de asientos que gocen de prelación sobre el de la misma anotación.

La anotación de demanda se cancelará en el asiento que se practique en virtud de la ejecutoria, y al margen de la anotación se pondrá la oportuna nota de referencia.

Cuando los asientos posteriores hubieren sido practicados en virtud de títulos de fecha anterior a la anotación de demanda, para cancelarlos será preciso que, en ejecución de la sentencia, el demandante pida la cancelación de tales asientos, y el Juez podrá decretarla, previa citación de los titulares de los mismos, conforme a los artículos 262 y siguientes de la Ley de Enjuiciamiento Civil, si dichos titulares no se opusieren a la pretensión del ejecutante en un plazo de treinta días. Cuando hicieren constar en el Juzgado su oposición, se seguirá el juicio por los trámites de los incidentes, y no se cancelará la anotación de demanda, en tanto no recaiga resolución judicial firme.

CADUCIDAD DE LAS ANOTACIONES

Artículo 199.– *La anotación preventiva que se hubiere tomado por más de un concepto caducará cuando proceda, atendiendo al plazo de la de menor duración, a no ser que se hubiere subsanado el defecto o cumplido el requisito cuya falta motivó esta última.*

Las anotaciones preventivas ordenadas por la autoridad judicial no se cancelarán por caducidad, después de vencida la prórroga establecida en el artículo 86 de la Ley, hasta que haya recaído resolución definitiva firme en

el procedimiento en que la anotación preventiva y su prórroga hubieren sido decretadas.

> El artículo 199 RH, al permitir que las anotaciones preventivas prorrogadas no caduquen hasta que se ordene así expresamente por la autoridad que las decretó, debe entenderse tácitamente derogado por la Ley de Enjuiciamiento Civil (Apartado III Instrucción DGRN de 12 de diciembre de 2000, sobre interpretación del artículo 86 de la Ley Hipotecaria en la nueva redacción dada por la disposición novena de la Ley 1/2000, de 7 de enero, de Enjuiciamiento Civil).

C) EL PROCEDIMIENTO EJECUTIVO EXTRAJUDICIAL

> La STS (Sala 1.ª) de 4 de mayo de 1998 declaró la inaplicación por derogación del artículo 129, párrafo 2º LH, por ser contrario a la Constitución, y de los artículos 234 a 236-o, RH, por el principio de jerarquía normativa. No obstante, con posterioridad, el art. 129 LH ha sido modificado por el número 4 de DF 9.ª de la Ley 1/2000, 7 enero, de Enjuiciamiento Civil.

HIPOTECA DOTAL

> Los arts. 250 a 258 RH sólo están vigentes en los territorios con derecho civil propio en donde subsista la dote.

SUSPENSIÓN DE CANCELACIÓN

Artículo 200.– Si el Registrador suspendiere la cancelación de una inscripción o de una anotación, bien por calificar de insuficiente el documento presentado para ello, o bien por dudar de la competencia del Juez o Tribunal que la haya ordenado, conforme a lo prevenido en los artículos 99 y 100 de la Ley, lo hará constar así por medio de una anotación preventiva, si se solicitare, en la cual se exprese la inscripción o anotación cuya cancelación se pida, el documento presentado con este fin, su fecha, la de su presentación y el motivo de la suspensión.

Artículo 201.– La anotación expresada en el artículo anterior se cancelará de oficio por el Registrador:

1º) En el caso del artículo 99 y párrafo 1º del artículo 100 de la Ley, a los sesenta días de su fecha, si antes no se subsanase el defecto del documento que la haya originado.

2º) En el caso del párrafo 2º del artículo 100 de la misma Ley, cuando se declare por el Presidente de la Audiencia la incompetencia del Juez o Tribunal que hubiere ordenado la cancelación, siempre que no se interponga en los ocho días siguientes a la fecha de la notificación el recurso de apelación a que se refiere el artículo 102 de la referida Ley.

En el caso del párrafo anterior, podrá practicarse la cancelación principal pedida presentando en el Registro, dentro de los cuarenta días siguientes a la decisión o al fallo, mandamiento del Juez o Tribunal competente, ordenando la misma cancelación.

El Registrador cumplirá, en todo caso, las declaraciones confirmatorias de la competencia del Juez o Tribunal que hubiera ordenado la cancelación originaria.

Artículo 202.– El Registrador que suspenda la cancelación por dudar de la competencia del Juez o Tribunal que la haya acordado lo comunicará por escrito a la parte interesada, para que pueda, si quiere, comparecer ante el Presidente de la Audiencia en el término de diez días, presentándole el documento en cuya virtud haya pedido dicha cancelación.

Si el Presidente creyese necesario algún dato del Registro para dictar su resolución, lo reclamará al Registrador y, sin más trámites, decidirá lo que proceda.

La resolución que dictare será comunicada al Registrador y, además, notificada al interesado en la forma ordinaria.

Artículo 203.– Cuando los interesados o los Jueces recurrieren a la Audiencia contra la decisión del Presidente, conocerá del asunto la Sala de Gobierno, oyendo al recurrente por escrito una sola vez, previo informe del Registrador, y pidiendo, en su caso, para mejor proveer, los documentos que juzgue necesarios.

PRÓRROGA DE ANOTACIONES PREVENTIVAS

Artículo 204.– Para prorrogar el plazo de la anotación en el caso del artículo 96 de la Ley, presentará el interesado una solicitud al Juez o Tribunal manifestando la causa de no haber podido subsanar el defecto que

haya motivado la suspensión de la inscripción y acompañando las pruebas que justifiquen su derecho.

Si el Juez o Tribunal creyere subsanable el defecto y probada la causa que se haya alegado por el solicitante, decretará la prórroga, denegándola en caso contrario.

El Juez o el Tribunal podrá dar traslado del escrito, por cinco días, a la otra parte interesada, si la hubiere, y si ésta no se conformare, oirá a ambas en juicio verbal, con arreglo a lo prevenido en el artículo 57 de la Ley.

La prórroga se hará constar en el Registro por medio de otra anotación. Para que surta sus efectos es preciso que el mandamiento que la disponga se presente al Registro antes de que haya caducado el primer plazo de sesenta días.

Artículo 205.– Las anotaciones preventivas tomadas por falta de previa inscripción, conforme al párrafo 3º del artículo 20 de la Ley, podrán prorrogarse hasta los 180 días de la fecha del asiento de presentación, mediante solicitud dirigida al Registrador, en la que, a juicio de éste, se acredite la causa. Esta prórroga se hará constar por medio de nota marginal.

Por causas extraordinarias, como el haberse incoado expediente de dominio u otras análogas, el Juez de Primera Instancia del partido podrá acordar, a petición de parte, la prórroga de la anotación hasta que transcurra un año de su fecha.

CANCELACIÓN DE ANOTACIONES PREVENTIVAS

Artículo 206.– Procederá la cancelación de las anotaciones preventivas:

1º) Cuando por sentencia firme fuere absuelto el demandado en los casos a que se refiere el párrafo 1º del artículo 42 de la Ley.

2º) Cuando en actuaciones de embargo preventivo, juicio ejecutivo, causa criminal o procedimiento de apremio se mandare alzar el embargo, o se enajenare o adjudicare en pago la finca anotada.

3º) En el caso de que se mandare alzar el secuestro o la prohibición de enajenar.

4º) Cuando ejecutoriamente fuese desestimada la demanda propuesta, con el fin de obtener alguna de las providencias indicadas en el número 4º del artículo 2 de la Ley.

5º) Siempre que se desestimare o dejare sin efecto la declaración de concurso o de quiebra.

6º) Cuando en alguno de dichos procedimientos civiles el demandante abandonase el pleito, se separase de él o se declare caducada la instancia.

7º) Cuando el legatario cobrase su legado.

8º) Cuando fuere pagado el acreedor refaccionario.

9º) Si hubiere transcurrido un año desde la fecha de la adjudicación para pago de deudas o desde que éstas puedan exigirse, y en cualquier tiempo que se acredite el pago de las deudas garantizadas.

10º) Cuando en el supuesto del número 6º del artículo 42 de la Ley o del párrafo 2º regla 1ª del artículo 166 de este Reglamento, se presentare la escritura de participación y no aparecieren adjudicados al heredero las fincas o derechos sobre los que se hubiere tomado anotación preventiva del derecho hereditario.

11º) Si la anotación se convirtiere en inscripción definitiva a favor de la misma persona en cuyo provecho se hubiese aquélla constituido, o de su causahabiente, bien de oficio o a instancia de parte.

12º) Si la persona a cuyo favor estuviere constituida la anotación renunciare a la misma o al derecho garantizado.

13º) Cuando caducare la anotación por declaración expresa de la Ley, en cuyo caso se hará constar, de oficio o a instancia del dueño del inmueble o del derecho real afectado, por nota marginal.

Artículo 207.– La cancelación se practicará mediante la presentación del testimonio de la resolución judicial firme o mandamiento donde se ordene la cancelación, escritura pública o documento en que se acredite el hecho determinante de aquélla o, en su caso, solicitud de los interesados.

En los casos de caducidad, bastará solicitud del dueño del inmueble o derecho real afectado, ratificada ante el Registrador.

Cuando se trate de cancelación de embargos a favor de la Hacienda, será título bastante la escritura en la que se haga constar que queda extinguida dicha anotación o la certificación de adjudicación que determina el artículo 26.

Artículo 208.– La renuncia de que trata el número 12 del artículo 206 se hará por escritura pública si se hubiese extendido, en virtud de otra escritura, la anotación que se pretenda cancelar. Si la anotación se hubiese extendido en virtud de resolución judicial, deberá hacerse la renuncia por solicitud dirigida y ratificada ante el Juez o Tribunal que haya ordenado la anotación, quien librará el correspondiente mandamiento al Registrador cuando fuere procedente.

Si se tratare de cancelar una anotación preventiva, constituida mediante solicitud dirigida al Registrador por los interesados, bastará que éstos le presenten otra, consignando en ella la renuncia y pidiendo la cancelación. En tal caso, y siempre que no estén legitimadas las firmas, dispondrá el Registrador que el renunciante se ratifique en su presencia, y se asegurará de la identidad de la persona y de su capacidad y poder dispositivo para ejercitar el derecho de que se trate.

Artículo 209.– La cancelación de la anotación preventiva de derecho hereditario tendrá lugar:

1º) Cuando se haya practicado la partición de herencia en los términos expresados en el artículo 83 o cuando la finca o derecho real anotado haya sido transmitido conjuntamente por todos los herederos. En ambos casos, si no hubiere en el Registro asiento que lo impida, se cancelará la anotación preventiva en el mismo asiento en que se inscriba la partición o transmisión sin necesidad de solicitud expresa y extendiéndose al margen de la anotación preventiva la oportuna nota de referencia.

2º) Cuando haya caducado, por haber transcurrido cuatro años, u ocho en caso de prórroga, desde su fecha, según el artículo 86 de la Ley, bien a instancia del dueño o dueños del inmueble, o bien porque deba expedirse alguna certificación de cargas referente a la finca o derecho real anotado, en cuyo caso se verificará de oficio y por nota marginal de caducidad. En ambos supuestos se cancelarán las demás anotaciones que de ella traigan causa cualquiera que sea su origen.

No se cancelará por caducidad esta anotación preventiva cuando conste en el Registro el acuerdo de indivisión o la prohibición de división a que se refieren los artículos 400 párrafo 2º y 1051 del Código Civil en tanto no transcurran los plazos señalados para la indivisión o se justifique por do-

cumento público haber cesado la comunidad, o cuando se haya solicitado expresamente por los interesados.

Artículo 210.– Cuando el anotante o un tercero adquiera el inmueble o derecho real sobre el cual se haya constituido anotación de un derecho en términos que este último quede extinguido legalmente, deberá extenderse la inscripción a favor del adquirente, si procede, en la misma forma que las demás, pero haciendo en ella la debida referencia, y si el interesado lo solicitare, la expresión de quedar cancelada la anotación, aun cuando no se presente el mandamiento judicial ordenando tal cancelación, que, en su caso, sería procedente.

CANCELACIONES ESPECIALES

Artículo 211.– Las inscripciones de hipoteca constituidas en garantía de títulos transmisibles por endoso o al portador podrán cancelarse total o parcialmente, conforme a lo dispuesto en el artículo 156 de la Ley.

Si la cancelación se verificase por decisión o por providencia ejecutoria dictada en procedimiento ordinario o especial, o en el que establece el párrafo 3° del artículo 155 de la Ley, se hará constar la recogida e inutilización de los títulos de que se trate por testimonio del Secretario que intervenga en el procedimiento respectivo.

Artículo 212.– Para acreditar la inutilización y canje de obligaciones al portador, cuando se hayan extendido varias actas notariales en que consten la recogida de títulos y demás extremos a que se refiere el artículo 5 de la Real Orden de 14 julio 1917, bastará que los interesados, en solicitud dirigida al Registrador, expresen con referencia a dichas actas:

1°) Número total de las obligaciones al portador que, dentro de un año natural, como máximo, haya sido objeto de canje.

2°) No comprenderá cada solicitud más que títulos al portador de una sola especie, es decir, de los que se garanticen con la misma hipoteca; y

3°) Se referirá, para la numeración correlativa de las obligaciones, al contenido de cada una de las actas notariales que para su archivo se acompañen, citando las sumas parciales que en las mismas aparezcan.

Se extenderá una nota marginal en la inscripción hipotecaria primitiva y otra en la de conversión o domiciliación por cada solicitud que se presente, aunque se refiera a varias actas, observándose en lo demás las prescripciones de la Real Orden citada.

Artículo 213.– Los herederos podrán cancelar, durante la proindivisión, las inscripciones o anotaciones extendidas a favor de su causante, siempre que acrediten, con arreglo al artículo 79, el fallecimiento de aquél y a su calidad de tales herederos, a no ser que conste la existencia de comisarios, contadores o albaceas a quienes corresponda dicha facultad.

Artículo 214.– Cuando se consolide el dominio directo con el útil por haber caído en comiso un predio dado en enfiteusis, se cancelarán las cargas y gravámenes impuestos, sin consentimiento del censualista, por el censatario sobre el dominio útil; pero el enfiteuta y sus acreedores podrán ejercitar contra el dueño del pleno dominio las acciones que establecen los artículos 1650 y 1652 y concordantes del Código Civil.

TÍTULO V
DE LAS HIPOTECAS

SECCIÓN 1ª
DE LA HIPOTECA EN GENERAL

EXTENSIÓN DE LA HIPOTECA

Artículo 215.– La hipoteca se extenderá al exceso de cabida de la finca hipotecada que se haya hecho constar en el Registro con posterioridad a la inscripción de aquélla.

A los efectos del artículo 111 de la Ley, el anticipo de rentas no vencidas no perjudicará, en ningún caso, al acreedor hipotecario.

DISTRIBUCIÓN DEL CRÉDITO HIPOTECARIO

Artículo 216.– No se inscribirá ninguna hipoteca sobre varias fincas, derechos reales o porciones ideales de unas y otros, afectos a una misma obligación, sin que por convenio entre las partes, o por mandato judicial, en

su caso, se determine previamente la cantidad de que cada finca, porción o derecho deba responder. Los interesados podrán acordar la distribución en el mismo título inscribible o en otro documento público, o en solicitud dirigida al Registrador firmada o ratificada ante él, o cuyas firmas estén legitimadas. La misma norma se aplicará a las inscripciones de censos y anticresis.

Lo dispuesto anteriormente no será aplicable a las anotaciones preventivas.

Artículo 217.– Si se tratare de hipotecar varios derechos integrantes del dominio o participaciones pro indiviso de una finca o derecho, podrán acordar los propietarios o titulares respectivos, para los efectos del artículo anterior, la constitución de una sola hipoteca sobre la totalidad de los derechos, sin que sea necesaria la previa distribución.

Artículo 218.– Cuando los diferentes pisos o departamentos de una casa pertenezcan a diversos propietarios, conforme a lo establecido en el artículo 396 del Código Civil, podrán acordar los dueños de aquellos la constitución de una sola hipoteca sobre la totalidad de la finca, sin que sea necesaria la previa distribución entre los pisos.

Esta hipoteca se inscribirá en la forma siguiente:

a) Si los pisos estuvieren inscritos bajo el mismo número que la casa a que pertenezcan, se inscribirá en el mismo número de ésta.

b) Si la casa estuviera inscrita en su conjunto y, además e independientemente, lo estuvieren bajo número diferente todos los pisos o departamentos de la misma, se hará una inscripción extensa de la hipoteca en el mismo número que tenga la casa en el Registro, e inscripciones concisas en el número que corresponda a cada piso.

c) Si estuvieren inscritos los pisos separadamente, pero no el edificio en su conjunto, se practicará la inscripción extensa en el número que corresponda a cualquiera de aquéllos, extendiéndose las inscripciones concisas en los demás.

El acreedor hipotecario sólo podrá hacer efectivo su derecho en estos casos, dirigiéndose contra la totalidad del edificio.

Artículo 219.– 1º) El importe de la obligación asegurada con la hipoteca o la cantidad máxima de que responda la finca hipotecada deberá

ser fijado en moneda nacional o señalando la equivalencia de las monedas extranjeras en signo monetario de curso legal en España.

2º) El valor de la finca hipotecada, a los efectos del artículo 117 de la Ley, se entenderá disminuido cuando, con posterioridad a la constitución de la hipoteca, se arriende el inmueble en ocasión o circunstancias reveladoras de que la finalidad primordial del arriendo es causar dicha disminución de valor. Se presumirá, salvo prueba en contrario, que existe el indicado propósito, si el inmueble se arrienda por renta anual que, capitalizada al 6 por 100, no cubra la responsabilidad total asegurada. El Juez, a instancia de parte, podrá declarar vencido el crédito, decretar la administración judicial, ordenar la ampliación de la hipoteca a otros bienes del deudor o adoptar cualquier otra medida que estime procedente.

3º) En las inscripciones de escrituras de préstamo hipotecario se podrá hacer constar las cláusulas de estabilización de valor cuando concurran las circunstancias siguientes:

1ª. Que la duración mínima pactada sea de tres años.

2ª. Que se determine la estabilización con referencia a uno de los tipos o módulos siguientes, vigentes en la fecha del otorgamiento de la escritura y en la del vencimiento del crédito: a) Valor del trigo fijado a efectos del pago de rentas por el Ministerio de Agricultura; b) Índice general ponderado del costo de la vida fijado por el Instituto Nacional de Estadística; o c) Premio del oro en las liquidaciones de los derechos de Arancel de Aduanas señalado por el Ministerio de Hacienda. En la inscripción constará la cifra del tipo o módulo vigentes en la fecha del otorgamiento de la escritura.

3ª. Que se fije una cantidad máxima de responsabilidad hipotecaria que no podrá exceder, aparte de intereses y costas, del importe del principal más un 50 por 100 si el plazo del préstamo fuera superior a diez años o un 25 por 100 en los demás casos.

Las cláusulas de estabilización tendrán eficacia al solo efecto del pago del capital garantizado; los intereses se satisfarán por el principal nominal asegurado.

A los efectos del procedimiento de ejecución regulado en el artículo 131 de la Ley, que podrá pactarse en la escritura, será necesario: Primero. Que en el requerimiento de pago al deudor o al tercer poseedor, en su caso, se determine la cantidad exacta que se reclame de conformidad con los tipos o módulos aplicados. Segundo. Que con la demanda se acompañe

el documento o documentos oficiales en que consten los valores tipos vigentes en las fechas de otorgamiento y del vencimiento del préstamo. Si el deudor se opusiere a la determinación de la cantidad hecha por el acreedor, se estará a lo dispuesto en los párrafos 6º y 7º del artículo 153 de la Ley.

Cuando se hubiere pactado que la amortización del préstamo hipotecario se hiciere mediante pagos periódicos de cantidades fijas comprensivas de capital o intereses, el tipo o módulo de estabilización se aplicará en cada uno de los respectivos vencimientos periódicos, con referencia exclusiva a la parte de capital que se comprenda en la cantidad fija a pagar.

Lo dispuesto en este artículo, en cuanto a las cláusulas de estabilización de valor, no será aplicable a las hipotecas constituidas en garantía de cuentas corrientes de crédito.

Artículo 220.– Cuando se fije en la escritura una cantidad global para responder del pago de intereses no podrá exceder del importe correspondiente a cinco anualidades.

Artículo 221.– Distribuido el crédito hipotecario entre varias fincas, conforme a los artículos 119 y siguientes de la Ley, si alguna de ellas pasare a tercer poseedor, éste podrá pagar al acreedor el importe de la responsabilidad especial de la misma y, en su caso, el de los intereses correspondientes y exigir la cancelación de la hipoteca en cuanto a la finca o fincas liberadas.

EJERCICIO DE LA ACCIÓN HIPOTECARIA

A) En el procedimiento ejecutivo ordinario

Artículo 222.– Los requerimientos de pago a que se refiere el artículo 126 de la Ley se podrán hacer judicialmente, en la forma establecida por la Ley de Enjuiciamiento Civil, o por medio de Notario, quien observará las mismas formalidades en cuanto quepan dentro de su competencia y sean compatibles con su Ministerio.

Cuando no sea conocido el domicilio del deudor o tercer poseedor o se ignore su paradero, se hará el requerimiento al administrador y, en su defecto, al poseedor de hecho de la finca o fincas hipotecadas si fueren rústicas, o al portero, y, a falta de éste, a alguno de los inquilinos, si fuere

urbana. En el caso de no ser hallada ninguna de las expresadas personas se dará por efectuado el requerimiento.

Lo dispuesto en este artículo no excluye la aplicación, en su caso, de los artículos 1459 y 1460 de la Ley de Enjuiciamiento Civil.

Artículo 223.– En el caso de desamparo de la finca en el procedimiento ejecutivo ordinario, cuando en la subasta el valor de la finca fuere superior al importe del crédito, intereses y costas aseguradas, el sobrante pertenecerá al tercer poseedor si no hubiere persona con derecho a todo o parte de dicho sobrante.

Artículo 224– Será título bastante para la inscripción del remate o de la adjudicación el testimonio previsto en el artículo 1514 LEC.

B) En el procedimiento judicial sumario

Artículo 225.– La notificación prevenida en la regla 5ª del artículo 131 de la Ley deberá hacerse no sólo a los acreedores que la misma expresa, sino, además, a los acreedores de cargas o derechos reales que hubieren pospuesto unas u otros a la hipoteca del actor, a los anotantes posteriores a la inscripción de dicha hipoteca e incluso a los titulares de desmembraciones del dominio, derechos condicionales o de otros que por su rango, deben declararse extinguidos al realizarse el crédito y que hubieren inscrito sus derechos con posterioridad a la hipoteca, siempre que figuren en la respectiva certificación del Registro de la Propiedad.

Artículo 226.– Si el ejercicio de la acción se sujetare al procedimiento judicial sumario, se observará lo dispuesto en los artículos 130 y siguientes de la Ley, teniendo, además, en cuenta las reglas que se expresan a continuación:

1ª) El cambio de domicilio del deudor, en los casos previstos en el citado artículo 130, deberá ser puesto en conocimiento del acreedor hipotecario. Tanto este conocimiento como la conformidad necesaria no producirán efecto alguno para la tramitación del procedimiento sumario si no se hubiesen hecho constar por nota al margen de la inscripción o inscripciones correspondientes.

2ª) La notificación ordenada en el párrafo 2° regla 5ª del artículo 131 no será necesaria respecto a las personas que hayan inscrito, anotado o presentado en el Diario los títulos justificativos de su derecho, con posterioridad a la extensión de la nota marginal que dispone el párrafo penúltimo de la regla 4ª, y que, por tanto, no pudieron ser mencionadas en la certificación del Registro.

Artículo 227.– Se considerarán preferentes, a los efectos del artículo 131 de la Ley, las cargas o gravámenes simultáneos o del mismo rango que el crédito del actor.

Artículo 228.– Las posturas en las subastas del procedimiento judicial sumario podrán hacerse a calidad de ceder el remate a tercera persona.

Artículo 229.– Cuando la tercera subasta, que determina la regla 12ª del artículo 131, quedare desierta por falta de licitadores y el dueño de la finca no usare de su derecho a pedir que se reproduzca la subasta, el acreedor ejecutante podrá pedir la adjudicación por el tipo de la 2ª y con la condición expresada en la regla 10ª, una vez transcurridos nueve días desde la celebración de la tercera subasta.

Si el dueño de la finca instare la celebración de nuevas subastas y éstas quedaren también desiertas por falta de licitadores, el acreedor ejecutante podrá ejercitar el derecho que se le reconoce, en el párrafo anterior y en el mismo plazo, contado desde que se efectúe la última subasta.

Artículo 230.– Pagada por el deudor que vendió la finca hipotecada la deuda asegurada con la hipoteca en el caso previsto en el párrafo 2° del artículo 118 de la Ley, será título bastante para hacer constar en el Registro la subrogación establecida en este precepto, el acta de entrega o la escritura de carta de pago en que el vendedor manifieste que hace uso de dicha subrogación.

Artículo 231.– Subrogado el rematante o adjudicatario en la responsabilidad de cargas o gravámenes anteriores o preferentes al crédito del actor, si el importe de alguna de dichas cargas o gravámenes hubiese sido satisfecho por el deudor o el tercer poseedor, sin haber sido cancelada en el Registro la garantía real, se entenderán estos últimos subrogados, según

el artículo 118 de la Ley, en los derechos del titular de unos u otros, para exigir su importe al rematante o adjudicatario.

La subrogación se hará constar en el Registro por nota al margen de la inscripción de la carga o gravamen mediante la escritura o acta notarial acreditativa del pago, de las que aparezca claramente que éste se hizo por el deudor o tercer poseedor, y si en estos documentos no se expresare que se hace uso de la subrogación, se acompañará instancia al efecto del deudor o tercer poseedor.

Artículo 232.– Lo dispuesto en los dos artículos anteriores será aplicable a las hipotecas en garantía de obligaciones futuras, cuentas de crédito u otras análogas, si se acreditase, mediante el documento correspondiente, que la obligación garantizada no llegó a contraerse o se ha extinguido, acompañando, en su caso, instancia del deudor pidiendo que se haga constar la subrogación en el Registro.

Artículo 233.– En el auto de adjudicación de bienes a que se refiere la regla 17 artículo 131 de la Ley, se determinarán las inscripciones y anotaciones posteriores y las anteriores pospuestas al crédito del actor que hayan de cancelarse, con referencia expresa al número o letra, folio y tomo donde consten, sin que sea suficiente ordenar que se cancelen todas las posteriores a la hipoteca del actor. Se exceptúan las practicadas con posterioridad a la extensión de la nota prevenida en el párrafo 4º regla 4ª del artículo citado, para cuya cancelación bastará la referida expresión genérica.

C) En el procedimiento ejecutivo extrajudicial

Artículo 234.– 1. La tramitación de la ejecución extrajudicial prevista por el artículo 129 de la Ley requerirá que en la escritura de constitución de la hipoteca se haya estipulado la sujeción de los otorgantes a este procedimiento y que consten las siguientes circunstancias:

1ª) El valor en que los interesados tasan la finca para que sirva de tipo en la subasta. Dicho valor no podrá ser distinto del que, en su caso, se haya fijado para el procedimiento judicial sumario.

2ª) El domicilio señalado por el hipotecante para la práctica de los requerimientos y de las notificaciones. La determinación del domicilio,

que no podrá ser distinto del fijado para el procedimiento judicial sumario, podrá modificarse posteriormente con sujeción a lo previsto en el artículo 130 de la Ley.

3ª) La persona que en su día haya de otorgar la escritura de venta de la finca en representación del hipotecante. A tal efecto podrá designarse al propio acreedor.

2. La estipulación en virtud de la cual los otorgantes hayan pactado la sujeción al procedimiento de ejecución extrajudicial de la hipoteca deberá constar separadamente de las restantes estipulaciones de la escritura.

Artículo 235.– 1. La ejecución extrajudicial sólo podrá aplicarse a las hipotecas constituidas en garantía de obligaciones cuya cuantía aparezca inicialmente determinada, de sus intereses ordinarios y de demora liquidados de conformidad con lo previsto en el título y de los gastos de ejecución a que se refiere el artículo 236 k.

2. La ejecución extrajudicial se ajustará necesariamente a lo dispuesto en los artículos siguientes.

Artículo 236.– 1. La realización extrajudicial de la hipoteca se llevará a cabo ante el Notario hábil para actuar en el lugar donde radique la finca hipotecada y, si hubiese más de uno, ante el que corresponda con arreglo a turno.

Cuando sean varias las fincas hipotecadas y radiquen en lugares diferentes, podrá establecerse en la escritura de constitución cuál de ellas determinará la competencia notarial. En su defecto, ésta vendrá determinada por la que haya sido tasada a efectos de subasta con un mayor valor.

2. La enajenación del bien hipotecado se formalizará en escritura pública después de haberse consignado en acta notarial el cumplimiento de los trámites y diligencias previstos en los artículos siguientes.

3. El acta a que se refiere el apartado anterior no requiere unidad de acto ni de contexto y se incorporará al protocolo en la fecha y bajo el número que corresponda al momento de su terminación o, en su caso, de su suspensión, sin perjuicio de que, en este último supuesto, pueda reanudarse y concluirse en fecha y bajo número posterior.

Artículo 236-a.– 1. El procedimiento se iniciará mediante requerimiento dirigido al Notario, expresando las circunstancias determinantes de la certeza y exigibilidad del crédito y la cantidad exacta objeto de la reclamación en el momento del requerimiento, especificando el importe de cada uno de los conceptos.

2. El requirente entregará al Notario los siguientes documentos:

a) La escritura de constitución de la hipoteca con nota de haberse inscrito. Si no pudiese presentarse la escritura inscrita, deberá acompañarse con la que se presente nota simple del Registro de la Propiedad que refleje la inscripción.

b) El documento o documentos que permitan determinar con exactitud el interés, ya sea directamente, ya mediante simples operaciones aritméticas, en los casos de hipoteca en garantía de créditos con interés variable.

Artículo 236-b.– 1. El Notario examinará el requerimiento y los documentos que lo acompañan y, si estima cumplidos todos los requisitos, solicitará del Registro de la Propiedad certificación comprensiva de los siguientes extremos:

1º) Inserción literal de la última inscripción de dominio que se haya practicado y continúe vigente.

2º) Inserción literal de la inscripción de la hipoteca en los términos en que esté vigente.

3º) Relación de todos los censos, hipotecas, gravámenes y derechos reales y anotaciones a que estén afectos los bienes.

2. El Registrador hará constar por nota al margen de la inscripción de hipoteca que ha expedido la mencionada certificación, indicando su fecha, la iniciación de la ejecución, el Notario ante el que se sigue y la circunstancia de que aquélla no se entenderá con los que posteriormente inscriban o anoten cualquier derecho sobre la misma finca.

3. La presentación en el Registro del título de cancelación de la hipoteca realizada con posterioridad al asiento a que se refiere el apartado anterior deberá ser inmediatamente comunicada por el Registrador al Notario ante el que se sigue la ejecución.

Artículo 236-c.– 1. Si de la certificación registral no resultan obstáculos a la realización hipotecaria solicitada, el Notario practicará un reque-

rimiento de pago al deudor indicándole la causa y fecha del vencimiento del crédito y la cantidad reclamada por cada concepto y advirtiéndole que de no pagar en el término de diez días se procederá a la ejecución de los bienes hipotecados siendo de su cargo los gastos que ello ocasione.

2. El requerimiento tendrá lugar en el domicilio que, a efectos de aquél, resulte del Registro y se practicará por el Notario, bien personalmente, si se encontrase en él el deudor que haya de ser requerido, o bien al pariente más próximo, familiar o dependiente mayores de catorce años que se hallasen en el mismo y, si no se encontrase nadie en él, al portero o a uno de los vecinos más próximos.

3. Si el Notario no fuera competente por razón del lugar practicará el requerimiento por medio de otro Notario que sea territorialmente competente.

4. Si no se pudiera practicar el requerimiento en alguna de las formas indicadas, el Notario dará por terminada su actuación y por conclusa el acta, quedando expedita la vía judicial que corresponda.

Artículo 236-d.– 1. Transcurridos diez días desde el requerimiento sin que éste hubiere sido atendido, el Notario procederá a notificar la iniciación de las actuaciones a la persona a cuyo favor resulte practicada la última inscripción de dominio, si fuese distinta del deudor, así como a los titulares de cargas, gravámenes y asientos posteriores a la hipoteca que se ejecuta, para que puedan, si les conviene, intervenir en la subasta o satisfacer antes del remate el importe del crédito y de los intereses y gastos en la parte asegurada por la hipoteca.

2. Dichas notificaciones se efectuarán en los domicilios de los interesados que figuren en el Registro de la Propiedad y en la forma prevenida por la legislación notarial.

Si los domicilios fueran desconocidos, si no resultase posible la notificación por cédula o por correo con acuse de recibo, o si el Notario dudase de la efectiva recepción de aquélla, se procederá a la notificación por medio de anuncios, que se fijarán en el tablón del Ayuntamiento y en el Registro de la Propiedad y se insertarán, cuando el valor de la finca, a efectos de la subasta, exceda de 5.000.000 de pesetas, en el «Boletín Oficial» de la provincia o de la Comunidad Autónoma correspondiente.

3. A efectos de lo dispuesto en el presente artículo, cualquier adquirente de un derecho real, carga o gravamen que recaiga sobre un bien hipotecado podrá hacer constar en el Registro un domicilio en territorio nacional en el que desee ser notificado en caso de ejecución. Esta circunstancia se hará constar por nota al margen de la inscripción del derecho real, carga o gravamen del que sea titular.

Artículo 236-e.– 1. Si el tercer poseedor paga el importe reclamado en la parte que esté garantizado con la hipoteca, el Notario dará por terminada su actuación y por conclusa el acta con la diligencia de haberse efectuado el pago. Dicha acta podrá servir, en su caso, para la cancelación de la hipoteca.

2. Si el pago fuese verificado por uno de los titulares de las cargas, gravámenes o derechos consignados en el Registro con posterioridad a la hipoteca, el Notario le requerirá para que manifieste si desea proseguir o no las actuaciones.

En caso afirmativo, se continuarán éstas, ocupando el que pagó la posición jurídica que correspondía al acreedor satisfecho.

En otro caso, se darán por terminadas las actuaciones y por conclusa el acta con la diligencia de haberse efectuado el pago. Dicha acta será título bastante para la consignación en el Registro de la subrogación del pagador en todos los derechos del acreedor satisfecho.

Artículo 236-f.– 1. Cumplido lo dispuesto en los artículos precedentes y transcurridos treinta días desde que tuvieron lugar el requerimiento de pago y las últimas notificaciones antes expresadas, se procederá a la subasta de la finca ante el Notario.

2. La subasta se anunciará con una antelación de, al menos, veinte días respecto de aquél en que haya de celebrarse.

3. Los anuncios se fijarán en el tablón de anuncios del Ayuntamiento y del Registro de la Propiedad y se insertarán en el «Boletín Oficial» de la provincia o de la Comunidad Autónoma en que se practique la ejecución y en el de aquélla o aquéllas en que radiquen las fincas, si el valor que sirve de tipo para la subasta excede de 5.000.000 de pesetas. Si el valor excede de 12.000.000 pesetas, se publicarán, además, en el Boletín Oficial del

Estado. Asimismo, a petición y a costa del interesado que lo solicite, podrá publicarse en cualquier otro medio.

4. En los anuncios se expresará, de forma concisa, la identificación de la finca, el lugar, día y hora en que haya de celebrarse la subasta, el tipo que servirá de base a la misma y las circunstancias siguientes: Que la documentación y certificación del Registro a que se refieren los artículos 236 a) y 236 b) pueden consultarse en la Notaría; que se entenderá que todo licitador acepta como bastante la titulación; y que las cargas, gravámenes y asientos anteriores a la hipoteca que se ejecute continuarán subsistentes.

En prevención de que no hubiere postor en la primera subasta, o de que ésta resultare fallida, se indicará lugar, día y hora para la celebración de la segunda, por otro término de veinte días. De igual forma se anunciará la tercera subasta.

5. El Notario comunicará por correo certificado al titular de la última inscripción de dominio el lugar, día y hora fijados para las subastas.

Artículo 236-g.– 1. Las subastas se celebrarán en la Notaría donde se sigan las actuaciones o en local señalado por el Notario al efecto. Cuando hubiere varias Notarías en el lugar de radicación de la finca, la Junta Directiva del Colegio Notarial podrá facilitar un local donde puedan efectuarse las subastas.

2. En la primera subasta el tipo será el pactado en la escritura de constitución de hipoteca. No se admitirá postura alguna que sea inferior a dicho tipo.

3. Si no hubiere postura admisible en la primera subasta, el acreedor podrá pedir, dentro del término de cinco días, la adjudicación de la finca o fincas en pago de su crédito, por el tipo de aquélla, aceptando la subsistencia de las cargas anteriores. La adjudicación podrá solicitarse para sí o en calidad de ceder a un tercero.

4. Si el acreedor no hiciese uso de la mencionada facultad, se celebrará la segunda subasta cuyo tipo será el 75 por 100 del correspondiente a la primera, y sin que pueda admitirse postura inferior al mismo.

5. Si en la segunda subasta tampoco hubiere postura admisible, el acreedor podrá pedir, dentro del término de cinco días, la adjudicación por el tipo de la segunda subasta en las condiciones previstas en el apartado tercero.

6. Si el acreedor tampoco hiciese uso de este derecho, se celebrará la tercera subasta, sin sujeción a tipo.

7. Celebrada la tercera subasta, si la postura fuese inferior al tipo de la segunda, el acreedor que no hubiese sido rematante, el dueño de la finca o un tercero autorizado por ellos podrán mejorar la postura en el término de cinco días. Si en este plazo no se formula ninguna petición, la finca quedará adjudicada al rematante.

Cuando pidan la mejora, deberá consignar cada uno de aquéllos, excepto el acreedor, el 50 por 100 de la cantidad que sirvió de tipo para la segunda subasta, y el Notario, seguidamente, abrirá nueva licitación entre estos postores y quedará la finca adjudicada al que hiciese la proposición más ventajosa. La licitación se realizará el día señalado por el Notario dentro de los cinco siguientes a aquel en que se hubiera mejorado la postura. Si el primer postor, en vista de la mejora hecha por el segundo, manifestare que renuncia, se prescindirá de la licitación y la finca quedará rematada a favor del segundo.

Artículo 236-h.– 1. El acreedor podrá concurrir como postor a todas las subastas y no necesitará consignar cantidad alguna para tomar parte en la licitación.

2. Los demás postores, sin excepción, para tomar parte en la primera o en la segunda subasta, deberán consignar en la Notaría o en el establecimiento destinado al efecto una cantidad equivalente al 30 por 100 del tipo que corresponda. En la tercera subasta, el depósito consistirá en un 20 por 100 del tipo de la segunda.

3. En las subastas, desde el anuncio hasta su celebración, podrán hacerse posturas por escrito en pliego cerrado, acompañando el justificante del depósito previo. Los pliegos se conservarán cerrados por el Notario y serán abiertos al comienzo del acto de licitación, no admitiéndose ya posturas verbales inferiores a la mayor de aquéllas.

4. Sólo la adjudicación a favor del ejecutante o el remate a favor del mismo o de un acreedor posterior podrá hacerse a calidad de ceder a un tercero. El rematante que ejercitare esta facultad habrá de verificar dicha cesión mediante comparecencia ante el Notario ante el que se celebró la subasta, con asistencia del cesionario, quien deberá aceptarla, y todo ello previa o simultáneamente al pago del resto de precio del remate.

Artículo 236-i.– 1. En los ocho días siguientes al del remate, consignará el adquirente la diferencia entre lo depositado para tomar parte en la subasta y el total del precio.

2. En el mismo plazo deberá aceptar la adjudicación el rematante que hubiere hecho la postura por escrito y, en su caso, efectuarse la cesión del remate.

3. Si el rematante fuera el mismo acreedor, sólo consignará la diferencia entre el importe del remate y la cantidad a que ascienda el crédito y los intereses asegurados por la hipoteca, sin perjuicio de que, cuando se practique la liquidación de los gastos de la ejecución, se reintegre al acreedor, con lo que haya consignado, del importe de los originados, hasta la cantidad asegurada por la hipoteca.

4. Del mismo modo se procederá cuando el acreedor hubiera pedido que se le adjudique la finca o fincas y el importe asegurado por la hipoteca sea inferior al fijado como tipo para la subasta.

Artículo 236-j.– 1. Las consignaciones de los postores, que no soliciten la devolución y hayan cubierto el tipo de la subasta, se reservarán a fin de que, si el rematante no cumpliese la obligación, pueda rematarse en favor de los que le sigan por el orden de sus respectivas posturas, si así lo consienten. Las cantidades consignadas por éstos se devolverán una vez cumplida la obligación por el adjudicatario.

2. Si en el plazo fijado no consignase el rematante el complemento del precio, se considerará sin efecto el remate principal y se estimará realizado en favor del postor que le hubiese seguido en el orden de su postura, siempre que se hubiese producido la reserva y la aceptación prevista en el apartado anterior y que la cantidad ofrecida por éste, sumada a las consignaciones perdidas por los rematantes anteriores, alcancen el importe del remate principal fallido.

3. El remate se hará saber al postor a los fines previstos en el apartado 1º artículo anterior. Si no hubiesen tenido lugar la reserva y la aceptación o si el segundo o sucesivos postores no cumplen su obligación, se reproducirá la subasta celebrada, salvo que con los depósitos constituidos puedan satisfacerse el crédito y los intereses asegurados con la hipoteca y los gastos de la ejecución.

4. Los depósitos constituidos por el rematante y, en su caso, por los postores a que se refiere el apartado anterior se destinarán, en primer término a satisfacer los gastos que origine la subasta o subastas posteriores y el resto, si lo hubiere, al pago del crédito, intereses y demás gastos de la ejecución.

5. En el caso de ser el propio acreedor ejecutante el rematante o adjudicatario, y de no consignar la diferencia entre el precio del remate o de la adjudicación y el importe del crédito o de los intereses asegurados con la hipoteca en el término de ocho días, contados desde que se le notifique la liquidación de esta diferencia, se declarará también sin efecto, el remate, pero responderá el acreedor de cuantos gastos originen la subasta o subastas posteriores que sea preciso celebrar y no tendrá derecho a percibir intereses de su crédito durante el tiempo que se emplee en verificarlas.

Artículo 236-k.– 1. El precio del remate se destinará sin dilación al pago del acreedor que haya instado su ejecución en la medida garantizada por la hipoteca.

2. El sobrante, si hubiere acreedores posteriores, se consignará en el oportuno establecimiento público quedando afecto a las resultas de dichos créditos. Esta circunstancia se hará constar en el Registro por nota marginal.

Si no hubiere acreedores posteriores, el sobrante se entregará al dueño de la finca.

3. El Notario practicará la liquidación de gastos considerando exclusivamente los honorarios de su actuación y los derivados de los distintos trámites seguidos.

Artículo 236-l.– 1. Verificado el remate o la adjudicación y consignado, en su caso, el precio, se procederá a la protocolización del acta y al otorgamiento de la escritura pública por el rematante o el adjudicatario y el dueño de la finca o la persona designada conforme al artículo 234.

2. En la escritura se harán constar los trámites y diligencias esenciales practicados en cumplimiento de lo establecido en los artículos anteriores y, en particular, que se practicaron las notificaciones prevenidas en los artículos 236 c) y 236 d); que el importe de la venta o adjudicación fue igual o inferior al importe total garantizado por la hipoteca y, en caso de

haberlo superado, que se consignó el sobrante en la forma prevista en el apartado segundo del artículo 236 k).

3. La escritura será título bastante para la inscripción a favor del rematante o adjudicatario así como para la cancelación de la inscripción de la hipoteca ejecutada y de todos los asientos de cargas, gravámenes y derechos consignados en el Registro con posterioridad a ella. Se exceptúan aquellos asientos ordenados por la autoridad judicial de los que resulte que se halla en litigio la vigencia misma de la hipoteca.

Artículo 236-m.– El adjudicatario podrá pedir la posesión de los bienes adquiridos al Juez de Primera Instancia del lugar donde radiquen.

Artículo 236-n.– Si quedaren desiertas las subastas celebradas y el acreedor no hiciere uso del derecho de adjudicarse los bienes ejecutados, el Notario dará por terminada la ejecución y cerrará y protocolizará el acta, quedando expedita la vía judicial que corresponda.

Artículo 236-ñ.– 1. El Notario sólo suspenderá las actuaciones cuando se acredite documentalmente la tramitación de un procedimiento criminal, por falsedad del título hipotecario en virtud del cual se proceda, en que se haya admitido querella, dictado auto de procesamiento o formulado escrito de acusación, o cuando se reciba la comunicación del Registrador de la Propiedad a que se refiere el apartado 3º del artículo 236 b).

2. Verificada alguna de las circunstancias previstas en el apartado anterior, el Notario acordará la suspensión de la ejecución hasta que, respectivamente, terminen el procedimiento registral. La ejecución se reanudará, a instancia del ejecutante, si no se declarase la falsedad o no se inscribiese la cancelación de la hipoteca.

Artículo 236-o.– En cuanto a las demás reclamaciones que puedan formular el deudor, los terceros poseedores y los demás interesados se estará a lo dispuesto, en cuanto sea de aplicación, en los cinco últimos párrafos del artículo 132 de la Ley Hipotecaria.

SECCIÓN 2ª
DE LAS HIPOTECAS VOLUNTARIAS

HIPOTECA CONSTITUIDA UNILATERALMENTE

Artículo 237.– En el requerimiento prescrito por el párrafo 2º del artículo 141 de la Ley se determinará expresamente que, transcurridos los dos meses sin hacer constar en el Registro la aceptación de la hipoteca, podrá cancelarla el dueño de la finca sin necesidad del consentimiento de la persona a cuyo favor se constituyó.

Para practicar la cancelación será preciso el otorgamiento por el dueño de la finca de la correspondiente escritura cancelatoria.

SUJETA A CONDICIÓN

Artículo 238.– Para hacer constar en el Registro que se han cumplido las condiciones suspensivas o que se han contraído las obligaciones futuras de que trata el artículo 143 de la Ley, presentará cualquiera de los interesados al Registrador copia del documento público que así lo acredite, y, en su defecto, una solicitud firmada por ambas partes, ratificada ante el Registrador o cuyas firmas estén legitimadas, pidiendo que se extienda la nota marginal y expresando claramente los hechos que deban dar lugar a ella.

Si alguno de los interesados se negare a firmar o ratificar dicha solicitud podrá el otro demandarle en juicio ordinario. Si la resolución fuere favorable a la demanda, el Registrador extenderá la correspondiente nota marginal.

Artículo 239.– Si la condición cumplida fuera resolutoria se extenderá una cancelación formal, previos los requisitos expresados en el artículo anterior.

Artículo 240.– Conforme a lo dispuesto en el artículo 144 de la Ley, cuando el hecho o el convenio entre las partes produzca novación total o parcial del contrato inscrito, se extenderá una nueva inscripción y se cancelará la precedente. Cuando dé lugar a la resolución e ineficacia del mismo contrato, en todo o en parte, se extenderá una cancelación total o parcial, y cuando tenga por objeto llevar a efecto un contrato inscrito pendiente de

condiciones suspensivas, se extenderá una nota marginal. También podrá hacerse constar por nota al margen de la inscripción hipotecaria el pago de parte de la deuda cuando no proceda la cancelación parcial.

POSPOSICIÓN DE HIPOTECA

Artículo 241.– Para que la posposición de una hipoteca a otra futura pueda tener efectos registrales será preciso:

1º) Que el acreedor que haya de posponer consienta expresamente la posposición.

2º) Que se determine la responsabilidad máxima por capital, intereses, costas u otros conceptos de la hipoteca futura, así como su duración máxima.

3º) Que la hipoteca que haya de anteponerse se inscriba dentro del plazo necesariamente convenido al efecto.

La posposición se hará constar por nota al margen de la inscripción de hipoteca pospuesta sin necesidad de nueva escritura, cuando se inscriba la hipoteca futura.

Transcurrido el plazo señalado en el núm. 3º sin que haya sido inscrita la nueva hipoteca caducará el derecho de posposición, haciéndose constar esta circunstancia por nota marginal.

CESIÓN DE CRÉDITO HIPOTECARIO

Artículo 242.– Del contrato de cesión de crédito hipotecario se dará conocimiento al deudor por los medios establecidos en el artículo 222, a menos que hubiera renunciado a este derecho en escritura pública o se estuviere en el caso del artículo 150 de la Ley.

Artículo 243.– La notificación de la cesión del crédito al deudor, o la omisión de este requisito en el supuesto del artículo 151 de la Ley, se hará constar en la inscripción, y si el documento que acredite haberse hecho aquélla se presentara en el Registro después de verificada la inscripción, se extenderá la correspondiente nota marginal.

Artículo 244.– La cesión del crédito hipotecario se consignará en el Registro por medio de una nueva inscripción a favor del cesionario, excepto en los casos a que se refiere el artículo 150 de la Ley.

HIPOTECA DE GARANTÍA DE CUENTAS CORRIENTES

Artículo 245.– En las hipotecas constituidas a favor de bancos, cajas de ahorro y sociedades de crédito debidamente autorizadas, en garantía de operaciones cambiarias y crediticias, podrá pactarse que el importe de la obligación asegurada se determine en su día según el saldo resultante de los libros de contabilidad de los acreedores, con referencia a una cuenta especial, de la que serán partidas de abono y de cargo el importe de los efectos descontados, el de los que hayan sido satisfechos a su vencimiento y el de los que hubiesen sido devueltos impagados, y siempre que se consignen en la escritura los demás requisitos señalados en el artículo 142 y cuatro últimos párrafos del artículo 153 de la Ley.

Artículo 246.– Los ejemplares duplicados de las libretas que, para acreditar el estado de las cuentas corrientes abiertas con garantía de hipoteca, pueden llevar los interesados deberán estar sellados y rubricados por el Notario autorizante de la escritura en todas las hojas, con expresión certificada en la primera del número de las que contenga.

EN GARANTÍA DE TÍTULOS TRANSMISIBLES POR ENDOSO Y AL PORTADOR

Artículo 247.– Los títulos transmisibles por endoso o al portador, garantizados con hipoteca, tendrán doble matriz, una de las cuales se depositará en el Registro mercantil de la provincia, quedando la otra en poder de la entidad emisora.

Si la emisión fuere efectuada por particulares o entidades no inscritas en el Registro Mercantil, el depósito a que se refiere el párrafo anterior se efectuará en el de la Propiedad; pero si los interesados quisieran incluir los títulos en las cotizaciones oficiales se hará, a este solo efecto, la inscripción del particular o entidad hipotecante en el Registro Mercantil, donde se depositará el duplicado del talonario.

Cuando dichos títulos se refieran a más de una finca, no será necesario hacer constar en los mismos las circunstancias a que se refiere el último

párrafo del artículo 154 de la Ley, sino tan sólo el Registro de la Propiedad en que se practicaron las inscripciones hipotecarias, y el Mercantil, en su caso, refiriéndose a la nota o notas marginales del asiento o asientos de presentación, cuyo número y fecha se expresará.

EN GARANTÍA DE RENTAS

Artículo 248.– Las hipotecas en garantía de rentas o prestaciones periódicas, a que se refiere el artículo 157 de la Ley, podrán constituirse por acto unilateral del dueño de la finca hipotecada, en cuyo caso la aceptación de la persona a cuyo favor se constituya la hipoteca se regulará por lo dispuesto en el artículo 141 de dicha Ley.

Cuando estas hipotecas se constituyeren en actos de última voluntad, será título suficiente para inscribirlas el testamento, acompañado de los certificados de defunción del testador y del Registro General de Actos de Ultima Voluntad, y la aceptación del pensionista o beneficiario de la prestación podrá otorgarse en la escritura particional de la herencia o en otra escritura.

En la inscripción se hará constar necesariamente la fecha en que deba satisfacerse la última pensión o prestación, o, en otro caso, el evento o condición que determine su extinción.

El pacto en contrario que autoriza el último párrafo del artículo 157 de la Ley no podrá excederse, en ningún caso, de cinco años.

SECCIÓN 3ª
DE LAS HIPOTECAS LEGALES

REGLA GENERAL

Artículo 249.– En el acto del otorgamiento de todo instrumento público, del cual resulte derecho de hipoteca legal a favor de alguna persona, el Notario, con sujeción a lo dispuesto en la legislación notarial, advertirá a quienes corresponda, si concurrieren al acto, de la obligación de prestar dicha hipoteca y del derecho de exigirla.

HIPOTECA DOTAL

Artículo 250.- Las hipotecas especiales a que se refieren los números 1º y 3º del artículo 169 de la Ley podrán constituirse en las capitulaciones matrimoniales, en la carta dotal o en escritura pública separada.

Artículo 251.- Siempre que el Registrador verifique la inscripción de dote estimada de bienes muebles a favor del marido y no constare la renuncia de la mujer a su derecho de hipoteca, expresará que queda ésta constituida sobre los mismos bienes dotales o sobre otros distintos, archivando en este último caso la certificación que así lo acredite, si radicasen en el territorio de otro Registro.

Artículo 252.- La inscripción de los bienes inmuebles que formen parte de la dote estimada, expresará, en cuanto sea posible, las circunstancias que determina este reglamento para las inscripciones en general y, además, cuando proceda inscripción extensa, las siguientes:

1ª) El nombre y apellidos de la persona que constituya la dote y el carácter con que lo haga.

2ª) Expresión de estar concertado o de haberse verificado ya el matrimonio, y, en este último caso, la fecha de su celebración.

3ª) Los nombres, apellidos, edad, estado civil y vecindad de los cónyuges.

4ª) Expresión de haberse constituido dote estimada y su cuantía.

5ª) La circunstancia de constituir todo o parte de dicha dote la finca objeto de la inscripción.

6ª) El valor que se haya dado a la misma finca para la estimación de la dote, expresándose si esto se ha hecho de común acuerdo o con intervención judicial.

7ª) La entrega de la dote al marido.

8ª) Las condiciones que se hayan estipulado en el contrato dotal y que afecten al dominio del marido en la misma finca.

9ª) Expresión de la adquisición del dominio por el marido con sujeción a las Leyes y a las condiciones particulares que se hayan estipulado.

10ª) Indicación de quedar constituida e inscrita la hipoteca legal sobre la finca, de haber renunciado la mujer a la misma o de haberla constituido el marido sobre otros bienes.

Artículo 253.– La inscripción de hipoteca que se constituya a favor de la mujer por su dote estimada, expresará, en lo posible, las circunstancias exigidas en general para las inscripciones de su clase y, además, cuando proceda inscripción extensa, las siguientes:

1ª) El concierto o la celebración del matrimonio, con expresión de su fecha en el segundo caso.

2ª) El nombre, apellidos, domicilio, edad y estado civil anterior de la mujer, si constare.

3ª) Relación de los documentos en que se haya constituido la dote o la donación, o entrega de bienes de igual carácter.

4ª) El nombre, apellidos y domicilio de la persona que haya constituido la dote, declarando que ésta es estimada y que el Notario da fe de su entrega.

5ª) El importe o estimación total de la dote, donación o entrega de bienes.

6ª) El nombre, apellidos y carácter legal de la persona que haya exigido la hipoteca dotal, y en el caso de haber mediado para constituirla resolución judicial, la parte dispositiva de ésta, su fecha y el Juzgado o Tribunal que la haya dictado.

7ª) La aceptación y declaración de suficiencia de la hipoteca, la expresión de la cantidad de que responda la finca y la distribución dada, según el título, entre los bienes hipotecados, por el que constituya la dote o haya exigido dicha hipoteca o deba, en su caso, calificarla, y si se hubiera promovido sobre ello expediente judicial, la resolución que haya recaído, su fecha y el Juzgado o Tribunal que la haya dictado.

Artículo 254.– Cuando la dote o los bienes parafernales se entregaren al marido con la calidad de inestimados y estuviere inscrita su propiedad a favor de la mujer, se hará constar dicha entrega por medio de una nota al margen de la referida inscripción.

Artículo 255.– La hipoteca que constituya el marido sobre sus propios bienes en seguridad de la devolución de los muebles entregados como dote inestimada o como parafernales o aumento de dote de igual especie, se inscribirá con arreglo a lo dispuesto para las inscripciones en general, y en particular para las de hipoteca por dote estimada, con la única diferencia de hacer constar la inestimación de la dote, y que el aprecio de los bienes no ha tenido más objeto que fijar la cantidad de que deberá responder la finca, en su caso.

Artículo 256.– Si los bienes dotales inestimados no estuvieren inscritos a favor de la mujer al tiempo de constituirse la hipoteca dotal, se hará dicha inscripción a su favor en la forma ordinaria y con las circunstancias expresadas en el artículo 252, excepto la 4ª, 6ª, 9ª y 10ª, pero haciendo mención, en su lugar, de la naturaleza inestimada de la dote y de que el dominio queda en la mujer con sujeción a las Leyes.

Hecha la inscripción en esta forma, se omitirá la nota marginal prevenida en el artículo 254.

Artículo 257.– Siempre que el Ministerio Fiscal tuviere noticia de haberse entregado dote al marido de alguna mujer huérfana y menor de edad, sin la hipoteca correspondiente y de existir bienes con que constituirla, acudirá al Juez o Tribunal para que compela al marido a la constitución de la hipoteca legal, procediendo para ello en la forma prevenida en el artículo 166 de la Ley.

Artículo 258.– En toda escritura dotal se hará necesariamente mención de la hipoteca que se haya constituido o se trate de constituir en instrumento separado, o bien de la circunstancia de no quedar asegurada la dote en dicha forma por carecer el marido de bienes hipotecables y no tener la cualidad de tales aquéllos en que consistiere la dote. En este último caso declarará el marido que carece de aquellos bienes y se obligará a hipotecar los primeros inmuebles que adquiera, en cumplimiento de lo dispuesto en el artículo 180 de la Ley.

La mujer mayor de edad que sea dueña de los bienes que hayan de darse en dote y tenga la libre disposición de ellos, podrá no exigir al marido la obligación establecida en el párrafo que antecede; pero en tal caso deberá enterarla de su derecho el Notario, con arreglo al artículo 249.

POR BIENES RESERVABLES

Artículo 259.– 1. Las personas que, conforme al Código Civil, estén obligadas a reservar determinados bienes inscribirán éstos a su nombre, si no lo estuvieren. Si a los documentos necesarios para la inscripción se acompañase la escritura a que se refiere el artículo 185 de la Ley, la calidad de reservables de los bienes se expresará en dicha inscripción.

2. Si los bienes estuvieren inscritos, tal calidad se hará constar por nota al margen de la correspondiente inscripción.

Artículo 260.– Para hacer constar en el Registro la calidad de reservables de los inmuebles y en su caso, constituir hipoteca especial suficiente para asegurar las restituciones e indemnizaciones determinadas por la Ley, a falta de escritura pública otorgada entre el reservista y los reservatarios o sus representantes legales, se tendrán en cuenta las reglas siguientes:

1ª) La persona obligada a reservar presentará al Juzgado de Primera Instancia el inventario y tasación pericial de los bienes que deba asegurar, con una relación de los que ofrezca en hipoteca, acompañada de los títulos que prueben su dominio sobre ellos y de los documentos que acrediten su valor y su libertad o los gravámenes a que estén afectos.

El inventario y tasación de los bienes reservables serán los que judicial o extrajudicialmente se hubieren practicado en operaciones particionales, y si no existieren de esta especie, los que el reservista forme al efecto por el orden fijado en el artículo 1066 de la Ley de Enjuiciamiento Civil, haciendo constar el valor de los bienes y acompañando los datos y documentos que para fijarlo hubiere tenido presentes.

Los títulos que deberán presentar las personas obligadas a reservar para acreditar el dominio de los bienes que ofrezcan en hipoteca serán, por lo menos, los de su última adquisición y una certificación del Registrador en la cual conste la propiedad y cargas de dichos bienes.

No resultando el valor de éstos de los documentos indicados, se presentarán otros fehacientes que acrediten dicho valor.

2ª) Si el Juez considerare exactas las relaciones de bienes y suficiente la hipoteca ofrecida, dictará providencia mandando extender un acta en el mismo expediente, en la cual se declaren reservables los inmuebles, a fin de hacer constar esta cualidad al margen de las inscripciones de dominio

respectivas y se constituya hipoteca para asegurar las restituciones e indemnizaciones expresadas en el primer párrafo de este artículo, sobre los
inmuebles de la propiedad del reservista, que éste ofrezca en garantía.

3ª) Si el Juez dudare de la suficiencia de la hipoteca ofrecida por el
reservista, podrá mandar que éste practique las diligencias o presente los
documentos que juzgue convenientes, a fin de acreditar aquella circunstancia.

4ª) Si la hipoteca no fuere suficiente y resultare tener el obligado a
reservar otros bienes sobre qué constituirla, mandará el Juez extenderla a
los que, a su juicio, basten para asegurar el derecho del reservatario. Si el
reservista no tuviere otros bienes, mandará el Juez constituir la hipoteca
sobre los ofrecidos pero expresando en la resolución que son insuficientes
y declarando la obligación en que queda el mismo reservista de ampliarla
con los primeros inmuebles que adquiera.

5ª) El acta de que trata la regla 2ª de este artículo contendrá las circunstancias que determina el artículo 263 y será firmada por el reservista,
autorizada por el Secretario y aprobada por el Juez.

6ª) Mediante la presentación en el Registro de copia duplicada del acta
y del auto de su aprobación, se harán los asientos e inscripciones correspondientes, para acreditar la cualidad reservable de los bienes que lo sean
y constituir la hipoteca.

Artículo 261– 1. El término de 180 días que establece el artículo 187
de la Ley empezará a contarse, según los casos, desde el día de la celebración del segundo o ulterior matrimonio, desde el día de la determinación
legal de la filiación no matrimonial, desde la fecha de adopción, o desde la
fecha de la aceptación de la herencia por el obligado a reservar.

2. Cuando los bienes reservables hayan sido adquiridos después de celebrado el segundo o ulterior matrimonio o de producirse cualquiera de los
supuestos a que se refiere el artículo 980 del Código Civil, el referido término deberá contarse desde el día de la adquisición de los mismos bienes.

Artículo 262.– Aprobada por el Juez el acta en la que se declare
el carácter reservable de los inmuebles o se constituya la hipoteca que
proceda, se darán al reservista dos copias autorizadas de aquélla y del
auto de aprobación, con el fin de que, presentadas ambas en el Registro,

se practiquen las notas marginales e inscripciones procedentes, quedando una copia archivada y devolviéndose la otra al Juzgado con nota de haber sido extendido el asiento correspondiente.

Si el reservista se negara a recibir dichas copias o a presentarlas en el Registro, el Juez las remitirá de oficio.

En la misma forma procederá el Juez si el reservista, a los sesenta días de entregadas las copias, no devolviese una al Juzgado con nota firmada por el Registrador de quedar inscrita la hipoteca o extendida la nota marginal.

El interesado en la reserva que hubiere intervenido en el expediente o exigido la hipoteca, podrá, en el supuesto de los dos párrafos anteriores, solicitar la entrega de las copias para presentarlas en el Registro correspondiente.

Artículo 263.— El acta de constitución de hipoteca para la seguridad de bienes reservables expresará las circunstancias de la hipoteca voluntaria y, además, las siguientes:

1ª) El título o razón legal en que se funda el derecho a la reserva y la extensión del mismo, y nombre y apellidos de las personas relacionadas con ella.

2ª) La fecha en que el padre o la madre que la constituya haya contraído nuevo matrimonio, o la del nacimiento del hijo no matrimonial, o la de la adopción, a los que se refiere el artículo 980 del Código Civil, y, en su caso, la de la aceptación de los bienes hecha por el ascendiente.

3ª) Los nombres y apellidos de las que hubieren pedido la reserva o, en su caso, que ésta ha sido exigida por el Ministerio Fiscal.

4ª) Relación y valor de los bienes reservables.

5ª) Expresión de haberse instruido el expediente regulado por el artículo 260 de este Reglamento o por la finca que se reedifique. Sin esta constancia no perjudicará a terceros adquirentes el expresado derecho. Para extender la nota bastará solicitud del interesado, acompañada del contrato de inquilinato o arriendo y el título contractual, judicial o administrativo del que resulte el derecho de retorno. Transcurridos cinco años desde su fecha, las expresadas notas se cancelarán por caducidad.

6ª) La declaración del Juez de ser suficiente la hipoteca admitida o, en su caso, la de quedar obligado el reservista a hipotecar los primeros inmuebles o derechos reales que adquiera.

Artículo 264.– La inscripción de las hipotecas a que se refiere el artículo anterior contendrá las circunstancias expresadas en el mismo e indicación de la parte dispositiva de la resolución judicial que se haya dictado aprobando el acta.

Artículo 265.– Siempre que sin haberse procedido en la forma determinada en los artículos 185 a 187 de la Ley, los obligados a reservar hicieran constar expresamente en las escrituras de adjudicación de bienes, particiones hereditarias o en cualquier otro documento auténtico el carácter reservable de los bienes, se consignará en el fondo de la inscripción correspondiente dicha circunstancia y todas las demás que contribuyan a determinar los respectivos derechos.

En tanto los reservistas no hagan constar expresamente el carácter reservable de los bienes, los Registradores se abstendrán de asignarles este carácter al practicar los correspondientes asientos; y a efectos registrales no serán suficientes, para reputarlos reservables, los datos o indicaciones que resulten de los documentos presentados o de anteriores inscripciones.

Con posterioridad a la inscripción la cualidad de reservable de los bienes, cuando proceda, se hará constar por nota marginal.

POR LOS BIENES DE LOS QUE ESTÁN BAJO LA PATRIA POTESTAD

Artículo 266.– Al inscribir los bienes pertenecientes a un hijo de familia, se hará constar quién o quiénes hayan solicitado expresamente la inscripción, de conformidad con el artículo 191 de la Ley.

Artículo 267.– La inscripción de hipoteca, por razón de la patria potestad, expresará las circunstancias de la hipoteca voluntaria y, además, las siguientes:

1ª) Las circunstancias personales del padre o padres que constituyan la hipoteca y las del hijo a cuyo favor se constituya.

2ª) La procedencia de los bienes que por no ser inmuebles se trate de asegurar con la hipoteca.

3ª) Indicación de la naturaleza de los bienes y del valor que se les haya asignado.

4ª) Expresión de constituirse la hipoteca voluntariamente por el padre o la madre, o en virtud de resolución judicial, designando la persona que la hubiera exigido, con arreglo al artículo 165 de la Ley.

5ª Las circunstancias del número 6º del artículo 263 y las del 264.

POR RAZÓN DE TUTELA

Artículo 268.– La determinación de la cuantía y la calificación de la suficiencia de la fianza hipotecaria que hayan de prestar los tutores, incumbirá al Consejo de familia.

Artículo 269.– La escritura de constitución de hipoteca expresará, además de las circunstancias requeridas para la hipoteca voluntaria, las siguientes:

1ª) El nombre y apellidos del tutor y por quien haya sido nombrado.

2ª) La clase de la tutela.

3ª) Documento en que conste el nombramiento y fecha en que éste se hizo.

4ª) La circunstancia de no haber relevación de fianza, o la de que a pesar de estar exento el tutor, el Consejo de familia ha creído necesario exigirla.

5ª) El importe de los bienes muebles, rentas y utilidades del sujeto a tutela.

6ª) El importe de la fianza que se haya mandado prestar, con especificación de la parte que deba quedar asegurada con hipoteca, prenda o fianza personal.

7ª) Constitución de hipoteca por la cantidad que se asegure en esta forma.

8ª) Designación de la responsabilidad de cada finca, según la distribución que se haya hecho.

9ª) Copia del acuerdo del Consejo de familia aprobando la fianza.

La inscripción hipotecaria se hará con arreglo a lo prevenido en este Reglamento y con expresión de las circunstancias de este artículo.

OTRAS HIPOTECAS LEGALES

Artículo 270.– Para la constitución e inscripción de las hipotecas legales de que tratan los artículos 193 a 197 de la Ley, se tendrán asimismo en cuenta, además de los requisitos en ella prevenidos, los establecidos en el presente título que les sean aplicables.

Artículo 271.– Cada finca responderá por hipoteca legal, en los términos prescritos por el artículo 194 de la Ley, de las contribuciones e impuestos que directa o individualmente recaigan sobre el inmueble, y el Estado, las provincias o los pueblos, tendrán, para su cobro, prelación sobre cualquier otro acreedor y sobre el tercer adquirente, aunque hayan inscrito su derecho en el Registro. Cuando se trate de contribuciones e impuestos distintos de los señalados en el precedente párrafo, la prelación no afectará a los titulares de derechos reales inscritos con anterioridad a la fecha en que se haga constar en el Registro el derecho al cobro, mediante la correspondiente anotación preventiva de embargo.

TÍTULO VI
DE LA CONCORDANCIA ENTRE EL REGISTRO Y LA REALIDAD JURÍDICA

Diversas Resoluciones de la Dirección General de los Registros y del Notariado han declarado tácitamente derogado todo el Título VI del Reglamento Hipotecario por la Ley 13/2015, de 24 de junio.

RRDGRN 7 de abril de 2017, 30 de agosto de 2017 y 19 de noviembre de 2018: «cuando la disposición derogatoria única de la Ley 13/2015, de 24 de junio, dispone que «quedan derogadas cuantas normas se opongan a lo previsto en la presente Ley», ha de interpretarse que deben entenderse tácitamente derogados todos los artículos del Título VI del Reglamento Hipotecario, los cuales fueron dictados en ejecución del anterior Título VI de la Ley Hipotecaria, pues la nueva redacción legal es en sí misma suficientemente detallada, y basada en principios inspiradores totalmente diferentes de los que dieron cobertura en su día a los artículos reglamentarios que, ahora, por ello, han de entenderse íntegramente derogados a partir del 1 de noviembre de 2015. (…) Por tanto, actualmente debe entenderse inaplicable el artículo 298 del Reglamento Hipotecario (…)».

EXPEDIENTE DE DOMINIO

Artículo 272.– El propietario que careciere de título escrito de dominio o que, aun teniéndolo, no pudiera inscribirse por cualquier causa, podrá ob-

tener la inscripción de su derecho con sujeción a lo dispuesto en el artículo 201 de la Ley.

Artículo 273.– *La competencia del Juzgado que haya de entender en el expediente se determinará exclusivamente por la situación de los bienes objeto del mismo, aplicándose, en su caso, la regla 1ª del artículo 210 de la Ley.*

Artículo 274.– *El escrito a que se refiere la regla 2ª del artículo 201 de la Ley, cuando tenga por objeto la inmatriculación de fincas, estará suscrito por los interesados o sus representantes, y contendrá:*
1º) La descripción del inmueble o inmuebles de que se trate, con expresión de los derechos reales constituidos sobre los mismos.
2º) Reseña del título o manifestación de carecer del mismo y, en todo caso, fecha y causa de la adquisición de los bienes.
3º) Determinación de la persona de quien procedan éstos y su domicilio, si fuere conocido.
4º) Relación de las pruebas con que pueda acreditarse la referida adquisición y expresión de los nombres, apellidos y domicilio de los testigos, si se ofreciere la testifical.
5º) Nombre, apellidos y domicilio de las personas a cuyo favor estén catastrados o amillarados los bienes.
6º) Nombre, apellidos y domicilio de los dueños de las fincas colindantes, de los titulares de cualquier derecho real constituido sobre las que se pretenda inscribir, del poseedor de hecho de la finca, si fuere rústica, y del portero o, en su defecto, de los inquilinos, si fuere urbana.
El iniciador del expediente podrá solicitar en el mismo escrito que se libre mandamiento para la extensión de la anotación preventiva de haberse incoado el procedimiento.

Artículo 275.– *Al expresado escrito se acompañarán necesariamente los certificados que prescribe la regla 2ª del artículo 201 de la Ley y, además, los documentos que el interesado tuviere a su disposición acreditativos de su derecho, señalando, en su caso, los archivos donde se encuentren.*
La certificación del Registro de la Propiedad acreditará la falta de inscripción que requiere la letra a) de la misma regla.

Artículo 276.– *Si en la correspondiente certificación requerida por la regla 2ª del artículo 201 de la Ley constare que la finca o fincas de que se trate no aparecen catastradas o amillaradas a nombre de persona alguna, se tramitará el expediente en la forma ordinaria; pero si se presentase en el Registro el testimonio del auto aprobatorio sin nota o certificación de la oficina correspondiente acreditativa de que deberá tenerse en cuenta el expediente de dominio para practicar las rectificaciones procedentes en la época oportuna, se suspenderá la inscripción y, si el interesado lo solicitare, se extenderá anotación preventiva, que durará sesenta días. Dentro de este plazo podrá presentarse de nuevo el documento con la nota o certificación expresadas y, en tal caso, se convertirá la anotación en inscripción.*

Artículo 277.– *Las citaciones prevenidas en la regla 3ª del artículo 201 de la Ley deberán practicarse en la forma determinada por los arts. 262 y siguientes de la Ley de Enjuiciamiento Civil.*

Artículo 278.– *Cuando se pretenda inscribir participaciones o cuotas indivisas de fincas, será obligatoria la citación de los cotitulares de la misma finca, en la forma y términos prevenidos en la regla 3ª) del artículo 201 de la Ley.*

Artículo 279.– *A los efectos de la regla 3ª del artículo 201 de la Ley, se considerarán causahabientes de la persona de quien procedan los bienes sus herederos, los cuales serán designados por el solicitante en el escrito inicial del expediente, si fueren conocidos, expresando en caso contrario que son personas ignoradas.*

No será preciso justificar documentalmente la cualidad de herederos o causahabientes; pero los citados deberán manifestar al Juzgado, si comparecen en el expediente, los nombres, apellidos y domicilio de las demás personas que tuvieren el mismo carácter, si las hubiere.

Artículo 280.– *En los expedientes de dominio relativos a bienes que inmediatamente procedan del Estado será preciso que conste haberse dado conocimiento al Delegado de Hacienda de la provincia respectiva.*

Asimismo en los expedientes relativos a fincas destinadas a monte será necesario dar conocimiento de la incoación de aquéllos a la Jefatura del

distrito forestal correspondiente, y si se tratare de fincas rústicas próximas a montes públicos, se dará el mismo conocimiento cuando el Juez lo estimare conveniente.

Artículo 281.– *El Juzgado admitirá las pruebas que estime pertinentes de entre las ofrecidas, y cuando lo proponga el Ministerio Fiscal o lo juzgue oportuno para mejor proveer, podrá acordar la práctica de otras, aunque no figuren entre las propuestas por los interesados.*

Artículo 282.– *En el expediente para acreditar el dominio no se podrá exigir del que lo promueva que presente el título de adquisición de la finca o derecho cuando hubiera alegado que carece del mismo, ni se admitirá otra oposición de parte interesada que la que se contraiga exclusivamente a si el solicitante ha acreditado suficientemente la adquisición del dominio de todo o parte de la finca cuya inscripción se trate de obtener.*

Artículo 283.– *Declarado justificado el dominio, será necesario, para que la inscripción se lleve a cabo, presentar en el Registro testimonio judicial bastante en que conste ser firme el auto, que se insertará literalmente.*
Si se hubiere tomado anotación preventiva de haberse incoado el procedimiento, se convertirá en inscripción definitiva.

Artículo 284.– *La declaración de estar o no justificado el dominio no impedirá la incoación posterior del juicio declarativo contradictorio por quien se considere perjudicado.*

Artículo 285.– *Cuando el expediente de dominio tenga por objeto la reanudación del tracto sucesivo interrumpido, el escrito inicial del expediente contendrá las circunstancias establecidas en el artículo 274 y, además, los nombres, apellidos y domicilio, si fuere conocido, de la persona a cuyo favor figure inscrita la finca o derecho real.*
La certificación del Registro de la Propiedad contendrá los datos exigidos en la letra c) del artículo 201 de la Ley, y si se observasen algunas diferencias entre lo expresado en la instancia y el contenido de aquella certificación, se suspenderá el expediente hasta que queden aclaradas a satisfacción del Juez.

Será aplicable a los causahabientes del titular inscrito lo dispuesto en el artículo 279 para los de la persona de quien procedan los bienes, sin que se pueda exigir al que promueva el expediente que determine ni justifique las transmisiones operadas desde la última inscripción hasta la adquisición de su derecho.

Artículo 286.– El auto aprobatorio del expediente de dominio, cuando se trate de reanudación del tracto sucesivo interrumpido, dispondrá la cancelación de las inscripciones contradictorias a que se refiere el artículo 202 de la Ley, y necesariamente expresará que se han observado los requisitos exigidos; según los casos, por el citado artículo y la forma en que se hubieren practicado las citaciones de la regla 3ª) del artículo 201 de la misma Ley.

Artículo 287.– Si el expediente de dominio tuviere por objeto hacer constar en el Registro la mayor cabida de fincas, se acreditará que éstas se hallan inscritas a favor del que promueva el expediente, mediante certificación literal de la última inscripción de dominio, a la que se añadirá, si no figurase en la misma, la descripción actual de la finca, observándose las precedentes reglas en cuanto les sean aplicables.

ACTA DE NOTORIEDAD

Artículo 288.– Las actas de notoriedad, para obtener la reanudación del tracto sucesivo interrumpido o para inscribir el exceso de cabida de las fincas inscritas en el Registro de la Propiedad, a que se refiere el artículo 203 de la Ley, serán autorizadas por cualquier Notario hábil para actuar en el lugar donde estén situadas las fincas. Cuando se trate de una finca situada en más de un distrito o zona notarial, lo será cualquier Notario del lugar donde radique la parte principal, conforme a lo prescrito en el artículo 210, regla 1ª, de dicha Ley.

Artículo 289.– El requerimiento al Notario se hará por el interesado mediante comparecencia en la forma establecida para las actas por la legislación notarial.

El acta deberá expresar las circunstancias siguientes:

a) Juicio de capacidad y fe de conocimiento del compareciente.

b) Descripción del inmueble o inmuebles que han de ser objeto del expediente y expresión de los derechos reales constituidos sobre los mismos.

c) Título de adquisición del inmueble, determinando, si fuere posible, el nombre, apellidos y domicilio de las personas de quien procedan los bienes o sus causahabientes, así como de las demás personas que hayan de ser notificadas.

d) Estado actual de la finca en el Registro, Catastro, Amillaramiento o Registro fiscal.

e) Aseveración bajo juramento del hecho que se trate de acreditar y requerimiento al Notario para que practique las oportunas diligencias y notificaciones.

Al acta se incorporarán los certificados a que se refiere el artículo 203 de la Ley, así como los documentos que presente el interesado acreditativos de su derecho.

Artículo 290.– En el acta, y a continuación del requerimiento, el Notario hará constar por sucesivas diligencias las notificaciones exigidas por la Ley, así como las que se hagan a otras personas que el Notario estime necesario o conveniente. Tales notificaciones se harán en la forma determinada por el Reglamento Notarial.

Se hará constar también por diligencia la publicación de edictos, debiéndose transcribir los anuncios e incorporar al acta en la parte pertinente, y un certificado del Secretario del Ayuntamiento correspondiente.

Artículo 291.– Las cédulas de notificación y los edictos deberán expresar:

1º) La iniciación del acta, su objeto y Notario autorizante de la misma.

2º) La descripción de las fincas a que se refiera.

3º) Nombre, apellidos y domicilio del requirente.

4º) Que durante el plazo de veinte días, a contar desde el siguiente a aquel en que se hiciere la notificación, podrán comparecer los interesados ante el Notario para exponer y justificar sus derechos.

Artículo 292.– Practicadas las referidas diligencias, si el Notario estimare que, a su juicio, está suficientemente acreditado el hecho de que se trate, autorizará el acta, consignándolo así, y deducirá testimonio literal y

total de ella, que remitirá de oficio al Juzgado o entregará al interesado para su presentación, archivando el original, sin incorporarlo al protocolo.

Si no estimare suficientemente acreditado el hecho, podrá practicar nuevas diligencias o pruebas por propia iniciativa o a petición del interesado, o dar por terminada el acta, incorporándola al protocolo bajo el número que corresponda a la fecha de la terminación.

Artículo 293.– *El Juez, a instancia de parte, o de oficio si se hubiere remitido el testimonio en esta forma por el Notario, deberá resolver, previa audiencia del Ministerio Fiscal, en un plazo máximo de un mes, si no se hubieren acordado nuevas pruebas. En caso contrario, se practicarán las que se hubieren acordado en un plazo máximo de diez días, desde que se dictó la oportuna providencia, contándose el plazo de un mes desde la última prueba practicada.*

La resolución judicial recaerá en forma de auto, en el cual se mandará protocolizar el expediente y practicar la inscripción y cancelaciones que procedan, expresando el tomo, libro, folio y número de éstas.

La protocolización se hará por medio de acta notarial, a continuación de la cual se unirán el expediente original y el testimonio judicial del auto dictado.

Artículo 294.– *Será título bastante para practicar las inscripciones y cancelaciones que procedan copia expedida por el Notario, que deberá comprender literalmente el acta de protocolización, el auto de aprobación, el requerimiento inicial y autorización del acta de notoriedad y relación suficiente de las diligencias contenidas en la misma.*

Artículo 295.– *Las actas de notoriedad tramitadas para fines de reanudación del tracto sucesivo serán inscribibles cuando los asientos contradictorios sean de más de treinta años de antigüedad y el titular de los mismos o sus causahabientes hubieren sido notificados personalmente. Si dichos asientos contradictorios son de menos de treinta años de antigüedad no serán inscribibles las actas, a menos que el titular de aquéllas o sus causahabientes lo consientan ante el Notario expresa o tácitamente.*

Se entenderá que hay consentimiento tácito cuando el titular o sus causahabientes hayan comparecido ante el Notario sin formular ni anunciar oposición.

Artículo 296.– *La oposición a la tramitación del acta de notoriedad podrá hacerse dentro del término de veinte días, fijado en el número 4º del artículo 291, mediante la oportuna comparecencia ante el Notario, con exhibición de los documentos justificativos del derecho del reclamante. Cumplidos dichos requisitos, el Notario, en el plazo de ocho días a contar desde la comparecencia, remitirá las diligencias practicadas y los documentos presentados, sin más tramitación, al Juez de Primera Instancia, a los efectos de la regla 9ª del artículo 203 de la Ley.*

En la misma forma procederá el Notario cuando el reclamante acredite con certificación, expedida por el respectivo Secretario Judicial, haber interpuesto demanda en juicio ordinario impugnando la pretensión del requirente, bien por haber estimado el Notario insuficientes los documentos que se le exhibieron en la comparecencia o bien por haberse promovido el litigio directamente.

Artículo 297.– *La oposición judicial a la tramitación del acta de notoriedad podrá formularse en cualquier tiempo, mientras no se haya dictado auto de aprobación.*

Si la sentencia que se dicte desestimare la impugnación se remitirá al Notario testimonio de la misma con el expediente original, observándose lo dispuesto en los dos últimos párrafos del artículo 293.

INMATRICULACIÓN DE FINCAS EN VIRTUD DE TÍTULOS PÚBLICOS

Artículo 298.– *1. Con arreglo a lo dispuesto en los artículos 199 párrafo b) y 205 de la Ley, la inmatriculación de fincas no inscritas a favor de persona alguna se practicará mediante el título público de su adquisición, en los siguientes casos:*

1.º Siempre que el transmitente o causante acredite la previa adquisición de la finca que se pretende inscribir mediante documento fehaciente.

2.º En su defecto, cuando se complemente el título público adquisitivo con un acta de notoriedad acreditativa de que el transmitente o causante es tenido por dueño.

En ambos casos el título público de adquisición habrá de expresar necesariamente la referencia catastral de la finca o fincas que se traten de inmatricular, y se incorporará o acompañará al mismo certificación catastral descriptiva y gráfica, de tales fincas, en términos totalmente coincidentes con la descripción de éstas en dicho título, de las que resulte además que la finca está catastrada a favor del transmitente o del adquirente.

2. La inscripción que se realice contendrá, además de las circunstancias generales, las esenciales del título del transmitente o del acta de notoriedad complementaria.

Además expresará que el asiento se practica conforme al artículo 205 de la Ley, con la limitación del artículo 207 de la misma Ley, y quedando supeditada su eficacia a la constancia registral de la publicación del edicto regulado en el apartado 4 siguiente. Iguales extremos se harán constar en la nota de despacho a pie del título.

3. Asimismo, podrán inmatricularse los excesos de cabida de las fincas ya inscritas, que resulten de títulos públicos de adquisición, siempre que se acredite en la forma prevista en el apartado 1 la previa adquisición de la finca por el transmitente con la mayor cabida resultante, se exprese la referencia catastral y se incorpore o acompañe certificación catastral, descriptiva y gráfica, que permita la perfecta identificación de la finca y de su exceso de cabida y de la que resulte que la finca se encuentra catastrada a favor del titular inscrito o del adquirente.

Del mismo modo podrán inscribirse los excesos de cabida acreditados mediante certificación catastral o, cuando fueren inferiores a la quinta parte de la cabida inscrita, con el certificado o informe de técnico competente, en los términos previstos en el artículo 53 de la Ley de 30 de diciembre de 1996, que permitan la perfecta identificación de la finca y de su exceso de cabida, sin necesidad de título traslativo.

También podrán inscribirse los excesos de cabida en virtud de expediente de dominio conforme a lo previsto en la Ley Hipotecaria y en este Reglamento, o en virtud del acta de presencia y notoriedad regulada en la legislación citada anteriormente sobre referencia catastral.

De otra parte, podrán hacerse constar en el Registro, como rectificación de superficie, los excesos de cabida que no excedan de la vigésima parte de la cabida inscrita.

En todos los casos será indispensable que no tenga el Registrador dudas fundadas sobre la identidad de la finca, tales como aparecer inscrito con anterioridad otro exceso de cabida sobre la misma finca o tratarse de finca formada por segregación, división o agrupación en la que se haya expresado con exactitud su superficie.

4. Los que se crean con derecho a la finca o parte de ella cuya inscripción se haya practicado conforme al artículo 205 de la Ley, podrán alegarlo ante el Juzgado o Tribunal competente en juicio declarativo, y deberá el Juez ordenar que de la demanda se tome en el Registro la correspondiente anotación preventiva.

La STS (Sala 3.ª) de 31 de enero de 2001 ha declarado nula de pleno derecho los párrafos quinto y sexto del art. 298-1, párrafo último del art. 298-3 y párrafos primero y segundo del art. 298-4 RH, introducida por el art. 1º del Real Decreto 1867/1998, de 4 de septiembre.

En su redacción anterior, la citada regla 4ª del art. 51 RH establecía lo siguiente: «Con arreglo a lo dispuesto en el artículo 205 de la Ley, podrán inscribirse sin el requisito de la previa inscripción: 1.º Los documentos comprendidos en su artículo 3.º que sean anteriores en más de un año a la fecha en que se solicite la inscripción, aunque el derecho respectivo no conste en ningún otro documento. 2.º Las escrituras públicas de ratificación de documentos privados, siempre que éstos tengan fecha fehaciente respecto a terceros, también anterior en más de un año, a la en que se solicite la inscripción. 3.ª Los títulos públicos siempre que el transmitente acredite la previa adquisición de la finca o derecho que se pretenda inscribir mediante documento de fecha fehaciente anterior en un año, por lo menos, y al día en que se practique la inscripción, o mediante justificación de hallarse aquélla catastrada o amillarada a su nombre o, en su defecto, de haberse tomado para ello la nota correspondiente. 4.º Las adquisiciones derivadas de un título universal o singular que no describa o especifique las fincas o derechos adquiridos cuando se justifique que se hallan comprendidos en la misma transmisión los bienes o derechos que se solicite inscribir por alguno de los medios a que se refieren los apartados anteriores. 5.º A) Los excesos de cabida de las fincas de linderos fijos o de tal naturaleza que excluyan la posibilidad de la existencia de terceros colindantes que pudieran ser perjudicados. B) Los que tengan su base y justificación en datos catastrales. C) Los que resulten de los documentos comprendidos en los cuatro números que anteceden, si reunieren los requisitos exigidos en los mismos. D) Y los que no excedan de la quinta parte de la cabida inscrita. En todos los casos será indispensable que no haya duda fundada acerca de la identidad de la finca. Para los efectos de los párrafos que anteceden, la frase «documentos fehacientes» comprende no sólo los incluidos en el artículo 3.º de la Ley sino los que, según el artículo 1.227 del Código Civil, hagan prueba contra tercero en cuanto a su fecha. Los documentos fehacientes deberán contener siempre, como circunstancias esenciales, la descripción de la finca o

derecho, naturaleza del acto o contrato, nombre y apellidos del transferente y adquirente, funcionario autorizante, en su caso, y fecha del documento. Estas circunstancias esenciales se acreditarán bien con la presentación del documento adquisitivo anterior, bien por su transcripción o relación suficiente, hecha por el Notario autorizante, en virtud de exhibición de dicho documento. También se podrán acreditar por el acta de notoriedad complementaria determinada en el apartado b) del artículo 199 de la Ley. En la inscripción se harán constar necesariamente dichas circunstancias y se expresará que el asiento se practica conforme al artículo 205 de la Ley. Las inscripciones practicadas en virtud de los documentos expresados en los cuatro primeros números y en la letra C) del número 5.º de este artículo, se notificarán a todos los que pudieran estar interesados en ella, por medio de edictos, que autorizará el Registrador, comprenderán las referidas circunstancias esenciales y se fijarán por espacio de un mes en el tablón de anuncios del Ayuntamiento donde radique la finca, acreditándose este hecho por certificación o diligencia suscrita por el Secretario del mismo Ayuntamiento a continuación del edicto. Este se archivará en el Registro después de extendida nota al margen de la inscripción expresiva del cumplimiento de la anterior formalidad. Si no se presentare el edicto en el Registro dentro de los tres meses siguientes a la fecha de la inscripción, se cancelará ésta de oficio por nota marginal. Cuando los documentos privados no estuvieren incorporados a algún Registro público, protocolo o expediente administrativo, ni se transcribiesen o relacionasen en el título presentado, se archivarán en el legajo correspondiente del Registro de la Propiedad. Cuando tales documentos comprendiesen más fincas que las inscritas, se podrá archivar en su lugar testimonio notarial si el interesado manifestase su voluntad de conservarlo en su poder. El acta de notoriedad complementaria del documento presentado, cuando en éste no se acredite de modo fehaciente el título adquisitivo del transferente o enajenante, a que se refiere el apartado b) del artículo 199 de la Ley, se tramitará con sujeción a lo dispuesto en el artículo 209 del Reglamento Notarial. El título público adquisitivo acompañado, en su caso, de la copia del acta de notoriedad, será inscribible conforme a lo prevenido en el artículo 205 de la Ley. Si el título de adquisición no fuere público, el acta de notoriedad a la cual se incorpore aquél podrá inscribirse si de la misma resulta que ha sido cumplido lo preceptuado en las reglas 3.ª y 4.ª del artículo 203 de la Ley y que las fincas están amillaradas o catastradas a nombre del titular. Los que se crean con derecho a los bienes o parte de ellos cuya inscripción se haya practicado conforme al artículo 205 de la Ley, podrán alegarlo ante el Juzgado o Tribunal competente en juicio declarativo, y deberá el Juez ordenar que de la demanda se tome en el Registro la correspondiente anotación preventiva».

***Artículo 299.**– También podrán inscribirse sin el requisito de la previa inscripción los títulos cualquiera que sea su fecha, que fueren inscribibles directamente con arreglo a las Leyes o disposiciones especiales.*

Artículo 300.– *En el caso de existir algún asiento contradictorio de dominio o posesión de finca o de derecho real cuya descripción coincida en algunos detalles con la contenida en el título que se pretenda inscribir, se aplicará lo dispuesto en el artículo 306.*

Artículo 301.– *De conformidad con lo prevenido en el artículo 205 de la Ley, podrá practicarse la inmatriculación de concesiones administrativas mediante los documentos a que se refiere el artículo 298, acompañados de certificación que acredite, en su caso, la toma de razón en el Registro administrativo correspondiente. También se publicarán los edictos prevenidos en dicho artículo.*

Cuando se hubiere interrumpido el tracto sucesivo en las citadas concesiones, podrá reanudarse mediante expediente de dominio o acta de notoriedad en los que conste incorporada, o a los que se acompañe la indicada certificación.

Artículo 302.– *La limitación de dos años, consignada en el artículo 207 de la Ley, no alcanzará a las inscripciones que se practiquen en virtud de documentos públicos anteriores a 1 enero 1909.*

CERTIFICACIONES DE DOMINIO

Artículo 303.– *Para obtener la inscripción con arreglo al artículo 206 de la Ley, cuando no exista título inscribible, el Jefe de la dependencia a cuyo cargo esté la administración o custodia de las fincas que hayan de inscribirse expedirá por duplicado, siempre que por su cargo ejerza autoridad pública o tenga facultad de certificar, una certificación en que, con referencia a los inventarios o documentos oficiales que obren en su poder y sin perjuicio de los demás extremos exigidos por la legislación administrativa aplicable, se haga constar:*

1º) La naturaleza, situación, medida superficial, linderos, denominación y número, en su caso, y cargas reales de la finca que se trate de inscribir.

2º) La naturaleza, valor, condiciones y cargas del derecho real inmatriculable de que se trate y las de la finca a que se refiere la regla anterior.

3°) El nombre de la persona o corporación de quien se hubiere adquirido el inmueble o derecho, cuando constare.

4°) El título de adquisición o el modo como fueron adquiridos.

5°) El servicio público u objeto a que estuviere destinada la finca.

Si no pudiera hacerse constar alguna de estas circunstancias, se expresará así en la certificación, y se indicarán las que sean.

Las certificaciones se extenderán en papel del sello de oficio, y quedará minuta rubricada en el expediente respectivo.

Artículo 304.– *En el caso de que el funcionario a cuyo cargo estuviese la administración o custodia de los bienes no ejerza autoridad pública ni tenga facultad para certificar, se expedirá la certificación a que se refiere el artículo anterior por el inmediato superior jerárquico que pueda hacerlo, tomando para ello los datos y noticias oficiales que sean indispensables. Tratándose de bienes de la Iglesia, las certificaciones serán expedidas por los Diocesanos respectivos.*

Artículo 305.– *La certificación se presentará en el Registro correspondiente, solicitando la inscripción. Si el Registrador advirtiere la falta de algún requisito indispensable para ésta, según el artículo 303, devolverá la certificación advirtiendo el defecto, después de extender el asiento de presentación y sin tomar anotación preventiva. En tal supuesto, se extenderá nueva certificación en que se subsane la falta advertida o se haga constar la insuficiencia de los datos necesarios para subsanarla, sin perjuicio, en su caso, del correspondiente recurso gubernativo, si el Registrador insistiese en su calificación.*

Artículo 306.– *Cuando las certificaciones expedidas con arreglo a los artículos anteriores estuvieren en contradicción con algún asiento no cancelado, o se refiriesen a fincas o derechos reales cuya descripción coincida en algunos detalles con la de fincas o derechos ya inscritos, los Registradores suspenderán la inscripción solicitada, extendiendo anotación preventiva si la pidiera el interesado, y remitirán copia de los asientos contradictorios a la Autoridad que haya firmado aquellas certificaciones.*

Dicha Autoridad, si lo estimare procedente, comunicará al Juez de primera instancia del partido en que radique el inmueble cuanto acerca de éste y

de su titular arroje el expediente administrativo, acompañando la copia del asiento remitida por el Registrador.

El Juez de primera instancia dará vista de estos antecedentes a la persona que, según dicho asiento, pueda tener algún derecho sobre el inmueble, y, con su audiencia, dictará auto declarando o no inscribible el documento de que se trate

Artículo 307.– *Practicada la inscripción, conservará el Registrador uno de los ejemplares de la certificación, devolviendo el otro con la nota correspondiente.*

DECLARACIONES DE OBRA NUEVA

Artículo 308.– *Con arreglo a lo dispuesto en el artículo 208 de la Ley, la inscripción de las nuevas plantaciones, así como la construcción de edificios o mejoras de las fincas urbanas, podrá efectuarse:*

1º) Mediante su descripción en los títulos referentes al inmueble por los que se declare, reconozca, transfiera, modifique o grave el dominio y demás derechos reales, o se haga constar solamente la plantación, edificación o mejora.

2º) Mediante escritura pública descriptiva de la obra nueva, en la que el contratista manifieste que ha sido reintegrado del importe de la misma o a la que se acompañe certificado de Arquitecto director de la obra o del Arquitecto municipal, acreditativo de que la construcción está comenzada o concluida.

EXPEDIENTE DE LIBERACIÓN DE GRAVÁMENES

Artículo 309.– *En el escrito inicial del expediente de liberación de gravámenes, que podrá ser promovido por quien tenga interés en ella, además de las circunstancias generales relativas a la finca, a la carga o gravamen que se trate de liberar, y a los titulares de los mismos, se determinará la fecha a partir de la cual deba computarse el plazo de prescripción.*

Con este escrito podrán acompañarse los documentos justificativos de la prescripción alegada, si los hubiere, y, en todo caso, se unirá la certificación prevenida en la regla 2ª del artículo 210 de la Ley, en la cual se hará constar, además de las circunstancias exigidas en dicha regla, si con posterioridad

al asiento que se trate de cancelar existe o no algún otro que se refiera a la misma carga o gravamen.

Artículo 310.– *En los edictos se expresará la petición del actor, así como que los interesados en la carga o gravamen que se trate de liberar podrán comparecer ante el Juzgado en el plazo de 10 días para alegar lo que a su derecho convenga.*

Artículo 311.– *Las sentencias dictadas en el expediente de liberación de gravámenes no producirán excepción de cosa juzgada, no obstante lo cual el asiento de cancelación surtirá todos los efectos que determina el Título IV de la misma Ley.*

INSCRIPCIÓN DE DERECHOS REALES SOBRE FINCAS NO INSCRITAS

Artículo 312.– *El titular de un derecho real impuesto sobre fincas ajenas no inscritas podrá solicitar la inscripción de aquél con sujeción a las reglas siguientes:*

1ª) Presentará su título en el Registro de la Propiedad, solicitando que se tome anotación preventiva por falta de previa inscripción.

2ª) Practicada la anotación, se requerirá al dueño, notarial o judicialmente, para que en el término de veinte días, a contar desde el requerimiento, inscriba su propiedad, bajo apercibimiento de que si no lo verificare o impugnare tal pretensión dentro de dicho término, podrá el anotante del derecho real solicitar la inscripción como establece la regla 4ª.

Será competente el Juez municipal del domicilio del dueño del inmueble gravado.

Dicho requerimiento se hará en la forma establecida en el artículo 222, y si no fuere posible, por edictos insertos en el «Boletín Oficial» de la provincia y en uno de los periódicos de mayor circulación de la misma, en cuyo caso el término de los veinte días empezará a contarse desde la última inserción.

3ª) El dueño no podrá hacer la impugnación sin solicitar a la vez la inscripción del dominio por cualquiera de los medios establecidos en el artículo 6 de la Ley.

4ª) Transcurrido el plazo de veinte días, el anotante, justificando el requerimiento practicado, podrá pedir la inscripción del dominio. Si no tu-

viera los documentos necesarios, acudirá al juez o jueces donde radiquen los archivos en que se encuentran, para que, con citación del dueño, mande sacar copia de ellos y se le entregue al anotante a dicho objeto, y en defecto de documentos o cuando siendo defectuosos no opte por subsanarlos, podrá justificar el dominio del dueño en la forma que prescriben la Ley y este reglamento.

5ª) El Registrador inscribirá el dominio cuando se le pida, según las reglas anteriores, dejando archivado, en su caso, el documento en que conste el requerimiento, del cual dará las certificaciones que los interesados soliciten y convertirá en inscripción definitiva la anotación del derecho real. Si la anotación hubiere caducado, se inscribirá el derecho real, previa nueva presentación del título.

DOBLE INMATRICULACIÓN

Artículo 313.– *En el caso de doble inmatriculación de una misma finca o parte de ella en folios registrales diferentes, la concordancia del Registro con la realidad podrá conseguirse conforme a las siguientes reglas:*

1ª) Cuando la finca o, en su caso, las cuotas o participaciones indivisas inscritas en diferentes folios, lo estuvieren a favor de la misma persona, la contradicción podrá salvarse, a solicitud de ésta, mediante el traslado en su caso por el Registrador, de las inscripciones o asientos posteriores al folio registral más antiguo, extendiendo al final del más moderno un asiento de cierre del mismo. Si hubiese titulares de asientos posteriores afectados por el traslado será preciso el consentimiento de éstos expresado en escritura pública.

2ª) Si la doble inmatriculación lo fuere a favor de personas distintas y existiere acuerdo entre ellas, a solicitud suya y con la conformidad, en su caso, de todos los interesados, expresada en escritura pública, se procederá a cancelar o rectificar el folio convenido.

3ª) El titular de cualquier derecho real inscrito sobre las fincas registrales afectadas por la doble inmatriculación, directamente o a falta del acuerdo previsto en la regla anterior, podrá acudir al Juez de Primera Instancia del lugar en que radique físicamente la finca, para que, con citación de los interesados y siempre que se pruebe la identidad de la finca, dicte auto ordenando que se extienda nota expresiva de la posible existencia de doble inmatriculación al margen de ambas inscripciones, pudiendo exigir la

caución que estime adecuada para asegurar los perjuicios que se pudieran derivar. En el auto se reservarán a los interesados las acciones de que se consideren asistidos sobre declaración del mejor derecho al inmueble, que podrán ejercitar en el juicio declarativo correspondiente.

Dicha nota caducará al año de su fecha, salvo que antes se hubiere anotado la demanda interpuesta en el correspondiente juicio declarativo.

TÍTULO VII
DE LA RECTIFICACIÓN DE ERRORES EN LOS ASIENTOS

REGLAS GENERALES

Artículo 314.– La rectificación de errores materiales cometidos en alguna inscripción, anotación preventiva o cancelación, se hará por un asiento especial que llevará el nuevo número o letra que le corresponda e indicará:

1°) Referencia al asiento y línea en que se ha cometido la equivocación u omisión.

2°) Las palabras equivocadas, en su caso.

3°) Expresión de las palabras que sustituyen a las equivocadas o que suplen la omisión.

4°) Declaración de quedar rectificado el asiento primitivo.

5°) Causa o razón de la rectificación.

6°) Lugar, fecha y firma.

Artículo 315.– La rectificación de error de concepto se extenderá en los mismos términos que la de error material, pero citando, en lugar de las palabras materialmente equivocadas, todo el concepto que se haya de rectificar. Así, en lugar de «equivocadas las palabras...» se dirá: «equivocado el concepto siguiente, etc.».

Artículo 316.– Caso de que el error se hubiera cometido en algún asiento de presentación, se hará la rectificación por medio de un nuevo asiento en el Diario corriente, a cuyo margen se escribirán estas palabras: «Por rectificación del asiento número...» Si no tuviere número el asiento se indicará en su lugar el folio y el nombre de la persona a cuyo favor estuviese hecho aquél.

Al margen del asiento rectificado y de la inscripción que, en su caso, se hubiere practicado, se extenderán las oportunas notas de referencia.

La rectificación de las notas marginales se extenderá lo más cerca posible de las rectificadas.

Artículo 317.– Rectificada una inscripción, anotación preventiva, cancelación o nota, se rectificarán también los demás asientos relativos a las mismas aunque se hallen en otros libros, si estuvieren igualmente equivocados.

Esta rectificación se efectuará mediante la extensión de la correspondiente nota marginal.

Artículo 318.– Siempre que se haya rectificado una inscripción, anotación, cancelación, nota marginal o asiento de presentación, se extenderá al margen del asiento equivocado referencia bastante al nuevo asiento cruzándose aquél con tinta de color distinto.

Artículo 319.– Cuando faltare la firma del Registrador en algún asiento del Registro, el titular de éste podrá autorizar con la suya el asiento o asientos de que se trate en los siguientes casos:

1º) Si aceptare la responsabilidad que por ello pudiera corresponder al funcionario que lo extendió.

2º) Cuando estuvieren debidamente firmados el asiento de presentación y la nota marginal del mismo, expresiva de haberse extendido la inscripción, anotación, cancelación o nota sin firma, si bien previamente el Registrador comunicará por oficio la omisión observada a su antecesor en el cargo, causante de la falta y recabando la conformidad de éste para la firma del asiento de que se trate, bajo la exclusiva responsabilidad del funcionario que los extendió. Este contestará también por oficio, prestando su conformidad o exponiendo las razones en que funde su negativa.

Si por el fallecimiento, jubilación u otra causa no pudiera recurrirse al Registrador que omitió firmar los asientos y siempre que éste se negare a prestar su conformidad, el titular de la Oficina lo pondrá en conocimiento de la Dirección General a los efectos que procedan, salvo que optare por estampar su firma según previene el número 1º de este artículo.

En todo caso de subsanación de omisión de firmas en los asientos, el Registrador, además, extenderá al margen de los mismos o a continuación, si se tratare de una nota, otra nota marginal expresiva del motivo de la firma.

El oficio concediendo la autorización se archivará en el Registro.

Si por ninguno de los medios expresados pudiera subsanarse la falta de firma, se aplicará lo dispuesto en el presente título y, en su caso, lo determinado en el párrafo 1º del artículo 217 de la Ley.

Artículo 320.– La extensión de un asiento en folio perteneciente a finca distinta de aquella en que debió haberse practicado, se considerará comprendido en el artículo 213 de la Ley, y si procediere la rectificación, se trasladará el asiento al lugar y folio que le corresponda, extendiendo al margen del asiento rectificado una nota expresiva del número, folio, finca y tomo en que se ha practicado el nuevo asiento y la causa del traslado.

ERRORES RECTIFICABLES POR EL REGISTRADOR

Artículo 321.– En cualquier tiempo que el Registrador advierta que se ha cometido error en algún asiento que pueda rectificar por sí, según los artículos 213 y 217 de la Ley, procederá a hacerlo, ejecutando por su cuenta y bajo su responsabilidad un nuevo asiento en el libro y con el número que corresponda.

Esta rectificación deberá hacerse aunque el asiento que haya de rectificarse esté ya cancelado.

Cuando al extenderse un asiento se escriba equivocadamente alguna palabra, como por ejemplo, si se pone «Manzares» por «Manzanares», «legatarios» por «legatario», «hipotecario» por «hipoteca», etc., y se advierta en el acto, se podrá rectificar seguidamente sin extender nuevo asiento, en esta forma: «digo, Manzanares; digo, legatario; digo, hipoteca», poniendo entre paréntesis la palabra o palabras equivocadas.

Cuando antes de firmar el asiento se notaren errores de cualquier clase no rectificados, podrán subsanarse en esta forma: «Confrontando este asiento se observa que en la línea..., en vez de la palabra o palabras... debe leerse...» o bien: «Se ha omitido la palabra o palabras...». Se pondrá, además, la oportuna nota marginal.

Si una vez comenzado un asiento en cualquier libro principal o auxiliar y, antes de ser firmado, el Registrador observare error en el lugar en que debió haberse practicado o en las líneas que se hubieren extendido, podrá anularse haciendo constar que lo anteriormente escrito queda sin valor ni efecto por haberse extendido por error en aquel folio, firmando a continuación. Al margen se pondrá nota expresando la misma circunstancia, cuando la extensión de las líneas anuladas pudiera originar alguna confusión.

Una vez firmado el asiento no podrá ser rectificado sino con arreglo a la disposición general.

NO RECTIFICABLES SIN CONSENTIMIENTO DE LOS INTERESADOS

Artículo 322.– Si el error cometido fuere de los que no pueden rectificarse sino con las formalidades prevenidas en el artículo 214 de la Ley, llamará el Registrador por escrito al interesado que deba conservar el título en su poder, a fin de que, exhibiéndolo y a su presencia, se verifique la rectificación.

Artículo 323.– No compareciendo el interesado a la segunda invitación, o compareciendo y oponiéndose a la rectificación, acudirá el Registrador por medio de un oficio al Juez de primera instancia para que mande verificarla, y éste, oyendo al interesado en la forma prevenida para la constitución de las hipotecas legales, o declarándolo en rebeldía si no compareciese, dictará providencia denegando o mandando hacer la rectificación en virtud del título que el interesado poseyere y haya presentado, o disponiendo que de oficio se saque testimonio de la parte de título necesaria para fallar sobre la rectificación, si éste no fuere exhibido.

Los gastos de estas actuaciones serán de cuenta del Registrador, y los de la expedición del testimonio serán satisfechos por el interesado declarado rebelde.

Artículo 324.– Cuando el Registrador ignore el paradero del interesado que deba conservar en su poder el título de la inscripción equivocada, se le citará por un plazo de treinta días, por medio de edicto en el «Boletín Oficial» de la provincia. Si transcurrido dicho término no compareciere, acudirá el Registrador al Juez de primera instancia, el cual procederá en la forma prevenida en el artículo anterior.

Artículo 325.– En el caso de los dos artículos anteriores se extenderá la rectificación en los términos prevenidos en el artículo 314 pero suprimiendo las palabras «existiendo el título en el Registro» y diciendo en su lugar: «Convocado D. N., interesado en ella, y habiéndome exhibido el título con su conformidad (o bien y en virtud de providencia del... dictada en...), rectifico dicha inscripción, etc.».

Si se hiciere la rectificación en virtud del nuevo testimonio del título, se hará también mención de éste.

El testimonio quedará archivado en el legajo correspondiente.

Artículo 326.– Cuando el Registrador advierta algún error de concepto de los comprendidos en el párrafo 1º del artículo 217 de la Ley y creyere que de no rectificarlo se puede seguir perjuicio a alguna persona, convocará a todos los interesados en la inscripción equivocada a fin de manifestarles el error cometido y consultar su voluntad sobre la rectificación que proceda.

Si todos comparecieren y unánimemente convinieren en la rectificación, se hará constar lo que acordaren en un acta que extenderá el Registrador, firmándola con los interesados, y se verificará con arreglo a ella la inscripción que proceda. El acta quedará archivada en el legajo correspondiente del Registro.

Artículo 327.– Se considerará error de concepto, comprendido en el párrafo 1º del artículo 217 de la Ley, el cometido en algún asiento por la apreciación equivocada de los datos obrantes en el Registro.

RECTIFICACIÓN A INSTANCIA DE LOS INTERESADOS

Artículo 328.– Cualquiera de los interesados en una inscripción que advirtiere en ella un error material podrá pedir su rectificación al Registrador acompañando el título correspondiente, y si este funcionario no conviniere en ella o el título estuviere en poder de tercero se procederá en la forma establecida en el artículo 323.

Artículo 329.– Si el error advertido por cualquier interesado fuere de concepto, y el Registrador y los demás interesados en la inscripción equivocada convinieren en la rectificación, se harán constar los acuerdos en

el acta a que se refiere el párrafo 2º del artículo 326, procediéndose en la forma que en el mismo se determina.

Si hubiere oposición por parte del Registrador o de cualquiera de los interesados, se estará a lo que dispone el artículo 218 de la Ley.

GASTOS DE LA RECTIFICACIÓN

Artículo 330.– Decidida judicialmente la procedencia de una rectificación, el Tribunal determinará la persona que haya de satisfacer los gastos o costas de las actuaciones y los honorarios que se devenguen por la nueva inscripción.

Artículo 331.– Cuando la rectificación se hiciere sin previa contienda judicial y el Registrador fuere responsable del error material o de concepto, se practicarán gratuitamente la nueva inscripción y las notas consiguientes. Cuando el Registrador que verifique la rectificación no sea el mismo que extendió el asiento equivocado practicará también gratuitamente los nuevos asientos, pudiendo reclamar sus honorarios del antiguo titular o de sus causahabientes.

En el caso de necesitarse nuevo título, pagarán los interesados los gastos de la nueva inscripción o asiento y los demás que la rectificación ocasione.

TÍTULO VIII
DE LA PUBLICIDAD FORMAL E INFORMACIÓN REGISTRAL

PUBLICIDAD FORMAL

Artículo 332.– 1. Los Registradores pondrán de manifiesto en la parte necesaria el contenido de los libros del Registro, en cuanto al estado de los bienes inmuebles o derechos reales inscritos, a las personas que, a su juicio, tengan interés en consultarlos, sin sacar los libros de la oficina, y con las precauciones convenientes para asegurar su conservación.

2. Se prohíbe el acceso directo, por cualquier medio, a los libros, ficheros o al núcleo central de la base de datos del archivo del Registrador, que responderá de su custodia, integridad y conservación, así como su incorporación a base de datos para su comercialización o reventa. Todo ello

sin perjuicio de la plena libertad del interesado de consultar y comunicarse con el Registrador por cualquier medio, sea físico o telemático, siempre que se evite, mediante la ruptura del nexo de comunicación, la manipulación o televaciado del contenido del archivo.

> La STS (Sala 3ª) de 12 de diciembre de 2000 ha establecido que los apartados 1.º y 2.º del art. 332 no son contrarios a derecho si se interpretan y aplican respetando lo establecido categóricamente por el art. 222-1 LH. En el mismo sentido Sentencia del Tribunal Supremo de 31 de enero de 2001.
> Vid. Instrucción DGRN de 10 de abril de 2000, sobre publicidad formal e instrumental del contenido de los Registros de la Propiedad a través del correo electrónico.

3. Quien desee obtener información de los asientos deberá acreditar ante el Registrador que tiene interés legítimo en ello. Cuando el que solicite la información no sea directamente interesado, sino encargado para ello, deberá acreditar a satisfacción del Registrador el encargo recibido y la identificación de la persona o entidad en cuyo nombre actúa. Se presumen acreditadas las personas o entidades que desempeñen una actividad profesional o empresarial relacionada con el tráfico jurídico de bienes inmuebles tales como entidades financieras, abogados, procuradores, graduados sociales, auditores de cuentas, gestores administrativos, agentes de la propiedad inmobiliaria y demás profesionales que desempeñen actividades similares, así como las Entidades y Organismos públicos y los detectives, siempre que expresen la causa de la consulta y ésta sea acorde con la finalidad del Registro.

4. La manifestación, que debe realizar el Registrador, del contenido de los asientos registrales tendrá lugar por nota simple informativa o por certificación, mediante el tratamiento profesional de los mismos, de modo que haga efectiva su publicidad directa al interesado, asegurando, al mismo tiempo, la imposibilidad de su manipulación o televaciado. En cada tipo de manifestación se hará constar su valor jurídico. La información continuada no alterará la naturaleza de la forma de manifestación elegida, según su respectivo valor jurídico.

5. La nota simple, informativa consistirá tan sólo en un extracto sucinto del contenido de los asientos vigentes relativos a la finca objeto de manifestación, donde conste la identificación de la misma, la identidad del titular o titulares de derechos inscritos sobre la misma y la extensión,

naturaleza y limitaciones de éstos. Asimismo, se harán constar las prohibiciones o restricciones que afecten a los titulares o a los derechos inscritos.

La nota simple, deberá reflejar fielmente los datos contenidos en los asientos registrales, sin extenderse más allá de lo que sea necesario para satisfacer el legítimo interés del solicitante y podrá referirse a determinados extremos solicitados por el interesado, si a juicio del Registrador, con independencia de quien sea éste, se justifica suficientemente el interés legítimo, según la finalidad de la información requerida. Dicho interés se presumirá en el supuesto de que la información se solicite a efectos tributarios, de valoraciones inmobiliarias o con finalidad de otorgamiento de préstamos o créditos con garantía hipotecaria, con inserción literal si lo requiere el solicitante.

Dicha nota tienen valor puramente informativo y no da fe del contenido de los asientos.

6. La obligación del Registrador al tratamiento profesional de la publicidad formal implica que la publicidad se exprese con claridad y sencillez, y sólo incluirá los datos previstos en el inciso primero del apartado 5, sin perjuicio de los supuestos legalmente previstos de certificaciones literales de la parte necesaria del contenido del Registro, a instancia de autoridad judicial o administrativa o de cualquier personal, que tenga interés legítimo en ello. También podrá solicitarse que la publicidad se extienda a extremos concretos.

La STS (Sala 3.ª) de 12 de diciembre de 2000 ha declarado nulo de pleno derecho el párrafo primero del art. 332-6 RH, redactado por el art. 1º del Real Decreto 1867/1998, de 4 de septiembre.

7. Los Registradores, en el ejercicio profesional de su función pública, están obligados a colaborar entre sí, y para atender solicitudes de publicidad formal, en los términos previstos por la Ley y este Reglamento, estarán intercomunicados por fax, correo electrónico o cualquier otro medio técnico, siempre que garantice la protección e integridad de la base de datos.

8. A través de una red de intercomunicación, los Registradores podrán recibir solicitudes de notas simples, cursadas ante otros Registradores de la Propiedad y Mercantiles. En estos casos, el Registrador ante quien se curse la solicitud apreciará si existe interés en la obtención de la información, archivará los datos de identidad del solicitante y remitirá la petición al Registrador que deba proporcionarla. Este, al recibir la solicitud, apre-

ciará su competencia territorial, comprobará la conformidad de los datos remitidos con los registrales, en particular la coincidencia de los nombres y apellidos y documento oficial de identidad de la persona respecto de la cual se solicita información, calificará los asientos del Registro y enviará la información al remitente en el plazo más breve posible, y siempre dentro de los plazos legales para la emisión de publicidad. El Registrador que envió la petición, una vez atendida, dará la información como remitida por el Registrador responsable.

9. Los Registradores deberán estar comunicados directamente con el Índice General Informatizado de fincas y derechos a que se refiere el artículo 398 c) de este Reglamento, para la obtención de la información de su contenido, dejando constancia en sus archivos de la identidad del solicitante y del motivo de la solicitud.

Artículo 333.– 1. Al pie de todo título que se inscriba en el Registro de la Propiedad pondrá el Registrador una nota, firmada por él, que exprese la calificación realizada y en virtud de la misma, el derecho inscrito, su titular, la especie de inscripción o asiento que haya realizado, el tomo y folio en que se halle, el número de finca y el de la inscripción practicada, haciendo constar los efectos de la misma y la protección judicial del contenido del asiento conforme a los artículos 1, 17, 32, 34, 38, 41 y 97 de la Ley Hipotecaria. También se harán constar, en su caso, los asientos cancelados por caducidad, en particular el número de afecciones fiscales canceladas por esa razón.

2. Simultáneamente, extenderá nota simple informativa expresiva de la libertad o gravamen del derecho inscrito, así como de las limitaciones, restricciones o prohibiciones que afecten al mismo o a su titular.

3. En los supuestos de denegación o suspensión de la inscripción del derecho contenido en el título que presentó, después de la nota firmada por el Registrador, hará constar éste, a instancia del interesado, en un apartado denominado «observaciones», los medios de subsanación, rectificación o convalidación de las faltas o defectos de que adolezca la documentación presentada a efectos de obtener el asiento solicitado, todo ello sin perjuicio de la plena libertad del interesado para subsanar los defectos a través de los medios que estimen más adecuados para la protección de su derecho.

Si la complejidad del caso lo aconseja, el interesado en la inscripción podrá solicitar dictamen vinculante o no vinculante sobre la forma de subsanación, bajo la premisa, cuando sea vinculante, del mantenimiento de la situación jurídico-registral y de la adecuación del medio subsanatorio al contenido del dictamen. El dictamen se emitirá en el plazo previsto en el artículo 355.4.

> La STS (Sala 3.ª) de 31 de enero de 2001 ha declarado que el artículo 333-3 RH no es contrario a Derecho, siempre que se interprete de acuerdo con el artículo 253-2 RH.

4. En caso de denegación o suspensión se hará constar asimismo en la nota al pie del título los recursos procedentes contra la calificación.

ASESORAMIENTO

Artículo 334.– 1. Los Registradores, en el ejercicio profesional de su función pública, deberán informar a cualquier persona que lo solicite, asesorándola, en materias relacionadas con el Registro. La información versará sobre la inscripción de derechos sobre bienes inmuebles, los requisitos registrales de los actos y contratos relativos a derechos inscribibles, los recursos contra la calificación y sobre los medios registrales más adecuados para el logro de los fines lícitos que se propongan quienes la soliciten.

2. Los interesados tendrán derecho a pedir minuta de la inscripción, antes de practicarse ésta.

> La STS (Sala 3.ª) de 31 de enero de 2001 ha declarado nula de pleno derecho el art. 334-3 RH, redactado por el art. 1º del Real Decreto 1867/1998, de 4 de septiembre.
> En su redacción anterior, el art. 334-3 RH establecía lo siguiente:
> «El particular a quien se le exhiba el Registro cuidará, bajo su responsabilidad, de la conservación e integridad del libro que examine, y podrá tomar de él las notas que juzgue necesarias para su uso, pero sin que le sea permitido copiar los asientos ni exigir de la oficina otro auxilio que el de la propia manifestación».

CERTIFICACIONES: SUS CLASES Y MODOS DE EXPEDIRLAS

Artículo 335.– Los Registradores de la Propiedad son los únicos funcionarios que tienen facultad de certificar lo que resulte de los libros del Registro.

Artículo 336.– En las solicitudes deberá expresarse si la certificación ha de ser literal o en relación y el tiempo a que haya de referirse.

Si no se expresare la clase de certificación se entenderá que ha de expedirse en relación.

Cuando no se determinare el tiempo a que haya de referirse se hará la correspondiente busca desde la fecha de la expedición hasta la del asiento de que deba certificarse y, en su defecto, hasta la del establecimiento o reconstitución, en su caso, del Registro.

Artículo 337.– Las certificaciones de asientos de todas clases relativas a bienes determinados comprenderán todas las inscripciones vigentes de propiedad verificadas en el período respectivo y todas las inscripciones y notas marginales de derechos reales impuestos sobre los mismos bienes en dicho periodo que no estén canceladas.

Artículo 338.– Las certificaciones de asientos de clase determinada comprenderán todos los de la misma, que no estuvieren cancelados, con expresión de no existir otros de igual clase.

Artículo 339.– Las certificaciones de inscripciones extendidas a favor o a cargo de personas señaladas, comprenderán todas las practicadas y no canceladas sobre los bienes de los nombrados o sobre los de terceras personas.

Artículo 340.– En las certificaciones de que tratan los tres artículos anteriores, y en las que tengan por objeto hacer constar que no existen asientos de especie determinada, sólo se hará mención de las canceladas cuando el Juez o Tribunal o los interesados lo exigieren y en los casos prevenidos en el artículo 234 de la Ley.

Artículo 341.– El Registrador devolverá las solicitudes de los interesados o los mandamientos o comunicaciones de los Jueces, Tribunales o funcionarios cuando no expresaren con bastante claridad y precisión la especie de certificación que se reclame, o los bienes, personas o períodos a que ésta ha de referirse, indicando verbalmente el motivo por el cual deniega la certificación, si se tratare de particulares, o con un oficio especificando los antecedentes que se necesiten, cuando se tratase de un Juez, Tribunal o funcionario.

En igual forma procederá el Registrador siempre que tuviere duda sobre los bienes o asientos a que deba referirse la certificación, aunque los

mandamientos o solicitudes estén redactados con la claridad debida, si por cualquier circunstancia imprevista fuere de temer error o confusión.

Artículo 342.– También podrán expedir los Registradores, a petición de los interesados, certificaciones de los documentos que conserven en su archivo y respecto de los cuales puedan considerarse como sus archiveros naturales.

Artículo 343.– Los mandamientos judiciales y las solicitudes que tengan por objeto la expedición de certificaciones, luego que éstas se extiendan a continuación, se devolverán a los Jueces, Tribunales o funcionarios, o a los interesados, en su caso.

Artículo 344.– En las certificaciones en relación, cuando se haya solicitado expresamente que se limiten a determinadas circunstancias de un asiento o de varios, se comprenderán únicamente los datos señalados, sin expresarse los demás, salvo que los omitidos contradigan o desvirtúen aquéllos, en cuyo caso se consignarán.

Cuando los datos omitidos no contradigan o desvirtúen los relacionados en la certificación, el Registrador lo hará constar así.

Artículo 345.– Siempre que deba comprenderse en las certificaciones algún asiento de presentación, por hallarse pendiente de inscripción el título a que se refiera, se copiará literalmente, cualquiera que sea la forma en que se extienda el resto de la misma certificación.

Artículo 346.– Cuando alguno de los asientos que deba comprender la certificación estuviere rectificado por otro se insertarán ambos literalmente, pero no se cobrarán honorarios más que por el asiento subsistente.

Artículo 347.– Cuando los Registradores expidan certificación de una inscripción concisa comprenderán en ella los particulares de la extensa respectiva que, a su juicio, contribuyan al conocimiento de los extremos a que se refiera la certificación, salvo en el caso de que, al pedirse u ordenarse ésta, se limite expresamente.

Si en la inscripción que ha de ser objeto de la certificación no constare la descripción de la finca, se añadirá a continuación la que figura vigente en los asientos del Registro, con referencia al número o letra en que apareciese.

Cuando al margen de la inscripción existiesen notas de segregación, agrupación u otras análogas se comprenderán también en la certificación.

Artículo 348– Cuando el Registrador dudare si está subsistente una inscripción, por dudar también de la validez o eficacia de la cancelación que a ella se refiera, insertará a la letra ambos asientos en la certificación, cualquiera que sea la forma de ésta, expresando que lo hace así por haber dudado si dicha cancelación tenía todas las circunstancias necesarias para producir sus efectos legales y los motivos de la duda.

Artículo 349.– Aunque los asientos de que deba certificarse se refieran a diferentes fincas o personas, se comprenderán todos en una misma certificación, a menos que el interesado pretenda que se le den de ellos certificaciones separadas.

Artículo 350.– Las certificaciones se extenderán en papel con el sello correspondiente, que podrá estar impreso y sellado por el Colegio Nacional de Registradores de la Propiedad, con arreglo a modelos y normas aprobados por la Dirección General.

Cuando se extiendan en más de un pliego, se expresará en el último el número y la serie de todos los empleados.

Las certificaciones expedidas podrán ser actualizadas, a petición del interesado, y si lo estima oportuno el Registrador, por otra extendida a continuación en papel con el sello correspondiente.

Las certificaciones se entenderán expedidas después del cierre del Diario; si se expidieren antes, se expresará además de la fecha la hora.

Artículo 351.– Las certificaciones que deban expedirse en virtud de mandamiento judicial, o de petición de las Autoridades administrativas, se extenderán en el papel timbrado que corresponda al asunto o expediente de que se deriven.

Tanto en este caso como en el del artículo 336 deberá suministrarse al Registrador el papel correspondiente, si no fuere de oficio.

En los presupuestos de este papel que formen los Juzgados deberán tenerse en cuenta las peticiones que, con arreglo a este artículo, formulan los Registradores.

Artículo 352.– Las Autoridades, Tribunales o funcionarios públicos que se encuentren tramitando expedientes, juicios o actuaciones podrán reclamar directamente de los Registradores las certificaciones o antecedentes que les interesen, o la manifestación de los libros, sin obligación de abonar inmediatamente los honorarios respectivos, cuando procedan de oficio o estén exentos en virtud de declaración expresa de la Ley; pero harán las reservas oportunas para que aquéllos sean indemnizados, si hubiere lugar a ello. Los honorarios devengados se graduarán para su exacción y cobro como las demás costas de los juicios respectivos.

En los demás casos se aplicará el artículo 614 de este reglamento.

CERTIFICACIONES DE CARGAS

Artículo 353.– 1. A continuación de la certificación que se expida en cumplimiento de lo prevenido en el artículo 1489 de la Ley de Enjuiciamiento Civil el Registrador expresará, que ha expedido las comunicaciones prescritas en el artículo 1490 de dicha Ley y la forma en que los ha hecho.

Estas comunicaciones se dirigirán por correo certificado o por telégrafo al domicilio en España que del respectivo titular del dominio o derecho conste en el Registro. En el supuesto de hipoteca en garantía de obligaciones, la comunicación se hará al sindicato de obligacionistas, si constare su domicilio.

De no constar el domicilio en el Registro o no poder efectuarse la comunicación conforme al párrafo anterior el Registrador la publicará durante quince días hábiles en el tablón de anuncios del propio Registro; si la oficina del Registro no radica en el mismo término municipal que la finca, los edictos se remitirán al Ayuntamiento, para su publicación en el tablón de anuncios.

El Registrador no habrá de hacer comunicaciones a los titulares de derechos de los que solamente conste el asiento de presentación, pero, si llegan a inscribirse o a anotarse, habrá de consignar en la nota de despacho el estado de la ejecución según resulte del Registro.

El Registrador no habrá de dar cuenta de ninguna incidencia relativa a las comunicaciones. Archivará copia de la certificación de cargas y de las comunicaciones que provoque y unirá a ellas los documentos que con las mismas se relacionen.

2. En las certificaciones de cargas o afecciones únicamente se hará mención de las adjudicaciones para pago de deudas, de conformidad con lo prevenido en el artículo 45 de la Ley, cuando se hubiere estipulado expresamente en la adjudicación inscrita que ésta produzca garantía de naturaleza real en favor de los respectivos acreedores o cuando se haya obtenido la anotación preventiva que determina el precepto indicado.

Si no hubieren transcurrido los ciento ochenta días siguientes a la adjudicación, deberá expresarse esta circunstancia en la certificación.

Siempre que se pida certificación de cargas o afecciones por los interesados en las adjudicaciones para pago de deudas, que no se encuentren en los casos expresados en el párrafo anterior, se entenderá solicitada la cancelación de las mismas por nota marginal.

3. Las menciones, derechos personales, legados, anotaciones preventivas, inscripciones de hipotecas o cualesquiera otros derechos que deban cancelarse o hayan caducado con arreglo a lo dispuesto en la Ley Hipotecaria, no se comprenderán en la certificación.

A este efecto, se entenderá también solicitada la cancelación que proceda por el solo hecho de pedirse la certificación, y se practicará mediante extensión de la correspondiente nota marginal cancelatoria, antes de expedirse aquélla. Del mismo modo podrá procederse cuando se practique cualquier asiento relativo a la finca o derecho afectado. Si la solicitud de certificación se realiza por quien no es titular de la finca o derecho, o cuando el asiento a practicar no sea de inscripción, el Registrador advertirá al solicitante o presentante antes del despacho de la certificación o de practicar el asiento que éstos darán lugar a la cancelación de las cargas caducadas conforme a lo dispuesto en este artículo.

Cuando se solicite certificación de fincas que hayan obtenido la calificación definitiva de «Viviendas de Protección Oficial», no se comprenderán en aquélla y se podrá proceder a su cancelación en la forma prevenida en el párrafo anterior, las afecciones que, por este concepto sean anteriores a la nota marginal por la que se haya hecho constar en el Registro dicha calificación definitiva. Aun no constando dicha calificación, estas afec-

ciones podrán años desde la fecha de la nota marginal que las contenga, siempre que no conste en el Registro asiento alguno sobre reclamación por la Administración competente del Impuesto a cuyo pago se refieren tales notas de afección.

Cuando se extienda alguna inscripción relativa a las fincas o se expida una certificación a solicitud del titular de las mismas, se convertirán en inscripciones de dominio las de posesión, si no existiere asiento contradictorio.

INFORMACIÓN CONTINUADA Y DICTÁMENES

Artículo 354.– 1. El peticionario de una certificación podrá solicitar que ésta tenga el carácter de certificación con información continuada. La información continuada se referirá a los asientos de presentación que afecten a la finca de que se trate y se practiquen desde la expedición de la certificación hasta transcurridos los treinta días naturales siguientes.

Hasta transcurridos los veinte primeros días del plazo anterior el solicitante no podrá pedir nueva certificación sobre la misma finca o derecho.

2. Las solicitudes de certificación con información continuada no podrán comprender más de una finca o derecho ni tener por objeto una finca no inmatriculada.

Dichas solicitudes se presentarán por duplicado y expresarán necesariamente:

a) El carácter de certificación con información continuada.

b) El domicilio donde deban recibirse las notificaciones.

c) Si la notificación ha de hacerse telegráficamente o por correo certificado.

Cuando no se cumplan las exigencias anteriores, el Registrador devolverá al peticionario, si ello es posible, uno de los ejemplares de la solicitud, con nota expresiva de las omisiones o insuficiencias observadas, haciendo constar este hecho mediante diligencia en el otro ejemplar, que archivará seguidamente.

3. La certificación con información continuada sólo podrá ser pedida por los titulares registrales de derechos sobre la finca a que la certificación se refiere, sus cónyuges o sus legítimos representantes.

4. Presentada la solicitud en el Libro Diario, el Registrador expedirá, en el plazo legal, dos ejemplares de certificación: uno, con el carácter de original, que retendrá en el Registro, y otro, con el de copia, que entregará o remitirá al peticionario. Dicha entrega o remisión se hará constar en el original mediante diligencia.

5. El Registrador expedirá notificación, antes de que transcurra el día hábil siguiente, de todo asiento de presentación que afecte a la finca objeto de la certificación.

La notificación expresará el número y fecha del asiento de presentación practicado, la clase y objeto del título presentado y el número registral de la finca objeto de la certificación.

La notificación se hará por telégrafo o por correo certificado, según se haya solicitado, pero en todo caso se entenderá bien hecha si se hiciere personalmente al destinatario, bajo recibo de éste.

6. Las notificaciones practicadas se harán constar en la certificación original mediante diligencia, que expresará necesariamente el número del asiento de presentación y la forma en que la notificación se haya efectuado.

Si el Registrador lo considera conveniente, podrán también expresar sucintamente el contenido de dicho asiento.

7. Transcurrido el plazo de la información continuada, el Registrador lo hará constar por diligencia en el original sin que sea necesaria su notificación al solicitante.

8. La solicitud de certificación con información continuada podrá hacerse por correo, en cuyo caso será requisito imprescindible la legitimación notarial de la firma del solicitante.

9. Para la información continuada no será necesaria la expedición de la certificación previa si el interesado que ostente la condición del apartado 3 declara en la solicitud, que deberá reunir los requisitos del apartado 2, y, en su caso, del 8, su conocimiento de la situación registral. En este caso, no se expedirá certificación del contenido ya existente en el Registro, y la información, con el contenido, forma, plazos y efectos señalados en este artículo, se hará constar por diligencia a continuación del duplicado de la solicitud que quede en el Registro.

Artículo 354 a).– Las solicitudes de información respecto a la descripción, titularidad, cargas, gravámenes y limitaciones de fincas registrales pedidas por los Notarios por telefax serán despachadas y enviadas por el Registrador al solicitante, por igual procedimiento, de acuerdo con las siguientes reglas:

1ª) Si al recibir la solicitud el Registrador comprueba que la finca está situada en otra demarcación registral, lo comunicará inmediatamente al Notario.

2ª) La información, que el Registrador formalizará bajo su responsabilidad en una nota en la que se transcribirá la descripción de la finca si sus datos variasen respecto de los de la solicitud de información del Notario y se relacionarán su titular y, sintéticamente, los datos esenciales de las cargas vivas que le afecten, deberá comprender no sólo los datos del folio registral de la finca a la que la solicitud se refiera y el contenido de los asientos de presentación concernientes a ella practicados en el libro diario antes de la remisión, sino también las solicitudes de información respecto de la misma finca recibidas de otros Notarios, pendientes de contestación o remitidas en los diez días naturales anteriores.

3ª) Si no existe ninguna diferencia entre los datos descriptivos y jurídicos proporcionados por el Notario y los que consten en el Registro, se hará constar únicamente esta circunstancia al dorso o a continuación del documento de solicitud.

4ª) El Registrador remitirá la información en el plazo más breve posible y siempre dentro de los tres días hábiles siguientes al de la recepción de la solicitud. En el caso de que el número de fincas de las que se pida información o la especial complejidad del historial registral del citado plazo, el Registrador comunicará al Notario, el mismo día en que reciba la solicitud, la fecha en que remitirá la información, que deberá estar comprendida dentro de los cinco días hábiles siguientes a la recepción de aquélla.

5ª) El Registrador, dentro de los nueve días naturales siguientes al de remisión de la información, deberá comunicar también al Notario, en el mismo día en que se haya producido, la circunstancia de haberse presentado en el Diario otro u otros títulos que afecten o modifiquen la información inicial. Idéntica obligación incumbe al Registrador respecto de las solicitudes posteriores de información registral relativas a la misma finca y que, procedentes de otros Notarios, reciba en el plazo indicado.

6ª) Si el Notario solicita expresamente la información para un día determinado, el Registrador la enviará el día señalado con referencia a lo que resulte del cierre del Diario el día inmediatamente anterior.

7ª) Si la finca no estuviese inmatriculada, el Registrador hará constar esta circunstancia, sin perjuicio de que deba mencionar, en su caso, los documentos relativos a ella, pendientes de calificación y despacho y cuyo asiento de presentación esté vigente.

8ª) Cuando el Notario no emplee telefax para obtener la información a que se refiere el artículo 175 del Reglamento Notarial se aplicará igualmente lo dispuesto en este artículo.

Artículo 355.– 1. Anulado.

2. El informe a que se refiere el apartado anterior podrá solicitarse con carácter vinculante, bajo la premisa del mantenimiento de la misma situación registral. *Dicho informe será vinculante tan sólo para el Registrador que lo hubiera realizado.*

3. Anulado.

4. El Registrador emitirá el informe solicitado en el plazo de diez días a contar desde aquel en que se debió certificar o, en su caso, desde la solicitud del mismo.

El inciso final del art. 355-2 RH (destacado en cursiva) ha sido declarado nulo por la STS (Sala 3.ª) de 24 febrero 2000. En el mismo sentido, STS (Sala 3.ª) de 31 de enero de 2001.

La STS (Sala 3.ª) de 31 de enero de 2001 ha declarado nula de pleno derecho los apartados 1, 2 inciso final (destacado en cursiva) y 3 del art. 355 RH, redactados por el art. 1º del Real Decreto 1867/1998, de 4 de septiembre.

En su redacción anterior, la norma establecía lo siguiente:

«Mediante petición expresa y por escrito en la solicitud de certificación, o a continuación de la ya expedida, podrá solicitarse que el Registrador emita un breve informe no vinculante, explicativo de la situación jurídico-registral de la finca o derecho o del modo más conveniente de actualizar el contenido registral de conformidad con los datos aportados por el solicitante, o bien sobre el alcance de una determinada calificación registral. 1. Mediante petición expresa y por escrito en la solicitud de certificación, o a continuación de la ya expedida, podrá solicitarse que el Registrador emita un breve informe no vinculante, explicativo de la situación jurídico-registral de la finca o derecho o del modo más conveniente de actualizar el contenido registral de conformidad con los datos aportados por el solicitante, o bien sobre el alcance de una determinada calificación registral. 2. No podrá solicitarse el informe a que se refiere el párrafo anterior cuando se solicite del Registrador certificación con información continuada. 3. La solicitud

de informe deberá referirse a una sola finca o derecho. 4. Cuando se solicite el informe regulado en los párrafos anteriores el Registrador lo emitirá en el plazo de diez días a contar desde aquél en que se debió certificar o, en su caso, desde la solicitud del informe».

TÍTULO IX
DEL MODO DE LLEVAR LOS REGISTROS

OFICINA DEL REGISTRO

Artículo 356.– En el local de cada Registro estarán constantemente expuestos al público uno o varios cuadros en que, con la debida claridad, se dé a conocer:

1º) La fecha en que se haya establecido el Registro.

2º) Los nombres de los Ayuntamientos comprendidos en la demarcación del Registro y de las poblaciones que constituyan cada uno de aquéllos, expresando, si alguna hubiere cambiado de nombre o fuere conocida con más de uno, todos los que tuviere o haya tenido desde el establecimiento del Registro.

3º) Indicación del Registro a que hayan pertenecido las poblaciones comprendidas anteriormente en la demarcación de otro, expresándose la fecha en que se hubiere verificado su agregación al Registro a que últimamente correspondan.

4º) Los nombres de las poblaciones que, habiendo pertenecido al Registro, se hayan segregado de él, con expresión de la fecha y del Registro al cual hayan pasado.

Cuando el territorio de un Registro se hubiere dividido entre varios, o cuando se hubiere acordado la división de un término municipal en dos o más secciones, se incluirá en el cuadro la parte correspondiente de la Orden en que se hubieran fijado los límites respectivos.

El Registrador adicionará y rectificará los cuadros a que se refieren los párrafos anteriores con arreglo a las variaciones ocurridas de que tuviere noticia oficial, pudiendo suplir las deficiencias que notare con el Nomenclátor del Instituto Geográfico.

También se tendrá en la Oficina, a disposición del público, un ejemplar del Arancel de honorarios.

Artículo 357.– Los Registradores podrán instalar sus oficinas en local que reúna las condiciones indispensables para la seguridad y conservación de los libros. En todo caso, será obligatorio para los Registradores titulares el cumplimiento de los preceptos que regulan la instalación de oficinas, conforme al Reglamento del Colegio. Los Registradores, como titulares del Registro, podrán tomar en arriendo para sí y para sus sucesores en el cargo los locales en que instalen la oficina del Registro.

Los Registradores cuidarán de que el mobiliario de las oficinas sea el que requiere el decoro y la seguridad de los libros y documentos conservados en las mismas.

También deberán proveerse de aquellos medios que permitan, en caso de incendio, extinguir éste inmediatamente.

Artículo 358.– En cada Registro habrá un sello con el escudo de las armas de España en el centro y una inscripción que diga en la parte superior: «Registro de la Propiedad de ...», y en la inferior, el nombre del distrito hipotecario.

En todas las comunicaciones y documentos en que firmen los Registradores estamparán el expresado sello.

El Ministerio de Justicia podrá aprobar un modelo común y oficial del sello.

Artículo 359.– Los Registradores de la Propiedad podrán usar máquina de escribir para toda clase de documentos destinados a mantener relaciones oficiales con los particulares y con los demás funcionarios o Autoridades, así como en las certificaciones que expidan del contenido de los asientos del Registro.

También podrán usar estampilla para el texto de las notas marginales concisas, las de mera referencia y las que tengan señalado un plazo de caducidad. De igual forma podrán extenderse las notas al pie de los títulos.

Artículo 360.– El Registro estará abierto al público, a todos los efectos, incluido el de presentación de documentos, los días hábiles desde las nueve a las catorce horas y desde las dieciséis a las dieciocho horas, sin perjuicio de que los sábados se aplique el régimen establecido por el Ministerio de Justicia.

El Registrador, si lo estima conveniente y por el tiempo que crea necesario, podrá ampliar este horario en una hora, o adelantar en una hora la apertura y el cierre.

Cualquier modificación del horario, ocho días antes de su entrada en vigor, debe notificarse a la Dirección General y hacerse público mediante edicto fijado en lugar visible de la oficina.

Artículo 361.– Los Registradores no admitirán documento alguno para su presentación, sino durante las horas señaladas en el artículo anterior; pero podrán, fuera de ellas, ejecutar las demás operaciones de su cargo.

LIBROS

Artículo 362.– En los Registros de la Propiedad se llevarán los libros y cuadernos siguientes:
- Libro de inscripciones.
- Diario de las operaciones del Registro.
- Libro de incapacitados.
- Índice de fincas (rústicas y urbanas) e índice de personas, siempre que éstos no se lleven mediante sistema de fichas u otros medios de archivo y ordenación autorizados por la Dirección General.
- Libro de estadística.
- Libro especial de anotaciones de suspensión de mandamientos judiciales, laborales o administrativos.
- Inventario, y
- Los libros y cuadernos auxiliares que los Registradores, juzguen convenientes para sus servicios.

Artículo 363.– Los libros del Registro de la Propiedad a que se refieren los artículos 365 y 366 se formarán, ordenarán y rayarán conforme a las prescripciones y modelos que establezca la Dirección General de los Registros y del Notariado, y se confeccionarán y distribuirán bajo la inspección del Colegio Nacional de Registradores.

Artículo 364.– En la primera hoja en blanco de cada libro extenderá el Delegado para la inspección de los libros una certificación expresando el

número de folios que contuviere, la circunstancia de no hallarse ninguno tachado, escrito ni inutilizado y la fecha de la inspección.

El Juez de primera instancia, si residiere en el lugar donde radique el Registro, y, en otro caso, la Autoridad judicial del mismo lugar pondrá su visto bueno a continuación de dicha certificación, después de rubricar la última de las hojas del Diario o del libro de inscripciones y de ser selladas todas con el del Juzgado.

Después de la diligencia a que se refiere el número anterior el Registrador extenderá, fechará y firmará una nota haciendo constar el recibo del libro en la forma consignada en la certificación.

Artículo 365.– En la portada del libro Diario se consignará: «Diario de las operaciones del Registro de la Propiedad de ..., tomo ... Empieza en ... de ... del año ...».

En la hoja siguiente a la de la portada se insertará únicamente la certificación y nota prevenidas en el artículo anterior.

Cada folio del Diario contendrá un margen en blanco suficiente para extender en él las notas marginales correspondientes; dos líneas verticales formando columna, para consignar entre ellas el número de guarismos del asiento respectivo, y un ancho espacio, rayado horizontalmente, a fin de escribir los asientos mismos. En la parte superior de cada folio se estampará con el número del mismo el siguiente encasillado: «Notas marginales.- Número de los asientos.- Asientos de presentación».

Artículo 366.– Cada folio del libro de inscripciones contendrá un margen en blanco suficiente para insertar en él las notas marginales correspondientes; dos líneas verticales formando columna, para consignar entre ellas el número o letra del asiento respectivo, y un ancho espacio, rayado horizontalmente, para extender las inscripciones, anotaciones preventivas y cancelaciones. En la parte superior de cada folio se estampará con el número del mismo el siguiente encasillado: «Notas marginales.- Número de orden de las inscripciones.- Finca número ...».

En la portada de este libro se consignará: «Libro de inscripciones del Registro de la Propiedad de ..., Audiencia de ..., tomo ... del Ayuntamiento de ..., tomo ... del archivo de este Registro de la Propiedad». En la hoja

siguiente a la de la portada se insertarán únicamente la certificación y nota prevenidas en el artículo 364.

Artículo 367.– Cuando por destrucción o deterioro de la encuadernación de algún libro fuere necesario reencuadernarlo, los Registradores podrán llevarlo a cabo siempre que se verifique en la misma oficina y que las tapas, planos, lomos y puntas sean semejantes a la encuadernación destruida, poniéndolo en conocimiento de la Dirección General.

Si por circunstancias especiales no pudiere efectuarse la reencuadernación conforme al párrafo anterior, será preciso la autorización previa del Centro directivo, quien determinará el modo y forma de verificarla.

ORDENACIÓN DEL ARCHIVO

Artículo 368.– En los Registros de la Propiedad se abrirá un libro por cada Ayuntamiento. No obstante, podrá abrirse un libro a cada una de las Entidades locales menores de un término municipal.

La división de un término en dos o más Secciones se practicará obligatoriamente cuando se trate de poblaciones en que haya más de un Juzgado de primera instancia y siempre que por razones de conveniencia pública se estime necesario, para lo cual la Dirección General, por sí o a instancia del Registrador, instruirá el oportuno expediente, en el que se determinará la demarcación territorial de cada una de las Secciones y su numeración.

Cuando el movimiento de la propiedad lo aconseje, el Registrador podrá abrir en cada Ayuntamiento o Sección hasta tres libros corrientes: uno para inscribir las fincas, con números impares; otro para los pares, y un tercero para los casos prevenidos en el artículo 379 de este Reglamento. En casos excepcionales, la Dirección General podrá acordar la apertura de los libros corrientes que estime necesarios, por sí o a propuesta del Registrador, y dictará las oportunas instrucciones para facilitar el servicio.

Artículo 369.– Los libros estarán numerados por orden de antigüedad, y, además, los de cada término municipal tendrán una numeración especial correlativa.

Si algún término municipal estuviere dividido en dos o más Secciones, se añadirán las palabras «Sección primera o segunda» o la que corresponda.

Artículo 370.– Siempre que se trate de practicar en los nuevos libros de la Sección alguna operación relativa a fincas inscritas en libros anteriores a la división, se dará a la finca el número que le corresponda, poniendo a continuación: «antes número ..., folio ..., libro ...». Este nuevo asiento, que figurará como inscripción primera o anotación A, será continuación de los hechos anteriormente y se referirá a ellos en la forma reglamentaria. Al final del último de los asientos practicados en los antiguos libros del término municipal dividido se pondrá la oportuna nota de referencia a los nuevamente abiertos.

Artículo 371.– Siempre que por alteración de la circunscripción territorial de un Registro se incorporen los libros de un Ayuntamiento o Sección a otro Registro, se considerará que forman una Sección nueva de este último.

ORDENACIÓN DE LOS ASIENTOS EN LOS LIBROS

Artículo 372.– Los asientos relativos a cada finca se numerarán correlativamente, y si se tratare de anotaciones preventivas, se señalarán con letras por riguroso orden alfabético.

Las anotaciones preventivas se harán en el mismo libro en que correspondiera hacer la inscripción si el derecho anotado se convirtiere en derecho inscrito.

Artículo 373.– El Registrador autorizará con firma entera los asientos de presentación del libro Diario, las inscripciones, anotaciones preventivas y cancelaciones extensas y la nota prevenida en el artículo 364.

Podrán autorizarse con media firma las notas marginales de cualquier clase, las inscripciones, anotaciones preventivas y cancelaciones concisas y la diligencia de cierre del libro Diario.

Artículo 374.– Los Registradores se ajustarán, en lo posible, para la redacción de los asientos, notas y certificaciones, a las instrucciones y modelos oficiales.

Artículo 375.– Las cantidades, números y fechas que hayan de contener las inscripciones, anotaciones preventivas y cancelaciones se expresarán en letra; podrán consignarse en guarismos las referencias a disposiciones legales, las fechas del título anterior al que produzca el asiento, las de los documentos complementarios y los números, cantidades o fechas que consten en asientos anteriores o se refieran a datos del Registro.

En los asientos de presentación y notas marginales se utilizarán guarismos.

Los conceptos de especial interés en los asientos serán destacadas mediante subrayado, tipo diferente de letra o empleo de tinta de distinto color.

Artículo 376.– Cuando el primer asiento solicitado se refiera a un derecho real y con el título presentado se pueda inscribir la adquisición de inmueble, con arreglo al artículo 205 de la Ley, se harán dos inscripciones: la de dominio de la finca y después la del derecho real. En igual forma se procederá cuando el asiento de que se trate sea de anotación preventiva.

Artículo 377.– En el caso de hallarse separados el dominio directo y el útil, la primera inscripción podrá ser de cualquiera de estos dominios; pero si después se inscribiese el otro dominio, la inscripción se practicará a continuación del primeramente inscrito.

Artículo 378.– Los Registradores, tomando en consideración el movimiento que tuviere la propiedad en sus partidos respectivos, destinarán a cada finca el número de hojas que consideren necesarias, poniendo a la cabeza de todas, a medida que empezaren a llenarlas, el número de la finca.

Artículo 379.– Si se llenaren las hojas destinadas a una finca o no pudieren utilizarse por causa legal, se trasladará el número de aquélla a otro folio del tomo corriente del mismo Ayuntamiento o Sección, o a la primera hoja libre y sobrante de las que hubieren sido dedicadas en tomos sucesivos del Ayuntamiento o Sección de que se trate, por el orden

de su numeración, a fincas cuya existencia hipotecaria conste extinguida por haberse agrupado a otras para constituir nuevo número, por haberse consumido íntegramente en virtud de segregaciones que se acrediten con la debida claridad en las respectivas notas marginales o por haber sido objeto de anotaciones de suspensión de fincas embargadas en procedimiento criminal o anotaciones preventivas por falta de previa inscripción que estén canceladas o deban cancelarse previamente al pase que haya de practicarse.

En estos casos se escribirá, a continuación de las palabras impresas, «Finca número...», la palabra «duplicado, triplicado» y así sucesivamente, y en el renglón siguiente, una indicación del tomo y folio en que se halle el asiento anterior, del modo siguiente: «Viene del folio ... del tomo ...».

En la última página de las hojas agotadas, y al lado del número de la finca objeto del pase, se pondrá: «Continúa al folio ... del tomo ...».

Artículo 380.– Siempre que en un mismo título se comprendan dos o más inmuebles o derechos reales que deban ser inscritos bajo distinto número, se indicará esta circunstancia en la inscripción extensa, y en la nota al margen del asiento de presentación se harán constar detalladamente el libro, tomo, folio y números o letras de los asientos practicados en virtud del referido título.

Artículo 381.– Los Registradores cuidarán de verificar las inscripciones extensas en alguna de las fincas principales o en la de mayor valor.

Artículo 382.– Practicadas las inscripciones extensas de un título que comprenda varias fincas situadas en el mismo término municipal, y pedida posteriormente, mediante nuevo asiento de presentación, la inscripción de alguna otra finca del mismo título, se extenderá una inscripción concisa, con referencia a la correspondiente inscripción extensa, pero haciéndose constar en aquélla el día y la hora, número, folio y tomo del asiento de presentación últimamente practicado.

Artículo 383.– No podrá practicarse a favor de sociedad mercantil ninguna inscripción de aportación o adquisición por cualquier título de

bienes inmuebles o derechos reales, sin que previamente conste haberse extendido la que corresponda en el Registro Mercantil.

Una vez practicada la inscripción en el Registro de la Propiedad, podrá volverse a presentar el título en el Mercantil para que, por nota al margen de la respectiva inscripción, se hagan constar las inscripciones efectuadas en aquél.

Artículo 384.– En todo procedimiento administrativo de apremio, seguido para hacer efectivos descubiertos por razón de impuestos, sin cuyo previo pago no pueda inscribirse en el Registro de la Propiedad, al acto o contrato que hubiere motivado las liquidaciones objeto del apremio, se estará a lo dispuesto en la Orden 8 agosto 1934.

Artículo 385.– Siempre que se dé al interesado conocimiento de la minuta, en la forma prevenida en el artículo 258 de la Ley, y manifieste su conformidad, o, no manifestándola, decida el Juez de primera instancia la forma en que el asiento se deba extender, se hará mención de una u otra circunstancia en el asiento respectivo.

LIBRO DE INCAPACITADOS

Artículo 386.– Anulado.

La STS (Sala 3.ª) de 31 de enero de 2001 ha declarado nula de pleno derecho el art. 386 RH, redactado por el art. 1º del Real Decreto 1867/1998, de 4 de septiembre.

En su redacción anterior, la norma establecía lo siguiente:

«En el libro de incapacitados se extenderán los asientos relativos a las resoluciones judiciales a que se refiere el número 4.º del artículo 2.º de la Ley y el artículo 10 de este Reglamento. Dicho libro se llevará con las formalidades establecidas en el artículo 364 y contendrá el encasillado siguiente: «Notas marginales.- Número de la inscripción.- Inscripciones.» Se rayará con arreglo a lo dispuesto en el artículo 366, y las inscripciones se practicarán en el mismo por riguroso orden cronológico. Al final tendrá el correspondiente índice alfabético. La cancelación de tales asientos se llevará a cabo por nota al margen de éstos».

Artículo 387.– Anulado.

La STS (Sala 3.ª) de 31 de enero de 2001 ha declarado nula de pleno derecho el art. 387 RH, redactado por el art. 1º del Real Decreto 1867/1998, de 4 de septiembre.

En su redacción anterior, el art. 387 RH establecía lo siguiente:

«Presentada la ejecutoria o el mandamiento judicial que contenga la resolución a que se refiere el artículo anterior, los Registradores, después de practicar en los libros de inscripciones los asientos correspondientes, consignarán en el de «Incapacitados» las circunstancias prevenidas en el artículo 55».

Artículo 388.– Anulado.

La STS (Sala 3.ª) de 31 de enero de 2001 ha declarado nula de pleno derecho el art. 388 RH, redactado por el art. 1º del Real Decreto 1867/1998, de 4 de septiembre.

En su redacción anterior, el art. 388 RH establecía lo siguiente:

«Efectuadas las inscripciones y el asiento de que trata el artículo anterior, el Registrador pondrá nota al pie del mandamiento, expresiva de haber llevado a efecto la inscripción, si tuviese bienes la persona contra quien se hubiere expedido, o de que, por carecer de ellos, ha extendido el asiento correspondiente en el libro de Incapacitados respecto de los bienes que pudiera adquirir en lo sucesivo, citando, en tal caso, el número que tuviere el asiento practicado».

Artículo 389.– Al margen del asiento de presentación extenderá el Registrador una nota igual a la expresada en el artículo anterior.

Artículo 390.– El Registrador devolverá la ejecutoria o el duplicado del mandamiento que contenga la nota de hallarse despachado al Tribunal de donde proceda, conservando el otro duplicado en su legajo.

Artículo 391.– Anulado.

La STS (Sala 3.ª) de 31 de enero de 2001 ha declarado nula de pleno derecho el art. 391 RH, redactado por el art. 1º del Real Decreto 1867/1998, de 4 de septiembre.

En su redacción anterior, el art. 391 RH establecía lo siguiente:

«Cuando la persona declarada incapaz para administrar sus bienes o disponer de ellos en virtud de alguna resolución, de que se haya tomado razón en el libro de Incapacitados, adquiera algunos inmuebles o derechos reales, el Registrador, a continuación de la inscripción en que conste la adquisición de los mismos, inscribirá la incapacidad con referencia al asiento practicado en dicho libro».

ÍNDICES

Artículo 392.– Los Registradores llevarán dos clases de Índices, denominados Índice de Fincas e Índice de Personas, en los que se indicará el folio registral donde consten inscritas aquéllas y los asientos practicados a favor de éstas, así como su transferencia y cancelación cuando proceda.

Artículo 393.– Los Índices de Fincas se llevarán por Ayuntamientos y los de Personas por Registros. Para los términos municipales divididos en Secciones, los Índices de Fincas se llevarán por Secciones.

Los Índices alfabéticos de Fincas y de Personas consistirán en fichas ordenadas por procedimiento manual o mecánico.

Artículo 394.– El Índice de Fincas se dividirá en tres secciones. En la primera, se incluirán las rústicas. En la segunda, las fincas urbanas. Y en la tercera sección, las fincas denominadas anormales o especiales, o de naturaleza indeterminada; en estas últimas fincas se indicarán, al menos, los datos relativos al lugar de situación, clase, nombre y referencia registral.

Artículo 395.– Las fichas de la sección de fincas rústicas llevarán en letra destacada en su parte superior el nombre del paraje, partida, sitio, aldea, parroquia o caserío en que se halle enclavada la finca y debajo el encasillado necesario para anotar:

1º) Nombre del inmueble.
2º) Cultivo o uso agrícola.
3º) Medida superficial.
4º) Linderos por los cuatro puntos cardinales.
5º) Número de la finca en el Registro, libro y folio.
6º) Referencia catastral, cuando conste.
7º) Observaciones.

Artículo 396.– Las fichas del Índice de fincas urbanas se ordenarán alfabéticamente dentro de cada Ayuntamiento o Sección, por núcleos urbanos, pueblos o parroquias y, dentro de éstos, por calles o plazas; estos datos constarán en la parte superior. A continuación contendrán en sus correspondientes casillas:

1º) Número moderno y, si constare, los antiguos.
2º) Destino, número de plantas y nombre, en su caso.
3º) Medida superficial del solar.
4º) Linderos fijos, si los tuviere.
5º) Número de la finca en el Registro, libro y folio.
6º) Referencia catastral, si constare.
7º) Observaciones.

Artículo 397.– Las fichas del Índice de Personas llevarán en lugar destacado los apellidos, nombre y número de identidad de las personas físicas, y la razón social o denominación de las personas jurídicas y número de su código de identificación, y el siguiente encasillado a continuación:

1º) Naturaleza de la finca o derecho inscritos a su favor.
2º) Referencia al asiento, en su caso, del Libro de Incapacitados.
3º) Ayuntamiento o Sección.
4º) Situación.
5º) Número de la finca en el Registro.
6º) Libro, asiento, tomo y folio.
7º) Referencia a la cancelación o transmisión.

Artículo 398.– Los Registradores deberán hacer constar en los índices las alteraciones que, a su juicio, afecten a los datos contenidos en los mismos, bien procedan de los títulos inscritos, de los asientos del Registro o de otros datos fehacientes.

A este efecto se permitirán los interlineados y acotaciones que fueren necesarios.

Artículo 398 a).– 1. Los índices de personas y fincas de los Registros de la Propiedad habrán de llevarse mediante procedimientos informáticos.

2. Los datos anteriores a la implantación de índices informatizados se incorporarán a éstos de forma progresiva y dentro del plazo que determine la Dirección General de los Registros y del Notariado.

Artículo 398 b).– 1. Los Registros de la Propiedad utilizarán como base gráfica para la identificación de las fincas la Cartografía Catastral oficial del Centro de Gestión Catastral y Cooperación Tributaria en soporte papel o digitalizado.

2. La indicación de la situación de la finca en el plano matriz se hará constar en el índice de fincas. Se utilizarán como identificadores a estos efectos la referencia catastral de la parcela, en fincas urbanas, o la referencia parcelaria y coordinada UTM, en fincas rústicas.

3. La implantación de las bases gráficas se realizará de manera progresiva conforme al plan de actuación que fije la Dirección General de los Re-

gistros y del Notariado en coordinación con el Centro de Gestión Catastral y Cooperación Tributaria.

Artículo 398 c).– 1. El Índice General Informatizado de las fincas y derechos inscritos en todo el territorio nacional y de sus titulares será llevado por el Colegio Nacional de Registradores de la Propiedad.

Los Registradores remitirán periódicamente los datos necesarios para la confección del citado índice.

2. Los Registradores, a fin de facilitar la publicidad formal, por consulta del índice general informatizado, suministrarán noticia de la existencia de titularidades registrales en cualquier Registro a favor de personas físicas o jurídicas determinadas, siempre que exista interés en el peticionario.

3. En los índices informatizados se incorporarán tanto las referencias catastrales y parcelarias indicadas en el apartado 2º del artículo 398 b) como los datos relativos a los domicilios del adquirente y transmitente y la fecha de inscripción registral.

4. El Colegio Nacional de Registradores de la Propiedad remitirá periódicamente al Centro de Gestión Catastral y Cooperación Tributaria, en soportes magnéticos, la información relativa a las transmisiones inscritas, con indicación de los datos identificadores de la finca y de los transmitentes y adquirentes.

Artículo 398 d).– Los programas informáticos precisos para la aplicación de lo dispuesto en los artículos anteriores deberán ser uniformes para todos los Registros de la Propiedad. La elaboración y suministro de dichos programas correrá a cargo del Colegio Nacional de Registradores de la Propiedad. Los programas deberán ser aprobados por la Dirección General de los Registros y del Notariado.

Artículo 398 e).– 1. El coste y financiación de las medidas previstas en los artículos anteriores se considerarán como los gastos necesarios para el funcionamiento y conservación de los Registros en los términos previstos en el artículo 294 Ley Hipotecaria.

2. Los Registradores estarán obligados a contribuir, conforme al criterio de proporcionalidad, a los gastos generales y comunes que ocasionen

las medidas previstas en los artículos anteriores y el sostenimiento del servicio registral.

Artículo 399.– Anulado.

La STS (Sala 3.ª) de 31 de enero de 2001 ha declarado nula de pleno derecho el art. 399 RH, redactado por el art. 1º del Real Decreto 1867/1998, de 4 de septiembre.

En su redacción anterior, el art. 399 RH establecía lo siguiente:

«En cada Registro habrá un inventario de todos los libros y legajos que en él existan, formado por el Registrador. Al principio de cada año adicionará el inventario con lo que resulte del año anterior».

LIBRO INVENTARIO

Artículo 400.– En cada Registro habrá un inventario de todos los libros y legajos que en él existan, formado por el Registrador.

Al principio de cada año se adicionará el inventario con lo que resulte del año anterior.

Artículo 401.– Siempre que se nombre nuevo Registrador se hará cargo del Registro por dicho inventario, firmándolo en el acto de entrega y quedando su antecesor responsable de lo que apareciera del inventario y no entregare.

LIBROS PROVISIONALES

Artículo 402.– Si llegase el caso de que algún Registro careciere de Libros para inscribir o de Diario, se abrirán los libros provisionales correspondientes, formados de uno o varios cuadernos de pliego entero y del número de hojas que el Registrador considere necesarias.

Artículo 403.– Los libros que hayan de abrirse con arreglo a lo dispuesto en el artículo anterior, tendrán un margen conveniente para las notas que procedan; se foliarán, se sellarán con el del Juzgado y se rubricarán por el Juez en todas sus hojas. En la primera se extenderá un certificado, que autorizarán el Juez y el Registrador con firma entera, expresando las circunstancias a que se refiere el artículo precedente.

Artículo 404.– En el libro provisional, si fuese el Diario, se extenderán los asientos de presentación en la forma prescrita por el artículo 249 de la Ley. Si fuese de Inscripciones, se practicarán las inscripciones y anotaciones que procedan, unas a continuación de otras, por riguroso orden de fechas, sin dejar páginas ni blancos intermedios.

Artículo 405.– Las notas de quedar presentado, anotado o inscrito el documento, que se ponen al pie del título según lo prevenido en el artículo 253 de la Ley, y las expresadas en el 433 de este Reglamento, se extenderán asimismo con arreglo a dichas disposiciones, sin otra diferencia que la de sustituir la expresión del tomo y folio del Libro talonario con la del folio y número provisional.

La referencia al art. 433 debe entenderse hecha al actual art. 434.

Artículo 406.– En el día siguiente al de la entrega de los libros talonarios, si fuere hábil, se verificará el cierre de todos los libros provisionales de inscripciones, mediante diligencia extendida y firmada por el Juez y el Registrador al final de cada uno de los libros, expresiva del número de asientos que contenga y de que no hay blancos, enmiendas, raspaduras ni interlineados, o determinando los que resulten.

Cuando los libros provisionales sean Diarios, una vez recibido el Libro Diario talonario, se convertirá en definitivo el libro provisional mediante la oportuna diligencia extendida inmediatamente después del último asiento de cierre que se hubiere practicado, se les dará la numeración que les corresponda, encuadernándolos en forma adecuada, si ya no lo estuvieren, y archivándolos en el lugar que les pertenezca.

Artículo 407.– Los Registradores que no trasladasen todos los asientos practicados en los libros provisionales de inscripciones dentro de un plazo igual al duplo del tiempo en que aquéllos hubiesen estado abiertos y no alegaren causa justa que se lo haya impedido, podrán ser corregidos disciplinariamente.

Artículo 408.– Realizada la total traslación, el Registrador oficiará al Juez a fin de que el día que éste designe se verifique en el local del Registro la comprobación de los asientos trasladados, y resultando que

lo han sido bien y fielmente, se hará constar por diligencia extendida en cada uno de los libros provisionales, a continuación de la de cierre, que firmarán el Juez y el Registrador, y, practicado, se archivarán dichos libros en el Registro.

En todo caso se pondrá en conocimiento de la Dirección General de los Registros y del Notariado la apertura y cierre de los libros provisionales, explicando el motivo.

Los libros provisionales se conservarán en el Registro.

Artículo 409.– En el caso de que algún Registrador haya cesado en sus funciones antes de verificar la traslación a los libros talonarios de los asientos que hubiese extendido en los provisionales, deberá abonar al que lo ejecute los gastos que con tal motivo se le ocasionen. Igual abono deberán hacer, en su caso, los herederos del Registrador que hubiere fallecido, al que verifique la traslación de dichos asientos.

Los interesados, de común acuerdo, fijarán el importe de tales gastos y si no hubiere avenencia, expondrán sus diferencias a la Junta directiva del Colegio Nacional de Registradores de la Propiedad, quien oyendo a todos los interesados y previa petición de los antecedentes que considere precisos, resolverá lo que estime justo. Esta resolución, si no fuere apelada ante el Centro directivo en el término de quince días, contados desde su notificación, o la decisión del Centro directivo, se llevará a cabo, sin perjuicio del derecho del que se crea agraviado para acudir a la vía judicial.

Dichas reclamaciones no serán obstáculo, en ningún caso, para que el encargado del Registro lleve a efecto la traslación de asientos de los libros provisionales a los talonarios, en los plazos legales.

LEGAJOS

Artículo 410.– Los Registradores formarán por meses, trimestres, semestres o años, según las circunstancias, cuatro órdenes de legajos: uno de los duplicados o copias de las cartas de pago, otro de mandamientos judiciales, otro de documentos públicos y otro de documentos privados.

Artículo 411.- Los legajos de cada especie se numerarán, separada y correlativamente, por el orden con que se formen. Los documentos se colocarán en cada uno por orden cronológico de despacho.

Artículo 412.- En todo documento archivado se pondrá indicación suficiente del asiento a que se refiera y, en su caso, copia de la nota puesta al pie del título.

Artículo 413.- Transcurrido el tiempo que cada legajo deba comprender, según la división adoptada, se cerrará, con carpetas, indicando en cada una de éstas la especie de documentos que aquél contenga y el período de tiempo que abrace, e incluyendo un índice rubricado por el Registrador, que exprese el número y clase de cada uno de dichos documentos.

Artículo 414.- Los legajos de documentos, existentes en el Registro que tengan matriz, hubiesen sido expedidos por duplicado o aparezcan registrados en otras oficinas, podrán inutilizarse una vez transcurridos veinte años desde que fueren formados. Pasado igual plazo se inutilizarán los legajos de cartas de pago y sus copias, los libros de estadística que sirvan de base a los estados a que se refiere el artículo 622 y los talonarios de recibos.

Los legajos de documentos públicos y privados, no comprendidos en el párrafo anterior; los libros de la antigua Contaduría de hipotecas, y aquellos otros documentos que a juicio del Registrador puedan tener algún interés histórico, podrán trasladarse a los archivos que corresponda, previa autorización de la Dirección General, pasados veinte años de permanencia en la oficina del Registro.

En todo caso de inutilización de legajos o traslado de libros o documentos se hará la oportuna referencia en el inventario.

DILIGENCIA DE LOS LIBROS DE ACTAS DE LA JUNTA DE PROPIETARIOS

Artículo 415.- En las comunidades y subcomunidades de propietarios de inmuebles o conjuntos inmobiliarios a que sea aplicable el artículo 17 Ley 49/1960 de 21 julio, sobre Propiedad Horizontal, los libros de actas de las juntas serán diligenciados con arreglo a las siguientes reglas:

1ª) Los libros deberán diligenciarse necesariamente antes de su utilización.

No podrá diligenciarse un nuevo libro mientras no se acredite la íntegra utilización del anterior. En caso de pérdida o extravío del libro anterior, podrá diligenciarse un nuevo libro siempre que el Presidente o el Secretario de la comunidad afirme, bajo su responsabilidad, en acta notarial o ante el Registrador, que ha sido comunicada la desaparición o destrucción a los dueños que integran la comunidad o que ha sido denunciada la sustracción.

2ª) Será competente para la diligencia el Registrador de la Propiedad en cuyo distrito radique el inmueble sujeto a la Ley de Propiedad Horizontal.

3ª) La solicitud de la diligencia se efectuará mediante instancia en la que se expresarán:

a) Las menciones de identidad del solicitante y la afirmación de que actúa por encargo del Presidente de la comunidad.

b) Las menciones que identifiquen a la respectiva comunidad de propietarios y, en su caso, los datos de su identificación registral.

c) Las fechas de la apertura y cierre del último libro de actas. No serán necesarias estas circunstancias si el solicitante afirma, bajo su responsabilidad, que no ha sido antes diligenciado ningún otro libro.

Todas las hojas del libro que se presente para diligenciar habrán de estar numeradas con caracteres indelebles. El libro podrá ser de hojas móviles.

4ª) Presentada la instancia y el libro, se practicará en el Diario el correspondiente asiento. En el asiento se harán constar la fecha de la presentación y la identificación del solicitante y de la comunidad de propietarios.

5ª) La diligencia será extendida en la primera hoja con expresión de la fecha, datos de identificación de la comunidad —incluyendo, en su caso, los datos registrales—, número que cronológicamente corresponda al libro dentro de los diligenciados por el Registrador en favor de la comunidad, número de hojas de que se componga y que todas ellas tienen el sello del Registrador, indicándose el sistema de sellado. La diligencia será firmada por el Registrador. En el caso de que haya sido diligenciado un nuevo libro sin haberse presentado el libro anterior por alegarse que se ha extraviado o perdido, en la diligencia se expresará esta circunstancia y que en el anterior, aunque aparezca, no podrán extenderse nuevas actas.

El sello del Registrador se pondrá mediante impresión o estampillado, perforación mecánica o por cualquier otro procedimiento que garantice la autenticidad de la diligencia.

Si los libros se componen de hojas móviles habrá de hacerse constar con caracteres indelebles en todas ellas, además del sello, la fecha, a no ser que se emplee un procedimiento de sellado que garantice que cada una de las hojas pertenece al libro diligenciado.

6ª) El Registrador practicará la diligencia dentro de los cinco días siguientes a la solicitud realizada en debida forma, o de los quince días si existiere justa causa.

Contra la denegación cabe recurso directamente durante quince días hábiles ante la Dirección General.

7ª) Practicada la diligencia, se pondrá en el folio abierto en el Libro de inscripciones al edificio o conjunto sometido al régimen de propiedad horizontal, nota marginal expresiva del número de orden del libro diligenciado, hojas de que se compone y, en su caso, que se expide en sustitución de uno anterior desaparecido. De no estar inscrita la comunidad, se consignarán estos datos en un libro-fichero, que podrá llevarse por medios informáticos.

Practicada o denegada la diligencia, se extenderán seguidamente las oportunas notas de despacho al pie de la instancia y al margen del asiento de presentación.

Transcurridos seis meses desde la presentación del libro sin que fuera retirado, el Registrador procederá a su destrucción, haciéndolo constar así en el folio del edificio o conjunto o, en su defecto, en el libro-fichero y, además, al pie de la instancia y del asiento de presentación.

DIARIO Y ASIENTOS DE PRESENTACIÓN

Artículo 416.– Cada día, antes de extender el primer asiento de presentación, en la línea inmediata siguiente a la última de la diligencia de cierre del día hábil precedente, se estampará la fecha que corresponda.

Al ingresar cualquier título que pueda producir en el Registro alguna inscripción, anotación preventiva, cancelación o nota marginal, se extenderá en el diario el asiento de presentación.

De igual forma, se presentarán en el diario los documentos judiciales y administrativos para la expedición de certificaciones, y las solicitudes de los particulares con la misma finalidad cuando la certificación expedida provoque algún asiento registral. En los demás casos, dichas solicitudes particulares podrán presentarse si los interesados lo solicitan o el Registrador lo estimare procedente.

Siempre que el Registrador se negare a practicar el asiento de presentación por imposibilidad material o por otro motivo y el interesado no se conformare con la manifestación de aquél, podrá acudir en queja al Juez de Primera Instancia y, en su defecto, a la autoridad judicial de la localidad, quienes, oyendo al Registrador, resolverán lo procedente. Si la resolución dictada ordenare practicar el asiento, se procederá conforme a los artículos 573 y siguientes de este Reglamento, sin perjuicio de la responsabilidad civil a que hubiere lugar, con arreglo al artículo 296 de la Ley.

Inmediatamente después de extendido el asiento de presentación se hará constar en el documento el día y la hora de la presentación y el número y tomo del diario correspondiente mediante la oportuna nota.

Artículo 417.– Siempre que no sea posible extender el asiento de presentación en el momento de ingresar el título, por estar practicándose los de otros anteriormente presentados, por el número de títulos, por verificarse la entrada en hora próxima al cierre, o por otra causa, se pondrá en el documento una nota en los siguientes términos: «Presentado a las ... de hoy, por don ... (nombre y apellidos), número de entrada que le corresponda y la fecha». Esta nota podrá ser firmada por el presentante, si éste lo solicitare o el Registrador lo exigiere.

Cuando el número de documentos en los que se dé tal circunstancia sea elevado podrá llevarse un libro de entrada, en el que por riguroso orden se haga constar los documentos ingresados, con expresión de la persona del presentante y hora y día de su presentación.

En todo caso, los asientos se extenderán en el diario por el orden de entrada en el Registro, consignando como presentante y hora de presentación lo que conste en la nota indicada en el párrafo 1º de este artículo o, en su caso, en el libro a que se refiere el párrafo precedente.

Artículo 418.– 1. Los títulos y documentos a que se refiere el artículo 416 de este Reglamento, cualquiera que haya sido su modo de ingresar en el Registro, se asentarán en el Diario por su orden de recepción si la presentación se produce dentro del horario establecido reglamentariamente.

2. La presentación física sólo podrá realizarse durante el horario de apertura al público del Registro.

3. Si el título se recibe por correo se considerará presentante al remitente del documento y se practicará el asiento de presentación en el momento en que se proceda a la apertura del correo recibido en el día.

4. Las comunicaciones de haber autorizado escrituras públicas, enviadas por los Notarios por medio de telefax, según lo dispuesto en el artículo 249 del Reglamento Notarial, se asentarán en el Diario de acuerdo con la regla general a excepción de las que se reciban fuera de las horas de oficina, que se asentarán el día hábil siguiente, inmediatamente después de la apertura del Diario, simultáneamente con las que se presenten físicamente a esa misma hora en la forma que prevé el artículo 422 de este Reglamento. El asiento de presentación que se extienda caducará si en el plazo de los diez días hábiles siguientes no se presenta en el Registro copia auténtica de la escritura que lo motivó. Esta presentación dentro del citado plazo se hará constar por nota al margen del primer asiento y a partir de la fecha de esta nota correrán los plazos de calificación y despacho.

Si al recibir la comunicación el Registrador comprueba que la finca está situada en otra demarcación registral lo pondrá en conocimiento del Notario autorizante inmediatamente por medio de telefax. Por igual medio, el mismo día o el siguiente hábil, confirmará la recepción y comunicará su decisión de practicar o no el asiento de presentación.

5. Los órganos judiciales podrán enviar por telefax al Registro de la Propiedad competente las resoluciones jurídicas que puedan causar asiento registral, el día de su firma o en el siguiente hábil. En el mismo plazo, a través del mismo medio y a los mismos efectos, las autoridades administrativas podrán enviar al Registro de la Propiedad los documentos que hayan expedido.

A los referidos envíos les será de aplicación el régimen de asientos y de caducidad de los mismos previsto en el apartado 4 de este artículo, así como las disposiciones, en él contenidas, sobre comunicaciones al remitente respecto a la situación de la finca, a la confirmación de la recepción

del envío y a la decisión del Registrador de proceder o no a practicar el asiento de presentación.

Artículo 418 a).– Si concurren razones de urgencia o necesidad, cualquiera de los otorgantes podrá solicitar del Registro de la Propiedad del distrito en que se haya otorgado el documento, que se remitan al Registro competente, por medio de telecopia o procedimiento similar, los datos necesarios para la práctica en éste del correspondiente asiento de presentación.

En las poblaciones donde exista más de un Registro se establecerá entre los existentes un turno semanal para el cumplimiento de lo dispuesto en el párrafo anterior.

Artículo 418 b).– 1. El Registrador a quien se solicite la actuación a que se refiere el artículo anterior, después de calificar el carácter de presentable del documento, extenderá en el Diario un asiento de remisión, dándole el número que corresponda, y seguidamente remitirá al Registro competente, por medio de telecopia o procedimiento análogo, todos los datos necesarios para practicar el asiento de presentación, agregando además los que justifiquen la competencia del Registro de destino, el número que le haya correspondido en su Diario y su sello y firma.

2. Seguidamente extenderá nota al pie del documento, haciendo constar las operaciones realizadas así como la confirmación de la recepción dada por el Registro de destino, y lo devolverá al interesado para su presentación en el Registro competente, advirtiéndole que de no hacerlo en plazo de diez días hábiles caducará el asiento.

3. El acuse de recibo que deberá hacerse igualmente mediante telecopia o procedimiento similar, se consignará por medio de nota marginal en el Diario y se archivará en el legajo correspondiente.

Artículo 418 c).– 1. El Registrador que reciba la comunicación del Registro de origen, previa calificación de su competencia y confirmación de la recepción, extenderá el asiento de presentación solicitado conforme a la regla general.

2. Dentro del plazo a que se refiere el apartado segundo del artículo anterior, el interesado deberá presentar el documento original con la nota

antes indicada, haciéndose constar dicha presentación por nota marginal, a partir de cuya fecha correrán los plazos de calificación y despacho.

Artículo 418 d).– En el supuesto de que los Registros de origen y destino tuviesen distinto horario de apertura y cierre del Diario, sólo se podrán practicar las operaciones a que se refieren los artículos anteriores durante las horas que sean comunes. Igual criterio se aplicará respecto a días hábiles.

Artículo 419.– Al presentante de un título se le entregará, si lo pidiere, recibo del mismo en el cual se expresará la especie de título entregado, el día y hora de su presentación y, en su caso, el número y tomo del diario en el que se haya extendido el asiento.

Al devolver el título se recogerá el recibo expedido y, en su defecto, se podrá exigir que se entregue otro de la devolución del mismo.

Artículo 420.– Los Registradores no extenderán asiento de presentación de los siguientes documentos:

1. Los documentos privados, salvo en los supuestos en que las disposiciones legales les atribuyan eficacia registral.

2. Los documentos relativos a fincas radicantes en otros distritos hipotecarios.

3. Los demás documentos que por su naturaleza, contenido o finalidad no puedan provocar operación registral alguna.

Artículo 421.– De cada título no se hará más que un asiento de presentación, aunque esté formado aquél por varios documentos o, en su virtud, deban hacerse diferentes inscripciones.

No será necesario reseñar los documentos complementarios en los asientos de presentación, salvo que lo pida el presentante.

Podrán ser objeto de un solo asiento de presentación los títulos si en ellos existe identidad en las circunstancias 1ª y 2ª del artículo 249 de la Ley.

Artículo 422.– Entregados varios títulos al mismo tiempo por una sola persona, se determinará por ésta el orden de la presentación, y si se presentaren por dos o más personas y ellos no determinaran el orden se

pondrá la misma hora a todos los títulos y se presentarán correlativamente, haciendo constar que a la misma hora se ha presentado otro u otros y citando el número que se les haya dado o deba dárseles.

Cuando los títulos presentados al mismo tiempo y relativos a una misma finca resulten contradictorios y no se manifestare por los interesados a cuál de ellos deba darse preferencia, se tomará anotación preventiva de cada uno, expresando que se hace así porque no es posible extender la inscripción, o, en su caso, anotación solicitada, hasta que por los propios interesados o por los Tribunales se decida a qué asiento haya que dar preferencia.

Al margen de los respectivos asientos y al pie de los documentos se pondrá nota expresiva de la operación practicada.

Los documentos se devolverán a la persona o autoridad de que procedan para que aquélla use de su derecho si le conviniere y ésta, en su caso, dicte las providencias que estime pertinentes. Las anotaciones practicadas conforme al párrafo 2º caducarán al término del plazo señalado en el artículo 96 de la Ley, si dentro del mismo no acreditaren los interesados, mediante solicitud escrita y ratificada ante el Registrador, haber convenido que se dé preferencia a uno de los asientos, o no se interpusiere demanda para obtener de los Tribunales la declaración de preferencia. Si mediase convenio, el Registrador atenderá la manifestación hecha por los interesados y archivará la solicitud en el correspondiente legajo. Si, por el contrario, se promoviese litigio, el demandante podrá solicitar que se anote preventivamente la demanda y expedido el oportuno mandamiento al Registrador, extenderá éste la anotación y pondrá al margen de las anteriormente verificadas una nota de referencia en los siguientes términos: «Presentado en (tal día) mandamiento para la anotación de demanda deducida por ..., según consta de la anotación letra ..., folio ..., tomo ..., queda subsistente el asiento adjunto hasta que recaiga sentencia ejecutoria».

En virtud de la ejecutoria que recaiga se practicarán los asientos que procedan.

Artículo 423.– Los asientos de presentación se extenderán por el orden con que se presenten los títulos, sin dejar claros ni huecos entre ellos, inutilizando hasta el final la última línea de cada uno; se numerarán correlativamente en el acto de extenderlos y expresarán las circunstancias

contenidas en el artículo 249 de la Ley, pudiendo añadirse otras que contribuyan a distinguir el título presentado, como el número de protocolo, procedimiento o expediente del documento que motive el asiento.

La situación de la finca se expresará, si fuere rústica, indicando el término municipal, sitio o lugar en que se hallare, y, si fuere urbana, el nombre de la localidad, el de la calle, plaza o barrio y el número, si lo tuviere, y el piso o local, en su caso. La indicación del término municipal o localidad se podrá omitir cuando el Registro comprenda uno solo.

El lugar y la fecha serán los que, para todos los asientos practicados el mismo día, conste en la apertura y diligencia de cierre.

Al lado de la firma del Registrador estampará la suya la persona que presente el título, si ésta lo solicitare o aquél lo exigiere.

La firma del Registrador en la diligencia de cierre implicará su conformidad con todos y cada uno de los asientos de presentación no firmados especialmente.

Artículo 424.– Extendidos todos los asientos, los títulos presentados en el día de la fecha en la línea siguiente a la que ocupe el último practicado se extenderá la diligencia de cierre que previene el artículo 251 de la Ley, en estos términos: «Cierre del Diario con los asientos números (del primero al último).» Esta diligencia, en el supuesto de que en esta fecha no se hubieren presentado documentos, hará referencia a tal circunstancia, expresando «Cierre del Diario sin asientos», y en ambos supuestos se expresará el lugar y firmará el Registrador.

Artículo 425.– Presentado un título, se entenderá, salvo que expresamente se limite o excluya parte del mismo, que la presentación afecta a la totalidad de los actos y contratos comprendidos en el documento y de las fincas a que el mismo se refiera siempre que radiquen en la demarcación del Registro, aun cuando materialmente no se haya hecho constar íntegramente en el asiento, pero en la nota de despacho se hará referencia, en todo caso, a esa circunstancia.

Artículo 426.– Después de extendido el asiento de presentación, si las fincas a que se refiere el título constasen inscritas según éste, deberá extenderse en el folio de cada una de ellas una referencia a la presentación,

la cual, en los casos de segregación o agrupación, se extenderá al margen de la inscripción de la finca matriz o de las que hayan de agruparse. En los casos de inmatriculación y también en los de agrupación y segregación podrán hacerse constar los datos oportunos y la descripción íntegra de las fincas en un libro auxiliar abierto al efecto, o bien mediante la confección de la oportuna ficha.

Artículo 427.– Extendido el asiento de presentación, el presentante o el interesado podrán retirar el documento sin otra nota que la expresiva de haber sido presentado.

También podrán retirar el documento para satisfacer los impuestos o para subsanar defectos.

Siempre que el Registrador devuelva el título hará en él una indicación que contenga la fecha de presentación y extenderá nota al margen del asiento de presentación, expresiva de la devolución, firmada por el presentante o el interesado cuando el Registrador lo exigiere.

Artículo 428.– Cuando presentado un título sea retirado para pago de impuestos, subsanación de defectos o por cualquier otra causa, y posteriormente se aporte otra copia o ejemplar del mismo, podrá despacharse el asiento con éstos, siempre que no exista duda de la identidad entre ambas copias o ejemplares, haciéndose constar esta circunstancia en las notas de despacho al margen del asiento de presentación y en el documento.

Artículo 429.– Si la calificación fuere desfavorable al despacho del documento presentado, se notificará al presentante o al interesado, verbalmente o por escrito, haciéndose constar dicha notificación por nota al margen del asiento de presentación, que firmará el notificado si el Registrador lo exigiere.

En todo caso, transcurrido el plazo de treinta días que señala el artículo 97, el Registrador extenderá la nota de calificación correspondiente o despachará el documento de acuerdo con su calificación, salvo que el presentante o el interesado le comunique, verbalmente o por escrito, que opta por retirar el documento, subsanar el defecto o pedir anotación preventiva por defecto subsanable, en su caso; solicitar la extensión de la nota de suspensión o denegación, con expresión de los motivos, o expresar

su conformidad a la extensión del asiento, con eliminación de los pactos o estipulaciones rechazadas o con el alcance y contenido que exprese la calificación. Por nota al margen del asiento de presentación se hará constar la operación realizada.

Artículo 430.– Si el Registrador no hiciese la inscripción solicitada por defecto subsanable, se tomará anotación preventiva con arreglo al apartado 9 del artículo 42 de la Ley, si el presentante o interesado lo solicitaren.

Para la práctica de la anotación de suspensión deberá aportarse al Registro el documento presentado, caso de haber sido retirado.

Artículo 431.– No se retrasará por falta de pago de honorarios el despacho de los documentos presentados ni su devolución, sin perjuicio de que el Registrador proceda a su cobro por la vía de apremio.

Artículo 432.– 1º) El plazo de vigencia de los asientos de presentación podrá ser prorrogado en los supuestos siguientes:

a) En los casos previstos en los artículos 97 y 111 de este Reglamento, cuando su aplicación dé lugar a la prórroga del asiento.

b) En el caso de retirada del documento para pago de impuestos sin que se haya devuelto al interesado por la correspondiente Oficina de gestión. En este caso, a instancia del presentante o del interesado, formulada por escrito, acompañada del documento justificativo de aquella circunstancia y presentada en el Registro antes de la caducidad del asiento, se prorrogará éste hasta ciento ochenta días desde su propia fecha.

c) En el caso de que para despachar un documento fuere necesario inscribir previamente algún otro presentado con posterioridad, el asiento de presentación del primero se prorrogará, a instancia de su presentante o interesado, hasta treinta días después de haber sido despachado el documento presentado posteriormente, o hasta el día en que caduque el asiento de presentación del mismo.

d) En el caso de que, vigente el asiento de presentación y antes de su despacho, se presente mandamiento judicial en causa criminal ordenando al Registrador que se abstenga de practicar operaciones en virtud de tí-

tulos otorgados por el procesado. En este supuesto podrá prorrogarse el asiento de presentación hasta la terminación de la causa.

2º) La prórroga del plazo de vigencia de los asientos de presentación y, en su caso, de las anotaciones preventivas por defectos subsanables llevará consigo la prórroga de los asientos de presentación anteriores o posteriores relativos a títulos contradictorios o conexos.

3º) La prórroga de los asientos de presentación se hará constar por nota al margen de los mismos.

4º) Los asientos prorrogados como consecuencia de la prórroga de otro caducarán a los treinta días, contados desde el despacho del documento a que se refiera aquel asiento o desde su caducidad, salvo que su plazo de vigencia fuera superior.

Artículo 433.– Durante la vigencia del asiento de presentación, el presentante o los interesados podrán desistir, total o parcialmente, de su solicitud de inscripción.

Tal desistimiento, cuando sea total, deberá formularse en documento público o privado con firmas legitimadas notarialmente. Si el desistimiento solamente afectare a una parte de contenido del documento, podrá realizarse verbalmente. En todo caso, la solicitud de desistimiento se hará constar por nota al margen del asiento de presentación de que se trate.

El desistimiento no podrá admitirse cuando del mismo se derive la imposibilidad de despachar otro documento presentado, salvo que la petición del desistimiento se refiera también a éste y se trate del mismo interesado o, siendo distinto, lo solicite también éste, con las formalidades expresadas en el párrafo anterior. Tratándose de documentos judiciales o administrativos, el desistimiento deberá ser decretado o solicitado por la Autoridad, funcionario u órgano que hubiere expedido el mandamiento o documento presentado.

En cualquier caso, el Registrador denegará el desistimiento cuando, a su juicio, perjudique a tercero. Contra la negación del Registrador, que se hará constar por nota al margen del asiento de presentación y en el documento o solicitud, podrá interponerse recurso gubernativo.

Aceptado el desistimiento, se cancelará el asiento o asientos de presentación afectados por el mismo, por medio de nota marginal.

Artículo 434.- Los títulos que se presenten en el Registro se devolverán a los interesados con la nota que proceda, según los casos, una vez hecho de ellos el uso que corresponda o cuando caduque el asiento de presentación.

Si se practicaren los asientos, la nota expresará tal circunstancia, indicando la especie de inscripción o asiento que se haya hecho, el tomo y folio en que se halle, el número de la finca y el de inscripción o, en su caso, letra de la anotación practicada. Si el asiento se refiriese a varias fincas o derechos comprendidos en un solo título, se indicará, además, en todo caso, al margen de la descripción de cada finca o derecho el tomo, folio, finca y número o letra del asiento de que se trate.

Si del Registro resultan cargas o limitaciones anteriores distintas de las expresadas en el título despachado, se hará constar en la nota de despacho el solo dato de que son distintas o de que resultan otras cargas o limitaciones, sin más precisiones; si consta la expedición de la certificación de cargas prevista en el artículo 1489 LEC, en la nota de despacho se hará relación circunstanciada del procedimiento o procedimientos para los que se expidió la certificación.

Siempre que el Registrador suspenda o deniegue el asiento solicitado, devolverá el título con nota suficiente que indique la causa o motivo de la suspensión o denegación y, en su caso, el tomo, folio, finca y letra de la anotación de suspensión que se hubiere practicado, salvo que hubiesen solicitado la devolución del documento sin otra nota que la prevenida en el artículo 427.

Cuando la suspensión o denegación afecte solamente a algún pacto o estipulación o alguna de las fincas o derechos comprendidos en el título, en la nota deberá expresarse la causa o motivo de la suspensión o denegación, salvo que el presentante o el interesado hayan manifestado su conformidad en que se despache el documento sin esa estipulación o pacto, o hubieren desistido de que se practique operación alguna respecto de la finca o derecho a los que el defecto se refiera, en cuyo caso la nota indicará únicamente la circunstancia de la conformidad o del desistimiento, pero no los motivos de la suspensión o denegación.

Del propio modo, en las notas de despacho se hará constar sucintamente el carácter o modalidad del asiento practicado cuando difiera de lo solicitado o pretendido en el título.

Las notas de despacho, en cualquiera de los casos expresados, irán firmadas por el Registrador.

Cuando en el título presentado no hubiere espacio suficiente para extender la nota, se comenzará al pie del documento con la palabra o sílabas que pudieran extenderse, continuando luego en folio aparte.

Artículo 435.– Al margen del asiento de presentación se extenderá, el mismo día, una nota análoga a la extendida al pie del documento.

Cuando al margen del asiento de presentación no haya espacio suficiente para extender la nota se continuará ésta al margen de otro u otros asientos de presentación en los que sea posible, cuidando de expresar con detalle la continuación y procedencia de la nota, de forma que no pueda confundirse con la correspondiente a otros asientos.

Artículo 436.– Transcurrido el plazo de vigencia del asiento de presentación sin haberse despachado el documento, tomado anotación preventiva por defectos subsanables, en su caso, o interpuesto recurso, se cancelará de oficio dicho asiento por nota marginal.

En caso de recurso se extenderá nota al margen del asiento de presentación, si no hubiere transcurrido el plazo de su vigencia, haciendo constar que queda prorrogado hasta su resolución.

ALTERACIONES EN EL NOMBRE Y NÚMERO DE FINCAS

Artículo 437.– Los Alcaldes darán parte a los Registradores de las alteraciones introducidas en los nombres y numeración de calles y edificios y de cualquiera otra que afecte a la determinación de las fincas. Los Registradores, en su vista, harán constar la alteración en los índices y, cuando se practique una nueva inscripción en los asientos de las mismas fincas, siempre que en el documento presentado se consignen las nuevas circunstancias.

Los interesados podrán solicitar, verbalmente o por escrito, la extensión, al margen de la última inscripción, de una nota relacionando el acuerdo del Municipio, su fecha y las circunstancias que rectifiquen, de conformidad con el correspondiente oficio de la Alcaldía, haciéndose referencia al número y legajo en que estuviere archivado.

TÍTULO X
DE LA DIRECCIÓN E INSPECCIÓN DE LOS REGISTROS

SECCIÓN 1ª
DE LA DIRECCIÓN GENERAL

COMPETENCIA Y ORGANIZACIÓN DE LA DIRECCIÓN GENERAL

Artículo 438.– A la Dirección General de los Registros y del Notariado, competen, como Centro superior directivo y consultivo, todos los asuntos referentes al Registro de la Propiedad.

Artículo 439.– La Dirección General está formada por:

Un Director general.

Un Cuerpo Especial Facultativo, compuesto de Subdirector y Oficiales y Auxiliares Letrados, en número correspondiente al de Secciones que integren el Centro directivo.

El personal administrativo determinado por las Leyes y disposiciones de carácter orgánico.

Auxiliares mecanógrafos; y

Subalternos, en número proporcionado a las necesidades de los servicios.

Derogado en lo referente a la determinación de las estructuras orgánicas, composición, dependencia y funcionamiento de los Organismos y unidades regulados en el Reglamento Orgánico y se modifica en la forma indicada por el anexo del Reglamento Orgánico del Ministerio de Justicia aprobado por Decreto 1530/1968, de 12 de junio.

DIRECTOR GENERAL

Artículo 440.– El Director general será nombrado por decreto acordado en Consejo de Ministros.

Artículo 441.– El Director general es Jefe Superior de Administración Civil, con los honores y prerrogativas que como tal le correspondan.

Dependerá inmediatamente del Ministro de Justicia, someterá del mismo modo a su resolución todos los asuntos que deban decidirse con su acuerdo y dictará por sí las resoluciones que legal o reglamentariamente no exijan esa circunstancia.

Artículo 442.– Además de las atribuciones conferidas al Director general por el artículo 260 de la Ley y las expresadas en cada caso por este reglamento, le corresponderá:

Primera. Proponer al Ministro de Justicia las reformas y alteraciones que sean necesarias en la organización de la Dirección General.

Segunda. Proponer a la Subsecretaría del Ministerio los destinos del personal administrativo y auxiliares mecanógrafos necesarios para el servicio, así como su cese en el Centro directivo.

Tercera. Ejercer, por sí o por medio del Subdirector, el cual tendrá carácter de Inspector central, la alta inspección y vigilancia de los Registros de la Propiedad, entendiéndose a este efecto directamente con los Presidentes de las Audiencias Territoriales, como inspectores permanentes dentro de su territorio. Esta función inspectora, sólo para casos concretos, podrá delegarla, cuando lo crea necesario para el mejor servicio, y comprendiendo en cada caso las atribuciones necesarias, en las personas u organismos expresados en el artículo 267 de la Ley.

Cuarta. Dictar, conforme a las Leyes y reglamentos, todas las disposiciones y medidas que estime procedentes en los asuntos de su competencia.

Quinta. Acordar el régimen interior de la Dirección y la distribución de los servicios.

Sexta. Publicar el anuario de la Dirección con los Escalafones de los Cuerpos Facultativo, de Registradores de la Propiedad y demás Cuerpos dependientes de aquélla y los datos estadísticos a que se refiere el núm. 4º del mencionado artículo 260 de la Ley, así como autorizar la publicación de las disposiciones de carácter general de su competencia y de las resoluciones que no sean de mero trámite.

Séptima. Las demás atribuciones conferidas por la legislación hipotecaria, notarial y de los Registros Civil, Mercantil y demás especiales a cargo de la Dirección, así como por el reglamento del Colegio Nacional de Registradores de la Propiedad en las materias de la competencia de éste, de mutualidad y colegiación y personal auxiliar de los Registros.

Artículo 443.– Por ausencia, enfermedad u otra justa causa de imposibilidad del Director, hará sus veces el Subdirector, y, a falta de éste, el Oficial primero o el que reglamentariamente le sustituya.

Derogado en lo referente a la determinación de las estructuras orgánicas, composición, dependencia y funcionamiento de los Organismos y unidades regulados en el Reglamento Orgánico y se modifica en la forma indicada por el anexo del Reglamento Orgánico del Ministerio de Justicia aprobado por Decreto 1530/1968, de 12 de junio.

CUERPO ESPECIAL FACULTATIVO

Artículo 444.– La plantilla del Cuerpo Especial Facultativo guardará relación y correspondencia, según determina el artículo 261 de la Ley, con el número de Secciones que integren la Dirección General, de manera que cada una de éstas cuente con un Oficial Letrado Jefe y, por lo menos, con un Auxiliar Letrado.

Derogado en lo referente a la determinación de las estructuras orgánicas, composición, dependencia y funcionamiento de los Organismos y unidades regulados en el Reglamento Orgánico y se modifica en la forma indicada por el anexo del Reglamento Orgánico del Ministerio de Justicia aprobado por Decreto 1530/1968, de 12 de junio. Derogado en lo referente a la determinación de las estructuras orgánicas, composición, dependencia y funcionamiento de los Organismos y unidades regulados en el Reglamento Orgánico y se modifica en la forma indicada por el anexo del Reglamento Orgánico del Ministerio de Justicia aprobado por Decreto 1530/1968, de 12 de junio.

Artículo 445.– A los cargos de Subdirector y de Oficiales y Auxiliares Letrados serán aplicables las incompatibilidades señaladas para Registradores y Notarios en la legislación hipotecaria y notarial, siendo, desde luego, incompatibles con cualquier cargo de la Administración pública.

Derogado en lo referente a la determinación de las estructuras orgánicas, composición, dependencia y funcionamiento de los Organismos y unidades regulados en el Reglamento Orgánico y se modifica en la forma indicada por el anexo del Reglamento Orgánico del Ministerio de Justicia aprobado por Decreto 1530/1968, de 12 de junio.

Artículo 446.– Los funcionarios del Cuerpo Especial Facultativo que sirvan en la Dirección tendrán los haberes que se señalen en los presupuestos del Estado.

Artículo 447.– El Director general podrá conceder cada año a los funcionarios que sirvan en el Centro directivo licencia por el tiempo máximo de un mes, mediante justa causa y si lo consiente el servicio.

Las licencias por un tiempo mayor las concederá el Ministro.

Las solicitudes deberán cursarse en todo caso por conducto del Jefe inmediato, el cual informará.

Artículo 448.– Las plazas de Subdirector, Oficiales y Auxiliares Letrados, en las vacantes que ocurran, se proveerán necesariamente por ascenso de rigurosa antigüedad, con arreglo a lo prescrito en el artículo 262 de la Ley y según el Escalafón del Cuerpo, publicado en el último Anuario.

> Derogado en lo referente a la determinación de las estructuras orgánicas, composición, dependencia y funcionamiento de los Organismos y unidades regulados en el Reglamento Orgánico y se modifica en la forma indicada por el anexo del Reglamento Orgánico del Ministerio de Justicia aprobado por Decreto 1530/1968, de 12 de junio.

Artículo 449.– La Junta de Oficiales a que se refiere el artículo 266 de la Ley estará presidida por el Director o quien haga sus veces, y actuará como Secretario el Oficial Letrado, Jefe de Sección, más moderno.

En los casos en que así se estime conveniente podrán intervenir en las sesiones, y ser oídos, con voto, los demás Letrados de la Dirección General. En ésta se custodiará un libro donde se lleven las actas de sesión de las Juntas, que serán firmadas por todos los asistentes.

La Junta de Oficiales emitirá dictamen en los casos en que informen la Junta de Decanos del Notariado, la del Colegio Nacional de Registradores o en que haya de emitir dictamen el Consejo de Estado.

Cualquiera que fuera la decisión en definitiva acordada por la Dirección General o por el Ministerio en los casos en que sea, según la Ley, requisito previo la consulta a la Junta de Oficiales, en la disposición o resolución que se publique, se expresará, según los casos, la frase «oída» o «de conformidad con la Junta Consultiva de la Dirección General».

> Derogado en lo referente a la determinación de las estructuras orgánicas, composición, dependencia y funcionamiento de los Organismos y unidades regulados en el Reglamento Orgánico y se modifica en la forma indicada por el anexo del Reglamento Orgánico del Ministerio de Justicia aprobado por Decreto 1530/1968, de 12 de junio.

Artículo 450.– El ingreso en el Cuerpo Facultativo será siempre por oposición, bien directa, bien a través de la oposición a ingreso en los Cuerpos de Registradores y Notarios, y con los demás requisitos que se establecen en el artículo 262 de la Ley y en este reglamento.

De cada dos vacantes de Auxiliares Letrados que resulten después de corrida la Escala, se proveerá en turno alterno: una por disposición entre Licenciados en Derecho, varones, mayores de 23 años, que reúnan las demás condiciones reglamentarias, y otra por concurso de méritos entre Registradores de la Propiedad y Notarios, también de modo alterno, con más de cinco años de servicios efectivos en sus cargos, quienes quedarán, si obtuvieran plaza, excedentes en el Escalafón de origen.

Declarada desierta una vacante en cualquiera de los dos turnos, se anunciará su provisión en el siguiente.

OPOSICIÓN DIRECTA

Artículo 451.– Para la provisión de las plazas correspondientes al primer turno se convocarán por la Dirección General oposiciones dentro de los dos meses siguientes a aquel en que hubiere ocurrido la vacante, y los ejercicios se realizarán dentro de los seis meses siguientes a la convocatoria.

Esta se hará por anuncio en el Boletín Oficial del Estado.

Artículo 452.– La Dirección General, para mejor proveer, podrá reclamar directamente toda clase de informes de los solicitantes y acordará en definitiva sobre la admisión de opositores y su declaración de aptitud legal y reglamentaria, oída necesariamente la Junta de Oficiales.

> Derogado en lo referente a la determinación de las estructuras orgánicas, composición, dependencia y funcionamiento de los Organismos y unidades regulados en el Reglamento Orgánico y se modifica en la forma indicada por el anexo del Reglamento Orgánico del Ministerio de Justicia aprobado por Decreto 1530/1968, de 12 de junio.

Artículo 453.– Los ejercicios serán cuatro, todos ellos públicos, y consistirán:

El primero, en contestar a seis preguntas relativas a las siguientes materias: tres de Derecho civil, común y foral, y tres de legislación hipotecaria.

El segundo, en contestar a otras siete preguntas: dos de Legislación notarial, una sobre Registro Civil, dos de Derecho mercantil, una de Derecho administrativo y una de Legislación del Impuesto de derechos reales.

El tercero consistirá en traducir directamente dos textos en dos lenguas extranjeras elegidas por el opositor. Si éste lo hubiere solicitado en su instancia, podrá, en la misma forma, acreditar su conocimiento de otros idiomas.

El cuarto, en despachar un recurso gubernativo contra la calificación de los Registradores, o en resolver una consulta sobre un punto dudoso de derecho civil, mercantil, administrativo, hipotecario, notarial o de Registro Civil.

Artículo 454.– Para la práctica del primero y segundo ejercicios se publicará en el Boletín Oficial del Estado, al propio tiempo que la convocatoria, un cuestionario desarrollado con extensión análoga a la de los programas de los Cuerpos dependientes de la Dirección General.

Artículo 455.– El Tribunal ante quien han de celebrarse las oposiciones, designado por orden ministerial, estará constituido por:

El Director general de los Registros y del Notariado, como Presidente.

El Subdirector.

El Decano del Colegio Nacional de Registradores de la Propiedad.

El Decano del Colegio Notarial de Madrid.

Un Catedrático titular de la Facultad de Derecho de la Universidad Central; y

Dos Oficiales Letrados del Centro directivo.

Actuará de Secretario el Vocal Oficial Letrado más moderno.

Podrán concurrir también, con el carácter de asesores, para el ejercicio de idiomas, dos Profesores oficiales de Lenguas o funcionarios de la oficina de Interpretación de Lenguas del Ministerio de Asuntos Exteriores.

> Derogado en lo referente a la determinación de las estructuras orgánicas, composición, dependencia y funcionamiento de los Organismos y unidades reguladas en el Reglamento Orgánico y se modifica en la forma indicada por el anexo del Reglamento Orgánico del Ministerio de Justicia aprobado por Decreto 1530/1968, de 12 de junio.

Artículo 456– Toda la materia de oposiciones no desarrollada en este Reglamento relativa a las solicitudes de los opositores, así como el funcionamiento del Tribunal, práctica de los ejercicios y propuesta de opositores aprobados, será objeto de un Reglamento especial.

> Derogado en lo referente a la determinación de las estructuras orgánicas, composición, dependencia y funcionamiento de los Organismos y unidades reguladas en el Reglamento Orgánico y se modifica en la forma indicada por el anexo del Reglamento Orgánico del Ministerio de Justicia aprobado por Decreto 1530/1968, de 12 de junio.

CONCURSO DE MÉRITOS

Artículo 457.– Derogado.

Artículo 458.– Derogado.

Artículo 459.– Derogado.

Artículo 460.– Derogado.

Artículo 461.– Derogado.

Artículo 462.– Derogado.

Artículo 463.– Derogado.

RÉGIMEN INTERIOR

Artículo 464.– La distribución de los servicios de la Dirección General en Secciones y Negociados, así como los deberes de los funcionarios del mismo Centro y cuanto sea necesario para el pronto y acertado despacho de los asuntos relativos a los ramos de la competencia del mismo, se hará por el Ministro de Justicia a propuesta del Director general, de acuerdo con la legislación en cada materia.

Artículo 465.– El personal del Cuerpo Administrativo, así como el de Auxiliares mecanógrafos adscrito a la Dirección, conservará sus derechos

y figurará en la plantilla general del Ministerio, quedando sometidos al Reglamento de 9 julio 1917.

El Director general determinará el personal administrativo y auxiliar mecanógrafo necesario para el cumplimiento de los servicios encomendados a la Dirección, y propondrá a la Subsecretaría las adscripciones correspondientes, así como los ceses en el Centro directivo por traslado u otra causa.

Una vez adscrito el personal al Centro directivo, queda sometido al régimen y disciplina del mismo. La Dirección General instruirá los expedientes por faltas cometidas en los servicios de la misma.

Para la concesión de permisos o licencias la Dirección General se atemperará a lo establecido dentro del régimen general del Ministerio en cuanto a condiciones y tiempo de concesión.

SECCIÓN 2ª
De la Inspección de los Registros

INSPECCIÓN CENTRAL

Artículo 466.– La alta función inspectora y de vigilancia de la Dirección General, conforme al artículo 267 de la Ley, será ejercida directamente por el Subdirector, quien tendrá carácter y atribuciones de Inspector Central, o, en su defecto, por cualquiera de los Oficiales Letrados designados por el Director general. Ello se entiende sin perjuicio de la superior facultad del mismo Director general.

Artículo 467.– Los funcionarios encargados de dicha Inspección devengarán las dietas y viáticos que les correspondan reglamentariamente con cargo a la partida a este efecto presupuestada.

Artículo 468.– Para casos concretos, la Inspección Central, previo informe de la Sección, podrá promover y la Dirección General acordar una especial delegación en los Presidentes de las Audiencias Territoriales, en el Colegio Nacional de Registradores o en cualquier Registrador de la Propiedad.

Cuando la delegación recaiga en el Colegio de Registradores, sin expresa designación de personas, la Junta directiva de aquél designará los Registradores que hayan de ejercerla.

La delegación, conforme al citado artículo 267 de la Ley, comprenderá en cada caso las atribuciones e instrucciones al efecto necesarias, y se comunicará a los designados y al Registrador.

POR LOS PRESIDENTES DE LAS AUDIENCIAS

Artículo 469.– Los Presidentes de las Audiencias, como Inspectores permanentes de los Registros de su territorio, podrán practicar las visitas que consideren necesarias para conocer su estado y funcionamiento y poder informar a la Dirección General en cualquier momento.

Artículo 470.– La delegación a que se refiere el artículo 269 de la Ley se hará, para cada caso concreto, por escrito, comunicándolo al Registrador y al Magistrado o Juez designado.

Artículo 471.– Como resultado de su inspección, el parte anual que conforme al citado artículo de la Ley, deben remitir los Presidentes al Centro directivo, expresará necesariamente los extremos siguientes respecto a cada Registro de su territorio.

1º) El número de asientos de presentación practicados en el año, especificando si las notas marginales han sido extendidas dentro del plazo legal.

2º) La circunstancia de aparecer firmados los asientos de presentación por el Registrador o quien legalmente le sustituya, y en su caso la circunstancia de no aparecer alguno firmado.

3º) Cualquier omisión, falta de formalidad o defecto interno o externo advertido en los libros principales o auxiliares, índices, documentos, legajos o en el local de la oficina del Registro, así como las medidas adoptadas en cada caso y su ejecución.

4º) El número de documentos presentados y pendientes de inscripción.

5º) Los informes que hayan adquirido en cuanto a la conducta y cumplimiento de deberes profesionales de los Registradores y, en su caso, de las quejas recibidas.

CERTIFICACIONES SEMESTRALES

Artículo 472.– En la certificación duplicada que, conforme al artículo 270 de la Ley, deben remitir los Registradores el 30 de junio y el 31 de diciembre de cada año al Presidente de la Audiencia, harán constar, bajo su responsabilidad, el estado del Registro consignando los datos establecidos en los cuatro primeros números del artículo anterior. En esta certificación se harán constar, igualmente, los supuestos en que se hubieran despachado documentos fuera del plazo de quince días establecido en el artículo 97.

De dicha certificación se enviará al mismo tiempo copia a la Dirección General de los Registros y del Notariado y al Colegio Nacional de Registradores de la Propiedad, haciendo constar, en escrito aparte, el Registrador, las causas justificativas de la prolongación del plazo de quince días para despachar, a que se refiere el párrafo anterior, así como indicación de los Registradores que han firmado las notas al margen del Libro Diario, con expresión de los días y conceptos en que lo han realizado y cualquier otro extremo que interese a efectos de conocer el estado del Registro.

Si no se expidiere la certificación en el último día del semestre, por ser inhábil, o por otra causa legítima, se mencionará el motivo de la dilación y se expedirá el primer día hábil siguiente.

Expresarán, en su caso, además, las dificultades o inconvenientes que la legislación vigente ofrezca al normal funcionamiento de su Registro y el remedio posible. Se considerará falta y se sancionará con la corrección correspondiente el hecho de silenciar dichas dificultades o inconvenientes, si debido a ello se hubiere retrasado su remedio por disposiciones de carácter general o resoluciones particulares.

Artículo 473.– Los Presidentes de las Audiencias Territoriales examinarán las referidas certificaciones semestrales y devolverán para que se rehagan, dentro del plazo de quince días, las que, a su parecer, no hayan sido extendidas en la forma requerida.

La referencia al Presidente de la Audiencia debe entenderse hecha, actualmente, al Presidente del Tribunal Superior de Justicia de la Comunidad Autónoma.

Artículo 474.– Cuando de las mismas certificaciones, así como del resultado de la función inspectora, aparezcan faltas o irregularidades en algún Registro, adoptarán los Presidentes de las Audiencias, conforme al artículo 271 de la Ley, las providencias necesarias para subsanarlas, dando cuenta a la Dirección General.

Artículo 475.– El Registrador a quien se prevenga que subsane alguna falta de formalidad dará parte por escrito al Presidente de la Audiencia de haberlo verificado, luego que lo ejecute.

Artículo 476.– Toda persona que tuviere noticia de cualquier falta, informalidad o fraude cometido en algún Registro, podrá denunciarlo por escrito a la Dirección General o al Presidente de la Audiencia Territorial respectiva, bien directamente, bien por conducto del Juez de primera instancia.

Si la Dirección o el Presidente no estimaren pertinente la denuncia podrán no tomarla en consideración; en caso contrario, oyendo al Registrador y, en su caso, al Juez de primera instancia y a los Notarios del distrito, adoptarán las medidas que juzguen oportunas para averiguar los hechos denunciados.

VISITAS

Artículo 477.– El Director general, siempre que lo estime conveniente y a propuesta o sin ella de la Inspección Central, podrá acordar visitas a los Registros de la Propiedad.

Artículo 478.– Los Presidentes de las Audiencias practicarán necesariamente visitas de inspección:

1º) Cuando la Dirección General lo disponga.

2º) Cuando tuvieren noticias de cualquier hecho grave cometido en algún Registro de su territorio, dando cuenta inmediata al Centro directivo.

Artículo 479.– Cualquiera que sea el funcionario que practique la visita, deberá ir con un Secretario propuesto por él.

Artículo 480.– Al acordarse la práctica de una visita, se expresará si ha de ser general o especial, designándose en el primer caso el período de tiempo que ha de abarcar y, en el segundo, los libros y documentos que

han de examinarse o los demás particulares a que se considere oportuno extender la visita, así como la forma de practicarla.

CONSULTAS

Artículo 481.– Siempre que el Registrador consultare, conforme al artículo 273 de la Ley, alguna duda que impida practicar cualquier asiento, extenderá la anotación preventiva con arreglo al número 9 del artículo 42 de la misma, que subsistirá hasta que se notifique al Registrador la resolución de la consulta. Por esta anotación no se devengarán honorarios.

TÍTULO XI
DE LA DEMARCACIÓN DE LOS REGISTROS DE LA PROPIEDAD Y DEL NOMBRAMIENTO, CUALIDADES Y DEBERES DE LOS REGISTRADORES

SECCIÓN 1ª
Demarcación de los Registros

DEMARCACIÓN

Artículo 482.– La creación o supresión de Registros de la Propiedad se acordará por el Ministerio de Justicia, a propuesta de la Dirección General de los Registros y del Notariado, previo un expediente al que se aportarán datos estadísticos y los informes razonados de las Autoridades locales, Registradores de la Propiedad, Notarios, Jueces de Primera Instancia, Presidente de la Audiencia Territorial y Junta del Colegio Nacional de Registradores. Asimismo, se podrá abrir información pública en los municipios afectados. La resolución se adoptará por Decreto acordado en Consejo de Ministros, previa audiencia del de Estado.

Artículo 483.– Las alteraciones de la circunscripción territorial de los Registros a que se refiere el párrafo último del artículo 275 de la Ley, y el cambio de capitalidad, se llevarán a efecto mediante un expediente análogo al regulado en el artículo anterior, cuya resolución adoptará la forma de Orden ministerial.

Artículo 484.– Acordada la alteración de la circunscripción territorial de los Registros, sea por creación o supresión de éstas o por segregación de todo o parte de un término municipal, se llevará a efecto, en el plazo que señale el Centro directivo, por los Registradores interesados, extendiéndose la oportuna diligencia de cierre en los libros que hayan de ser trasladados y formando un inventario por duplicado de dichos libros, de los índices, legajos y documentos, que será firmado por los titulares que entreguen y se hagan cargo de ellos, quedando un ejemplar en cada oficina.

Expirado el plazo a que se refiere el párrafo anterior, el Registro quedará cerrado automáticamente para las operaciones sobre fincas que correspondan a la circunscripción territorial del nuevo Registro.

Los traslados de asientos que figuren en libros que no hayan sido entregados, se harán mediante certificaciones a medida que las operaciones del Registro lo exijan.

No obstante, cuando se trate de Registros con la misma capitalidad, dichos traslados podrán hacerse a los libros nuevos a la manera de las segregaciones, tomando de los libros antiguos las circunstancias necesarias que sirvan de base a la inscripción que se practique, con referencia a la inscripción, tomo y folio de donde procedan, y haciendo constar la descripción total y vigente de las fincas según el Registro, la relación circunstancial de cargas, gravámenes, condiciones y limitaciones de toda clase a que estuviese afecta la finca, y el título de adquisición del transferente, con indicación del Notario o funcionario autorizante y hora y fecha de su presentación en el Registro. A continuación se harán constar las demás circunstancias que reglamentariamente requiera el título que se inscriba.

Las primeras inscripciones de traslado serán firmadas por ambos titulares. La firma del Registrador que conserve los libros antiguos certificará exclusivamente que los datos trasladados concuerdan exacta e íntegramente con el estado jurídico de la finca en aquéllos, en los que extenderá a continuación de la última inscripción una breve diligencia de cierre en la que se hará constar la sección, tomo, libro, folio, número de la finca e inscripción a la que se traslada. Después de esta diligencia no se podrá verificar operación alguna en el folio antiguo, excepto las notas que hayan de extenderse al margen de los asientos en él practicados.

Si con motivo de la traslación de libros hubiere de alterarse la numeración general de los tomos correspondientes a los Registros, se rectificarán

discrecionalmente, y se consignará en acta, de la cual quedará un ejemplar en el Registro y otro se remitirá a la Dirección Genera. Terminada la traslación de libros y documentos, el Registrador publicará en los tablones de anuncios de las localidades a que afecte el traslado, así como en los sitios de costumbre, la fecha desde que deben verificarse en el Registro las operaciones correspondientes a las fincas trasladadas. Las dudas o dificultades se resolverán por la Dirección General, previo informe del Registrador.

Artículo 485.– El régimen interior de los Registros desempeñados por dos titulares, en el caso del párrafo 2º del artículo 275 de la Ley, se sujetará a las reglas siguientes:

a) La autorización de los asientos del Diario de operaciones estará a cargo de cada Registrador por el período de tiempo que previamente hayan fijado por escrito. A falta de este acuerdo lo verificarán por meses naturales, asignando al funcionario más antiguo los meses impares.

b) La calificación y despacho de los documentos presentados y expedición de certificaciones estará a cargo de cada titular en la forma que convengan por escrito. Si no hubiera convenio, se efectuará cada día, después de las horas oficiales de presentación de documentos, un sorteo para determinar qué Registrador ha de calificar y despachar los títulos presentados con número impar; al otro Registrador le corresponderán los restantes. También se decidirá por otro sorteo, celebrado inmediatamente del primero, qué titular ha de autorizar las certificaciones, a cuyo exclusivo efecto se dará un número a cada solicitud o mandamiento en el momento de ingresar en la oficina. En caso de incompatibilidad reglamentaria para la calificación, verificará esta función el otro titular.

c) Siempre que el Registrador calificante estimare la existencia de defectos que impidan practicar la operación solicitada los pondrá, mediante escrito razonado, en conocimiento de su cotitular, al que pasará la documentación, y si éste entendiere que aquella operación es procedente la practicará, bajo su responsabilidad, sin alterar los turnos.

d) El Registrador que calificare un título seguirá conociendo de cuantas incidencias, operaciones, recursos o quejas se produzcan respecto del mismo, y firmará los asientos y notas a que diere lugar.

e) Cada Registrador regulará, bajo su exclusiva responsabilidad, los honorarios de las operaciones que efectúe.

f) Con todos los honorarios percibidos mensualmente se formará un fondo del que se deducirán: el importe de los impuestos y recargos que los graven, aportaciones a la Mutualidad, seguros sociales y cuantos gastos origine el servicio, tanto de personal como de material, casa y demás conceptos. El remanente se dividirá por mitad entre ambos titulares.

g) La formación de la plantilla del personal auxiliar del Registro y la determinación de la parte de honorarios destinada a su retribución se hará de conformidad con lo preceptuado en el Reglamento orgánico de dicho personal y de común acuerdo entre ambos Registradores. Si existiese discrepancia entre ellos, elevarán las respectivas propuestas a la Junta directiva del Colegio de Registradores, la que resolverá en definitiva.

h) Todas las atribuciones y facultades concedidas por la Ley Hipotecaria y su Reglamento a los Registradores de la Propiedad en orden al régimen interno de la oficina, seguridad y custodia del archivo, horas de despacho para el público y, en general, cuantas no se refieran directamente a la calificación y despacho de documentos, corresponderán por entero al Registrador más antiguo, al que incumbirán también los deberes relacionados con las mismas materias que imponen la Ley y el Reglamento Hipotecarios.

Igualmente asumirá las facultades y obligaciones que, con respecto al personal auxiliar y a la Mutualidad de los Registradores de la Propiedad y de su personal auxiliar, asignan a los Registradores el Reglamento de aquél y el del Colegio Nacional.

i) Los Registradores se sustituirán recíprocamente en sus ausencias y enfermedades, siendo responsables de los actos y operaciones que realicen como tales sustitutos.

Al cesar en el cargo alguno de los titulares, la vacante será desempeñada interinamente conforme señalan los artículos 490 y 495.

j) El despacho del Registro Mercantil y de los demás servicios encomendados a los Registradores, se ajustará a las anteriores normas.

Artículo 486.– Dividido materialmente un Registro desempeñado por dos titulares, el más antiguo tendrá derecho de elección y comunicará ésta al Centro directivo, en el término de quince días, a los efectos oportunos. El más moderno seguirá desempeñando el Registro no elegido, si bien podrá solicitar en concurso sin la limitación establecida en el artículo 497.

Artículo 487.– En las poblaciones donde haya varios Registros, se instalarán éstos, siempre que sea posible, en un mismo edificio o en edificios contiguos.

Artículo 488.– Procederá la traslación provisional de las oficinas cuando los Registradores, por circunstancias extraordinarias, no pudieran desempeñar materialmente sus funciones o para ejercerlas tuvieran que reconocer como legítimos actos, funcionarios o documentos impuestos por autoridades ilegítimas. Los Registradores, según la urgencia y circunstancias del caso, darán cuenta a la Dirección General y seguirán sus instrucciones acerca de la forma de la traslación y del lugar a donde debe trasladarse el Registro, si no coincidieran con las medidas que provisionalmente hayan adoptado.

SECCIÓN 2ª
Nombramiento, cualidades y deberes de los Registradores

PROVISIÓN DE VACANTES

Artículo 489.– Los Registros quedarán vacantes por muerte, jubilación, excedencia, renuncia, traslación voluntaria o forzosa y destitución del titular que los sirva; y serán provistos: primero interinamente y después en propiedad, conforme a lo que se dispone en este Reglamento.

A) Interinamente

Artículo 490.– Las vacantes que por cualquier causa se produzcan en todos los Registros, serán desempeñadas, cuando vinieran siendo servidos por Registradores del último tercio del escalafón al tiempo de producirse las vacantes, en primer lugar y por su orden por los Aspirantes que no hubieren obtenido plaza, y en otro caso, o en su defecto, por los Registradores a quienes corresponda conforme al cuadro de sustituciones aprobado por la Dirección General.

La designación de interino se hará, en cada caso, guardando el orden que resulte de la lista de aspirantes o de la correspondiente terna de Registradores del cuadro de sustituciones, y a falta de unos y otros, se designará a un Registrador fuera de cuadro.

En los supuestos de creación de un Registro por división o segregación de otro, su efectividad no tendrá lugar hasta que tome posesión el nombrado en propiedad.

Artículo 491.– Si los Registradores a quienes correspondiese interinar un Registro, según el cuadro de sustituciones no pudieran verificarlo por justa causa, la Dirección designará libremente el Registrador propietario que deba hacerse cargo de la interinidad.

Artículo 492.– Los Registradores propietarios que causen vacante no cesarán en el Registro que desempeñen hasta que verifiquen la entrega al Registrador a quien corresponda interinarlo, al cual la Dirección General comunicará por telégrafo la orden de toma de posesión de la interinidad el mismo día en que se comunique a los primeros. Las excusas fundadas en la imposibilidad de trasladarse al Registro que se deba interinar o en otra justa causa deberán comunicarse por el Registrador a la Dirección General, dentro de las veinticuatro horas siguientes a la recepción del telegrama. La posesión se verificará dentro del tercer día siguiente a contar desde la fecha en que se recibió el telegrama, excepto para los Registros situados fuera de la Península, en que tal plazo se amplía hasta diez días.

Transcurridos los expresados términos, si no pudiera cumplirse lo ordenado anteriormente, así como en los casos de fallecimiento del llamado a interinar o cualquier otro extraordinario, el Registrador que cause vacante lo comunicará por vía telemática o telegráfica a la Dirección General, la cual proveerá lo que corresponda según las necesidades del servicio.

Artículo 493.– El Registrador interino podrá ejercer la facultad prevista en el art. 292 LH, cesando desde su toma de posesión la persona que conforme a dicho artículo hubiere designado el anterior titular.

Artículo 494.– Se entenderá que los Registradores interinos se hallan en situación legal cuando estuvieren al frente del Registro que desempeñen en propiedad o del que sirvan interinamente.

La interinidad terminará cuando tome posesión el nuevo propietario, y se reintegrarán necesariamente al de que sean titulares dentro de los tres

días siguientes al cese, o del plazo de 10 días cuando se trate de oficinas fuera de la Península.

Si el Registrador interino cesare en el Registro que desempeñe en propiedad, solamente cesará la interinidad cuando la Dirección General lo ordene.

Artículo 495.– Los Registradores que fueren jubilados por edad continuarán, salvo renuncia expresa, al frente de sus oficinas hasta que se posesione el nuevo titular, con los mismos derechos y obligaciones que los propietarios, pero se considerarán como interinos respecto de la Mutualidad si transcurriesen dos meses desde el día en que cumplieren la edad de jubilación. Las vacantes se entenderán producidas, a efectos del devengo de pensiones pasivas y a todos los demás legales, en la fecha de la disposición de jubilación.

B) En propiedad

Artículo 496.– En la Dirección General se llevará un libro destinado a consignar las vacantes que ocurran y deban proveerse en propiedad.

Se tendrá por fecha de la vacante, la del nombramiento para otro Registro del titular que servía el primero, en caso de traslado; la de las órdenes correspondientes, en los casos de jubilación, excedencia, renuncia, traslado forzoso y separación, y la del día en que llegue a conocimiento de la Dirección General el fallecimiento del titular, si la vacante se produce por esta causa.

Artículo 497.– La provisión de los Registros que deba hacerse conforme al artículo 284 de la Ley, se efectuará por concurso, que abrirá la Dirección General, incluyendo en cada uno las vacantes que resulten del anterior y las que vayan ocurriendo hasta el día precedente a la fecha del anuncio del concurso de que se trate.

Para tomar parte en los concursos será necesario que haya transcurrido el plazo de un año, contado desde la fecha de posesión en el Registro que sirva el solicitante.

No obstante, podrán concursar sin dicha limitación los titulares de Registros que hayan sido suprimidos o cuya circunscripción territorial haya sido modificada.

Los aspirantes a Registros que ingresen en el Cuerpo podrán solicitar vacantes en concursos después de su primer nombramiento en propiedad, aunque no haya transcurrido el año desde la posesión. Pero en los sucesivos nombramientos en propiedad quedarán sujetos a la limitación establecida en el párrafo 2º de este artículo.

Artículo 498.– El anuncio del concurso, a que se refiere el artículo anterior, se publicará en el Boletín Oficial del Estado y en él se convocará a los Registradores que quieran aspirar a las vacantes incluidas en el mismo para que las soliciten dentro del plazo de quince días naturales, contados desde el siguiente al de la publicación del anuncio, mediante instancia dirigida al Ministro de Justicia por conducto de la Dirección General, expresando las vacantes que pretendan y el orden de preferencia, y haciendo constar en la misma la fecha en que se posesionaron del Registro que desempeñen, considerándose la instancia que no contenga estos requisitos o los exprese inexactamente, como no presentada. Las instancias ingresarán en la Dirección General antes de las 14 horas del día en que finalice el plazo, y una vez presentadas, no se podrá desistir de las pretensiones formuladas en ellas ni modificarlas. Si dicho día fuese feriado, se entenderá prorrogado el plazo hasta el primero hábil, a la hora indicada.

Los titulares de Registros que radiquen fuera de la Península podrán tomar parte en los concursos mediante telegrama, ratificando por instancia su petición dentro de los tres días siguientes, y si no hiciesen la ratificación, tendrán que aceptar la interpretación que se dé a los errores que pudieran contener los telegramas.

Las solicitudes y despachos telegráficos recibidos en la Dirección General después de la hora mencionada en el párrafo 1º de este artículo se tendrán por no presentados, cualquiera que sea la causa del retraso.

Artículo 499.– Los titulares de Registros situados fuera de la Península podrán designar, por medio de un oficio remitido a la Dirección General, un representante que formule en su nombre las pretensiones a que se refie-

re el artículo anterior, y su representación será admitida en los concursos sucesivos mientras no conste al Centro directivo la revocación.

Artículo 500.– La lista de solicitantes se fijará en el tablón de anuncios de la Dirección General, dentro de los cinco días siguientes al de la terminación del plazo de convocatoria.

De la resolución del concurso se dará traslado inmediato a los órganos competentes de la Administración Autonómica con facultades, en su caso, para los nombramientos. Los que fueran competencia de la Dirección General se harán dentro de los veinte días siguientes al de la terminación del plazo de convocatoria.

Artículo 501– Los nombramientos se harán a favor del Registrador más antiguo de los solicitantes. La antigüedad en el Cuerpo se determinará por el número con que los Registradores figuren en su escalafón.

Artículo 502.– Dentro de los diez días siguientes a aquél en que hayan sido firmados los últimos nombramientos por la Comunidad Autónoma competente, la Dirección General convocará el nuevo concurso para la provisión de las vacantes, de manera que quede garantizada la celebración de al menos cuatro concursos al año.

Artículo 503.– Los aspirantes serán nombrados Registradores propietarios en las vacantes que sucesivamente ocurran y no hayan correspondido a Registradores efectivos, por el orden con que hayan sido numerados por el Tribunal censor.

Cuando hubiere más de una vacante, se anunciarán por plazo de diez días en el tablón de anuncios de la Dirección General, para que los aspirantes que deban ingresar manifiesten su preferencia respecto de las mismas, y si no lo hicieren en el plazo marcado o no les correspondieren las solicitadas, el Ministerio de Justicia designará libremente, entre aquéllos, el Registro que deba ocupar cada uno.

Podrá prescindirse del anuncio cuando en el Centro directivo constare, por escrito, el orden de preferencia respecto a las vacantes que deban ser provistas.

Si algún aspirante no pudiere ser nombrado Registrador por hallarse comprendido en alguno de los casos del artículo 280 de la Ley, perderá su turno y se le reservará el derecho para cuando cese la causa que impidió su nombramiento.

INGRESO EN EL CUERPO

Artículo 504.– Para ingresar en el Cuerpo de Registradores de la Propiedad y Mercantiles será necesario formar parte del de Aspirantes, en el que se ingresará por oposición libre.

La convocatoria se hará cada dos años por orden, que se publicará en el Boletín Oficial del Estado, para proveer diez plazas más de las vacantes existentes y de las que resulten de las jubilaciones en los dos años siguientes, descontando, en su caso, el número de aspirantes que falten por colocar, y sin rebasar el límite máximo señalado en el artículo 277 de la Ley Hipotecaria.

Cuando existan cincuenta vacantes reservadas para el Cuerpo de Aspirantes y no exista ningún aspirante por colocar, podrán convocarse oposiciones en cualquier momento para cubrir dichas plazas.

La convocatoria deberá expresar:

1. El número de plazas que se convocan.

2. Las condiciones o requisitos que deben reunir los opositores; la composición del Tribunal o Tribunales, en su caso; los ejercicios que han de celebrarse, y el sistema o forma de calificación, todo lo cual deberá expresarse con referencia a este reglamento.

3. Una referencia al programa que ha de regir en los dos primeros ejercicios de la oposición.

4. La cuantía de los derechos de examen.

5. La posibilidad de que en la misma oposición actúen varios Tribunales distintos identificados bajo números correlativos, si lo considera conveniente la Dirección General, a la vista del número de opositores admitidos.

6. El plazo de presentación de instancias.

Para tomar parte en dicha oposición se requiere: ser español, mayor de edad, poseer el título de Licenciado en Derecho o tener aprobadas todas las asignaturas de la licenciatura, no estar comprendido en ninguna de las causas de incapacidad del artículo 280 de la Ley Hipotecaria, y no haber

sido separado del servicio de cualquiera de las Administraciones públicas por resolución firme dictada como consecuencia de expediente disciplinario.

Las solicitudes se dirigirán a la Dirección General de los Registros y del Notariado dentro del plazo de treinta días hábiles, a contar desde el siguiente a aquél en que aparezca la convocatoria en el Boletín Oficial del Estado. Dicho plazo no podrá ser objeto de prórroga por ningún motivo.

Los solicitantes manifestarán en sus instancias, expresa y detalladamente, que reúnen todas y cada una de las condiciones exigidas en el párrafo 4º de este artículo, referidas siempre a la fecha de expiración del plazo señalado para la presentación de instancias.

Con la instancia acompañarán el resguardo de haber abonado los derechos de examen que hayan sido determinados en la convocatoria.

Artículo 505.– Expirado el plazo de presentación de instancias, la Dirección General de los Registros y del Notariado publicará la lista de opositores admitidos y excluidos en el Boletín Oficial del Estado y señalará lugar y fecha para el sorteo, que se celebrará en sesión pública, bajo la presidencia del Director general o, en su representación del Subdirector general del Notariado y de los Registros o de quien le sustituya.

Verificado el sorteo, se formará la lista o listas de opositores por el orden en que serán llamados a actuar, que se hará pública dentro de los 3 días siguientes en los tablones de anuncios de la Dirección General de los Registros y del Notariado y del local donde se hayan de efectuar los ejercicios.

El tribunal o cada uno de los tribunales calificadores de la oposición estará compuesto por un Presidente, un Secretario y cinco Vocales, que serán nombrados por orden dictada a propuesta de la Dirección General en los quince días siguientes al anuncio de la lista de admitidos, publicándose aquélla en el Boletín Oficial del Estado.

Será Presidente el Director general de los Registros y del Notariado, o un Registrador o Notario adscrito a dicho centro, o el Decano u otro miembro de la Junta de Gobierno del Colegio de Registradores de la Propiedad y Mercantiles.

Si presiden el Director general o un Registrador o Notario adscrito a la Dirección General, será Secretario un miembro de la Junta de Gobierno del Colegio de Registradores; y si preside un miembro de la Junta de Gobierno

del Colegio de Registradores, será Secretario un Registrador o Notario adscrito a la Dirección General.

Los Vocales serán: un Catedrático o Profesor titular de Universidad, en activo o excedente, de Derecho Civil, Mercantil, Financiero y Tributario, Romano, Internacional Privado, Procesal o Administrativo; un miembro de la Carrera Judicial con categoría de Magistrado perteneciente al orden jurisdiccional civil; un Notario; un Letrado del Consejo de Estado o un Abogado del Estado, y un Registrador.

En ausencia del Presidente o del Secretario, harán sus veces el Vocal Registrador.

El cargo de Vocal es irrenunciable, salvo justa causa debidamente acreditada.

El tribunal o tribunales se constituirán dentro del mes siguiente a la publicación de su nombramiento en el Boletín Oficial del Estado y acordará el lugar y fecha del comienzo del primer ejercicio. Dicho acuerdo se publicará en el Boletín Oficial del Estado con un mes de antelación cuando menos.

Entre el sorteo y el comienzo del primer ejercicio deberá mediar, al menos, un plazo de un mes. Y no podrá exceder de 8 meses el tiempo comprendido entre la convocatoria y el comienzo de los ejercicios.

No podrán formar parte del tribunal los parientes dentro del cuarto grado de consanguinidad o segundo de afinidad de alguno de los opositores, ni los que tengan entre sí dicho parentesco. A tales efectos, el día de la constitución del tribunal o tribunales declarará formalmente cada uno de los miembros, haciéndolo constar en el acta, que no se halla incurso en incompatibilidad.

En caso de pluralidad de tribunales, cada uno de ellos proveerá el mismo número de plazas convocadas; si hubiera exceso, la plaza o plazas en exceso se asignarán sucesivamente a los diversos tribunales.

En el caso anterior, actuarán ante cada tribunal un número de opositores proporcional al número de plazas que deba proveer, haciéndose, en su caso, el redondeo oportuno.

El tribunal o tribunales no podrán constituirse ni actuar sin la presencia del Presidente o del Secretario y, en ningún caso, sin la asistencia de cinco de sus miembros.

Artículo 506.– Los ejercicios de las oposiciones serán cuatro:

El primero consistirá en contestar verbalmente y en el tiempo máximo de una hora, cinco temas sacados a la suerte de los comprendidos en el programa que se cite en la convocatoria de las siguientes materias: tres de Derecho Civil, Común y Foral (uno de cada parte en que se halla dividido el programa); uno de Derecho Mercantil, y uno de Derecho Administrativo o Procesal.

El segundo ejercicio consistirá en contestar verbalmente y en el tiempo máximo de una hora, cinco temas sacados a la suerte del mismo programa, de las siguientes materias: tres de Derecho Hipotecario (uno de cada parte en que se halla dividido el programa); uno de Derecho Fiscal, y otro de Derecho Notarial.

En ambos casos, la exposición se ajustará en su orden al establecido por el programa y los temas extraídos volverán a insacularse al finalizar aquélla.

El expresado programa se revisará por la Dirección General cuando lo estime necesario, con audiencia del Colegio de Registradores de la Propiedad y Mercantiles de España.

El opositor dispondrá de un único período de cinco minutos antes de comenzar la exposición de los temas, para reflexionar y tomar notas por escrito, si lo desea.

El tribunal no hará advertencia ni pregunta alguna a los opositores sobre las materias del ejercicio. Al Presidente corresponde fijar la hora del comienzo y final del mismo, y advertirá al opositor, por una sola vez, con quince minutos de antelación, la hora en que debe terminar. Podrá también exigir que se concrete a la cuestión, evitando divagaciones inoportunas y dar cumplimiento a las prescripciones de este Reglamento relacionadas con la práctica de estos ejercicios.

En el primero y segundo ejercicios se podrá excluir al opositor, una vez transcurrida la primera media hora del ejercicio, si el tribunal, por unanimidad, acordase que lo ha desarrollado con manifiesta insuficiencia para obtener la aprobación.

El tercer ejercicio consistirá en calificar un documento y en la redacción del informe en defensa de la nota, en el tiempo máximo de seis horas.

El cuarto ejercicio consistirá en practicar, en el tiempo máximo de seis horas, las operaciones procedentes de liquidación y registro, hasta dejar

inscrito o anotado un documento, o denegada o suspendida la inscripción o anotación.

Los ejercicios escritos se realizarán el día que fije el tribunal o tribunales de mutuo acuerdo sobre el documento, que será secreto y se redactará en el mismo día designado para la realización del respectivo ejercicio por el tribunal o, en su caso, tribunales de forma conjunta.

Los opositores, para la práctica de estos ejercicios escritos, no podrán consultar sino los textos legales no comentados que el tribunal les permita y que por sí mismos se proporcionen.

Concluidos los ejercicios los opositores los firmarán y entregarán al miembro del tribunal que estuviere presente en sobre cerrado, también firmado por el opositor.

El día que el tribunal designe los opositores deberán leer personalmente sus trabajos, previa apertura del sobre en presencia del tribunal y si, por causa justificada ante éste, no comparecieren, serán leídos por otro opositor designado por ellos o por el tribunal y, en su defecto, por un Vocal designado por el Presidente.

El tribunal anunciará con veinticuatro horas de anticipación, por lo menos, y por orden riguroso de lista de sorteo, salvo lo dispuesto en el párrafo anterior, los opositores que podrán ser llamados para actuar cada día.

Los opositores que dejaren de presentarse al primer llamamiento de los dos primeros ejercicios serán nuevamente llamados después del último de la lista por el número de ésta y si, llamados por segunda vez no comparecieren, serán definitivamente excluidos de la oposición.

El opositor que no concurriese ni al primero ni al segundo llamamiento del primer o del segundo ejercicio, o la práctica de los ejercicios tercero o cuarto cuando le corresponda, será eliminado de la oposición cualquiera que sea la causa que alegue para no comparecer. En los ejercicios tercero y cuarto no habrá segundo llamamiento.

Los ejercicios no podrán suspenderse, una vez comenzados, por un plazo mayor de quince días naturales sino por causa justificada, aprobada por la Dirección General.

Entre la conclusión del primer ejercicio y el comienzo del segundo deberá mediar un plazo mínimo de treinta días naturales. Entre la conclusión del segundo y la iniciación del tercero el plazo mínimo será de quince días,

y entre la conclusión del tercero y el comienzo del cuarto deberá mediar un plazo no inferior a veinticuatro horas ni superior a ocho días naturales.

Todos los ejercicios de la oposición serán eliminatorios.

La calificación de los opositores tendrá lugar en la forma siguiente:

La declaración de aptitud para pasar de un ejercicio a otro y la aprobación del último requiere alcanzar mayoría de votos del tribunal en sentido favorable. En caso de empate decidirá el Presidente.

Obtenida la mayoría, se fijará la calificación excluyendo la puntuación mayor y menor y dividiendo el total de puntos que alcance el opositor por el número de miembros del tribunal cuyos votos no hubieran sido excluidos; el cociente será el resultado.

En los dos primeros ejercicios, cada uno de los miembros del tribunal podrá conceder de uno a seis puntos por tema, y en los ejercicios tercero y cuarto, 20 puntos por cada uno como máximo.

La calificación mínima del opositor aprobado en los dos primeros ejercicios será de 15 puntos, y en el tercero y cuarto, de 12 puntos.

Será excluido de la oposición el que en cualquiera de los dos primeros ejercicios dejare de contestar alguna de las preguntas, cualquiera que fuese la causa.

Las calificaciones se harán, en los dos primeros ejercicios, al término de cada sesión y en el tercero y cuarto ejercicios el mismo día o el siguiente en que concluya la lectura por el último opositor. Las calificaciones se expondrán seguidamente al público, expresándose el número de puntos alcanzados por cada opositor, sin hacer mención de los opositores que no hubiesen sido declarados aptos en los ejercicios.

Todas las dudas y cuestiones que se presenten durante la práctica de los ejercicios de la oposición o en su calificación, serán resueltas con fuerza ejecutoria por el tribunal, por mayoría de votos que se emitirán verbalmente, y en caso de empate decidirá el voto del Presidente.

Los actos del tribunal podrán ser impugnados por los interesados en los casos y formas previstos en la legislación administrativa.

Artículo 507.– Concluido el último ejercicio, el tribunal o, en su caso, cada tribunal, formará el mismo día, o en el siguiente, la lista de opositores aprobados por orden de calificación, teniendo en cuenta el número de puntos obtenidos por cada opositor en los cuatro ejercicios. Si la califica-

ción fuera idéntica, el empate se resolverá por votación del tribunal, con el voto decisorio del Presidente, en su caso, en consideración al juicio total que de los opositores hayan formado por la actuación de aquéllos.

La lista definitiva de aprobados, firmada por todos los miembros del tribunal, se elevará a la Dirección General de los Registros y del Notariado.

Un ejemplar de dicha lista autorizado por el Secretario del tribunal o, en su caso, de los respectivos tribunales y con el visto bueno de su Presidente, expresiva de la suma total de puntos de cada opositor aprobado, se expondrá al público en el local o locales donde se celebren las oposiciones, remitiéndose otro idéntico a la Dirección General dentro del plazo de tres días, en unión de los ejercicios y expedientes de los opositores que hayan obtenido la aprobación.

Las actas de las actuaciones del tribunal serán firmadas por el Presidente y Secretario, y al término de la oposición se remitirán con la lista de aprobados a la Dirección General.

El número de opositores aprobados no podrá exceder, en ningún caso, del de plazas convocadas. Por tanto, solamente se incluirán en la lista de aprobados los que de acuerdo con las reglas anteriores resulten mejor clasificados y estén dentro del límite de plazas expresado. Si fuesen varios los tribunales calificadores, el número de opositores aprobados por cada uno de ellos no podrá exceder del número de plazas a cada uno asignadas.

Igualmente, en caso de pluralidad de tribunales, una vez recibida por la Dirección General la documentación a que se refiere este artículo, se verificará dentro de los diez días siguientes un sorteo para determinar, a los meros efectos del orden de su colocación en el escalafón y sin atender a las puntuaciones obtenidas, cómo deberán ordenarse en la relación conjunta los opositores que figuran como número uno en sus respectivas listas de aprobados.

Obtenidos así los primeros puestos de dicha relación, el resto de la misma se formará intercalando alternativamente, y por el mismo orden a que se refiere el párrafo anterior, los sucesivos números de la lista de aprobados. Este sorteo será público y habrá de ser anunciado con tres días de antelación en el tablón de anuncios de la Dirección General; se celebrará bajo la presidencia del Director general o quien haga sus veces, y actuará de Secretario un Notario o Registrador adscrito al centro directivo.

El resultado de este sorteo se hará público en el Boletín Oficial del Estado al mismo tiempo que el de la lista o listas de aprobados.

Artículo 508.– Dentro de los treinta días hábiles siguientes al término de la oposición los opositores aprobados deberán presentar en la Dirección General de los Registros y del Notariado los siguientes documentos, si no los hubiere acompañado a la instancia solicitando la oposición:

1º) Documento nacional de identidad o testimonio del mismo.

2º) Título original de Licenciado o Doctor de la Facultad de Derecho o testimonio literal del mismo.

3º) Certificación del Registro Central de Penados y Rebeldes que justifique no haber sido condenado a pena que inhabilite para el ejercicio de funciones públicas.

4º) Declaración del solicitante de no hallarse comprendido en ninguna de las causas de incompatibilidad del artículo 280 de la Ley Hipotecaria.

5º) Certificado médico de no tener impedimento físico para el ejercicio del cargo de Registrador.

Las certificaciones a que se refieren los números 3º y 5º deberán ser exigidas dentro de los tres meses anteriores al día en que termine el plazo de presentación de documentos.

Los opositores aprobados que tengan la condición de funcionarios públicos estarán exentos de justificar documentalmente las condiciones y requisitos ya demostrados para obtener su anterior nombramiento, debiendo presentar certificación del Ministerio u Organismo de que dependa, acreditando su condición y cuantas circunstancias constan en su hoja de servicios.

La falta de presentación de documentos en el plazo señalado, la de veracidad en la declaración en el número 4º y el no resultar de los mismos que el interesado reúna las condiciones exigidas determinarán que no pueda efectuarse su nombramiento, dando lugar a la anulación de todas sus actuaciones, sin perjuicio de las responsabilidades en que hubiere podido incurrir por falsedad en su instancia.

Completada la documentación, se constituirá el Cuerpo de Aspirantes a Registros con los opositores que consten en la lista de aprobados, por el orden de la misma, siempre que reúnan los requisitos y hayan aportado

los documentos precisos. La Orden aprobando la propuesta del Cuerpo de Aspirantes se publicará en el «Boletín Oficial del Estado».

INCOMPATIBILIDADES

Artículo 509.– Para ser nombrado Registrador de la Propiedad se requiere reunir las condiciones de capacidad exigidas por el artículo 279 de la Ley y no hallarse comprendido en las causas de incapacidad o incompatibilidad establecidas en los 280 y 281 de la misma. A este efecto, el Aspirante, una vez producida la vacante que pueda corresponderle, presentará en el Centro Directivo declaración jurada de que no concurren en él ninguna de dichas causas, sin cuyo requisito no se hará el nombramiento.

Artículo 510.– Además de las referidas en el artículo anterior será causa de incompatibilidad el parentesco del Registrador dentro del segundo grado de consanguinidad o afinidad con el Notario único del distrito.

Artículo 511.– El Registrador efectivo en quien concurra alguna causa de incompatibilidad lo pondrá en conocimiento de la Dirección General dentro del plazo de quince días, a contar desde la posesión del Registro, y ésta instruirá expediente para resolver lo que proceda. Los Presidentes de las Audiencias, cuando llegase a su conocimiento la existencia de alguna incompatibilidad, lo comunicarán al Centro Directivo.

Declarada la incompatibilidad por Orden ministerial, se requerirá al interesado para que en el plazo de quince días manifieste, caso de no haberlo efectuado, si opta por el Registro o por el cargo o empleo incompatible, con apercibimiento de que si no lo verificase se entenderá que opta por el citado cargo o empleo.

Si se tratare de la incompatibilidad establecida en el artículo anterior, el Registrador quedará en situación de excedencia forzosa si el nombramiento hubiere sido posterior al del Notario incompatible, sin perjuicio, además, de ser corregido disciplinariamente si hubiere concursado con conocimiento de la incompatibilidad. Si hubiere sido el Notario el nombrado con posterioridad, se estará a lo dispuesto en la legislación notarial.

El cargo de Registrador será compatible con el ejercicio de la enseñanza en el mismo lugar de residencia, poniéndolo en conocimiento de la Dirección General para que dicte las normas que exija el servicio público.

Artículo 512.– Declarada la incompatibilidad quedará el Registrador en situación de excedencia por un tiempo no inferior a un año, salvo lo dispuesto en el artículo anterior y en el 541, pudiendo volver después al servicio activo, si lo solicitare, conforme al artículo 287 de la Ley. El Registro quedará vacante, pero hasta que se posesione el interino el Registrador continuará en el desempeño de aquél, sin perjuicio de las responsabilidades a que hubiere lugar en el caso de no haber dado oportunamente conocimiento a la Dirección General de la causa de la incompatibilidad.

DEL NOMBRAMIENTO Y POSESIÓN

Artículo 513.– El nombramiento de los Registradores se hará por Orden ministerial, que se publicará en el Boletín Oficial del Estado, en la que se expresará la disposición legal en que el nombramiento se funde; y si el nombrado perteneciera al Cuerpo de Aspirantes a Registros, el número que tenga en su Escalafón.

De la Orden se dará traslado al Presidente de la Audiencia a que pertenezca el Registro en que cesare el Registrador y, en su caso, al de la Audiencia a que corresponda el Registro para el cual haya sido nombrado.

Artículo 514.– La Orden de nombramiento se trasladará también al interesado. Cuando éste ingrese en el Cuerpo o ascienda de categoría personal, se le expedirá el título correspondiente.

Artículo 515.– Una vez constituida la correspondiente fianza, los aspirantes prestarán juramento o promesa de cumplir fielmente las obligaciones del cargo de Registrador con lealtad al Rey y de guardar y hacer guardar la Constitución como norma fundamental del Estado. De dicha manifestación se levantará acta para su remisión a la Dirección General y su constancia en los respectivos expedientes personales.

Prestado juramento o promesa por los aspirantes conforme a lo dispuesto en el párrafo anterior, éstos tendrán el carácter de Registradores a efectos de desempeñar interinamente las funciones de Registrador.

Celebrado el concurso o concursos para la provisión de plazas de Registros a los aspirantes, se tomará como fecha, a los efectos del escalafón, aquélla en que la Dirección General de los Registros y del Notariado resuelva, en el ámbito de su competencia, dicho concurso o concursos. Esta fecha se hará constar en la publicación en el «Boletín Oficial del Estado» del resultado de dicho concurso o concursos.

Artículo 516.– Los Registradores tomarán posesión de sus cargos dentro de los veinte días siguientes a la fecha del nombramiento o, en su caso, del cese en su anterior destino, con la obligación, si no tuvieren constituida con antelación fianza suficiente, de depositar la cuarta parte de los honorarios hasta que la completen.

El mencionado plazo será prorrogable por la Dirección General en virtud de justa causa por otros veinte días.

Cuando se trate de Registradores que sirvan Registros fuera de la Península o sean nombrados para alguno de ellos, el plazo de posesión será de cuarenta días y la prórroga podrá ser de otros cuarenta.

Para que la posesión de los Registradores pueda verificarse bastará que conste su nombramiento por la publicación de la Orden en el Boletín Oficial del Estado o por exhibición del traslado personal de ésta.

Artículo 517.– Los Registradores que, sin causa justificada, no tomen posesión de su destino dentro de los plazos señalados en el artículo anterior, se considerarán renunciantes a la Carrera, perdiendo los derechos adquiridos por la oposición, si fueran aspirantes, y quedando excluidos del Cuerpo de Registradores, si fueran propietarios.

No obstante, previo el oportuno expediente instruido por el Centro Directivo, podrán ser rehabilitados si el Ministro de Justicia lo considerase procedente.

Artículo 518.– El encargado del Registro dará posesión al Registrador nombrado en propiedad o interinamente, entregándole los libros y documentos que formen el Archivo, mediante inventario, en el que se extenderá la oportuna diligencia, que firmarán ambos funcionarios.

De la posesión se levantará acta, también suscrita por los dos titulares, entrante y saliente.

En dicha acta hará constar el Registrador nombrado que no está incurso en causa alguna de incapacidad o incompatibilidad.

El acta original y una copia serán elevadas, respectivamente, a la Dirección General y al Presidente de la Audiencia, dentro del término de tres días, y la demora en el cumplimiento de este deber será corregida disciplinariamente.

Otra copia quedará archivada en el Registro.

ESCALAFÓN

Artículo 519.– El escalafón del Cuerpo se formará con todos los Registradores que se hallen en servicio activo y excedentes, con relación al día en que fueron nombrados, siempre que la toma de posesión haya tenido lugar dentro del plazo posesorio o de su prórroga, siendo objeto de publicación por la Dirección General de los Registros y del Notariado anualmente.

Los interesados podrán reclamar en cualquier tiempo contra los errores que contenga el escalafón; pero la reclamación, si fuere estimada, no surtirá efecto sino que desde que se interponga, a no ser que al resolverla se dispusiese otra cosa por las circunstancias especiales de la misma.

FIANZAS

Artículo 520.– A los efectos del artículo 282 de la Ley, el Colegio Nacional de Registradores podrá constituir una fianza de carácter colectivo que sustituya las individuales de los Registradores y que garantice las responsabilidades contraídas por éstos en el ejercicio de su cargo. La fianza se constituirá en valores públicos, en la Caja General de Depósitos, a disposición de la Dirección General de los Registros y del Notariado.

La fianza únicamente podrá ser embargada por los Tribunales de Justicia, previa declaración de haberse incurrido en la indicada responsabilidad y de su índole registral por la Dirección General.

El Centro Directivo, a propuesta de la Junta del Colegio, dictará, en su caso, las disposiciones oportunas para la constitución de dicha fianza colectiva y la cancelación de las personales constituidas.

Artículo 521.– Los Registradores que ingresen en el Cuerpo o tengan que ampliar fianza por haber adquirido superior categoría presentarán,

para su aprobación en la Dirección General, los documentos acreditativos de haber constituido la fianza o pondrán en conocimiento de la misma que optan por hacer uso del derecho que les concede el artículo 282 de la Ley, en el plazo de treinta días, contados desde el siguiente al del nombramiento o al de la publicación del Escalafón donde conste el ascenso de categoría, prorrogables, mediante justa causa, por otros quince. Transcurrido dicho plazo, o la prórroga, en su caso, sin haber prestado la fianza o la ampliación de ésta, se entenderá que optaron por constituirla en la forma establecida en el citado artículo.

Artículo 522.– Los Registradores constituirán los expresados depósitos en la forma y plazo que estimen conveniente, con tal que al remitir el último día de cada semestre a los Presidentes de las Audiencias la certificación duplicada ordenada por el artículo 270 de la Ley, se expresen en ella los ingresos efectuados y que éstos importan la cuarta parte de los honorarios devengados desde la toma de posesión o desde la certificación anterior hasta diez días antes de la expedición de la certificación aludida, deducida la tercera parte de los mismos por gastos e impuestos.

Una vez que la parte de honorarios depositada por el Registrador baste a cubrir la cantidad señalada para la fianza de su cargo, se constituirá ésta con dicha suma en la forma ordinaria y cesará la obligación de hacer nuevos depósitos.

Artículo 523.– La fianza exigida a los Registradores de la Propiedad puede constituirse en metálico, efectos públicos o fincas, a voluntad del interesado.

Se considerarán efectos públicos los títulos de la Deuda del Estado, Obligaciones del Tesoro y cualesquiera otros que, por disposiciones especiales o generales del Gobierno, sean admisibles para garantizar obligaciones a favor del Estado.

Los efectos públicos que se ofrezcan como fianza serán admitidos solamente por el mayor precio publicado que hubiesen obtenido, según la última cotización oficial conocida, el día en que se constituya el depósito, salvo que por disposición legal expresa hubiesen de admitirse por todo su valor nominal.

Artículo 524.– La fianza en metálico o efectos públicos se constituirá en la Caja General de Depósitos o en establecimientos legalmente autorizados al efecto, a calidad de depósito necesario, con la expresión siguiente:

«Fianza que presta don... para responder de su gestión como Registrador de la Propiedad, a disposición del Ilmo. Sr. Director general de los Registros y del Notariado.»

Artículo 525.– La fianza con garantía de fincas se constituirá mediante escritura pública de hipoteca, que otorgará el que fuere dueño del inmueble por la cantidad que corresponda y un 50 por 100 más para costas y gastos, en su caso, expresándose que queda a disposición de la Dirección General de los Registros y del Notariado para responder del buen desempeño del cargo por el Registrador.

Otorgada la escritura, se presentará en el Registro de la Propiedad para su inscripción.

Artículo 526.– Constituida la fianza en metálico o efectos públicos, presentará el Registrador a la Dirección General el resguardo del depósito, una copia simple del mismo y, en su caso, la última cotización oficial de Bolsa, devolviéndose aquel a los interesados después de cotejada la copia por el Negociado.

Si la fianza se hubiere prestado con garantía de fincas, el Registrador presentará la escritura de hipoteca, una certificación, en relación, de cargas, librada con fecha posterior a la otra certificación, exigida por la Oficina Catastral, por la del Registro Fiscal o por la Secretaría del Ayuntamiento correspondiente, en que conste la renta que se haya computado al inmueble hipotecado en el último quinquenio.

Artículo 527.– La Dirección General, teniendo en cuenta el importe de la fianza que corresponda, examinará los documentos respectivos y dictará resolución, bien aprobándola y admitiéndola, o bien declarando que no ha lugar a ello; pero en este caso se expresará el defecto de que adolezca. La resolución se comunicará al interesado dentro de los tres días siguientes a su fecha y podrá recurrirse contra ella en alzada ante el Ministro de Justicia, subsanarse el defecto notado o constituir otra nueva fianza en el término de quince días contados desde la notificación.

Artículo 528.– Para que proceda la aprobación de la fianza hipotecaria será indispensable que, capitalizada al 3 por 100 de la renta anual que produzca el inmueble, según la certificación expresada en el artículo 526, resulte con un valor en venta que exceda al doble del que representen todas las cargas que tuviere, incluso la de la nueva fianza.

Artículo 529.– Aprobada la fianza o el aumento, en su caso, o designado el establecimiento en que haya de depositarse la cuarta parte de los honorarios, la Dirección General lo pondrá en conocimiento del Presidente de la Audiencia y del interesado, remitiendo a aquél el título cuando proceda, a fin de que ponga el «Cúmplase» y notifique al Registrador para que lo recoja por sí o por persona autorizada, previo el reintegro correspondiente.

Artículo 530.– Los Registradores de la Propiedad podrán sustituir en todo tiempo sus respectivas fianzas con cualquiera otra de las señaladas en el artículo 523, a cuyo efecto lo solicitarán de la Dirección General. Esta no expedirá la Orden de devolución o cancelación de la fianza sustituida sin haber aprobado la nueva.

Artículo 531.– El término para la devolución de la fianza deberá contarse desde que el interesado deje de ejercer el cargo de Registrador.

Artículo 532.– La fianza de los Registradores sólo estará afecta a las responsabilidades contraídas en el desempeño del cargo, y únicamente podrá ser embargada en tal concepto por los Tribunales de Justicia, previa declaración por éstos de aquellas responsabilidades y de su índole registral por la Dirección General.

Artículo 533.– Para la devolución de la fianza deberá el interesado o sus herederos solicitar del Juez de primera instancia del partido del último Registro que aquél hubiera servido que instruya expediente anunciando la devolución por medio de edictos, a fin de que todos aquellos que tuvieran alguna acción que deducir contra el Registrador presenten, en el plazo de tres meses, contados desde el día de la publicación, la oportuna reclamación. Los edictos se insertarán de oficio en el Boletín Oficial del Estado y en el de la provincia a que corresponda el Registro últimamente servido, expresándose todos los que el Registrador hubiera desempeñado.

Cumplidos estos requisitos, el Juez elevará el expediente para su resolución a la Dirección General, acompañando las reclamaciones formuladas
o expresando, en su caso, no haberse hecho ninguna.

Cuando hayan transcurrido quince años, contados desde la fecha del
cese del cargo, la Dirección General acordará la devolución de la fianza sin
trámite alguno, si no constare en la misma haberse presentado reclamación.

Artículo 534.– Acordada por la Dirección General la devolución de
la fianza, lo comunicará a la Caja General de Depósitos o Establecimiento
en que estuviere depositada para la entrega de los efectos o metálico, en
que esté aquélla constituida, a quien resulte ser su dueño. Si fuera fianza hipotecaria, ordenará la cancelación de la inscripción correspondiente,
entregando al interesado el traslado de la Orden y la primera copia de la
escritura de hipoteca. Presentados ambos documentos en el Registro, serán suficientes para practicar la cancelación.

Los mismos trámites se observarán cuando la devolución de la fianza se
solicite por haber transcurrido los quince años, a que se refiere el párrafo
4° artículo anterior.

Artículo 535.– En el primer trimestre siguiente a la publicación del
Escalafón de Registradores ampliarán éstos sus fianzas, cuando procediere,
con arreglo a su categoría personal.

En igual plazo se expedirán los correspondientes títulos. Sin embargo,
en los casos de jubilación u otros especiales podrá anticiparse la expedición de los mismos.

DERECHOS Y CUALIDADES DE LOS REGISTRADORES

Artículo 536.– Los Registradores de la Propiedad y Mercantiles ejercen
profesionalmente, bajo su responsabilidad, las funciones públicas atribuidas por las Leyes en general, y en particular por la legislación hipotecaria
y mercantil, y en virtud del carácter de funcionarios públicos que les reconoce el artículo 274 de la Ley Hipotecaria, tienen los derechos reconocidos
por las Leyes administrativas. Como funcionarios públicos serán titulares

indisolublemente de las Oficinas Liquidadoras de Distrito Hipotecario que vengan determinadas en la demarcación registral.

Artículo 537.– Los Registradores tendrán el tratamiento de «señoría» dentro de la oficina. En los actos públicos ocuparán el lugar inmediato a la derecha del Juez de primera instancia del distrito, y usarán como distintivo en los actos solemnes en que se exija traje de etiqueta una placa de plata rafagada en oro, de 78 milímetros de diámetro y en forma de estrella de ocho puntas, con el escudo de España en el centro, esmaltado en oro, partiendo de la parte inferior de éste dos cintas con la inscripción «Registro de la Propiedad», y debajo del enlace de las mismas, un libro abierto con el lema «Prior tempore potior iure.».

En los actos oficiales en que no sea necesaria la etiqueta podrán igualmente usar, como distintivo oficial de su cargo, una medalla octogonal de oro, de cinco centímetros de diámetro en su mayor extensión y cuatro de anchura, pendiente del cuello por una cinta de seda verde esmeralda con filete blanco en las orillas. Dicha medalla llevará en el anverso el escudo de España, y en el reverso, un libro abierto, que en la página de la izquierda dirá: «Registro de la Propiedad»; en la derecha: «Prior tempore potior iure». En la parte inferior, la fecha «8 de febrero de 1861».

Asimismo podrán ostentar estos funcionarios en el ojal de la americana, como distintivo usual, la placa en tamaño reducido.

Artículo 538.– En todas las comunicaciones y documentos que firmen los Registradores, a excepción de los asientos registrales, estamparán un sello que deberá adoptar forma circular del tamaño ordinario en los de su clase, y contener, además del escudo de España, en el centro, una inscripción en su parte superior que diga «Registro de la Propiedad», y en la inferior, el nombre del distrito hipotecario y el nombre y apellidos del Registrador.

Cuando el Registrador que actúe lo haga en calidad de accidental o interino se utilizará el sello del Registro sin nombre y apellidos, pero haciendo constar tal carácter y su nombre por medio de estampilla u otro medio de reproducción junto a su firma.

Del propio modo deberá figurar en las carpetas que normalmente se emplean como cubierta de las certificaciones, notas o informes y dictá-

menes que expiden o emiten los Registradores, el nombre y apellidos del que lo haga.

Cuando se trate del Registrador accidental, sin perjuicio de poder utilizar las carpetas con el nombre del titular, se hará constar mediante estampilla u otra forma de constancia el nombre y apellidos del Registrador que expide el documento.

Si se trata del Registrador interino podrá utilizar carpetas con su propio nombre y apellidos o bien que contenga solamente referencia al Registro pero con constancia de su nombre y apellidos en la forma antes expuesta.

Los Registradores podrán también hacer constar su nombre y apellidos en las placas que, tanto en la vía pública, como en los portales, puertas o casilleros, anuncian la ubicación de la oficina del Registro.

EXCEDENCIAS Y JUBILACIONES

Artículo 539.– El Registrador que lleve un año de servicios efectivos en la carrera podrá solicitar el pase a situación de excedencia voluntaria, elevando la solicitud al Ministro de Justicia por conducto de la Dirección General y expresando en aquélla que no se halla sometido a ninguno de los expedientes a que se refiere el artículo 287 de la Ley. La Dirección, en su informe, propondrá al Ministro la resolución que proceda.

La vuelta al servicio activo, una vez transcurrido el año que fija el artículo 287 antes citado, se verificará siempre concursando en la forma ordinaria.

Los Registradores excedentes continuarán durante la excedencia, figurando y ascendiendo en el Escalafón.

Artículo 540.– El Registrador que sea privado de su Registro por virtud de resolución dictada en recurso de agravios o, en su caso, en pleito contencioso-administrativo se considerará como excedente hasta que vuelva al servicio activo en la forma que determina el artículo anterior.

Artículo 541.– Los Registradores de la Propiedad que sean miembros de Cámaras legislativas en que no se condicione la elección a situación activa del funcionario u obtengan cargos públicos para cuyo nombramiento sea precisa elección, o aquellos otros de la Administración del Estado que,

por lo especial de su función, son de libre nombramiento del Jefe del Estado o del Gobierno, continuarán como titulares de sus respectivos Registros, los cuales serán servidos en régimen de interinidad por el Registrador que le corresponda con arreglo al Cuadro de sustituciones, y percibiendo el titular interesado los honorarios que en otro caso corresponderían a la Mutualidad Benéfica de los Registradores de la Propiedad y de su Personal Auxiliar.

Para disfrutar de los beneficios a que se refiere el párrafo anterior, será preciso solicitarlo de la Dirección General en el término de un mes, a partir de la aprobación del nombramiento por las Cortes Españolas o por el Organismo de que se trate, y en otro caso se entenderá que renuncia a ellos, quedando en situación de excedencia voluntaria y declarándose la vacante, que se proveerá en el concurso correspondiente.

Artículo 542.– La jubilación voluntaria de los Registradores que hubiesen cumplido sesenta y cinco años de edad se solicitará mediante instancia dirigida al Ministro de Justicia, por conducto de la Dirección General.

La jubilación forzosa por haber cumplido el Registrador setenta años de edad se declarará dentro de los ocho días siguientes a la fecha en que se cumplan. En la Orden de jubilación se expresará el número que en el Escalafón tenga el jubilado en dicha fecha.

También procederá la jubilación cuando, a propuesta de la Junta de aptitud correspondiente, el Ministro de Justicia la decretare, previo acuerdo del Gobierno.

Artículo 543.– El Registrador que desee obtener su jubilación por imposibilidad física presentará su solicitud al Presidente de la Audiencia, tramitándose el expediente con arreglo a lo dispuesto en la legislación de Clases Pasivas.

La Dirección General y los Presidentes de las Audiencias ordenarán la instrucción del expediente de jubilación cuando haya motivos para suponer que algún Registrador está imposibilitado para el ejercicio del cargo, observándose en tal caso los trámites establecidos en el párrafo precedente.

Artículo 544.– Los Registradores jubilados por imposibilidad física podrán volver al servicio si ésta desapareciere, a cuyo efecto se instruirá un expediente análogo al establecido en el artículo anterior para demostrar que el jubilado se halla en disposición de volver a desempeñar el cargo. Cuando así se acordare, reingresará en el servicio activo, solicitando vacantes en concurso ordinario.

Los funcionarios a quienes se refiere el párrafo anterior estarán considerados como excedentes durante el tiempo de la jubilación, cualquiera que sea la fecha en que ésta haya sido acordada.

Artículo 545.– Conforme al artículo 291 de la Ley, a todos los efectos de derechos pasivos, los doce primeros números del Escalafón del Cuerpo de Registradores de la Propiedad se entenderá que tienen como sueldo regulador el mayor que corresponda a Magistrados de término.

PERMUTAS

Artículo 546.– Los Registradores que deseen permutar sus destinos, conforme al artículo 286 de la Ley, deberán solicitarlo en instancia dirigida al Ministro de Justicia por conducto de la Dirección General, expresando la causa en que funden su petición y acompañando los documentos o pruebas que la justifiquen. La Dirección podrá requerir el informe de los Registradores que tuvieren números intermedios entre los dos solicitantes y elevará el expediente, con su propuesta, al Ministro de Justicia para la resolución que proceda, siendo en todo caso potestativa la concesión de la permuta.

No se dará curso a las solicitudes de permuta si los interesados no se hubieran posesionado de sus respectivos Registros.

Artículo 547.– Para apreciar los rendimientos de los Registros que se pretendan permutar, sólo se tendrán en cuenta los productos totales obtenidos en los mismos por operaciones de Registro y de liquidación del Impuesto de Derechos reales, según los datos estadísticos, del último quinquenio, que consten en los libros oficiales obrantes en los respectivos Registros y entendiéndose que el quinquenio termina en el último día del año anterior al en que se promueva la permuta.

Para determinar si entre los productos de ambos Registros en dicho quinquenio hay una diferencia mayor o menor que la cuarta parte que fija el artículo 286 de la Ley, se tendrá en cuenta el de menores rendimientos.

LICENCIAS

Artículo 548.– Los Registradores residirán en la capital del registro, y sólo podrán ausentarse de ella en los días no feriados y durante las horas de oficina, cuando hubieren obtenido licencia de la Dirección, prórroga del Ministro de Justicia o nombramiento para desempeñar alguna comisión o agregación de las autorizadas por la Ley o por este Reglamento.

Las ausencias para la entrega de fondos recaudados por el Impuesto de Derechos reales o por otra justa causa se ajustarán estrictamente a lo dispuesto en el caso 1º del artículo 288 LH. Las ausencias por justa causa no excederán de ocho días, y durante el año no se podrán utilizar más de cuatro.

Artículo 549.– a) La solicitud de licencia se elevará directamente a la Dirección General y en la instancia se hará constar el estado del Registro, las veces y el tiempo que el titular se haya ausentado por justa causa durante el año y el motivo de la licencia, así como el nombre del Registrador accidental.

Cuando el solicitante de la licencia no tenga Registrador accidental dispuesto a sustituirle, en la propia solicitud de licencia pedirá al centro directivo la designación del mismo.

b) La licencia tendrá la duración ordinaria de un mes, en cada año, por vacaciones u otro motivo.

c) La concesión de la licencia se comunicará al Registrador y éste podrá comenzar a usarla, desde que tenga conocimiento de la misma, aunque no haya recibido la notificación.

La licencia que no empiece a usarse dentro de los treinta días hábiles siguientes a la notificación de su concesión quedará sin efecto.

Los Registradores podrán interrumpir el uso de la licencia hasta tres veces, reintegrándose al ejercicio del cargo y proseguir después el disfrute de aquélla, con tal de que cada una de las interrupciones no exceda de la

mitad del plazo concedido, comunicando a la Dirección los días en que se interrumpa el uso de la licencia y en que la reanuden.

d) El uso de la licencia faculta al Registrador para no asistir a la Oficina, pero sin que le impida hacerlo y realizar las funciones propias de su cargo.

El Registrador antes de comenzar el ejercicio de la licencia deberá comunicar a la Dirección General, el nombre del Registrador accidental por él designado y que éste presta la conformidad para serlo a partir del día en que comenzará el uso de la licencia.

Del propio modo comunicarán a la Dirección la fecha en la que cesen en el uso de la licencia, y el cese del Registrador accidental.

Las comunicaciones a la Dirección General podrán realizarse por correo, telegrama o telecopia.

e) La licencia de un mes concedida por la Dirección General, podrá ser ampliada por la misma, por otro mes más, cuando se alegue y exista, a juicio de ella, justa causa, pudiendo solicitarse y obtenerse, en su caso, al mismo tiempo que la licencia ordinaria.

La licencia que haya alcanzado por ampliación la duración máxima, podrá prorrogarse por el Ministro de Justicia, cuando exista justa causa, siempre que se solicite antes de su expiración.

La ampliación y prórrogas de licencia se entenderán concedidas tácitamente si no fuesen denegadas expresamente en el plazo de cinco días y no será precisa comunicación alguna sobre el comienzo de su uso.

f) La Dirección General podrá conceder una licencia especial por enfermedad o accidente. A la solicitud de la licencia se acompañarán los certificados y documentos precisos que acrediten la existencia de la enfermedad o accidente.

La Dirección puede fijar al conceder la licencia, o posteriormente, los plazos o términos dentro de los cuales hayan de presentarse partes o certificados acreditativos de la evolución de la enfermedad.

Estas licencias podrán ser prorrogadas por la Dirección General.

Si esta situación de enfermedad o accidente se diera al término de un concurso en el que hubiera participado el Registrador enfermo o accidentado quedará prorrogado, en los términos de la licencia, el plazo para la toma de posesión del nuevo Registro, continuando a su frente mientras tanto el

interino. Del Registro del titular accidentado o enfermo se hará cargo el Registrador accidental.

g) Las Registradoras tendrán derecho, en los supuestos de embarazo y maternidad, a licencia especial por el plazo de dos meses, con aplicación en cuanto al Registrador accidental de lo dispuesto en este capítulo.

Artículo 550.– Si un Registrador debe ausentarse del Registro en cumplimiento de deberes colegiales o por imposibilidad transitoria e imprevista, y durante esta situación fuera necesario sustituirle en alguna actuación concreta inaplazable, será sustituido por el Registrador accidental que tuviere designado, con la conformidad de éste, o en su defecto, el que corresponda con arreglo al cuadro de sustituciones, debiendo comunicar uno u otro Registrador por telefax o correo electrónico a la Dirección General y al Decano Territorial o Autonómico correspondiente el motivo de la sustitución, el nombre del Registrador accidental y que éste ha prestado su conformidad. El Decano Territorial o Autonómico lo comunicará al Decano Presidente del Colegio de Registradores y a la Dirección General.

En los supuestos reglamentarios de ausencia por justa causa a que se refiere el artículo 548 el Registrador deberá participar a la Dirección General de los Registros y del Notariado la fecha en que se ausente, indicando el nombre del Registrador accidental por él designado y que éste ha prestado su conformidad.

Al finalizar la ausencia, el Registrador que se haga cargo de nuevo del Registro deberá comunicar la fecha de terminación de la ausencia y el cese del Registrador accidental al órgano al que hubiera participado la ausencia.

En todos los casos a que se refiere este artículo, junto con la certificación semestral, y en el escrito aparte previsto en el párrafo 2º del artículo 472 del Reglamento Hipotecario, se harán constar los días o los supuestos concretos en los que se produjo la sustitución, nombre del Registrador accidental que lo hizo, y el motivo o circunstancias que dieron lugar a la sustitución.

Artículo 551.– En el supuesto de que estando el Registrador ausente del Registro en uso de licencia o ausencia reglamentarias se imposibilitase para volver al Registro dentro del plazo de aquéllas, lo pondrá inmediata-

mente en conocimiento del Registrador accidental y de la Dirección General, acompañando a ésta el documento que lo justifique.

La Dirección comprobará la certeza de la causa alegada y resolverá lo que proceda.

En todo caso, el Registrador accidental continuará en su función hasta que se decida lo procedente.

Artículo 552.– La Dirección General de los Registros y del Notariado podrá nombrar en Comisión de Servicio a Registradores de la Propiedad en activo:

a) Para desempeñar las comisiones que se les encomienden en relación con los servicios propios de dicho centro directivo.

b) Para prestar algún trabajo determinado en algún Ministerio u Organismo público.

c) Para realizar estudios y proyectos de especialización a instancia de la Junta de Gobierno del Colegio de Registradores.

La Comisión se concederá por la Dirección General de los Registros y del Notariado por el tiempo que proceda, según la naturaleza del trabajo encomendado, pudiendo ser prorrogada en atención a las circunstancias.

El Registrador designado en Comisión se considerará en activo a todos los efectos legales y reglamentarios, debiendo nombrar Registrador accidental, bien con carácter ocasional, o bien con carácter permanente.

Los miembros de la Junta de Gobierno del Colegio de Registradores se considerarán en Comisión de Servicio durante el tiempo de su mandato, debiendo nombrar Registrador accidental, bien con carácter ocasional, o bien con carácter permanente.

Los Registradores que ocupen cargos públicos que fuesen compatibles con su condición de tales con arreglo a las Leyes, podrán solicitar de la Dirección General de los Registros y del Notariado la asimilación de su situación a la de Registradores en Comisión de Servicio, con Registrador accidental ocasional o permanente.

Si el cargo fuese incompatible o, aun no siéndolo, no se solicitase la declaración de asimilación prevista en el párrafo anterior, se declarará al interesado en situación de excedencia por servicios especiales con reserva de plaza, procediéndose por la Dirección General al nombramiento de Re-

gistrador accidental permanente, a quien corresponderán la totalidad de los honorarios que se devenguen.

Artículo 553.– En todos los casos en que el Registrador pueda ausentarse por licencia u otra causa cualquiera, será Registrador accidental el que designe entre los de la misma capitalidad del Registro, de la misma Provincia o de Distritos Registrales pertenecientes a Provincias limítrofes, con la conformidad del mismo. En su defecto será designado por la Dirección General, el que corresponda según el cuadro de sustituciones, o fuera del mismo, de acuerdo con lo previsto en este reglamento.

Podrán ser designados varios Registradores accidentales simultáneamente para que desempeñen la función simultánea o sucesivamente.

El Registrador accidental desempeñará bajo su responsabilidad las funciones del Registrador titular respecto de las actuaciones que le incumban, con arreglo a las siguientes reglas:

a) Su actuación no precisa de posesión, ni levantar acta de la misma, o de su cese.

b) Se entenderá que se hallan en ejercicio de su función cuando estuvieren en el Registro del titular al que sustituyan.

c) El Registrador accidental no puede llevar a efecto alteraciones en el régimen del personal de la Oficina, ni de su organización, sin el consentimiento de su titular.

Si en los supuestos previstos en los artículos 549 f) y 552 de este reglamento es previsible que el Registrador accidental deba desempeñar dicha función con cierta continuidad y permanencia, el Registrador titular o, por imposibilidad de éste, la Dirección General de los Registros y del Notariado, podrá facultar con carácter general al Registrador accidental para que realice las alteraciones necesarias en el régimen del personal de la Oficina y en su organización.

d) Serán de aplicación al Registrador accidental las normas de actuación del Registrador interino, en cuanto no se opongan a lo establecido en este reglamento.

e) El Registrador accidental que en los supuestos de los párrafos e), f) y g) del artículo 549 de este reglamento desempeñe su función por más de treinta días naturales, percibirá, a falta de convenio con el titular, el 40

por 100 de los ingresos líquidos que corresponderían al titular durante el período de duración de la sustitución.

En los casos de comisión de servicio o por ser el titular miembro de la Junta de Gobierno del Colegio, el Registrador accidental designado con carácter no ocasional percibirá a falta de convenio, el 20 por 100 de los ingresos antes señalados. Esta misma retribución corresponderá al interino de los Notarios y Registradores adscritos a la Dirección General de los Registros y del Notariado, rigiéndose en lo demás por lo dispuesto en este artículo para los Registradores accidentales.

Artículo 554.– Cuando el Registrador por circunstancias extraordinarias, como enfermedad o accidente, no transitorias o pasajeras, distintas de las previstas en el artículo 550, se viere impedido para atender la Oficina y solicitar la licencia del artículo 549 f), el mismo, por sí o por medio de un empleado o familiar lo pondrá en conocimiento telemática o telegráficamente de la Dirección General, así como del Registrador al que corresponda la sustitución conforme al cuadro de sustituciones si, en cuanto a éste, la sede del Registro que desempeñe radica en otra población, o por cualquier otro medio si fuere la misma, debiendo éste hacerse cargo de la Oficina del Registrador imposibilitado inmediatamente como accidental. Si no se hubiere hecho la comunicación a la Dirección General, deberá hacerla el propio Registrador accidental así designado.

El Registrador en quien haya concurrido la imposibilidad, en cuanto le sea posible, deberá acreditarla, todo ello sin perjuicio de que la Dirección General pueda conceder licencia por enfermedad.

EMPLEADOS DEL REGISTRADOR

Artículo 555.– Los Registradores podrán proponer conforme al artículo 292 de la Ley, de entre los empleados del mismo Registro o de persona de su confianza, el nombramiento de quien firme las diligencias de cierre del Diario correspondientes a los documentos presentados por el Registrador. Dicha persona, que deberá ser español y mayor de edad, no podrá ser deudora al Estado o a fondos públicos, ni estar procesada criminalmente o condenada por delito doloso, siendo incompatible con cualquier empleo o cargo público.

Los Registradores propietarios podrán proponer la persona que estimen adecuada luego que hayan tomado posesión de su destino.

La persona a la que se refiere este artículo sólo podrá firmar las diligencias de cierre del Libro Diario, y únicamente en los casos de licencia o ausencia por justa causa, en los de vacante o imposibilidad legal o reglamentaria del Registrador.

Artículo 556.– El Registrador accidental no podrá por sí solo destituir a la persona designada conforme al artículo anterior, quien seguirá actuando bajo la responsabilidad del Registrador titular.

Si dicha persona se imposibilitare o falleciere, el Registrador accidental podrá designar a otra, hasta que el Registrador titular vuelva a encargarse del Registro. La persona así nombrada cesará cuando se reintegre el Registrador titular. De la misma forma se procederá cuando no hubiera persona designada.

Artículo 557.– La persona nombrada conforme a los artículos 555 y 556 que no forme parte del personal auxiliar de la oficina tendrá derecho a la retribución que señale la normativa laboral vigente.

Artículo 558.– El Registrador tendrá en su despacho los empleados que necesite, los cuales desempeñarán los trabajos que les encomiende, bajo la exclusiva responsabilidad de aquél y siempre bajo el régimen jurídico de relación laboral.

OTROS OFICIALES

Artículo 559.– La relación del Registrador con sus empleados se regirá por las normas contenidas en el convenio colectivo del personal auxiliar de los Registradores y, en su defecto o en lo no previsto en él, por la legislación laboral aplicable con carácter general.

SECCIÓN 3ª
DEL COLEGIO DE REGISTRADORES DE LA PROPIEDAD Y MERCANTILES DE ESPAÑA

Artículo 560.– El Colegio de Registradores de la Propiedad y Mercantiles de España, que podrá utilizar la denominación abreviada de «Colegio

de Registradores», es una Corporación de Derecho Público, amparada por la Ley y reconocida por el Estado, con personalidad jurídica propia y plena capacidad. Gozará de autonomía para el cumplimiento de sus fines. Tiene competencia sobre sus colegiados en todo el territorio nacional, que será ejercida directamente por la Junta de Gobierno, o a través de los demás órganos colegiales.

Como Corporación encargada de velar por el buen funcionamiento de la función pública registral, el Colegio queda subordinado jerárquicamente al Ministro de Justicia y a la Dirección General de los Registros y del Notariado y sometido a su alta inspección, pudiendo ejercer además de sus funciones propias, las que ésta le encomiende.

Artículo 561.– El Colegio de Registradores de la Propiedad y Mercantiles de España, se rige por lo dispuesto en la Ley Hipotecaria, por la Ley de Colegios Profesionales y por sus Estatutos Generales.

Artículo 562.– El Colegio de Registradores tiene el tratamiento de Ilustre y su domicilio en Madrid.

La organización y servicios del Colegio de Registradores, así como los medios económicos para cumplirlos, se ajustarán a lo dispuesto en sus Estatutos Generales, aprobados por el Gobierno, a propuesta del Colegio a través de la Dirección General de los Registros y del Notariado.

TÍTULO XII
DE LA RESPONSABILIDAD DISCIPLINARIA DE LOS REGISTRADORES

Artículos 563.– Los Registradores de la Propiedad estarán sujetos a responsabilidad disciplinaria, conforme a lo establecido en la Ley Hipotecaria, en este reglamento, y supletoriamente, en el régimen general de la función pública.

Dicha responsabilidad sólo podrá ser exigida en el procedimiento regulado en este título.

Artículo 564.– Las faltas cometidas por los Registradores en el ejercicio de su cargo podrán ser muy graves, graves y leves.

Las faltas muy graves prescribirán a los cinco años, las graves al año y las leves a los dos meses.

El plazo de prescripción comenzará a contarse desde que la falta se hubiere cometido, o desde la conclusión de la causa penal, cuando el hecho que la motivare pudiere ser objeto de sanción disciplinaria.

La prescripción se interrumpirá por la iniciación del expediente disciplinario o de la información reservada notificada al interesado, volviendo a correr el plazo si el expediente permanece paralizado durante más de seis meses por causa no imputable al Registrador sujeto al mismo.

Artículo 565.– Son faltas muy graves:

1ª) El abandono del servicio.

2ª) La inasistencia injustificada y continuada a la oficina registral, durante más de diez días.

3ª) La percepción de derechos arancelarios sobre valores distintos a los legalmente establecidos, cuando haya intervenido dolo o culpa grave.

4ª) La infracción de las incompatibilidades establecidas en la legislación general de funcionarios.

5ª) Los enfrentamientos graves y reiterados, por causas imputables al Registrador, con las autoridades del distrito hipotecario.

6ª) El incumplimiento reiterado de los deberes reglamentarios, con grave menoscabo para la función.

7ª) La comisión de una falta grave, cuando hubiere sido anteriormente sancionado por otras dos faltas graves o muy graves dentro del período de un año.

Artículo 566.– Son faltas graves:

1ª) La desobediencia a los superiores jerárquicos.

2ª) La falta de respeto a los superiores jerárquicos, en su presencia, en escrito que se les dirija o con publicidad.

3ª) La grave desconsideración en el desempeño de la función con los compañeros, con los empleados o con el público.

4ª) La inasistencia injustificada y continuada a la oficina registral durante más de tres días.

5ª) El incumplimiento grave y reiterado de la obligación de atención al público en las horas determinadas.

6ª) El incumplimiento grave y reiterado de las obligaciones que incumben al Registrador, cuando ello no constituya falta muy grave.

7ª) La percepción indebida de honorarios que no constituye falta muy grave.

Artículo 567.– Son faltas leves, siempre que no constituyan faltas graves o muy graves:

1ª) La falta injustificada de asistencia a la oficina registral.

2ª) El incumplimiento injustificado del horario al público.

3ª) La incorrección con los superiores, compañeros, empleados o con el público.

4ª) El incumplimiento o morosidad de los deberes oficiales con el servicio mutualista.

Artículo 568.– Por razón de las faltas tipificadas en este reglamento podrán imponerse las siguientes sanciones:

a) Apercibimiento.

b) Multa de hasta 250.000 pesetas.

c) Suspensión del derecho de licencia por vacaciones durante un plazo máximo de diez meses.

d) Suspensión del derecho de traslado voluntario durante un plazo máximo de tres años.

e) Suspensión en el ejercicio de funciones hasta un máximo de cinco años.

f) Postergación, si es posible, de 125 puestos en el escalafón y por un período mínimo de tres años y máximo de seis.

g) Traslación forzosa.

h) Separación.

No se considerarán sanciones disciplinarias los apercibimientos y advertencias formulados por la Autoridad que resuelva recursos gubernativos contra las calificaciones de los Registradores.

Artículo 569.– Las faltas leves sólo podrán sancionarse con apercibimiento y multa; las graves, con suspensión del derecho de licencia, del derecho de traslado voluntario y con suspensión del ejercicio de funciones hasta un año, y las muy graves con postergación, traslación forzosa, suspensión en el ejercicio de funciones hasta cinco años y separación.

Las sanciones impuestas por faltas muy graves prescribirán a los cuatro años; las impuestas por faltas graves, a los dos años, y las impuestas por faltas leves, a los cuatro meses.

El plazo de prescripción comenzará a contarse desde el día siguiente a aquel en que adquiera firmeza la Resolución por la que se impone la sanción, o desde que se quebrantase el cumplimiento de la sanción, si hubiere comenzado.

Artículo 570.– Son órganos competentes para la imposición de las sanciones disciplinarias:

1º) El Ministro de Justicia, para la imposición de las sanciones de postergación en la carrera, suspensión de funciones superior a un año, traslación forzosa y separación. De conformidad con lo dispuesto en el artículo 289 de la Ley Hipotecaria, la separación o la traslación forzosa de un Registrador irán precedidas del dictamen del Consejo de Estado. Corresponderá la Resolución al Consejo de Ministros cuando, en estos supuestos, el Ministro de Justicia disienta del parecer del Consejo de Estado.

El Ministro, cuando le sea elevado un expediente disciplinario por la Dirección General proponiendo las sanciones previstas en el párrafo anterior podrá en su decisión variar la calificación de los hechos e imponer cualquiera de las otras sanciones previstas en el artículo anterior.

2º) La Dirección General de los Registros y del Notariado, para la imposición del resto de las sanciones enumeradas en el artículo 568.

3º) El Colegio de Registradores, a través de la Junta de Gobierno, para imponer las sanciones de apercibimiento y multa de hasta 250.000 pesetas.

Artículo 571.– No se podrán imponer las sanciones previstas en este Reglamento, sino en virtud de expediente instruido al efecto, con arreglo al procedimiento regulado en el mismo.

Artículo 572.– El procedimiento se iniciará de oficio por acuerdo del órgano competente, bien por propia iniciativa, bien por orden o petición razonada de otro órgano, bien por denuncia. Son órganos competentes para la instrucción del expediente la Dirección General de los Registros

y del Notariado y la Junta de Gobierno del Colegio de Registradores de la Propiedad y Mercantiles de España.

La Junta de Gobierno del Colegio de Registradores está obligada a poner en conocimiento inmediato de la Dirección General los expedientes que inicie y también los hechos constitutivos de infracciones disciplinarias de que tuviere conocimiento y cuya sanción estime deba ser competencia de dicha Dirección.

Podrá acordarse previamente la realización de una información reservada. Sólo los hechos recogidos como falta pueden dar lugar a la apertura de expediente.

Artículo 573.– En el acuerdo de incoación del procedimiento se nombrará Instructor, y cuando la complejidad o trascendencia de los hechos a investigar lo exijan, también Secretario.

Uno y otro nombramiento habrán de recaer en Registradores de la Propiedad con quince años de antigüedad en el Cuerpo.

Si el acuerdo de incoación lo adoptase la Dirección General de los Registros y del Notariado, podrá nombrarse para tal fin a un Registrador adscrito a ella.

La incoación del expediente, con el nombramiento del Instrucción y Secretario, se notificará al Registrador afectado así como a los designados para ostentar dichos cargos.

De iniciarse el procedimiento en virtud de denuncia, el acuerdo deberá también comunicarse al firmante de la misma.

Artículo 574.– La Dirección General o el Colegio de Registradores podrán adoptar las medidas provisionales que estimen oportunas para asegurar el correcto funcionamiento del Registro correspondiente. En este segundo caso, el Colegio comunicará a la Dirección General dichas medidas.

La suspensión provisional de funciones sólo podrá acordarse por la Dirección General de los Registros y del Notariado, por sí o a instancia de la Junta de Gobierno del Colegio de Registradores, cuando aparezcan indicios racionales de la comisión de una falta muy grave y lo reclame imperativamente la conveniencia del servicio. Su duración no podrá exceder de seis meses, salvo caso de paralización del expediente por causa imputable al expedientado.

La Dirección General podrá disponer la suspensión provisionalmente de los Registradores sometidos a procesamiento cuando lo impongan las necesidades del servicio. La suspensión podrá prolongarse durante todo el proceso.

La suspensión provisional dará lugar al nombramiento del Registrador accidental, el cual percibirá, a falta de acuerdo, el 40 por 100 de los ingresos líquidos que corresponderían al titular.

Artículo 575.– Serán de aplicación al Instructor y al Secretario las normas relativas a la abstención y recusación establecidas en la legislación general administrativa.

La abstención será aducida por el nombrado en cuanto conozca la causa que la motiva.

La recusación podrá ejercitarse desde el momento en que el sujeto a expediente tenga conocimiento de quienes sean el Instructor y el Secretario.

La abstención y la recusación se plantearán ante el órgano actuante que, previos los informes y comprobaciones oportunas, resolverá en el término de tres días.

Contra la resolución no cabe recurso alguno, sin perjuicio de alegar la causa de recusación al formalizar la pertinente impugnación contra el acto que concluya el procedimiento.

Artículo 576.– El Instructor ordenará la práctica de cuantas diligencias sean adecuadas para la determinación y comprobación de las responsabilidades susceptibles de sanción.

En todo caso y como primeras actuaciones, solicitará la ratificación del denunciante, si lo hubiere, en el supuesto de no haberla efectuado ante el órgano que ordenó la incoación del expediente; recibirá declaración, verbal o escrita, al inculpado, y realizará cuantas diligencias se deduzcan de la comunicación o denuncia que motiva el expediente y de lo que el interesado hubiere alegado en su declaración.

Artículo 577.– A la vista de las actuaciones practicadas y en el plazo no superior a un mes, contados desde la incoación del procedimiento, que podrá ser ampliado en otro mes por el propio Instructor en resolución mo-

tivada cuando las circunstancias así lo exijan, dicho Instructor formulará el correspondiente pliego de cargos, comprendiendo en el mismo los hechos imputados con expresión, en su caso, de la falta presuntamente cometida y de las sanciones que pudieran ser de aplicación.

El pliego de cargos deberá redactarse de un modo claro y preciso, en párrafos separados y numerados por cada uno de los hechos constitutivos de faltas e imputados al Registrador, y en el mismo se deberá proponer, a la vista del resultado de las actuaciones practicadas, el mantenimiento o levantamiento de las medidas provisionales que, en su caso, se hubieran adoptado.

El pliego de cargos se notificará al inculpado para que pueda contestarlo en diez días con las alegaciones que considere conveniente a su defensa y con la aportación de cuantos documentos estime de interés, pudiendo en este trámite solicitar, si lo estima conveniente, la práctica de las pruebas que crea necesarias.

Artículo 578.– Contestado el pliego, o transcurrido el plazo concedido para efectuarlo, el Instructor podrá acordar la práctica de las pruebas solicitadas que juzgue oportunas, así como la de todas aquellas que considere pertinentes, para cuya práctica se dispondrá el plazo de un mes.

Si denegare la admisión y práctica de determinadas pruebas, tal denegación deberá ser motivada, sin que contra esta resolución quepa recurso alguno.

Los hechos relevantes para la decisión del procedimiento podrán acreditarse por cualquier medio de prueba admisible en derecho.

Para la práctica de las pruebas propuestas así como para las de oficio que se acuerden, cuando se estime oportuno, se notificará al Registrador expedientado con tres días de antelación el lugar, fecha y hora en que deberá realizarse, debiendo incorporarse al expediente la constancia de la recepción de la notificación.

La intervención del Instructor en todas y cada una de las pruebas practicadas es esencial, sin que pueda ser suplida por la del Secretario, sin perjuicio de que el Instructor pueda interesar la práctica de otras diligencias de cualquier entidad u organismo.

Artículo 579.– Cumplimentadas las diligencias referidas se dará vista del expediente al inculpado con carácter inmediato para que en el plazo de diez días alegue lo que estime pertinente a su defensa, facilitándole, cuando lo pida, copia completa del expediente.

Artículo 580.– El Instructor formulará dentro de los diez días siguientes la propuesta de resolución en la que se fijarán los hechos, motivando, en su caso, la denegación de las pruebas propuestas por el inculpado, y hará la valoración jurídica de los mismos para determinar la falta que se estime cometida y la responsabilidad del Registrador, así como la sanción a imponer si procede.

La propuesta de resolución se notificará por el Instructor al interesado para que, en el plazo de diez días, pueda alegar ante el mismo cuanto considere en su defensa.

El órgano competente para dictar la resolución no queda vinculado por la propuesta del Instructor, que podrá aceptar, reducir o ampliar, así como devolverle el expediente para que comprenda otros hechos en el pliego de cargos o complete la instrucción de aquél, con notificación al interesado.

Artículo 581.– Formuladas por el inculpado las alegaciones a las que se refiere el párrafo segundo del artículo anterior o transcurrido el plazo sin alegación alguna, se remitirá con carácter inmediato el expediente completo a la Dirección General o a la Junta de Gobierno, según el órgano que lo hubiere iniciado, quien procederá, según corresponda, bien a dictar la resolución oportuna, bien a remitir el expediente al órgano superior si no fuera competente para la imposición de la sanción, bien a ordenar al Instructor la práctica de las diligencias que considere necesarias en un plazo que no podrá exceder de dos meses.

En el supuesto de que se devuelva el expediente para la práctica de diligencias, se llevarán a efecto por el Instructor y antes de remitir de nuevo el expediente, dará vista de lo actuado al Registrador inculpado para que en el plazo de diez días alegue cuanto estime pertinente.

Cuando el procedimiento sancionador se prolongue por más de seis meses, el Instructor deberá dar cuenta a la Dirección General, mensualmente, del estado de la tramitación del expediente y de las circunstancias que justifiquen su prolongación.

Artículo 582.– La resolución final, que decidirá todas las cuestiones planteadas en el expediente, deberá adoptarse en el plazo de treinta días, contados desde que se hubieren unido a aquél los documentos y actuaciones precisas para fundar la decisión.

La resolución habrá de ser motivada y en ella no se podrá aceptar hechos distintos de los que sirvieron de base al pliego de cargos y a la propuesta de resolución, sin perjuicio de su distinta valoración jurídica.

Si el órgano competente para resolver, variase la tipificación de los hechos realizada por el Instructor, lo notificará al inculpado en el mismo plazo que tendría para resolver, el cual podrá alegar en el plazo de quince días lo que estime oportuno. Transcurrido dicho plazo, el órgano competente resolverá lo que proceda.

Deberá determinarse con toda precisión la falta que se estime cometida, señalando los preceptos en que aparezca recogida la clase de falta, el Registrador responsable y la sanción que se impone, haciendo expresa declaración en orden a las medidas provisionales adoptadas durante la tramitación del procedimiento.

El órgano superior que conociere del expediente instruido será competente para imponer las sanciones reconocidas en las normas precedente como competencia de órganos inferiores.

Si la resolución estimare la inexistencia de falta hará las declaraciones pertinentes en orden a las medidas provisionales.

La resolución deberá ser notificada al inculpado, con expresión de los recursos que quepan contra la misma, el órgano ante el que han de presentarse y plazos para interponerlos.

Si el procedimiento se inició como consecuencia de denuncia, la resolución deberá ser notificada al firmante de la misma.

Artículo 583.– Las sanciones se ejecutarán según los términos de la resolución en que se impongan, y en el plazo máximo de dos meses, salvo que, por causas justificadas se establezca otro distinto.

El órgano competente para resolver podrá acordar de oficio o a instancia del interesado, la suspensión temporal de la ejecución de la sanción por tiempo inferior al de su prescripción, siempre que mediare causa fundada para ello.

La sanción de traslación forzosa se llevará a efecto comunicando al Registrador su cese inmediato en el Registro que se hallare sirviendo. El Registrador deberá concursar en los inmediatos concursos solicitando todas las plazas vacantes hasta que obtenga una, siendo considerado, a estos solos efectos y en los términos de la resolución sancionadora, postergado en no menos de ciento veinticinco ni en más de doscientos cincuenta puestos del escalafón.

La sanción de suspensión de funciones, así como la de traslación forzosa, se ejecutarán notificando su cese al Registrador sancionado y designando al mismo tiempo al Registrador que haya de desempeñar el Registro durante el tiempo de la suspensión, con arreglo al régimen de interinidades.

El Registrador separado causará baja en el escalafón y perderá todos los derechos, excepto los derivados de la previsión colegial y los de jubilación o pensión, en los casos en que legalmente deba conservarlos.

Las sanciones disciplinarias que se impongan a los Registradores se anotarán en su expediente personal, con indicación de las faltas que las motivaron.

Transcurrido uno, dos o cuatro desde el cumplimiento de la sanción, según se trate de faltas leves o graves o muy graves no sancionadas con la separación quedarán canceladas dichas anotaciones, salvo que en el indicado tiempo el interesado hubiere dado lugar a nuevo procedimiento que termine con la imposición de sanción.

La cancelación borrará el antecedente a todos los efectos.

Artículo 584.– Los acuerdos imponiendo sanciones en expedientes de responsabilidad disciplinaria, serán recurribles en única instancia, en el plazo de un mes, contado desde su notificación, ante los siguientes órganos:

a) Los adoptados por la Junta de Gobierno, ante la Dirección General de los Registros y del Notariado.

b) Los adoptados por la Dirección General de los Registros y del Notariado, ante el Ministro de Justicia.

Las resoluciones del Ministro de Justicia y las que en vía de recurso dicte la Dirección General de los Registros agotan la vía administrativa.

TÍTULO XIII
DE LOS DOCUMENTOS NO INSCRITOS

Artículo 585.– La inadmisión de documentos o escrituras a que se refiere el artículo 313 de la Ley se decretará inmediatamente por los Juzgados y Tribunales y los Consejos y Oficinas del Estado cuando la presentación de aquéllos tenga por objeto hacer efectivo, en perjuicio de tercero, un derecho que debió ser inscrito.

A tal fin, se devolverá el documento a quien lo hubiere presentado y se suspenderá, en su caso, el curso de la demanda, reclamación o expediente hasta que se vuelva a presentar con nota de haberse tomado razón del mismo en el correspondiente Registro.

Artículo 586.– Cuando el objeto de la presentación no afecte a tercero, podrá admitirse la escritura o documento de que no se haya tomado razón en el Registro, siempre que no constare que la finca o derecho a que se refiere hubieren tenido acceso al Registro.

La parte a quien perjudique la admisión podrá oponerse a la misma justificando que la finca o derecho de que se trate figuran inscritos en el Registro. Justificado este extremo, se devolverá el documento indebidamente admitido a quien lo hubiere presentado para que se tome razón del mismo en el Registro en el término prudencial que al efecto se le señale y, si no volviere a presentarle o lo presentare sin la expresada toma de razón, se tendrá por no visto.

Artículo 587.– Se entenderá que de un documento o escritura se ha tomado razón en el Registro cuando la finca o derecho comprendido en el mismo hayan producido en el Registro el asiento que, según su naturaleza, sea legalmente procedente.

Artículo 588.– Será bastante para acreditar la toma de razón la correspondiente nota del Registro extendida al pie del documento y, en su defecto, la certificación expedida por el Registrador.

El no acceso de la finca o derecho al Registro deberá acreditarse, cuando haya lugar a ello, con la correspondiente certificación negativa expedida por dicho funcionario.

TÍTULO XIV
DE LOS HONORARIOS

REGLAS PARA LA APLICACIÓN DEL ARANCEL

Artículo 589.– Los Registradores cobrarán los honorarios por los asientos que hagan en los libros, las certificaciones que expidan y las demás operaciones con sujeción estricta a su Arancel.

Las operaciones que no tengan señalados honorarios en dicho Arancel no devengarán ninguno.

Artículo 590.– Los asientos que se hagan en los Índices y en cualesquiera libros auxiliares que lleven los Registradores no devengarán honorarios.

Artículo 591.– Cuando los asientos del Registro o las certificaciones deban practicarse o expedirse de oficio, no se entenderá que dichas operaciones sean en todo caso gratuitas, a menos que por disposición legal se ordenare expresamente.

Artículo 592.– Derogado.

Artículo 593.– Los honorarios que devenguen los Registradores por los asientos o certificaciones que los Jueces o Tribunales manden extender o librar a consecuencia de los juicios de que conozcan se calificarán, para su exacción y cobro, como las demás costas del mismo juicio.

Cuando declare el Juez o Tribunal infundada la negativa del Registrador a inscribir o anotar definitivamente un título, no estará obligado el interesado a pagar los honorarios correspondientes a la anotación preventiva, y, caso de haberlos pagado, podrá exigir la devolución.

Artículo 594.– Derogado.

Artículo 595.– Cuando se rectificare un asiento por error de cualquier especie cometido por el Registrador, no devengará éste honorarios por el asiento nuevo que extendiere.

Artículo 596.– Derogado.

Artículo 597.– Derogado.

Artículo 598.– La agrupación de varias fincas bajo un solo número devengará los honorarios que correspondan por la agrupación, sin perjuicio de los demás que procedan por los derechos que, en su caso, se inscriban en el mismo asiento.

Esta misma regla se aplicará a las segregaciones.

Artículo 599.– Siempre que hubiera de inscribirse alguna finca en dos o más Registros se devengarán los honorarios en proporción al valor de la parte inscrita en cada Registro, cuando constare, o, en otro caso, a la cabida de la misma.

Artículo 600.– Por todas las operaciones que practiquen los Registradores para el despacho de los mandamientos de embargo, decretados en procedimiento de apremio contra deudores a la Hacienda pública, se percibirán los honorarios señalados en su Arancel.

Artículo 601.– Derogado.

Artículo 602.– Por valor de las fincas que estén gravadas con hipotecas se entenderá el precio por el que se transmitan más el que representen las hipotecas cuando queden subsistentes.

Artículo 603.– El valor de los censos, pensiones y demás gravámenes de naturaleza perpetua, temporal o redimible no se acumulará al precio de transmisión.

Artículo 604.– Cuando la transmisión se verifique a título lucrativo se entenderá disminuido el valor de la finca en el que representen los gravámenes de cualquier clase que tenga.

Artículo 605.– El valor de la nuda propiedad se estimará en el 75 por 100 de la finca o derecho, y el de los derechos de usufructo, uso y habitación, en el 25 por 100.

Artículo 606.– En el contrato de arrendamiento se entenderá como valor el de la suma total que se haya de pagar durante la vigencia del contrato. Si no constare su duración, servirá de base el importe de doce anualidades.

Artículo 607.– En las servidumbres en que no haya determinación de valor, se fijará como tal el 5 por 100 del predio dominante.

Artículo 608.– Cuando para fijar el valor correspondiente a alguna finca o derecho real que se transmita sea necesario computar algún gravamen que los afecte, y afecte, además, a otros bienes, no estando determinada la responsabilidad especial de cada uno de ellos, se presentará una nota, en papel común, en la cual se detallen los bienes todos que estén sujetos al gravamen y el valor de cada uno de ellos, con objeto de que el Registrador haga la cuenta procedente, prorrateando el gravamen. Si no se presentare la nota, podrá prescindir el Registrador del gravamen en cuestión.

Artículo 609.– En los censos que afecten en su totalidad a varias fincas se dividirá el capital del censo por el número de fincas gravadas, y el duplo de la cantidad que resulte servirá de valor para determinar los honorarios en las operaciones de cada una.

Artículo 610.– Derogado.

Artículo 611.– Cuando en la inscripción deban hacerse constar las distintas transmisiones realizadas, por la última transmisión se devengarán los honorarios correspondientes, y por las anteriores el 50 por 100, sin que en ningún caso puedan percibirse los honorarios correspondientes a más de tres transmisiones.

Artículo 612.– Derogado.

Artículo 613.– Derogado.

Artículo 614.– Derogado.

Artículo 615.– En todo caso se podrá proceder a la exacción de dichos honorarios y suplidos por la vía de apremio, pero nunca se detendrá ni denegará la inscripción por falta de pago.

Artículo 616.– Derogado.

Artículo 617.– Para proceder el Registrador al cobro de sus honorarios y cantidades suplidas por impuestos del Timbre, Derechos reales u otros semejantes, por la vía de apremio, según lo dispuesto en el artículo 615, formará la oportuna cuenta con expresión del nombre y apellidos del deudor, clase y fecha de las operaciones verificadas en el Registro por las que se hubiesen devengado los honorarios, importe de éstos y números y reglas del Arancel aplicados y nota detallada de los gastos o cantidades suplidas.

El Registrador presentará escrito al Juez del lugar del Registro que sea competente por razón de la cuantía de la reclamación, acompañando la cuenta expresada en el párrafo anterior, y el Juez respectivo despachará el mandamiento de ejecución, procediéndose en seguida a la exacción por la vía de apremio en la forma prevenida en la Ley de Enjuiciamiento Civil.

Si fueren varias las personas que tuvieren la obligación a que se refiere el párrafo primero del artículo 615, podrán comprenderse todos los créditos en una sola relación, y para determinar la competencia del Juzgado se atenderá al total a que asciendan las cantidades reclamadas.

Cuando se hubiere entablado el procedimiento de apremio para exacción de los honorarios y el interesado no se conformare con la cuenta del Registrador por considerarla excesiva, podrá impugnarla utilizando los recursos establecidos en el artículo siguiente en el plazo de quince días, contados desde la fecha en que se haga el requerimiento de pago, consignando previamente en la Secretaría del Juzgado el importe total de la cantidad reclamada. El Juzgado, una vez consignada la cantidad y justificada la interposición del recurso de impugnación suspenderá el procedimiento de apremio hasta la resolución definitiva de aquél, y acordará después lo que proceda conforme a dicha resolución.

Artículo 618.– La nota sobre determinados extremos a que se refiere el artículo 332 apartados 5 y 6, devengará los honorarios correspondientes

a una sola nota simple, cualquiera que sea el número o extensión de los extremos solicitados.

Artículo 619.– Aun pagados los honorarios, podrán los interesados recurrir ante la Dirección General de los Registros y del Notariado en solicitud de revisión, mientras no transcurra un año de la fecha del pago, siempre que se trate de errores aritméticos o materiales o la minuta no cumpla los requisitos formales exigibles con especificación de conceptos.

TÍTULO XV
DE LA ESTADÍSTICA DE LA PROPIEDAD TERRITORIAL

Artículo 620.– En los Registros de la Propiedad se llevará un libro de estadística con arreglo al modelo oficial.

Artículo 621.– Para la elaboración y publicación de estadísticas los Registradores remitirán periódicamente y por medios informáticos a dicho Índice información individualizada, aunque sin identificación de fincas registrales ni de titulares, de las operaciones inscritas, con referencia a término municipal, naturaleza, estado y superficie de la finca, derecho real, tipo de transmisión o modificación, valor, nacionalidad del titular, datos de las hipotecas y cualquier otro que tenga valor estadístico. De igual forma remitirán la información referente a las anotaciones preventivas practicadas.

Artículo 622.– El tratamiento y publicación de los datos referidos con fines estadísticos corresponde al Colegio de Registradores de la Propiedad y Mercantiles de España bajo la supervisión de la Dirección General de los Registros y del Notariado. El Colegio realizará publicaciones anuales estadísticas.

Artículo 623.– El Colegio de Registradores aportará a los organismos públicos las estadísticas que éstos puedan legalmente recabar.

Artículo 624.– Con los datos aportados por el Colegio de Registradores, la Dirección General de los Registros y del Notariado publicará anual-

mente estadísticas de los asientos, enajenaciones, derechos, hipotecas y anotaciones preventivas practicados en los Registros de la Propiedad.

DISPOSICIONES TRANSITORIAS

Primera.– Con excepción de los casos expresamente prevenidos en el párrafo tercero del artículo 14 de la Ley, las manifestaciones de herencia consignadas en documentos privados sólo podrán inscribirse cuando su fecha fuere fehaciente, con arreglo a lo dispuesto en el artículo 1227 del Código Civil y anterior a 1 de julio de 1945.

En los demás casos podrá solicitarse la anotación preventiva que preceptúa el artículo 46 de la Ley.

Segunda.– En los casos de reinscripción de títulos a consecuencia de haber sido destruido el Registro, se considerará fecha de las menciones, a los efectos de su caducidad, la de la nota de inscripción extendida al pie del documento reinscrito.

Tercera.– En las menciones de legítima practicadas con anterioridad a 1 de julio de 1945, el plazo de cinco años fijado para su impugnación se computará a partir del indicado día.

Cuarta.– La facultad conferida a los herederos o a sus representantes legales y a sus causahabientes por cualquier título en el párrafo 2º número 4º regla B) artículo 15 de la Ley, será aplicable a las herencias causadas con anterioridad a 1 de julio de 1945, cualquiera que sea la fecha de la inscripción.

Quinta.– Podrán efectuarse agrupaciones de fincas inscritas en dominio y en posesión, aun cuando para las segundas no haya transcurrido el plazo de diez años requerido para la conversión en inscripciones de dominio; pero deberá instarse tal conversión así que transcurra dicho plazo.

Sexta.– Los libros provisionales abiertos desde el 18 de julio de 1936 a consecuencia de no haber sido atendidos, por la anormalidad de las circunstancias, los pedidos de libros a la casa concesionaria, que reúnan

análogos requisitos de forma que los suministrados por ésta, podrán convertirse en libros definitivos; pero en todo caso cada Registrador pondrá en conocimiento del Centro directivo el número de éstos, así como la numeración que les corresponda en el Archivo. Su conversión en definitivos se hará constar por diligencia extendida en la portada y suscrita por el Registrador.

Séptima.– En el primer trimestre después de la vigencia de este Reglamento, los Registradores ampliarán sus fianzas, cuando procediere, con arreglo a sus categorías personales. En el mismo plazo se expedirán los correspondientes títulos. No obstante, en los casos de jubilación u otros especiales, podrá anticiparse dicha expedición.

Octava.– La expresión de los cuatro linderos de las fincas preceptuada por el artículo 395 sólo será obligatoria cuando se agoten los folios de los actuales índices.

DISPOSICIONES ADICIONALES

Primera.– En los casos en que este Reglamento establece la intervención del Juez de Primera Instancia, se entenderá que corresponde al Juez Decano cuando existan en la localidad varios Jueces y sin perjuicio de lo dispuesto en los artículos 59 y 430 de la Ley de Enjuiciamiento Civil sobre repartimiento de negocios civiles.

Segunda.– *Derogada por el Real Decreto de 12 noviembre de 1982.*

Tercera.– La nota de afección para responder del Impuesto de Utilidades, ordenada por el Real Decreto de 20 de mayo de 1925, se extenderá por los Registradores aunque no se solicite expresamente por los interesados.

DISPOSICIÓN FINAL

Queda derogado el Reglamento para la ejecución de la Ley Hipotecaria de 6 de agosto de 1915.

Igualmente se entenderán derogados los Decretos, Ordenes y demás disposiciones administrativas que desenvuelvan materias hipotecarias en cuanto se opongan a lo establecido en el presente Reglamento.

ÍNDICE ANALÍTICO

De herederos determinados del deudor, por deudas de ellos, LH, art. 20; RH, art. 166-l°, párr. 2°.
En causa criminal, RH, art. 170.
Por responsabilidades del Registrador, LH, arts. 42 y 309.

ANOTACIÓN DE INCOACIÓN DE EXPEDIENTE DE DISCIPLINA URBANÍSTICA
LH, art. 42.

ANOTACIÓN DE SOLICITUD DE UN DESLINDE DE UN MONTE
LH, art. 45.

ANOTACIÓN DE INCOACIÓN DE UN EXPEDIENTE DE DOMINIO
LH, art. 42; RH, art. 274, i. f.

ANOTACIÓN DE INCOACIÓN DE UN EXPEDIENTE PARA INSCRIBIR EL DERECHO REAL DERIVADO
LH, art. 42; RH, art. 312

ANOTACIÓN DE INCOACIÓN DE UNA EXPROPIACIÓN FORZOSA
LH, art. 42, 47, 48 y 49; 50 a 58, 68 y 87; RH, arts. 147 a 154, 166, 197 y 206.

ANOTACIÓN DE LEGADOS DE RENTAS O PENSIONES
LH, arts. 88 a 91; RH, arts. 154 y 197-4°.

ANOTACIÓN DE PERMISOS MINEROS
RH, art. 62.

ANOTACIÓN DE SECUESTRO
LH, art. 42; RH, arts. 140 y 206-3°.

ANOTACIÓN DE SENTENCIA
LH, art. 42.

ANOTACIÓN DE SOLICITUD DE INMATRICULACIÓN POR CERTIFICACIÓN ADMINISTRATIVA
LH, art. 42; RH, art. 306.

ANOTACIÓN DEL ACREEDOR SOBRE LOS BIENES ADJUDICADOS PARA PAGO DE SU CRÉDITO
LH, arts. 42 y 45; RH, arts. 166-8° y 172.

ANOTACIÓN DE UNA PRESENTACIÓN DE TÍTULOS CONTRADICTORIOS
LH, art. 42; RH, art. 422.

ANOTACIÓN POR DEFECTO SUBSANABLE
LH, arts. 19, 19 bis, 42, 65, 67; RH, arts. 161, 162, 163, 164, 168 y 169.
Plazo de vigencia y de la prórroga, LH, art. 86; RH, art. 204.
Recursos, LH, arts. 322 y 329.
Conversión en inscripción, RH, art. 197.
Improcedencia a pesar del carácter subsanable del defecto, RH, art. 305.

NOTA DE CALIFICACIÓN
LH, arts. 19 bis y 253.

NOTA DE INSCRIPCIÓN
LH art. 257; RH, arts. 359, 429, 439 y 588.

NOTA MARGINAL
LH arts. 15, 141; RH, arts. 13, 15, 23, 45, 48, 50, 56, 88, 95, 107, 163, 188, 189, 198, 206, 209, 298, 313 y 355.

NOTA MARGINAL EN EL ASIENTO DE PRESENTACIÓN
LH, arts. 250, 253 y 255; RH, arts. 422, 427, 429, 434, 435 y 436.

NOTA MARGINAL POR DEFECTO SUBSANABLE
RH, art. 163.

NOTA EN LOS DOCUMENTOS QUE SE DEVUELVEN
RH, arts. 427 y 429.

NOTA SIMPLE INFORMATIVA
LH, arts. 19 bis y 222; RH, art. 332.

NOVACIÓN DE LA OBLIGACIÓN ASEGURADA CON HIPOTECA
LH, art. 144.

NUDA PROPIEDAD
LH, art. 107.

NUEVAS PLANTACIONES
LH, art. 208; RH, art. 308.

NULIDAD DE LAS CANCELACIONES
LH, art. 103.

NULIDAD DE LAS INSCRIPCIONES
LH, arts. 30, 31 y 79; RH, art. 53.

NULIDAD DEL ASIENTO DE PRESENTACIÓN
LH, art. 252.

NULIDAD DEL TÍTULO
LH, art. 79.

NUMERACIÓN DE LAS FINCAS
LH, art. 8; RH, art. 42.

O

OBJETO DEL REGISTRO DE LA PROPIEDAD
LH, art. 1.

OBLIGATORIEDAD DE LA INSCRIPCIÓN
LH, art. 6.

OBRA NUEVA
LH, art. 208; RH, art. 308.

OBSTÁCULOS DEL REGISTRO
LH, arts. 18 y 20; RH, arts. 99 y 100.

OFICINA DEL REGISTRO
RH, art. 357.

OMISIÓN EN LA ESCRITURA
LH, arts. 18 y 22.

S

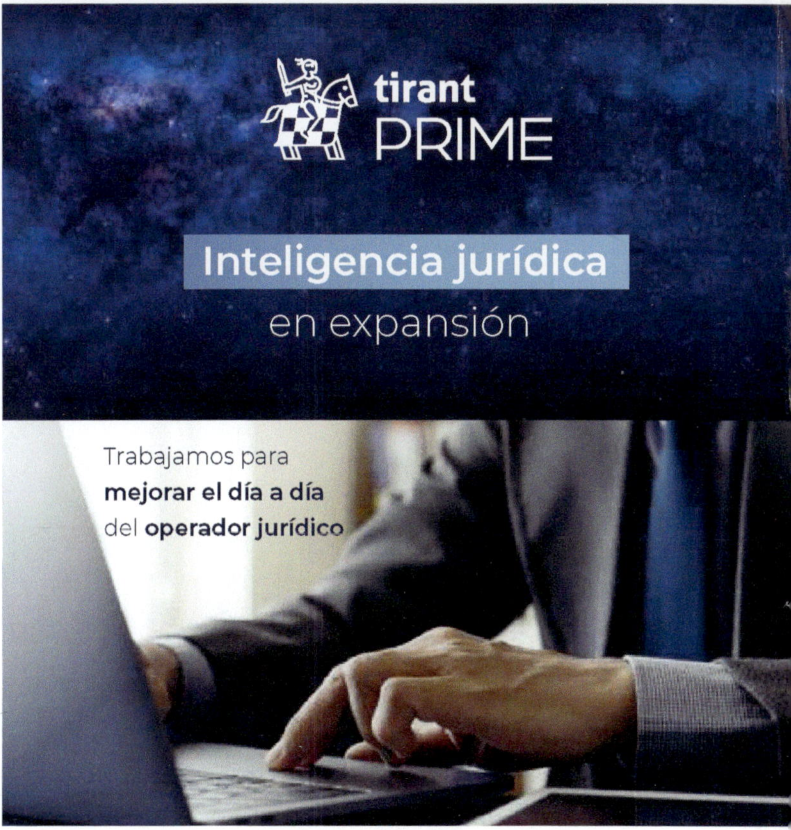

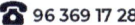